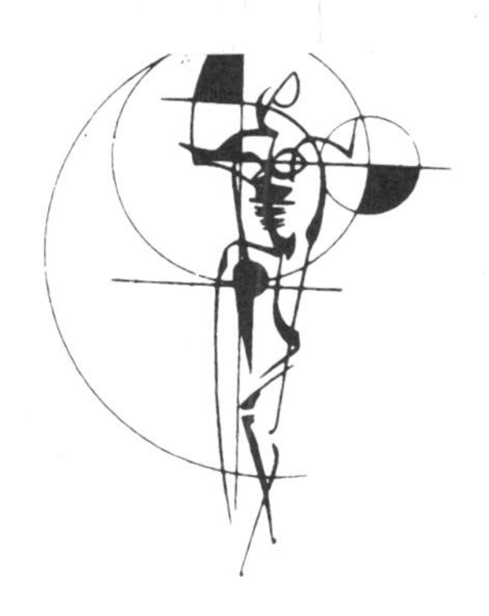

【第4版】

カラースケッチ 解剖学

東海大学医学部非常勤講師　長戸康和　訳

廣川書店

カラースケッチ解剖学［第4版］

訳　者　長戸康和（ながとやすかず）

平成27年1月15日　第4版発行©

発行所　株式会社　廣川書店

〒113-0033　東京都文京区本郷3丁目27番14号
電話　03(3815)3651　FAX 03(3815)3650

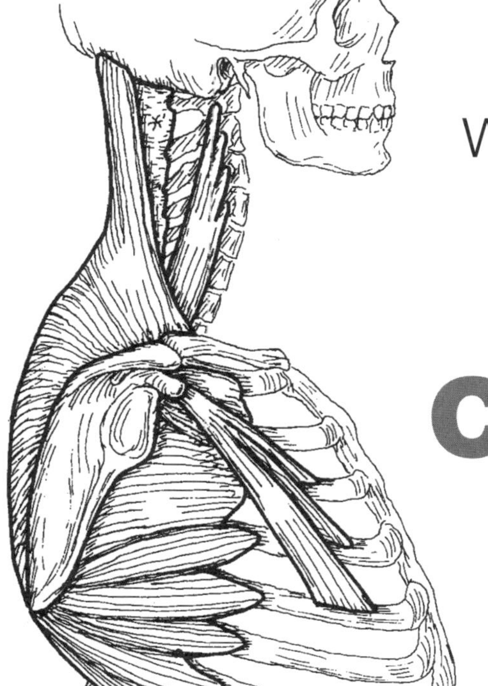

Wynn Kapit / Lawrence M. Elson

The ANATOMY COLORING BOOK

FOURTH EDITION

PEARSON

Boston Columbus Indianapolis New York San Francisco Upper Saddle River
Amsterdam Cape Town Dubai London Madrid Milan Munich Paris Montréal Toronto
Delhi Mexico City São Paulo Sydney Hong Kong Seoul Singapore Taipei Tokyo

献　辞

妻の Lauren と２人の息子，Neil と Eliot に．

WYNN KAPIT

この版を人体の構造と機能を可視的に理解するため，「手を使って」構造や用語，つまり構造と機能の関連性において，解剖学を学ぼうとする学生と教師に捧げる．彼らの勤勉と持続性の賜物である解剖学の知識，そして，それを自己の人生に生かすことよって，運動感覚的（立体的）学習の重要性が認識されるだろう．新しい視点を得ることによって一歩前進することを願って．

LARRY ELSON

訳者序

近年，「理科離れ」が指摘されている中，小動物の解剖を経験せずに医学あるいは医療系の専門教育へ進学する学生が多くなっているようです．これは，知識の習得を重視する傾向が増大しているためだと思われます．このような現状は，初学者から「観察」の大切さを知る機会を奪い，人体の構造を理解する上での欠陥となっています．

とはいえ，ルネサンスの巨匠，レオナルド・ダ・ビンチは，「著述家よ，いかなる文字でおまえはここで図解がやっているのと同じ完璧さで全体の図形を描くことができるのか」（解剖手稿：岩波文庫）という言葉を残し，構造を図解して対象の本質を理解することの大切さを指摘しています．

本書は，このような視点に立脚し，1983 年の初版から版を重ねています．これは，著者の「百聞は一見にしかず」という主張が多くの学生に支持されていることを意味しています．その特徴の要点を初版から第 3 版まで監訳された故嶋井和世先生の序文から引用しますと，

1. 「塗り絵」という創作意欲を奮い立てる心理を応用して，人体の構造に関わる立体的な知識と理解を得ることができる．
2. 詳しく描かれた原図を着色することで人体の構造を視覚的に理解できる．これは，医学を学ぶすべての学生に有益である．
3. 要領よくまとめられた解説を読むことにより，組織や器官の働きを図解できる．
4. 自分自身だけのオリジナルの解剖図譜を作成できる．その体験を経ることによって理解が一層深まる．
5. 「塗り絵」という体験学習を行うことで人体の三次元的な構造にも配慮できるようになる．つまり，器官の相互関係を注意する能力を身に着けられる．

第 4 版では，運動器官系に配慮が加えられ，通常の人体解剖でも観察しにくい深層の筋や靭帯までも明瞭に示されています．これらは運動器官の機能を理解する上で有用な知識となり，理学療法士・作業療法士あるいはスポーツトレーナーを目指す学生にとっても有益な指針となるであろう．

なお，第 4 版では解説文と図のページが分割されたことに伴い，第 3 版までのように日本語版と英語版を併用できなくなりましたが，見開きで図と説明文を対照することになり，作業に専念できる効果が生まれています．

最後に，日本語第 4 版の出版にご尽力くださった廣川書店社長廣川治男氏，また，企画・編集にお骨折りいただきました野呂嘉昭氏・荻原弘子氏をはじめ編集部諸氏に深謝いたします．

原 著 序 文

中国には「百聞は一見にしかず」ということわざがあります．さらに言うなら「百ではなく億」かもしれませんが．事実，そのとおりです．私達は，イラストのサイズを大きくし，説明文を分割して隣接するページに移すなど，デザインをリニューアルした本書を，自信を持って第４版として出版します．

本書は，学習者にとって最初の科学的な専門教育（大学，あるいは専門学校）のための塗り絵教材となるでしょう．内部構造を観察することに，最初は，ひるんでしまうかもしれません．決して離れずに本書に従っていくと，自分で想像していた以上に理解力が深まることが実感できるでしょう．

こういったことは，もしかしたらすでに経験しているのかもしれません．先生と話し合っている間，先生が言ったことを忘れてしまいます．こんな時，先生は紙を引き抜き，絵を書き始めます．そうした時，先生は，「よく見ていなさい」と言います．イラストを見る前，眼は紙の上に釘付けになります．そして，先生が描き終わったとき，はっきりと理解できます．そう，もう視覚による学習効果を経験しているのです．一瞬，イラストを眼にすると，「何を見たのかを描きとめたい．間違っているかどうか教えてほしい」．鉛筆を持って自分でわかったことをイラストで表現します．描き終わると，もっとはっきりと理解できます．運動感覚による学習ができたのです．本書は，そのような効果を得るために編集され，提供されているのです．

私達は，通常の教科書よりももっと多くの学習者に知識を提供しています．大学１年生の学生だけでなく，医学部や理学療法学部の１年生も様々な知識を図解することに挑戦してもよいでしょう．もし，あるページのイラストが理解できなかったら，前に戻ってその部位の前後関係を示しているイラストを見るとよいでしょう．その部位がよく理解できるまで，より範囲を広げ，より詳細に元に戻ってみるとよいでしょう．そうすれば，より詳しく知識を深めることができるでしょう．リストアップされた名称を復習すると，名前が間違っているのが見つかるかもしれません．そのときは，用語集を調べたり，教科書の文章や索引で確かめたりしてください．そして，間違いかもしれないと思ったら，Elson まで知らせてください．積極的に学習することを希望しています．また，完璧性を見届けることに報いたいと考えています．結局のところ，自分の身体のことなのです．

私達は，たくさんの利用者から助言を得ました．また，同時に勇気も与えて頂きました．これらの方々，訓練指導員・トレーナー・教員・医療従事者・法廷筆記者・弁護士・保険請求査定員・審判員・歯科および歯科衛生士の学生と実習生・看護学生・医学生・指圧療法士，足療学・マッサージ療法・物理療法・作業療法・運動療法・舞踊および音楽を学ぶ学生など，に深く感謝いたします．もっと自己研鑽を望み知識を深めたいと思っている人達，また，よくわからなくて困っている人達は，手軽で視覚的な手法で理解するため「カラースケッチ解剖学」を試みています．百聞は一見にしかず，というのは正しいのです．

塗り絵万歳！

謝　辞

Mary, Jason Luros：適切な助言に感謝します．

Lindsey Fairleigh：手書き原稿の編集と Microsoft Word へのフォーマットに感謝します．そのため，一定の形式で原稿を作成することができました．このプロジェクトを通じ，有能な編集者であり，友人であったことにも感謝します．

Bill Neuman, PE：重力や人体に関わる工学的な現象について助言をいただきましたことを感謝します．

Glen Giesler, PhD：脳神経の機能的な構成について非常に貢献いただきました．感謝します．

Hedley Emsley, PhD, MRCP：本書で使用した皮膚に関する適切な解説に感謝します．

Eric Ewig, PT：理学療法士として，骨格と筋についての機能を臨床的な立場から指摘いただきました．その価値は計り知れません．深く感謝します．

最後に，妻の Ellyn に感謝します．彼女の愛と理解がなければ，このプロジェクトは完成することはありませんでした．

WYNN KAPIT　　LARRY ELSON
Santa Barbara, CA　　Napa Valley, CA

著者略歴

WYNN KAPIT

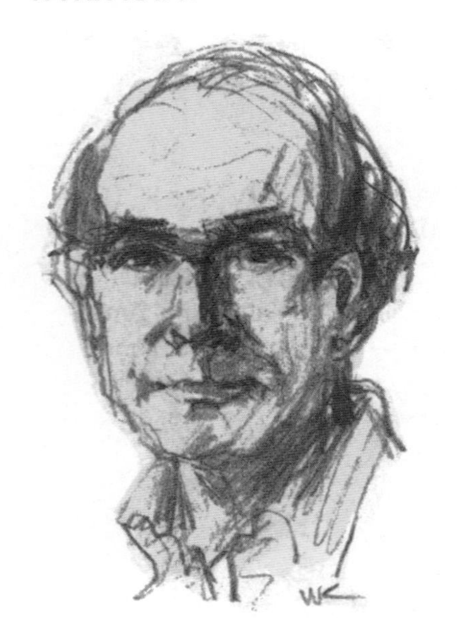

Wynn Kapit は本書のデザイナーであり，またイラストレイターでもあるが，法学・グラフィックデザイン・商業デザイン・画家および教員としての経歴を持つ.

1955 年，マイアミ大学法学部を卒業し，フロリダで弁護士となった．軍役をはさんで法律家として活躍した．その 4 年後，少年時代の希望をかなえようとし，ロサンゼルスの the Art Center College の会員になり，そこでグラフィックデザインを学んだ．その後，6 年間デザイナーおよびアートディレクターとしてニューヨークの広告業界で働いた．1960 年代後半になり，この業界から離れカリフォルニアに戻って画家として活動した．多数の作品は 1968 年にレジオンドヌール勲章カリフォルニアパレスでの個展などで発表された．大学に戻り，1972 年にはバークレーのカリフォルニア大学で絵画の修士号を得た.

1975 年サンフランシスコでの成人教育で人物画を教えていて人体の筋や骨格についてさらに学ぶ必要性があると決心した．サンフランシスコ市立大学で Elson 博士の解剖学の授業に参加した．この学生であった期間に用語と図を着色するためのフォーマットを考え出した．そして，これが人体構造の学習においてとても効果的だと思った．その中の何枚かを Elson 博士に見せ，画家のための骨格と筋に関するぬり絵本の制作に興味があることを述べた．すぐに Elson 博士はこの方法について理解し，解剖学全体に関するぬり絵本を制作するよう励まし，この事業に協力することを約束した．The Anatomy Coloring Book の初版は 1977 年に出版された．そして，この出版はすぐに成功し，出版界に教育のためのぬり絵本という新しい分野の発展が芽生えた.

Kapit は The Physiology Coloring Book をバークレーで教鞭をとる 2 人の教授，Robert I. Macey 博士と Esmail Meisami 博士の協力を得て制作した．この本は 1987 年に出版され，その後 2 度改訂版が出版されている．1990 年代の初めには The Geography Coloring Book を制作し，現在第 2 版が出版されている.

LAWRENCE M. ELSON

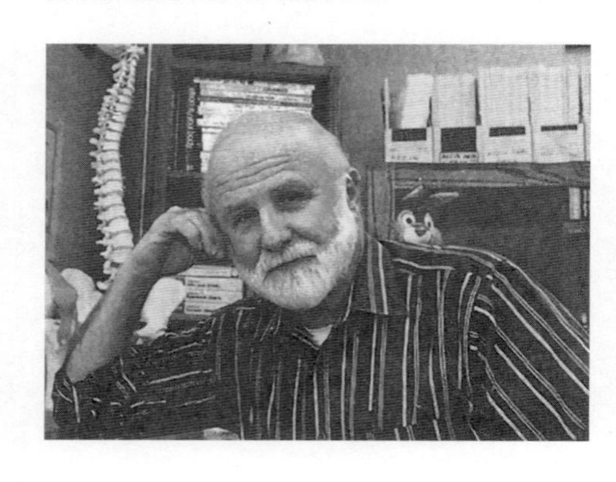

Lawrence M. Elson 博士は，本書の構成を担当し，スケッチを書き，説明文を書いた．本書は 7 冊目の著書である．It's Your Body, The Zoology Coloring Book の著者であり，The Human Brain Coloring Book と The Microbiology Coloring Book を共著で著している．動物学の学士であり，バークレーのカリフォルニア大学でプレメディカルを専攻し，人体解剖学の博士号を取得している．また，ヒューストンにある Baylor College of Medicine で講師となり，内科医のための教育課程の発展に寄与し，サンフランシスコのカリフォルニア大学医学部で解剖学の講義と実習を担当した．また，サンフランシスコ市立大学で解剖学の講義も担当した.

青年時代には海軍のパイロットとして訓練を受け，西太平洋で急降下爆撃機のパイロットとしての経験がある．卒業後も海軍の空軍部隊に所属し，対潜警戒機や対潜ヘリコプターで飛行していた．20 年間に及ぶ海軍生活の最後は，対潜ヘリコプター予備役中隊の司令官であった．現在も自家用機で仕事やレジャーを楽しんでいる.

近年，解剖学を基礎とした外傷に対する講義やコンサルタントを行っており，合衆国内やカナダで活動している．そして，何百件もの傷害事件の公判や仲裁の場で証言してきた．解剖学的な基礎とメカニズムから傷害を中心テーマとしている.

次のアドレスで Elson 博士に連絡することができる．docelson@gmail.com.

目　　次

中枢神経系

中枢神経系：脳室と被膜

末梢神経系

自律神経系

特殊感覚器官

心臓血管系

リンパ系

免疫系（リンパ性組織）

呼吸器系

消化器系

泌尿器系

内分泌系

生殖器系

着色作業を行うために
（この本を活用するための重要な助言）

本書の構成

本書では，主要な項目を分割した．分割した要素にはたくさんのトピックが含まれている．これらについては，各ページのイラストで示され，隣接するページで解説が加えられている．

各部位を指示通りに着色することは重要ではないが，自分で色を選ぶことができなければ，指示通りに着色しなければいけない．作業を開始する前には，解説を読んでおくことが望ましい．また，作業が終了するともう一度読み返すようにしなさい．着色作業の前には，色を選んでおくことも．でも，必ずカラーリングノート（CN）を読んでから始めなさい．ここでは，どのような色が必要なのか，着色についてのどのような指示があるのか，そして，どのような点に注意するのかを知ることができる．

着色に必要な用具

色鉛筆を使うことが望ましい．色鉛筆では紙の裏側に色がついてしまうことはない．油性のカラーペンを用いる場合，あらかじめ紙の裏まで色が写ってしまうかどうか確かめておく．水性の色鉛筆などでは，このような心配はない．また，色鉛筆は透過性がよく，細部が描け，イラストに付けられた名称も見分けられる．

少なくとも 10 色の色を準備しなさい．その中には，中程度の濃さの灰色を入れておきなさい．1 本の色鉛筆は，筆圧を変化させることによって色を薄くしたり濃くしたりできるので色の変化をつけられる．画材の専門店で色鉛筆を 1 本ずつ買い求めるような場合には，その色の中でもっとも明るい色を選びなさい．赤，青，紫，黄，灰色，そして黒は必要である．1 本ずつ買うと失くしたり，使い切ったりしたときに買い替えもできる．

着色作業の進め方

構造（各イラストで色を付ける部分）は，それぞれの名称が記載されている．名称には，小さな記号（A ～ Z）が付けられている．これらの記号によって，イラストの中での構造の位置が指示される．名称と構造は同じ色で着色する．表紙の絵で確かめなさい．

各構造の境界線は，太い線で示される．色を塗るのは，この境界線の内側である．着色する構造を示す記号は，各構造の中にあることも，引き出し線で示されている場合もある．着色する全ての構造に記号が付けられていない．隣接する場所に同じ大きさや形で存在する場合，記号が付けられていなくても全て同じ色で着色する．

名称を色分けすることも重要である．CN では，着色の要求も指示している．色付けすることで記憶を強化できる．

各構造には，異なった色を使うことが必要である．しかし，異なった構造に同じ記号で異なった上付き番号（例えば，D^1，D^2 など）が付けられている場合は別であるが．これらは，互いに関連している構想なので全て同じ色で着色する．着色が 1 つの色に制限されているとしても，色鉛筆の筆圧を変えることで関連する構造に異なった色彩を付けて区別できる．もし，たくさんの構造があるために色を使い果たしたとしても，再度同じ色を使って複数の構造を着色することをしてもよいのは当然であろう．着色の色を指定されていない場合，自分が好む色を選ぶとよい．とはいえ，明るい色や薄い色は広い領域に使い，暗い色や鮮やかな色は，小さな構造に使って固い印象を与えるように．

一般的に，赤は動脈の色として使い，青は静脈に，紫は毛細血管に，黄色は神経に，そして緑はリンパ系の色とする．とはいえ，たくさんの構造が関わっている場合，同じグループの異なった構造に対してたくさんの色を使わなければならないのは自然なことであろう．

本書で使われている各種の記号

引き出し線 A の構造：すべて同じ色で着色する
引き出し線 B の構造：別の色で着色する
引き出し線 C の構造：A・B で使った色以外の色で着色する
引き出し線 D の構造：A・B・C で使った色以外の色で着色する
　引き出し線 D1 の構造：D の構造と同じ色で着色する
　引き出し線 D2 の構造：D の構造と同じ色で着色する

⊹で示された構造：着色しない
＊で示された構造：灰色に着色する
●で示された構造：黒色に着色する
－が付けられた名称：着色すべき構造が示されていない

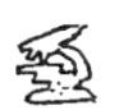 顕微鏡下で観察できる大きさの構造
------ 前面の構造の下や後方に隠れている構造

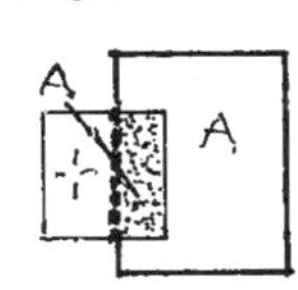

（右図の訳）Nasal cavity（鼻腔）　Hard palate（硬口蓋）
Epiglottis（喉頭蓋）　Larynx（喉頭）　Laryngopharynx（咽頭喉頭部）

本書では，下記の省略形が構造物の名称の前後につけられている場合がある．
例：Post. auricular m., Brachial a., Scalenus med. m.

A.,As= 動脈　Ant.= 前の Br.,Brs.= 枝，支　Inf= 下の
Lat.= 外側の　Lig.= 靭帯　M.,Ms.= 筋
Med.（2 つの意味で用いる）= 内側の，＝中央の，正中の
N.,Ns.= 神経　Post.= 後の Sup.= 上の，表層の　Sys.= 系統　Tr.= 路　V.,Vs= 静脈

人体について学習するには，その内部構造を観察することが必要である．人体解剖（「解」はばらばらにする，「剖」は裂く・分けるという意味がある）とは，内部構造を観察するため人体を分解することを表す用語である．人体の内部構造は，仮想した平らな面（平面）に沿った切断面で学ぶ．このような面は人体が直立した状態で，上肢を体幹に沿って伸ばす．母指を外側に向けて手掌を前面にした状態で適用される．このような「解剖学的位置」に関しては次ページを参照しなさい．人体の内部構造は様々な方法で可視化でき，複数の面（断面）の構造をコンピュータ制御で現した画像をつくることができる．このような人体の断層像は，コンピュータ断層撮影（CT）や磁気共鳴（MRI）で可視化されている．

正中断面とは，正中線で頭と胴体を左右に２分割した断面のことである．この断面の特徴は，脊柱と脊髄の正中断面が含まれることである．この断面に平行な面が矢状断面である．「内側」という用語は断面を表していないことに気をつけなさい．

矢状断面とは，身体（頭・胴体・四肢）の縦断面のなかで人体を左右に分割する断面であり（ちょうど半分に分割する面ではない），正中断面に平行した面である．

冠状断面・前頭断面とは，身体（頭・胴体・四肢）を縦断面のなかで人体を前後に分割する断面のことである．この断面は，正中断面と矢状断面と直交する断面である．

水平断面・横断面とは，身体を上下に分割する断面（横断）である．この断面は，縦断面と直交する断面である．この断面は，解剖学的位置にある人体の水平断面である．

解剖学的平面と切断面

CN：(1) A～Dには一番明るい色で着色しなさい．(2) 中央の図で示される身体各面を塗りなさい．そして，タイトルとその模式図および断面の例にも着色しなさい．(3) 太い実線で囲まれた断面全体に色をつけなさい．

正中断面 A
矢状断面 B
冠状断面・前頭断面 C
水平断面・横断面 D

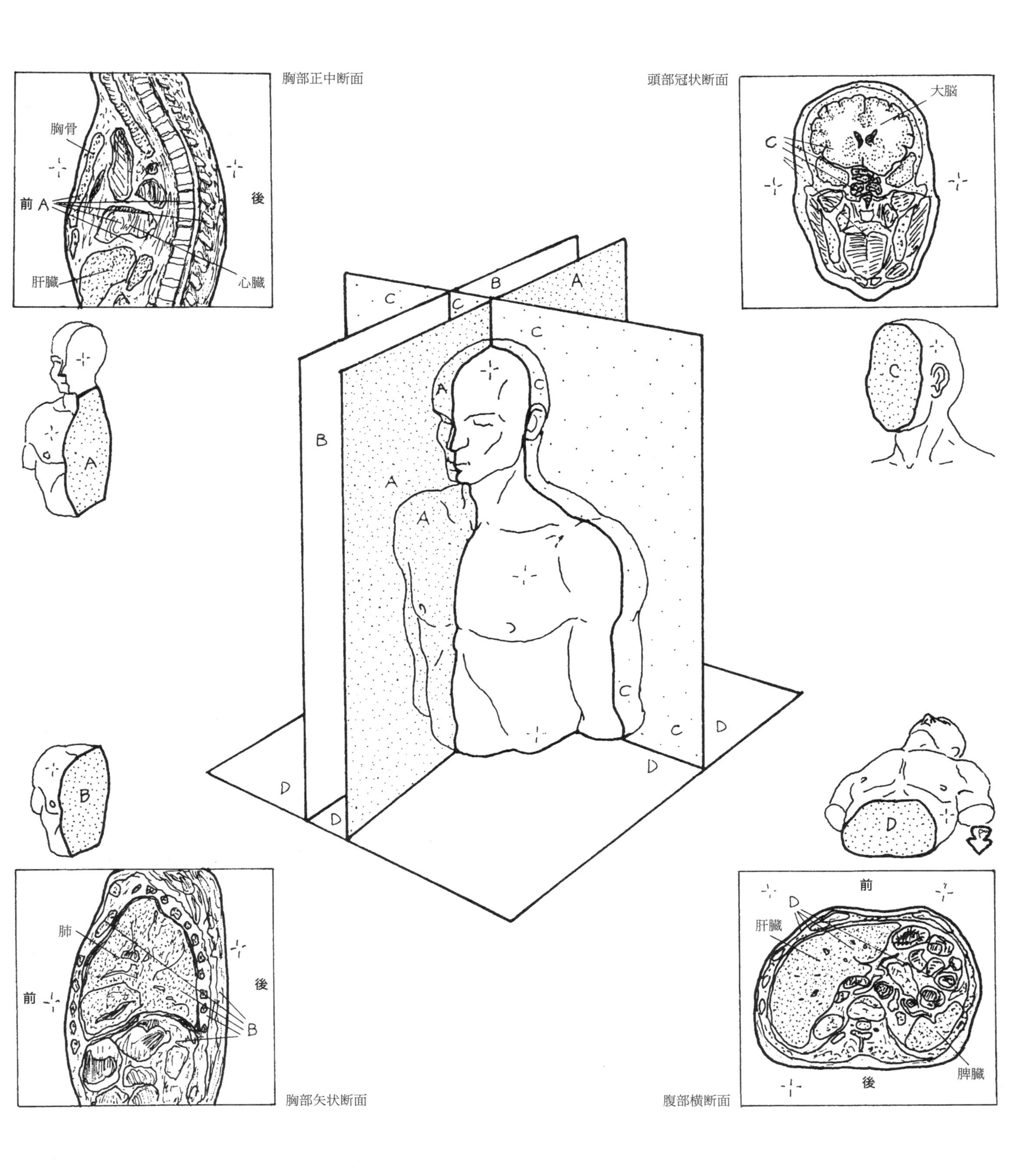

位置と方向を表す用語とは，解剖学的位置（直立した状態で四肢を伸ばし，手掌を前面にして母指を外側にする）を基準として身体の各部の相互関係を表すための用語である．

頭方・上という用語は，頭頸部や体幹（四肢は除く）で，その構造が他の構造に比べてより頭の先端に近いことを表現する．

前とは，ある構造が他の構造に比べて前方にあることを示している．**腹側**とは，腹部側の位置を表している．直立した人体では「前」と同じ意味である．**吻**とは，頭や脳で前方に突き出した先端の「くちばし」のような構造を表している．

後あるいは**背側**とは，身体のより後方にある構造を示す用語である．背側という用語（よく用いられる）は，四足動物以外では後と同義語である．

内側という用語は，他の構造よりもより正中面に近い位置にある構造を示す用語である．

外側という用語は，他の構造よりもより正中面から離れた位置にある構造を示す用語である．

四肢だけに用いられる用語として，他の構造よりも正中面に近い位置，つまり，四肢の付け根の位置に近い場合，**近位**と表される．

四肢だけに用いられる用語として，他の構造よりも正中面から遠い位置，つまり，四肢の付け根の位置から遠い場合，**遠位**と表される．

尾方・下という用語は，より足に近い構造，つまり，身体の中でより他の構造よりもより下方の構造に対して用いられる．ただし，この用語は，四肢に対しては用いない．四足動物では，尾方とは尻尾に近い構造のことになる．

浅という用語は外側と同じであり，**深**という用語は内側と同じである．胸壁を例に挙げると体表面により近い構造が浅であり，体表面からより離れた構造が深である．

同側という意味は，同じ側に存在することである（基準となる部位に対して）．**反対側**とは，逆側にあることを示す（基準となる部位に対して）．

四足動物では，4 つの方向を示す用語がある．つまり，頭（頭側），尾（尾側），腹（腹側），背（背側）である．

位置と方位を表す解剖学用語

CN：矢印を着色しなさい．図は塗らないこと．

頭方，上 A
前，腹側 B
吻側 B¹
後，背側 C
内側 D
外側 E
近位 F
遠位 G
尾方，下 H
浅 I
深 J
同側 K
反対側 L

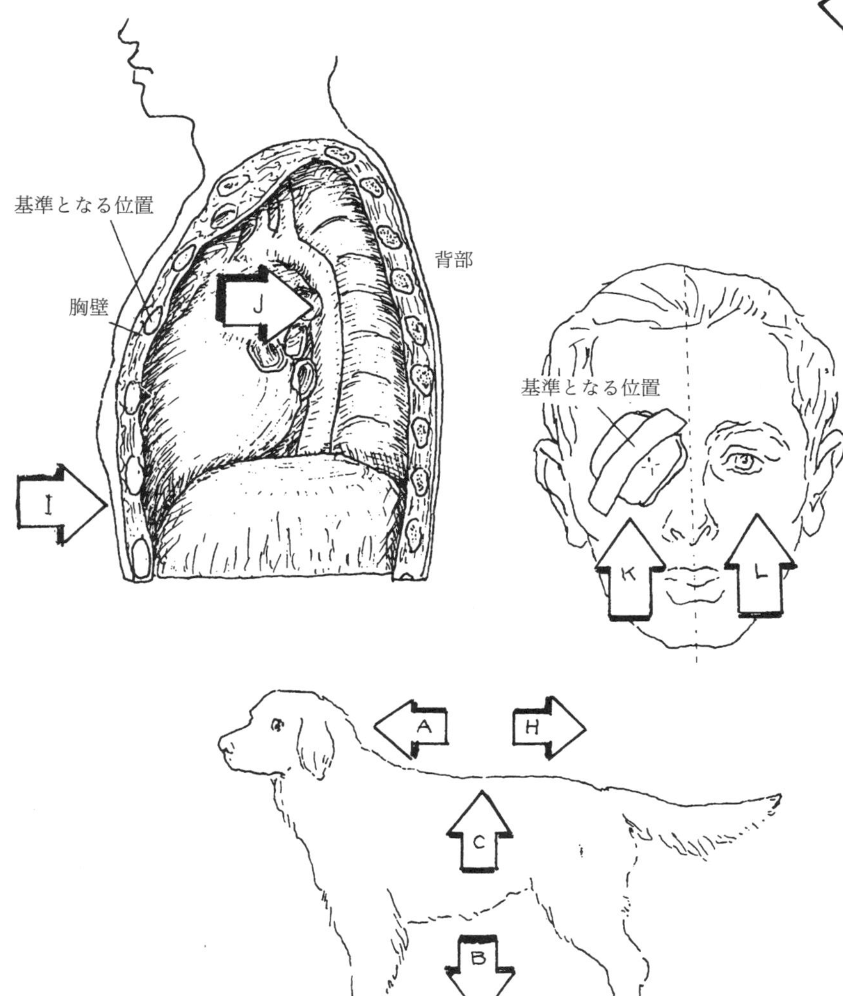

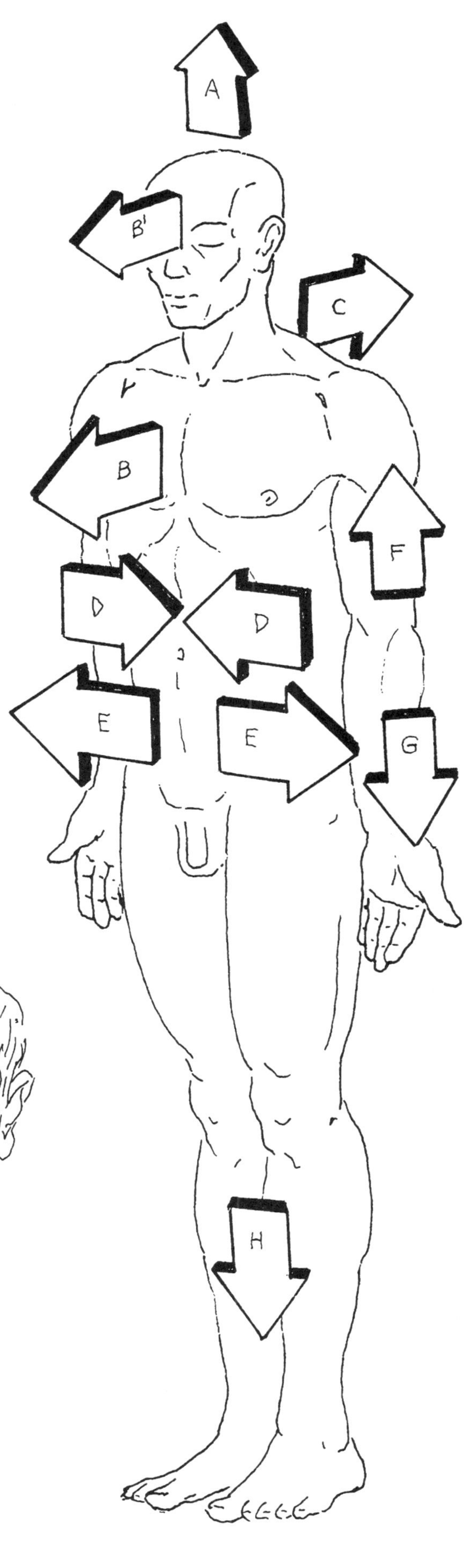

同種の細胞の集団によって組織がつくられる．４種類の組織によって体壁と内臓の諸器官が形成される．**系統**とは，共通した機能を分担した器官や構造の集合体である．１つの系統を構成する器官や構造は人体の中の異なった領域を占め，１か所に集まっていない．

骨格系とは，骨と靭帯からなり骨同士を関節で安定させる．

関節は，不動性と可動性の骨の結合を構成する．

筋系は，骨・顔面などを可動し，身体を形成する骨格筋，心臓から全身に血液を送るポンプとして働く心筋，内臓・血管あるいは分泌腺の内容物を移動させ，皮膚の体毛を動かす平滑筋で構成される．

心臓血管系は，４つの部屋からなる心臓，全身の組織に血液を供給する動脈，組織に栄養・酸素あるいは低分子物質を供給し二酸化炭素や老廃物を回収する毛細血管，各組織から血液を心臓に送り返す静脈で構成される．

リンパ系は，静脈系の働きを補助し，全身の組織液を回収して心臓に送るシステムである．リンパ節は，全身に流れるリンパをろ過する．

神経系は，刺激を発生し，それを伝導する組織であり，中枢神経系（脳・脊髄）と末梢神経系（神経）で構成される．末梢神経系には自律神経系が含まれ，このシステムが不随意的な「闘争か逃避か」反応や植物的な応答に関わっている．

内分泌系は，腺で構成される．腺は化学物質（ホルモン）を組織液や血液中に分泌する．この物質は，全身の様々な器官で機能する（脳は例外である）．ホルモンは，各系統の機能調節に役立っている．

外皮系は，皮膚で構成される系統である．皮膚は，多くの分泌腺・感覚受容器・血管・免疫細胞・抗体および層状の細胞層と角質層からなる．これらの構造によって身体に有害な環境要因から保護される．

人体を構成する系統 (1)

CN：このページと次のページでは，明るい色を使って着色することが大切である．各系統の全体像をしっかりと捉え，細部にはこだわらないようにしなさい．(1) 実物の色を反映させるには，筋系Bは茶色に，リンパ系Eはグリーンに，神経系Fは黄色に，内分泌系Gはオレンジ色に，外皮系Hは自分自身の皮膚の色に，それぞれ着色しなさい．(2) 動脈系Cは赤色に，静脈系Dは青色にしなさい．(3) 小さな器官群は，赤色と青色を使い，薄くしたり濃くしたりして，色の濃さを変えて着色しなさい．

骨格系 A
関節 A'
筋系 B
心臓血管系 ✣
動脈系 C
静脈系 D
リンパ系 E
神経系 F
内分泌系 G
外皮系 H

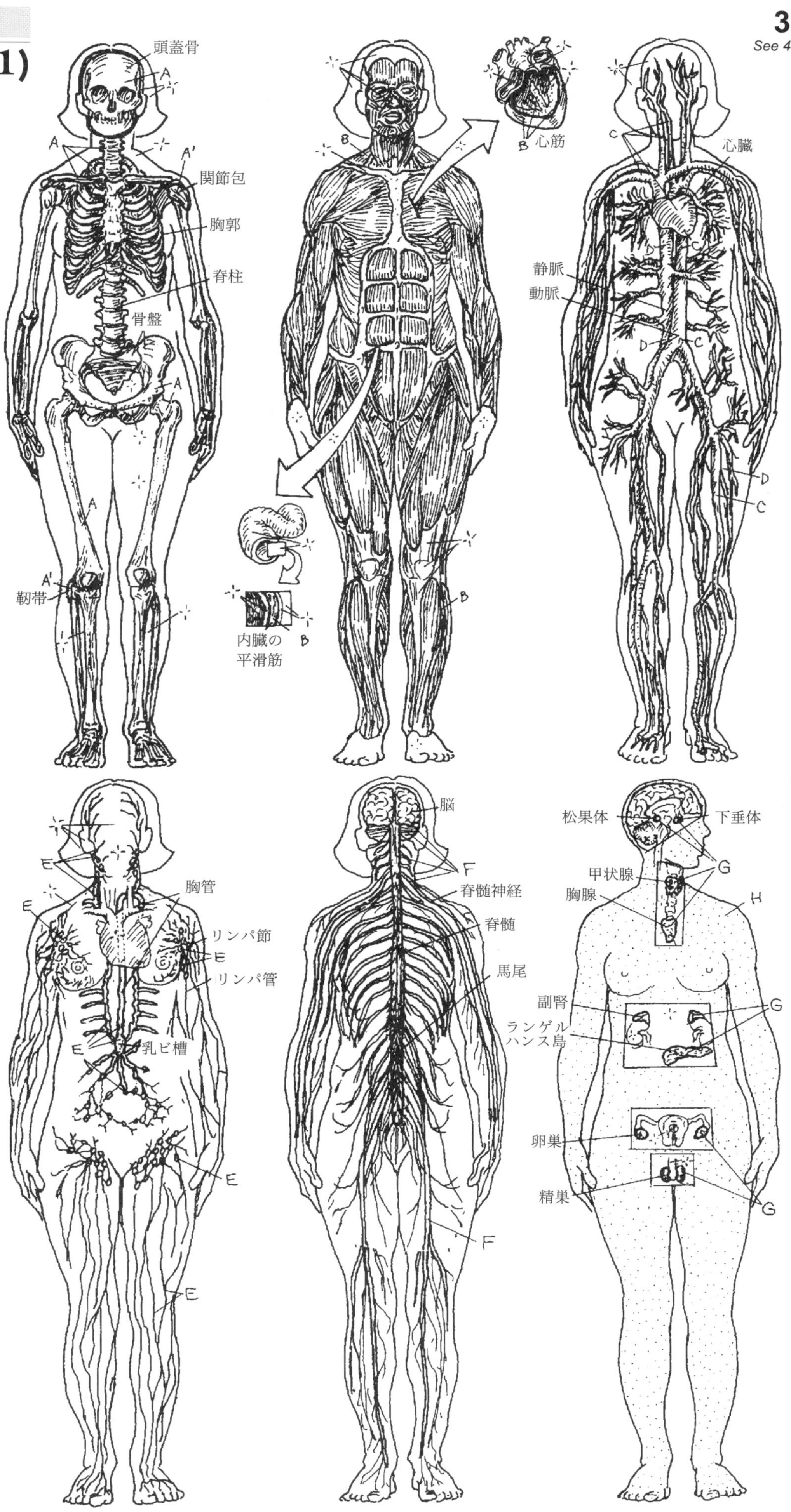

呼吸器系は，上部気道（鼻から喉頭まで）と下部気道（気管から肺の呼吸部まで）からなる．気道の大部分は大気の通路である．空気の袋（肺胞）と極く細い気管支のみで肺胞と毛細血管の間でのガス交換を行う．

消化器系は，消化管と消化腺で構成される．ここでは，食物の残渣物の排泄と同様，食物の咀嚼・消化および吸収を行う．消化腺には，肝臓・膵臓および胆道系（胆嚢とそれに付属する管）がある．

泌尿器系は，体液中の水分量の維持と酸塩基平衡の保持に関わっている．腎臓は，この系統の中心的な役割を担う．排泄する体液（尿）は，尿管へ輸送され，膀胱で蓄えられる．そして，尿道を経て体外に排泄される．

免疫 / リンパ系は，生体防御に関わる複数の器官で構成される．この系統には，身体中に分布する免疫細胞が含まれる．これらの細胞は，体外から侵入した微生物に抵抗し，傷害を受けた細胞や異常な細胞を取り除く．

女性生殖器系は，女性ホルモンを分泌し，生殖細胞（卵子）の産生と輸送に関わり，精子を受け入れ，それを受精の場まで運び，胚 / 胚子の発生を支え，出産まで胎児を生育させる器官系である．

男性生殖器系は，男性ホルモンを分泌し，生殖細胞（精子）の産生とその産生を支えるとともに精子を女性生殖器に送り込むための器官系である．

人体を構成する系統 (2)

CN：前ページで使った色と違う明るい色で着色しなさい.

呼吸器系 H
消化器系 I
泌尿器系 J
免疫 / リンパ系 K
女性生殖器系 L
男性生殖器系 M

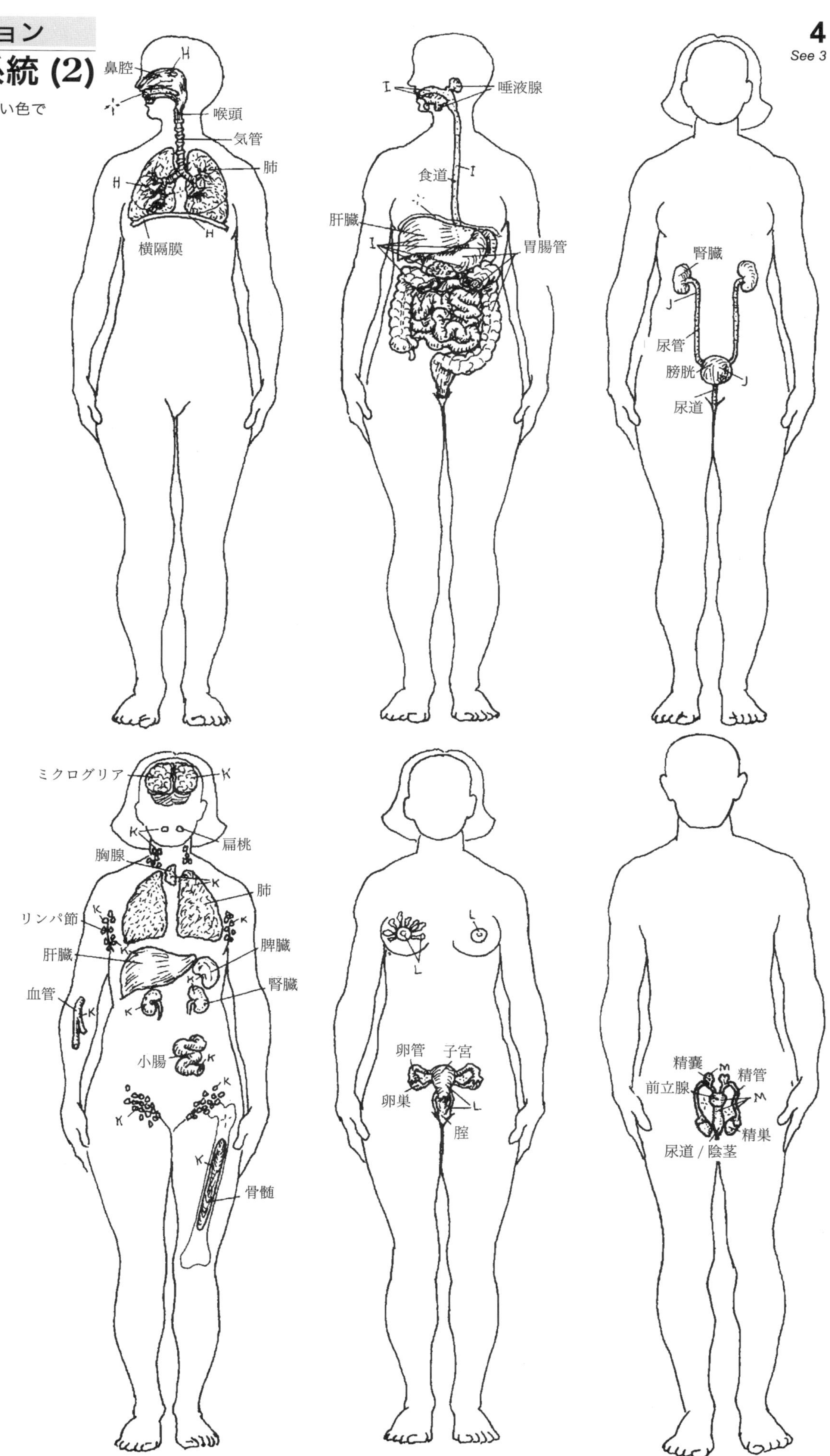

閉鎖された体腔

閉鎖された体腔とは，身体の外部とは連絡せず閉鎖された空間である．様々な器官は，この中を通過したり，ここに存在したりするが，この体腔には開口部を持たない．閉鎖された体腔は，膜で被われている．

頭蓋腔は，脳・脳の被膜・脳神経および脳の血管を収容する（68ページ）．**脊柱管**は，脊髄・脊髄の被膜・脊髄神経および脊髄の血管を収容する（77ページ）．両者には，丈夫な線維性の**硬膜**が密着する．脊髄硬膜は，大後頭孔で脳硬膜と連続する．

胸腔には，胸部の肺・心臓およびこれらに近接する器官群が収容される．胸腔の骨壁の後部は，胸椎と肋骨，側壁は肋骨，前壁は胸骨と肋軟骨である（28ページ）．胸腔の天井は膜で被われ，底面は筋性の横隔膜である（48ページ）．胸腔の中央部は，縦隔と呼ばれる（103ページ）．この部位は仕切られ，そこに様々な器官（例えば心臓）が充満する．この縦隔によって左右の空間が分割される．そこは，**胸膜**で囲まれ肺が収容される．

腹腔と骨盤腔には，消化管と消化腺・泌尿器系・多数の血管と神経が存在する．ここは，筋性の前壁（49ページ），下位肋骨と筋による側壁，腰椎・仙骨と筋からなる後壁を持つ（48ページ）．腹腔の天井は，横隔膜である．腹腔と骨盤腔は連続している．骨盤腔には，膀胱・直腸・生殖器官および下位結腸が収容される．前壁は筋性であり，側壁は骨でつくられ，仙骨が後壁となる．腹腔の内面は漿膜性の**腹膜**で被われる．腹膜は腹部器官の外膜とつながっている（138ページ）．漿液性の分泌物は腹部内臓の移動時の摩擦防止に役立っている．

開放された体腔

開放された体腔とは，体外に開口する内臓の太い管状構造のことである（14ページ）．これには，鼻と口に開口部を持つ呼吸器系の**気道**，口と肛門に開口部がある**消化管**，会陰部の外尿道口に開口する**尿の排泄路**である．このような構造は粘液を分泌する層（**粘膜**）で被われる．粘膜は開口部位が機能するための構造である（分泌・吸収・保護）．粘膜は，上皮細胞による層状構造であり，それを血管を含む結合組織と平滑筋で支えている．

体腔と膜

CN：A～Dの体腔には，明るい色で着色しなさい．それより少し濃い同じ色でこれらを被うA^1～D^1の構造を塗りなさい．(1) 上の2枚の図でAの構造を塗って完成させた後，B，C，Dを着色しなさい．(2) 下の図の体腔を塗りなさい．内腔を被うHには，鮮やかな色を使いなさい．ただし，両方の図には同じ色を用いなさい．

閉鎖された体腔

頭蓋腔 A

脳硬膜 A^1

脊柱管 B

脊髄硬膜 B^1

胸腔 C

胸膜 C^1

腹腔・骨盤腔 D

腹膜 D^1

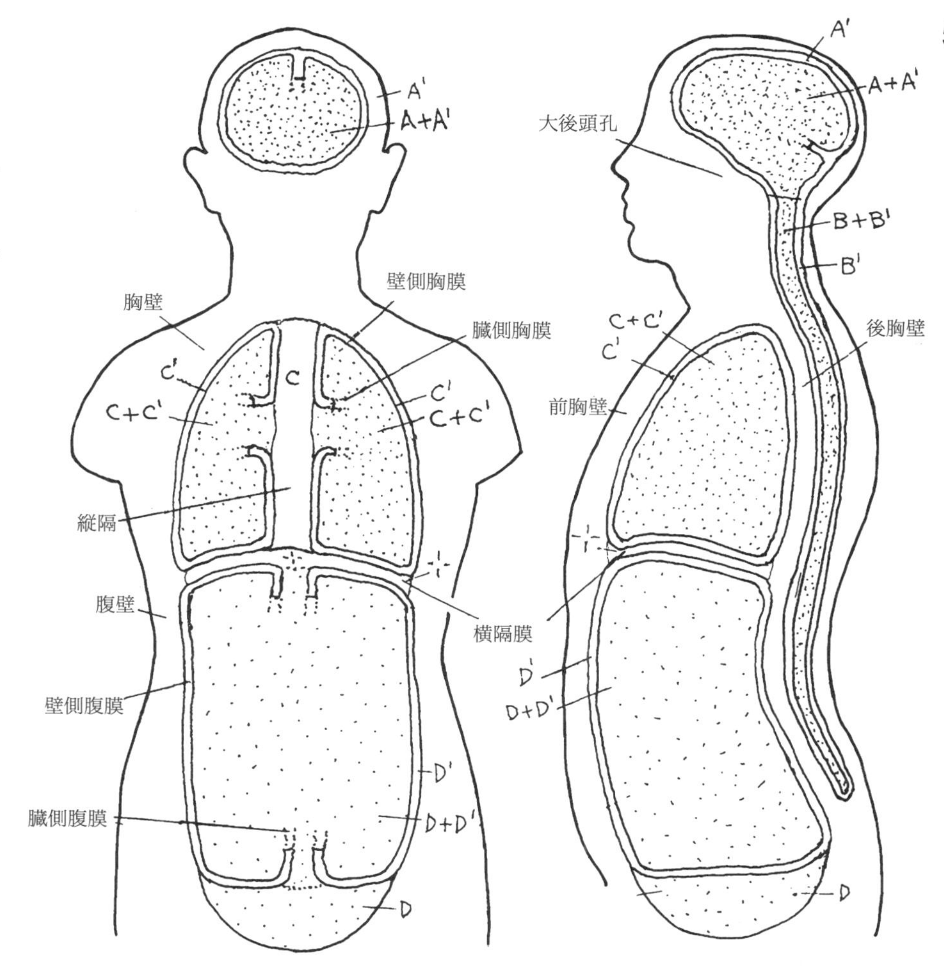

開放された体腔

気道 E

尿の排泄路 F

消化管 G

粘膜 H

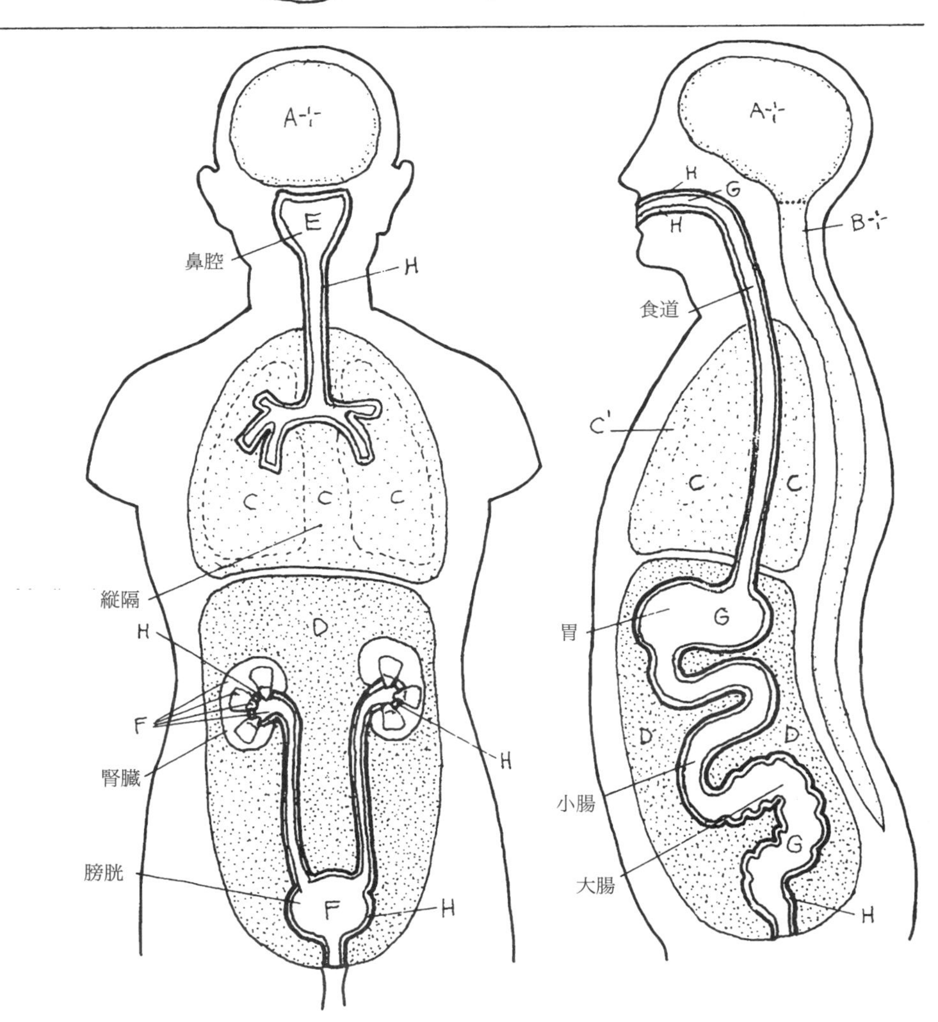

細胞とは，人体を構成する構造の基本単位である．1個の細胞よりはるかに複雑である1人の人間の構造といえども細胞の集合体（組織・器官）である．細胞の活動によって生命活動が継続する．自分自身の身体の中にある100億個の細胞が，どのような基本的な活動で生命を支えているのかを知っていますか？

細胞内小器官：「微小器官」細胞の中にある膜で囲まれた機能的な構造．核・ミトコンドリアなどの構造．

細胞膜：細胞を取り囲むリポタンパク質の膜．この膜によって内部構造を保持し，白血球が偽足をつくるのと同じように，陥入や突出を形成することで物質を細胞内へ取り込んだり細胞外へ放出したりする．

核膜：多孔性のリポタンパク質の膜．核に出入りする分子を調節する．

核質：クロマチンとRNAを含む核の実質．

核小体：RNAの集合体．リボソームRNA（RNAr）は細胞質に入り，ここでタンパク質を合成する．

細胞質：核を除く細胞の基質成分．細胞内小器官や細胞内含有物（脂質・グリコーゲンおよび色素など膜を持たない物質）を含んでいる．

滑面および粗面小胞体（ER）：曲がりくねった膜で構成される管．その膜にリボゾームが付着する場合（粗面小胞体：扁平な細管）としない場合がある．滑面小胞体は肝臓などのソテロイド（脂質）を合成する細胞に豊富である．また，筋の滑面小胞体にはカルシウムイオンが蓄積される．

リボゾーム：タンパク質合成部位．ここで核からのメッセンジャーRNAの指示に従ってアミノ酸を順次つないでいく．

ゴルジ装置：膜で被われた扁平な嚢．橋の部分から小胞となって分離する．分泌物をこの中に収容して包み込む．これらを細胞内で使用したり，細胞外に放出したりする．

ミトコンドリア：膜で囲まれた楕円形の構造物．内膜は迷路のように弯曲し，ここで酸素と栄養素との間での複雑な反応が起こり，細胞活動に必要なエネルギーを供給する．

液胞：膜で囲まれた物質の輸送体．互いに結合したり，他の膜様構造（細胞膜・リソゾームなど）と結合したりする．

リソゾーム（ライソゾーム）：膜で囲まれた容器．その中に微小物質・壊れた細胞の破片・消化物質などの分解酵素を含む．

中心小体：微小細管でできた円筒状の束．細胞の中心にある核（中心体）の近くに存在する．通常は1対で互いに直交する位置にある．中心小体から生じた紡錘体は細胞分裂の際に染色分体の移動に関わっている．

微細管：細胞骨格の一部であり，中心小体から放射状に広がり，細胞内小器官の構造を保ち，移動に役立っている．

微細フィラメント：アクチンフィラメントである．このフィラメントはエンドサイトーシスやエキソサイトーシス，あるいは偽足の形成などにおいて細胞膜の変形を引き起こす．

一般的な細胞

CN:左上の様々な形の細胞を灰色に塗りなさい．A, B, C, D, F および G には最も明るい色を使いなさい．(1) 細胞質 F の全体や粗面小胞体 G^1 の上には，小さな顆粒状のリボゾーム H がある．最初にリボゾームを含むこれらの構造全体を着色し，その後で濃い色でリボゾームを塗りなさい．

細胞内小器官

細胞膜 A
- **エンドサイトーシス** B
- **開口分泌** B^1

核膜 C
核質 D
核小体 E
細胞質 F
- **滑面小胞体** G
- **粗面小胞体** G^1

リボゾーム H
ゴルジ装置 I
ミトコンドリア J
液胞 K
リソゾーム (ライソゾーム) L
中心小体 M
微細管 N
微細フィラメント (微細糸) N^1

様々な細胞の形

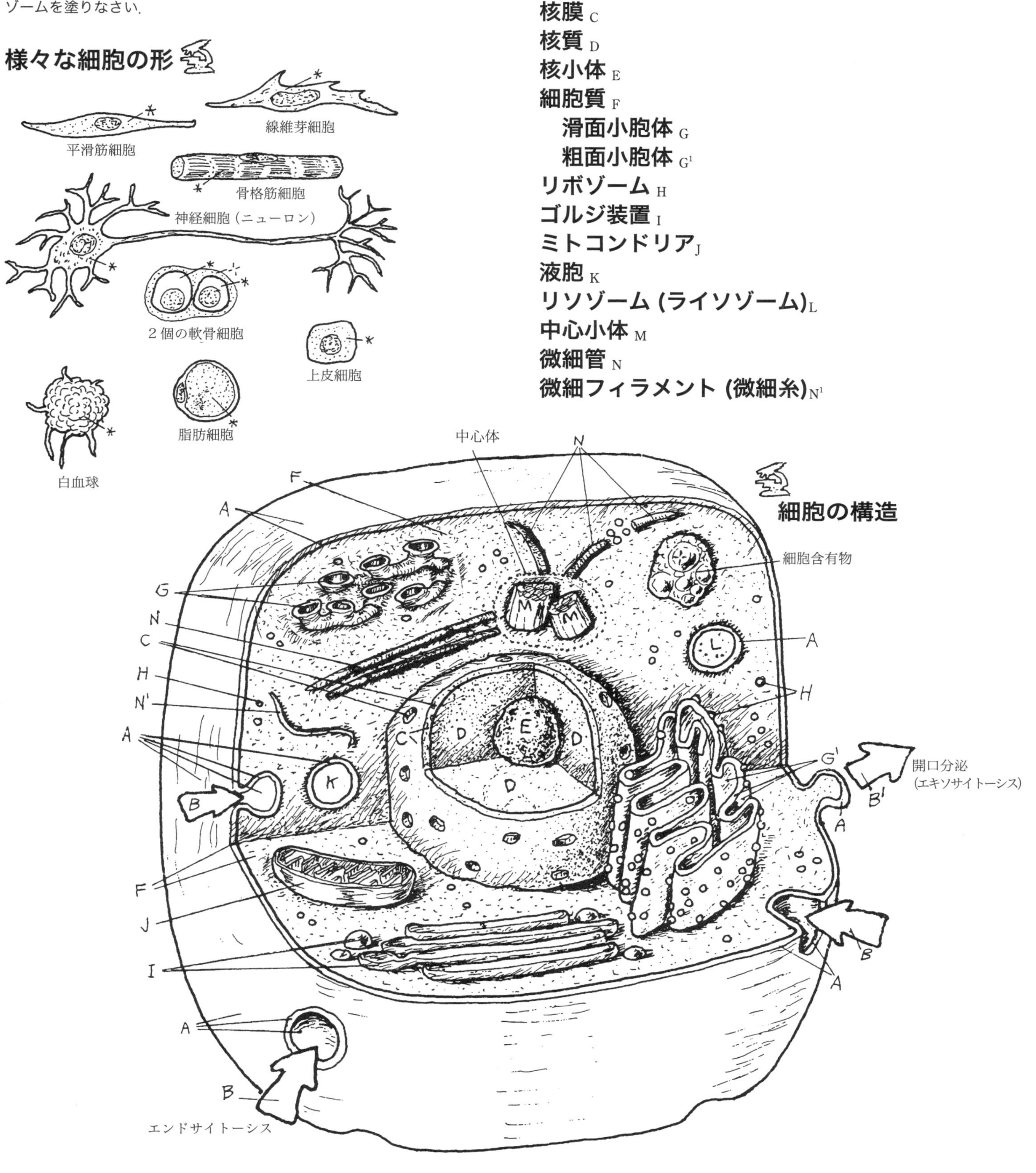

自己と同じ種類の個体を産生する能力は，生物が持つ特性の1つである．細胞は，複製と分裂の過程を経て増殖する．この過程を**有糸分裂**と呼ぶ．ナッツの殻のような形で有名な核．その中で核内の**クロマチン**（拡散したDNAとその関連タンパク質で構成される）は，いったん複製され，46本の**染色体**になる．そして，それぞれは2つのサブユニットに分裂（92本の**染色分体**）する．これらの染色分体は分離し，分裂細胞の両極に移動する．そこで，新しくできた**娘細胞**の46本の染色体となる．この過程をわかりやすくするため，4対の染色分体と染色体で説明する．

間期：連続する2つの分裂期に挟まれた時期：増殖サイクルの中で最も長い時期．この時期にDNAの複製される（染色質の中で）．この段階では，分散した染色質（D*）は細い線維状の網状構造となり核質中で識別できる構造物としては認められない．核と**核小体**には変化がない．1対の中心子は中心体に分裂する．

前期：分散していた染色質（D*）は，太く短いラセン状になり，染色質が濃縮され，染色体を形成する（D^{1*}）．それぞれの染色体（EとF）は，動原体（G）に結合した2本の染色分体（EとF）からなる．各染色分体には，染色体と同量のDNAが含まれる．この時期に核膜と核小体は壊れて消滅する．中心体は分離し，それぞれ細胞の両極に移動する．ここで微小管（**紡錘体**）を突出する．これを**星状体**と呼ぶ．**動原体**（G^1）が**中心体**の上につくられる．

中期：微細管の束が発達し，1対の中心体から細胞の中央を横切るようになる．染色分体は紡錘体にある動原体に付着し，片側にそれぞれ半分ずつ（46本の染色分体）細胞の中央に並ぶ．

後期：娘細胞の中心体（G^1；動原体）が活性化し，それぞれの中心体が1つの染色分体に結合する．そして，染色分体を伴って紡錘体に沿って同側極に移動する．2つに分かれた染色分体は，それぞれ染色体となる．新生された染色体が両極に到達して（46本ずつ）後期が終了する．

終期：細胞は中央がくびれて母細胞と全く同じ2個の娘細胞が形成される（全く変異を起こしていない）．細胞質や細胞内小器官は，早期に複製され，新生された娘細胞に分けられる．核が再び形成されると，娘細胞に**核膜**と核小体が再び出現する．染色体は染色質となって分散し，見えなくなる．動原体も消失する．細胞が完全に分割し，全く同じ内容物を持った娘細胞が新生され，細胞分裂の過程が終了する．それぞれの娘細胞は間期に入り，再び有糸分裂を開始する．

細胞分裂 / 有糸分裂

CN:前のページの A, B, C および H に使った色でこのページの同じ記号の構造を着色しなさい．$E \sim E^2$ と $F \sim F^2$ はコントラストが強い色を使い，$D \sim D^2$ は灰色で塗りなさい．そうして $D \sim D^1$ との違いをはっきりさせなさい．(1) 間期の細胞から始めなさい．(2) 各期の経過を示す矢印を着色しなさい．最初の間期にある染色質 D^* に注意し，分裂後の娘細胞の染色質 E^2，F^2 と違った色で着色しなさい．とはいえ，これらは，最初の染色質 (間期の D^*) と同じである．

細胞膜 A
核膜 B
核小体 C
染色質 D*
　染色体 D¹*
染色分体 E
　染色体 E¹
　染色質 E²
染色分体 F
　染色体 F¹
　染色質 F²
中心体 G
　動原体 G¹
中心子 H
星状体 I
紡錘体 J

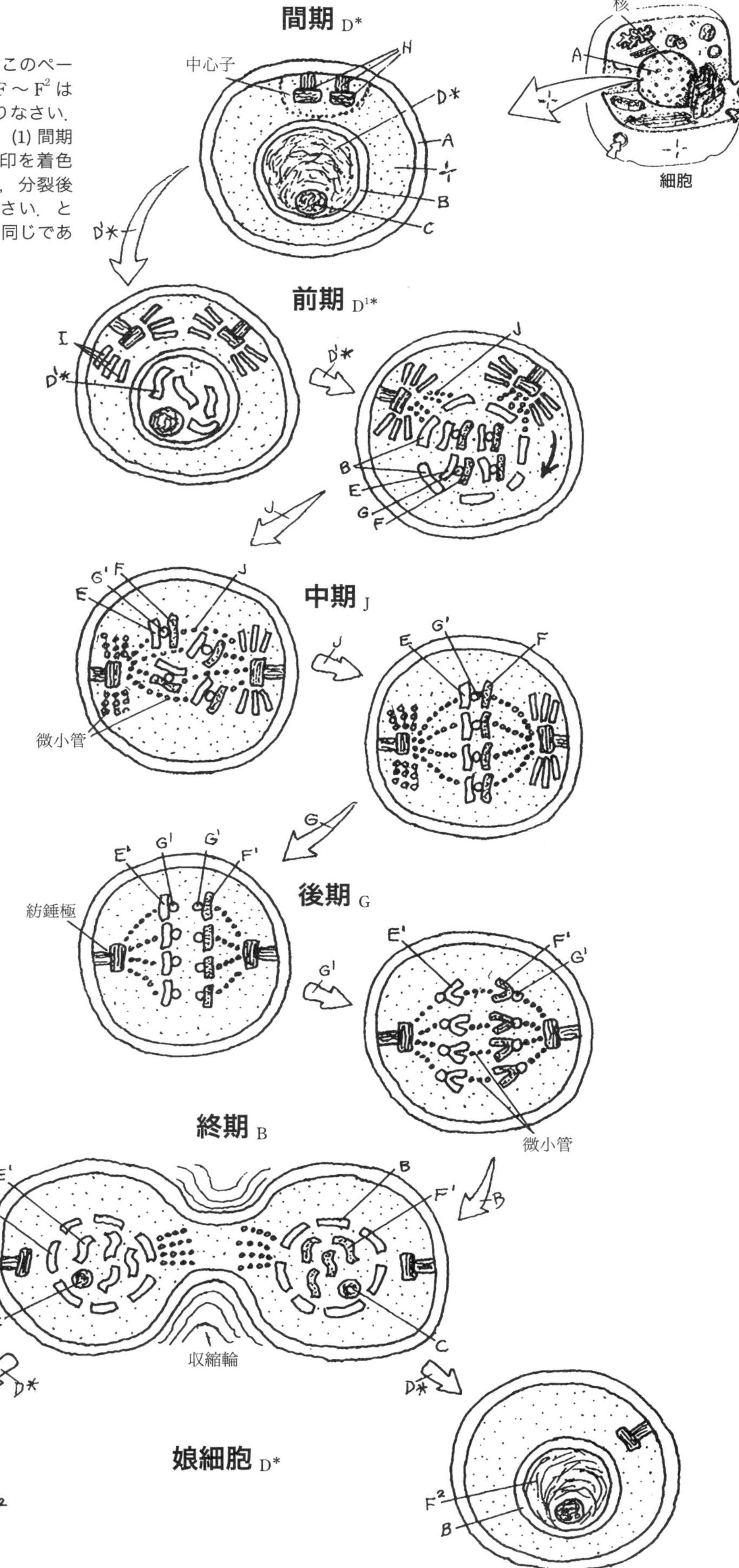

上皮組織とは，基本的な４種類の組織の１つであり，皮膚や体腔の表面を被ったり，分泌腺・中空性の管あるいは脈管の表面を形成したりする組織である．この組織は，保護・分泌・吸収に関わる．感覚性でもあり，収縮機能を持つものもある（筋上皮組織）．上皮細胞同士は，細胞間結合構造でつながる．上皮細胞の最下層とすぐ下の結合組織は，基底膜によって隔たれる．

単層上皮

表面を被う場合，ろ過・拡散・分泌および吸収機能を担う．**単層上皮**は，肺の上皮・血管やリンパ管の上皮・腺細胞・体腔の膜および内臓を形成する．

単層扁平上皮は，薄くて板状の細胞からなる．この組織は，拡散機能を持っており，心臓・すべての血管やリンパ管・肺胞・体腔および腎臓の糸球体の内面を形成する．

単層立方上皮は，一般的には分泌性の細胞がつくる上皮である．分泌腺・腎臓の尿細管および肺の終末細気管支などにある．

単層円柱上皮は，胃や腸の内面を形成し，分泌と吸収に関わる．中には，遊離面（先端部分）に微細な突起（微絨毛）があるものもあり，細胞の表面積を拡大し，分泌と吸収に関わる面積を拡大している．

多列(偽重層)上皮をつくる細胞は，一層の細胞層を形成し，一見して重層上皮に見えるが単層上皮であり，各細胞は基底膜に接着している．このような形状の細胞は，生殖器系や呼吸器系に認められる．表面の線毛は，波状運動を起こし，表面にある物質を集めて移動させる．

重層上皮

重層上皮は，単層上皮の細胞よりも多い細胞でつくられているのが特徴である．

組織の表面で多層を形成する上皮細胞を**扁平上皮**と呼ぶ．この上皮は，角質化するもの（皮膚）としないもの（口腔や食道など）がある．通常，基底細胞は円柱状であり増殖能を持つ．**重層上皮**が磨り減ったり，引き裂かれたりしても抵抗性があるのは，古い細胞が新しい細胞に置き換わるためである．

尿の輸送路の内面を被う上皮組織では，**移行上皮**によって可変性の構造がつくられる．これによって尿量の変化に対応した収縮性と弛緩性が発揮される．

腺上皮

腺上皮細胞は，ホルモン・汗・皮脂などのような様々な物質を産生し，分泌する．

外分泌腺（汗腺・皮脂腺・膵臓の外分泌部・乳腺など）は，上皮細胞が落ち込んで形成されたものであり，汗や皮脂を分泌する．残された皮膚や体腔表面までの部分は導管となる．

内分泌腺は，上皮組織から分化するが，発生の過程で表面の上皮組織との連絡を失う．内分泌腺には，緻密な毛細血管のネットワークと密接に関連し，産生物を毛細血管内に放出する（例：ホルモン）

組織：上皮組織

CN：ごく淡い色で着色しなさい．(1) 上皮組織を構成するすべての細胞を着色しなさい．でも，基底膜や線維性の結合組織を塗ってはいけません．(2) 全身の器官に含まれる上皮組織を示す矢印に色をつけなさい．

血管 A 心腔 A
自由表面 A 基底膜 結合組織

単層上皮
扁平上皮 A
立方上皮 B
円柱上皮 C
多列（偽重層）上皮 D

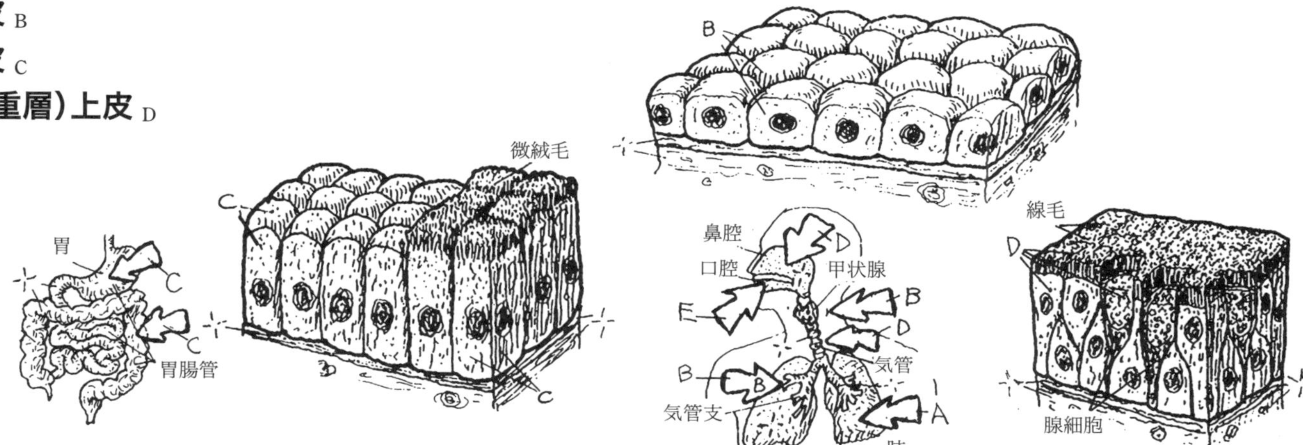

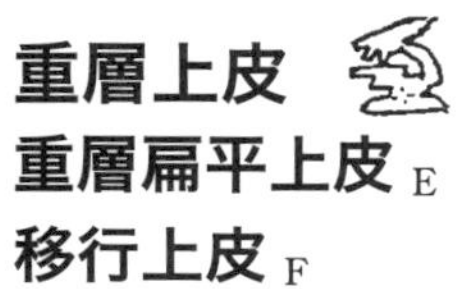

重層上皮
重層扁平上皮 E
移行上皮 F

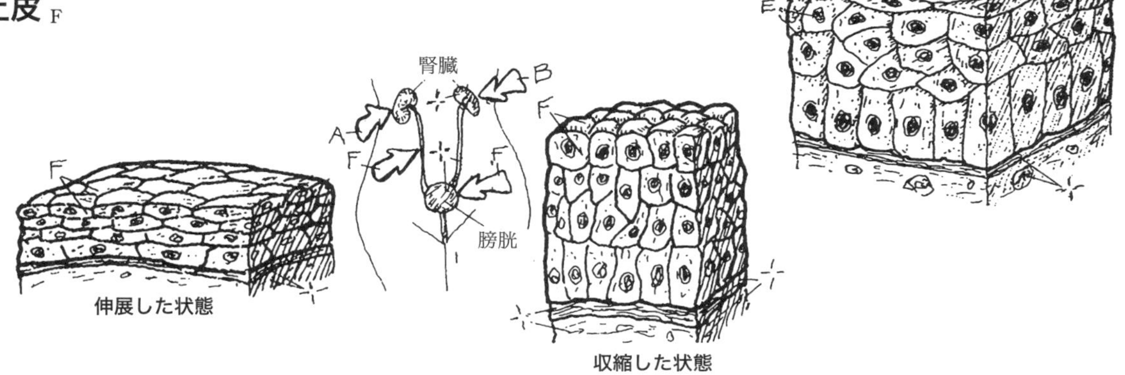

腺上皮
外分泌腺 G
内分泌腺 H

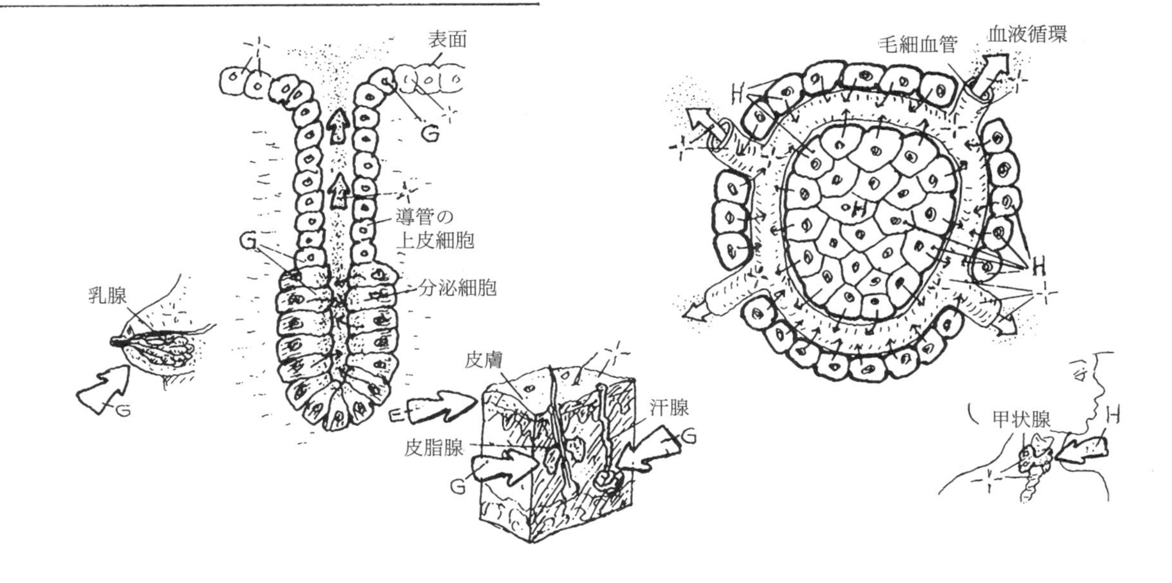

結合組織では，細胞の数や線維は一定していない．ここには粘性のある物質が含まれ，身体の構造を結合させたり，連結させたり，あるいは，支えたりする機能に関わっている．ここに図解された約600倍に拡大された組織像をみると，それぞれの構造で線維が密になったり疎になったりしていることがわかる．これらの線維は，全身の骨をつないだり，関節と筋を結合させたり，あるいは，神経や血管を保護したりするなどして「人体をまとめる」のに役立つ．

疎性結合組織の特徴は，多数の細胞とまばらで不規則に配列した線維と適度な粘性を持つ液状の基質でつくられていることである．**線維芽細胞**は，線維を新生する．**膠原線維**（タンパク質の鎖状構造で引っ張りに強い）と**弾性線維**（エラスチンというタンパク質からなる）は，この組織の基本的な線維成分である．**細網線維**は，少数のコラーゲンでつくられ，造血組織，リンパ系組織および脂肪組織で小さな細胞集団を支えている．移動性の**マクロファージ**（大食細胞）は細胞の破片・外来性の異物および微生物を貪食し，免疫応答に関わっている（122 ページ）．**脂肪細胞**は，脂質を貯蔵し，少ない場合や多い場合（脂肪組織）がある．**形質細胞**は，感染時の免疫応答において抗体を産生する（121 ページ）．**肥満細胞**は，毛細血管の近くで認められ，炎症反応を引き起こし（122 ページ），アレルギー反応に関わる．白血球のようなほかの細胞が疎性結合組織を横切ることもある．**基質**は，**細胞間質**を構成し，上述のすべての細胞が機能する場となる．また，ここには莫大な数の**毛細血管**も含まれる．また，疎性結合組織は浅筋膜とも呼ばれ，管状器官の粘膜や漿膜をつくる上皮組織の深部に認められる．

脂肪組織は，脂肪細胞が集まってできた組織であり，細網線維と膠原線維で形が保たれ，血管とリンパ管と綿密に関わっている．この組織は，栄養源・絶縁体・機械的な緩衝材となるとともに脂溶性ビタミンを貯蔵する．

密平行線維性結合組織は，緻密で同方向に配列する膠原線維と弾性線維の集合体であり，靭帯や腱を形成する．この組織は，長軸方向に負荷された張力には強い抵抗性を示すが，わずかではあるが伸展できる．ここには，ほとんど細胞は含まれないが，線維芽細胞を若干含む．

交織線維性結合組織は，粘性のある基質中で不規則に配列する緻密で互いに絡み合った膠原線維（多少の弾性線維）で構成される．この組織は，関節包・筋を包む膜（筋膜）・内臓の被膜（肝臓・脾臓など）を形成するが，最も主要な部位は真皮である．この組織は，衝撃に強く，細胞をほとんど含まず，最小限の血管しか含まない．

組織：線維性結合組織

CN:C と C^1 には黄色，J には赤色を使いなさい．基質 I には，色を塗らないようにしなさい．とはいえ，基質を着色したければ，非常に薄い色でそれぞれの枠内の構造を着色しなさい．そして，すべての構造の着色が終了してから作業しなさい．(1) 枠と枠内の構造を着色しなさい．(2) これらの組織が存在する部位を塗り分けなさい．

細胞
線維芽細胞 A
マクロファージ（大食細胞）B
脂肪細胞 C
形質細胞 D
肥満細胞 E

線維
膠原線維 F
弾性線維 G
細網線維 H

間質，基質 I
毛細血管 J

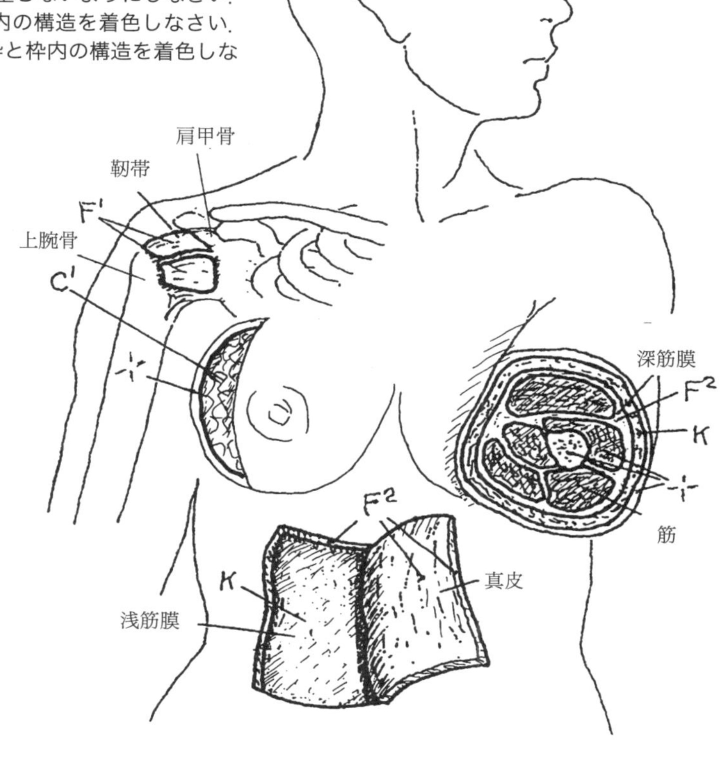

疎性結合組織 K
結合組織

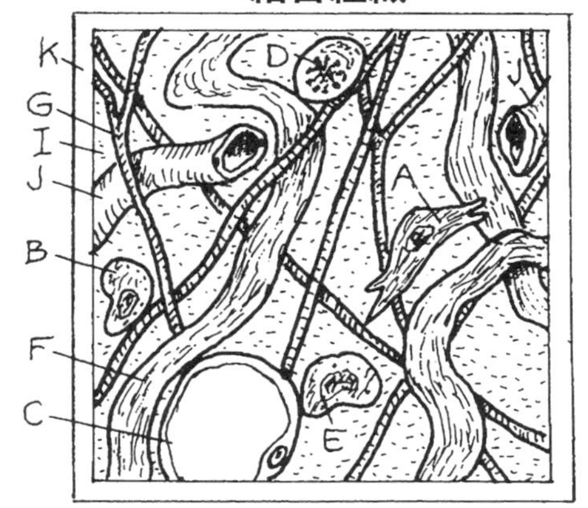

脂肪組織 C^1
結合組織

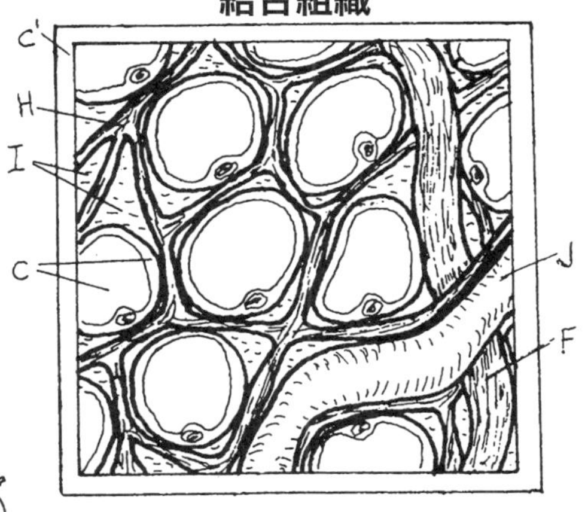

密平行線維性結合組織 F^1
結合組織

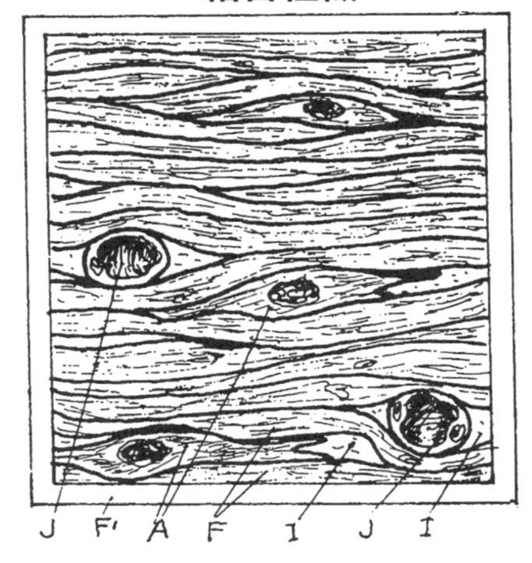

交織線維性結合組織 F^2
結合組織

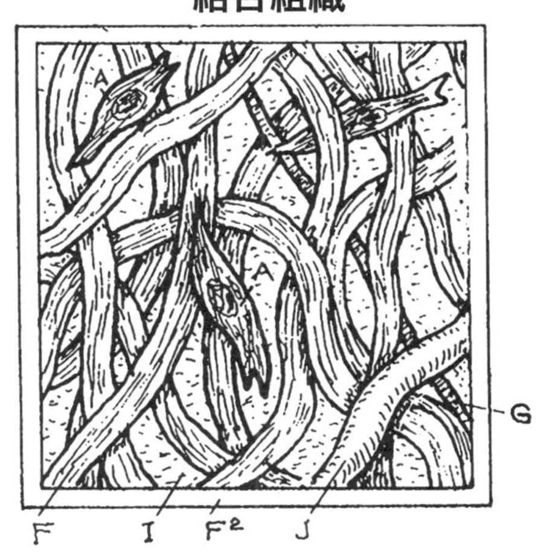

軟骨組織

顕微鏡観察のための**軟骨組織**の標本では，細胞（**軟骨細胞**）が小さな空間（**軟骨小腔**）の中に存在し，その周囲を硬いが柔軟性がある基質が取り囲んでいることがわかる．この基質は，水に糖タンパク質（プロテオグリカン・グリコサミノグリカン・GAG）と**膠原線維**が結合した物質である．この基質によって軟骨の特徴が現れ，線維成分によってガラス軟骨・弾性軟骨・線維軟骨が区別される．血管を持たない軟骨組織は，軟骨膜に分布する血管から拡散した栄養素の供給を受ける．傷害された軟骨組織を完全に修復することは難しい．

骨端部を被う構造物（関節軟骨）としてよく知られているのは**ガラス軟骨**である．この軟骨には血管や知覚がなく，圧縮に耐える性質がある．多孔性のため，栄養素や酸素の吸収に適している．この軟骨で外鼻がつくられる（耳介を構成している弾性軟骨との違いを比べなさい）．また，喉頭や下部気道の大部分の主要な構成要素でもある．大部分の骨が発生する初期段階では，この軟骨が骨の原型となる（18 ページ）．

弾性軟骨は，弾性線維とコラーゲンを含むが，基本的にはガラス軟骨と同じである．耳介や喉頭にある喉頭蓋はこの軟骨でつくられる．自分自身の耳介に触ってこの軟骨独特の柔軟性を体感してみなさい．

線維軟骨は，緻密な線維組織とその間にある軟骨細胞と基質からなる．この軟骨は，曲げる力に抵抗性があり，圧迫力と張力にも耐える性質がある．この軟骨の典型的な例として，椎間円板が挙げられる．

骨

骨は，基質が無機質で構成される（重量の 65%が無機質，35%が有機質）．骨を組み合わせた構造が骨格であり，骨格は，筋・腱あるいは靭帯の付着部となる．骨格によって内臓が保護され，呼吸運動が支えられ，カルシウムが貯蔵される．骨の内腔に造血組織を持っている骨もある．

骨には，緻密質と海綿質があり（17 ページ），**緻密質**は衝撃に耐え，骨の重量を支えるための枠組みをつくっていて，その外周は生命線である線維性の骨膜で被われる．ここは，**ハバース系**またはオステオンと呼ばれる円柱状の構造で構成される．この中央には**血管**を含む**ハバース管**があり，その周囲を無機質とコラーゲンでできた同心円状の層版(**ハバース層板**)が取り囲んでいる．**フォルクマン管**とは，ハバース管をつなぐ管である．ハバース系と基礎層板の間にある介在板によってハバース系が囲まれている．ハバース層板の間には小さな空間（**骨小腔**）があり，そこから細い管（**骨細管**）が伸びている．骨細胞（**オステオサイト**）とその突起は骨小腔と骨細管の中にあり，ハバース管と連続している．骨基質が吸収されている領域では，大きくて多核の貪食能を持つ破骨細胞が認められ，この細胞から伸びる無数の突起が破壊する骨基質と向き合っている．骨形成細胞（骨芽細胞：示されていない）は，骨膜で発生する．
海綿質は，緻密質の内側にあり，長管骨の骨端でよくわかる．海綿質は，不規則な形をした骨の梁（骨梁）が折り重なり，ハバース系がない．

組織：支持性結合組織

CN：膠原線維 D と弾性線維 E および基質 C には，前のページで使った色と同じ色を使いなさい．F には淡黄褐色または黄色を，L には赤色を使いなさい．A, B, G, I と I¹ には淡色を塗りなさい．これらを完成させた後に基質を塗りなさい．(1) 軟骨の断面を完成させてから骨の断面を塗りなさい．

軟骨組織

軟骨細胞 A
軟骨小腔 B
軟骨基質 C
膠原線維 D
弾性線維 E

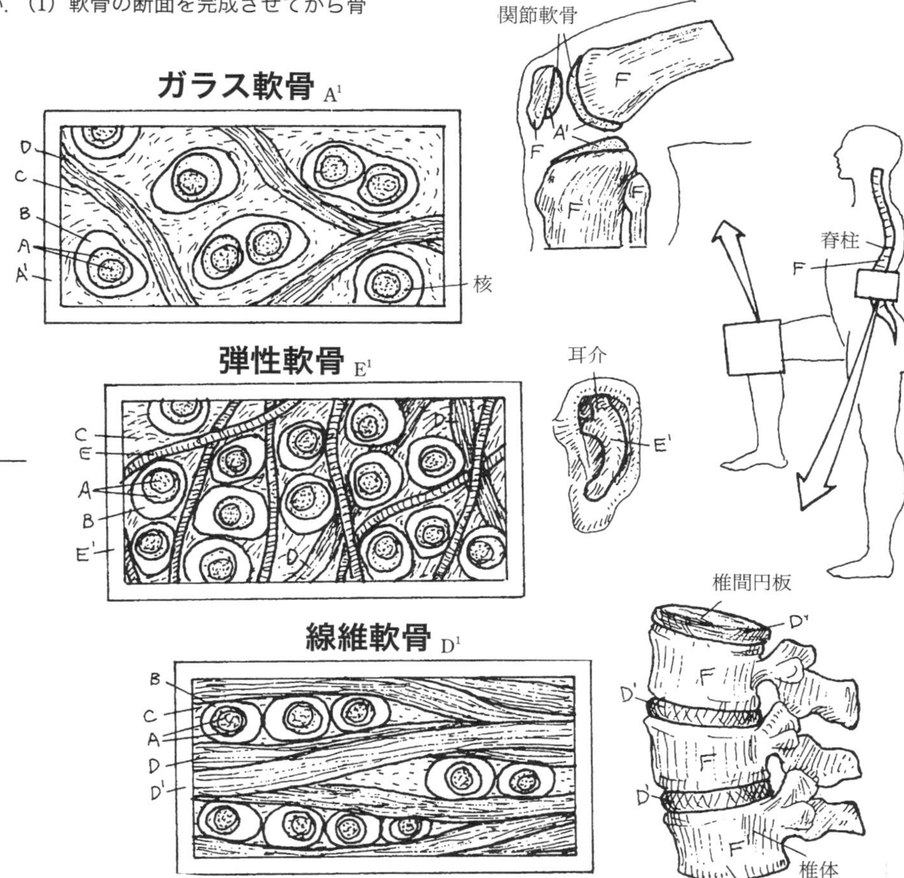

骨組織

骨 F
骨膜 F¹
緻密質 G
ハバース系
ハバース管 H
ハバース層板 G¹
骨細胞(オステオサイト) I
破骨細胞 I¹
骨小腔 B
骨細管 J
フォルクマン管 K
血管 L
海綿質 G²

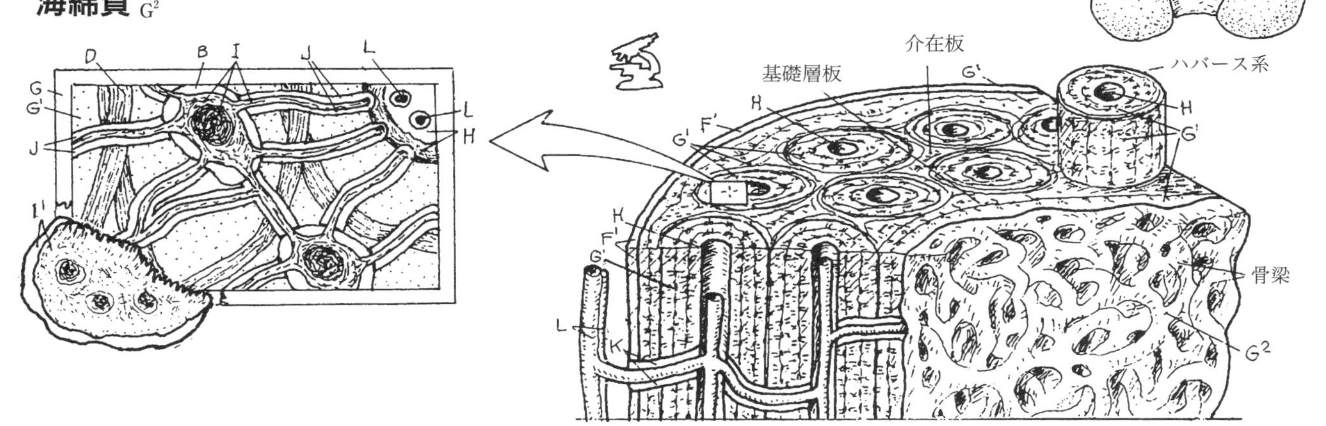

骨格筋 / 横紋筋

骨格筋細胞は，長くて横紋を持つ多核性の細胞で細胞質（筋形質）の中に筋原線維・**ミトコンドリア**などの細胞内小器官を含み，細胞膜（**筋鞘**）で包まれる．筋細胞が集まっていわゆる筋束がつくられる．骨格筋によって身体が形づくられる．骨格筋の両端は骨に付着するが，その間に1つ以上の関節が介在し，これらを可動させる．骨格筋の運動は，必ず引っ張る方向に働き，決して押し出す方向には働かない．

骨格筋の収縮は，急速な筋線維の収縮によって起こり，筋力を発生させる．各筋細胞は最大限に短くなる．骨格筋の収縮には神経（神経支配）が欠かせない．神経が供給されないと，筋細胞は退縮し，再び神経と結びつかない限り死滅する．神経の支配を受けない部分では，筋の緊張が失われ，脆弱になる．時には，筋全体が小さくなる（筋萎縮）．傷害を受けると，機能的に適切な能力を持った骨格筋細胞が筋芽細胞から分化する．骨格筋の肥大は，運動やエクササイズでも起こる．

心筋 / 横紋筋

心筋を構成する**心筋細胞**は，分岐した横紋筋細胞である．細胞の中央には，1個か2個の核があり，筋形質は筋鞘が取り囲んでいる．個々の細胞は，互いに**介在板**と呼ばれる結合装置で連絡している．心筋細胞の構造は，骨格筋細胞とよく似ているが，骨格筋のような規則性に欠けている．ここには，豊富な血液が供給される．心筋の収縮は，規則的であり，力強い．この運動は，神経というよりも刺激を伝導する特殊細胞が担っている．筋収縮の調節は，自律神経系によって行われる．

内臓筋 / 平滑筋

平滑筋細胞は，細長くて横紋を持たない紡錘形の細胞であり，中央に核がある．各細胞は細胞膜（**形質膜**）で包まれる．筋フィラメントは，互いに交叉しているので，骨格筋のような規則性はない．平滑筋細胞は，内臓の壁に存在し，ゆっくりとした持続的な収縮力によって中空性の器官の長軸に沿って内容物を輸送する働きをする．時には，力強い収縮力も発揮する（生理痛や腹痛など）．また，関門（括約筋）のようにも働き，流量を調節する（排尿を我慢する時のように）．平滑筋は，自律神経やホルモンによって収縮し，無意識的な収縮を行う．

組織：筋組織

CN：C は赤色で塗り，B，E，G と I は最も明るい色を使いなさい．(1) 骨格筋と心筋細胞を被っている筋鞘 F は，切断面だけを塗りなさい．平滑筋細胞を被う形質膜 F^1 も切断面だけ塗りなさい．(2) 心筋と平滑筋細胞の核 A は，細胞の深部にあるので切断面だけを塗りなさい．(3) 心筋細胞にある介在板 H の一部を分離し，その構造を明らかにした（模式的に）．

筋 A
結合組織 B
毛細血管 C
ミトコンドリア D

腱
関節
関節
筋腹
腱

骨格筋 / 横紋筋

横紋筋 E
横紋筋細胞 E^1
筋鞘 F

中間型筋線維
赤筋線維
白筋線維
筋原線維
筋内膜

心筋 / 横紋筋

横紋筋 G
横紋筋細胞 G^1
介在板 H

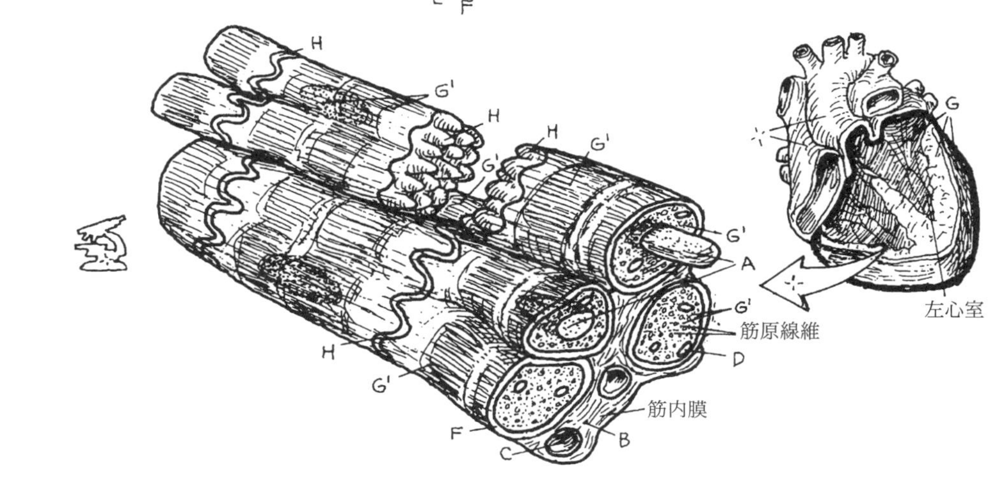

内臓筋 / 平滑筋

平滑筋 I
平滑筋細胞 I^1
形質膜 F^1

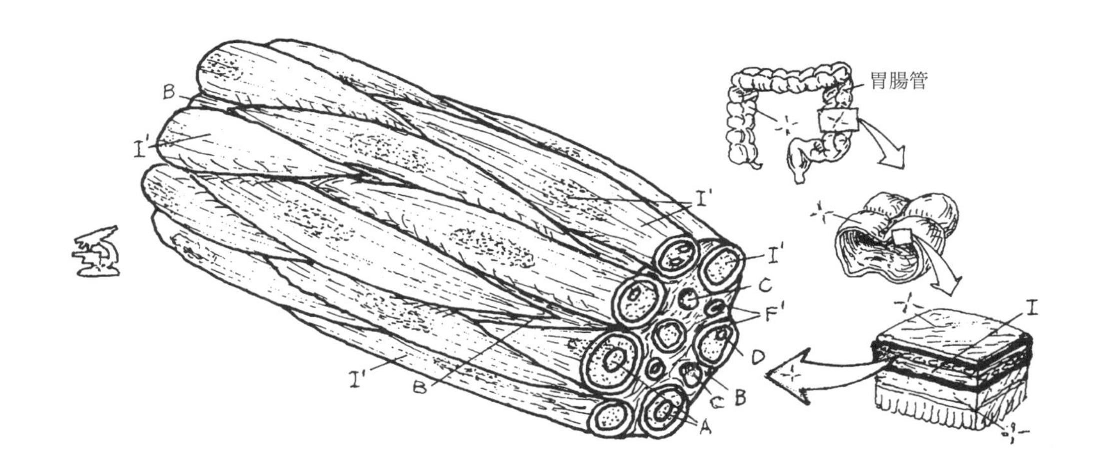

骨格筋細胞の組織切片では，**筋鞘**の内部にある細胞質内の構成要素が明らかになる．その中で最もはっきりとわかる構造は**筋原線維**であり，これが筋細胞が収縮するための基本単位である．筋原線維は，扁平で管状の**筋小胞体**（SR）で包まれ，ここで筋小胞体に流入するカルシウムイオン（Ca^{++}）の分布を調節している．筋鞘の内側には，**T細管系**（TTS）と呼ばれる管状の突起が広がっている．これは，筋原線維のZ線の位置で筋小胞体を横断している．このTTSは，ナトリウムイオン（Na^{+}）とカルシウムイオン（Ca^{++}）を蓄え，筋鞘から筋原線維へ電気的な興奮を伝導する．**ミトコンドリア**は，筋細胞の活動エネルギーを供給する．

筋原線維は，筋フィラメントでつくられている．このフィラメントは，**太いフィラメント**（**ミオシン**が主体）と**細いフィラメント**（**アクチン**が主体）からなる．太いフィラメントの先端には，連結橋のような突起が飛び出している．また，細いフィラメントは2本のより合わさった線維状の構造である．これら2種類のフィラメントは筋収縮の単位であり，この単位を**筋節**と呼んでいる．各筋原線維には，数個の筋節が放射状に配列している．筋節の末端部は，細いフィラメントが**Z帯**にしっかりと結合し，ここで筋節が分けられる．規則的に太いフィラメントと細いフィラメントが配列しているので，明るい部分（I帯，H帯），暗い部分（A帯）および**M線**がつくられる．これらの構造は，骨格筋と心筋の横断面で明らかになる構造である．

筋原線維の収縮は，細いフィラメントが中心（**H帯**）に向かって滑り込み，各筋節でZ帯が接近することで発生する．それぞれのフィラメントは短くならず，ミオシンフィラメントは移動しない．TTSとZ帯は密接に関連しているので，ここがこの滑り込みの引き金になっていると考えられている．この滑り込み運動は，**連結橋**（クロスブリッジ）（太いフィラメントの先端部分）が細いフィラメントに結合することで発生する．ATPからの高エネルギー分子によって活性化されると，細いフィラメントが付着した櫂のような連結橋が一斉にH帯に向かって振れ，細いフィラメントが引っ張られる．こうしてM線の部分で細いフィラメントが接触したり，重なったりするので筋節が短縮する．

筋細胞中のすべてか，ほとんどの筋原線維が同時に働くと，筋節の短縮が発生し，弛緩時に比べて筋細胞の長さは短くなる．プロ野球選手の鍛えられた何十万もの筋細胞が収縮すると，その収縮力によって打球を100 m以上飛ばすことができるのである．

See 11

組織：骨格筋の微細構造

CN：筋鞘 A とミトコンドリア D には，前のページと同じ色を使いなさい．G と J は明るい色にしなさい．H はそれより濃い色にし，F と K は最も濃い色にしなさい．(1) 最初に腕を塗りなさい．切断した断面で A を塗りなさい．(2) 筋細胞に含まれる A から H を着色しなさい．(3) 分離した筋原線維（下方の図）の構造と関連する文字・帯・線を塗りなさい．筋原線維の断面を E と同色にしなさい．この断面は筋節にある A 帯の一部である．(4) 弛緩した状態と収縮した状態での筋節，フィラメントや収縮のメカニズムを示す説明図を塗りなさい．着色した図で筋原線維を構成する各部の状態を考えなさい．

骨格筋細胞
筋鞘 A
筋小胞体 B
T 細管系 C
ミトコンドリア D
筋原線維 E
筋節 F
I 帯 G
細いフィラメント（アクチン） G¹
Z 帯 F¹
A 帯 H
太いフィラメント（ミオシン） H¹
連結橋（クロスブリッジ） I
H 帯 J
M 線 K

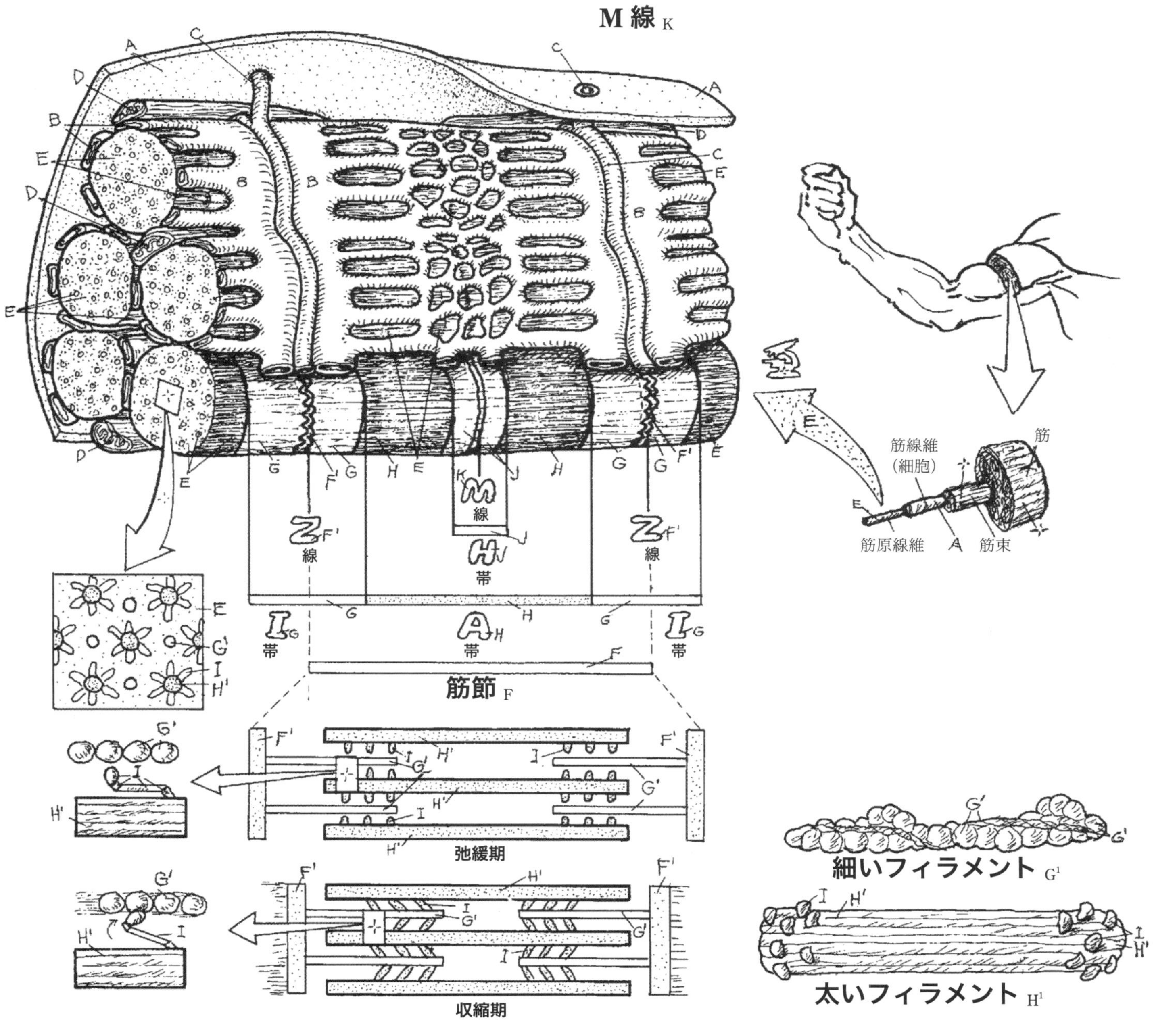

神経組織は，ニューロン（神経細胞）とグリア細胞で構成される．ニューロンは電気的な信号を発生し，それを神経突起を経由して伝える．グリア細胞は，支持細胞として働き，電気信号を発生したり，その伝導に関わったりしない．ニューロンの中で核を含む主要な部位を**神経細胞体**と呼んでいる．ここでは，細胞質は細胞小器官を含んでいるが，特徴的なのは小胞体が集積し，ニッスル小体と呼ばれる構造をつくっている．ニューロンは，位置を移動し，神経突起の分枝を増やして成長する．ニューロンとは，脳や脊髄（**中枢神経系**，**CNS**）と脳神経・脊髄神経（**末梢神経系**，**PNS**）電気信号を伝導する細胞である．

ニューロンの種類

ニューロンは，突起の数（極性）によって3種類のニューロン，単極性ニューロン・双極性ニューロン・多極性ニューロン，に分けられる．細かく分岐し（木の枝のように），髄鞘で包まれていない突起を**樹状突起**と呼ぶ．この突起は，電気信号を神経細胞体に運ぶ．細くて長く，分岐も少ない突起が**軸索**である．この突起は，神経細胞体からの電気信号を軸索の先端へ伝導する．ニューロンは，3種類に分類されるが，その形や大きさは様々である．**単極性ニューロン**には，神経細胞体付近で中枢側と末梢側に分割される1本の突起（偽単極性になることも）がある（下図左側のPNSの知覚性ニューロン）．樹状突起と軸索の電気信号は，同じ方向に伝導され，軸索の先端部に伝えられる．**双極性ニューロン**には，（中枢側と末梢側の）2つの突起（樹状突起と軸索）があり，電気信号は同じ方向に伝導される．**多極性ニューロン**には，3つ以上の突起があり，その中の1つが軸索である．運動性ニューロンは，電気信号を次のニューロンや効果器（骨格筋・平滑筋）に伝える．基本的に単極性ニューロンと双極性ニューロンは，感覚情報を伝導するニューロンである．

大部分の軸索は，1層以上（最大で200層）の絶縁性のリン脂質（**ミエリン**）で被われ，これによって伝導速度が加速される．ミエリンは，中枢神経系では**希突起膠(グリア)細胞**がつくり，末梢神経系では**シュワン細胞**がつくる．PNSにあるすべての軸索は，シュワン細胞（グリア細胞の一種）で被われるが，必ずミエリンがあるとは限らない．シュワン細胞の間にある間隙を**ランビエの絞輪**と呼ぶ．この絞輪間で電気信号が伝導され，伝導速度が速くなる．末梢神経系では，シュワン細胞が軸索の再生に関わっている．

神経膠(グリア)細胞は，CNSとPNS（シュワン細胞）に存在する．**原形質性の星状膠(グリア)細胞**は，CNSの灰白質（樹状突起と神経細胞体で構成される）に認められ，**線維性の星状膠(グリア)細胞**は，CNSの白質でミエリン鞘に被われた軸索に沿って存在する．これらのグリア細胞の突起は，ニューロンと血管に付着し，物質代謝・栄養素の供給・生理活性の維持に関わっていると考えられている．希突起グリア細胞は星状グリア細胞よりも小型で突起も少なく，ニューロンに近接している．**小膠(グリア)細胞**は，脳と脊髄における残滓物を処理する細胞（大食細胞）である．

組織：神経組織

CN：Aには明るい色を塗りなさい．神経刺激の伝導を示す小さな矢印に注目しなさい．左下図に示した末梢神経系のニューロンは，左上腕部の一部を大きく拡大したものである．

神経細胞（ニューロン）

神経細胞体 A
- 神経突起
  - 樹状突起 B
  - 軸索 C

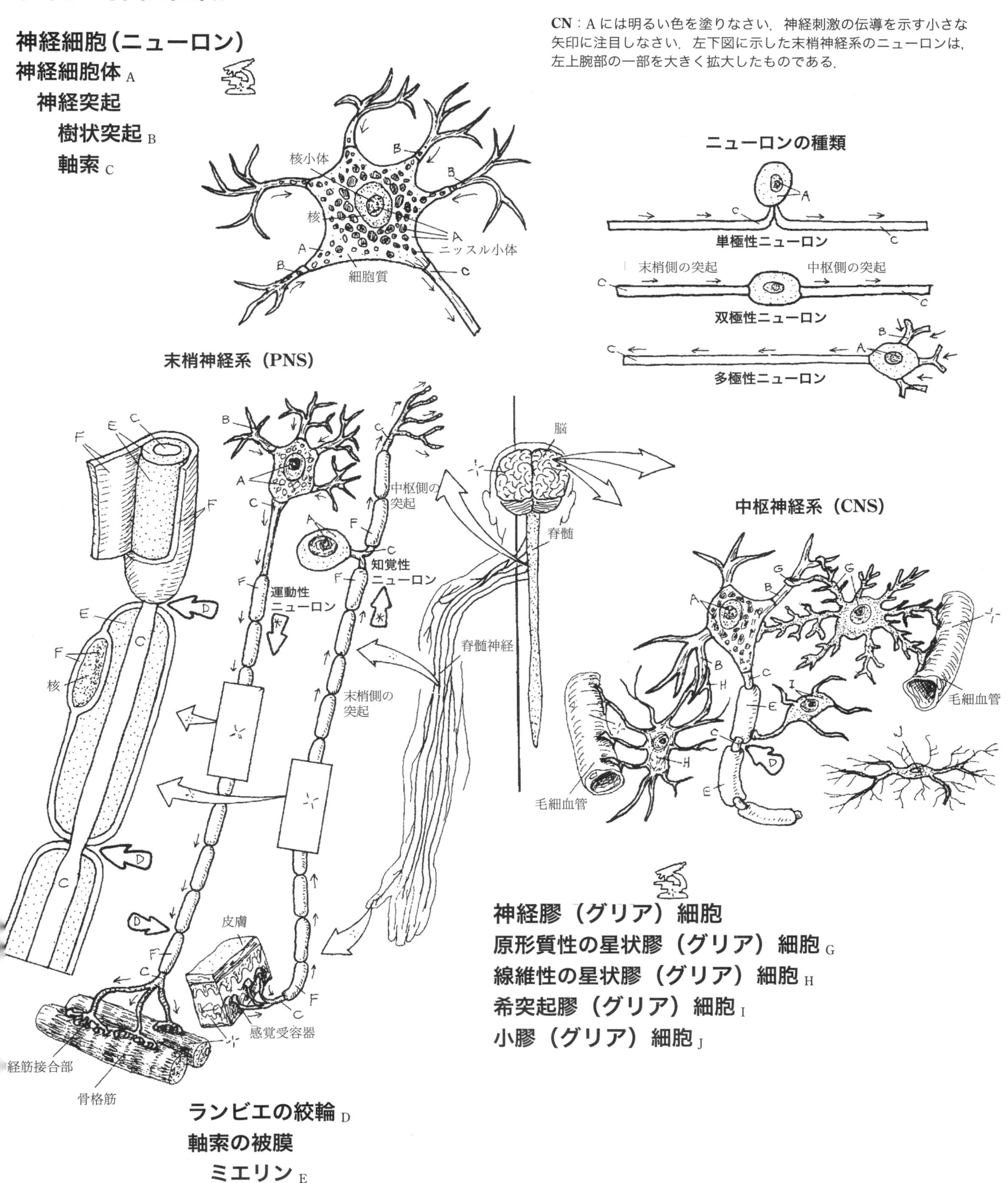

神経膠（グリア）細胞

原形質性の星状膠（グリア）細胞 G
線維性の星状膠（グリア）細胞 H
希突起膠（グリア）細胞 I
小膠（グリア）細胞 J

ランビエの絞輪 D
軸索の被膜
- ミエリン E
- シュワン細胞 F

4種類の組織（上皮組織・支持組織・筋組織・神経組織）は，多彩な方法で身体（体壁）と内臓を形成している．ここでは，筋骨格系による構造と小腸壁の構造を比べてみよう．

体壁の構造

体壁の構造とは，身体を被う皮膚と皮膚で被われた筋と骨格の枠組みのことであり，姿勢の維持･運動および保護に関わっている．体壁の最外層は，角質化した**重層扁平上皮**（表皮）であり，保護機能を備えている．体壁の内層にある上皮組織には，血管や分泌腺の最内層を構成するものがある（ここでは示されていない）．体壁の**結合組織**層は，**皮膚の深層**にある（真皮）．ここは，緻密で曲がりくねった線維状の組織で構成され，その下層にある移動性の**浅筋膜**（疎性結合組織と脂肪組織で構成）に接している．ここには，皮神経・細動静脈が含まれ，皮静脈などの太い静脈も走っている．**深筋膜**は，血管が豊富であり，多数の知覚の受容器も存在する緻密で不規則な線維組織である．この膜は，骨格筋を支配する神経や血管とともに骨格筋自体（筋組織）も包む．**靭帯**（密線維性組織）は，**骨膜**（血管を含む密性の線維性組織）や骨の基盤（シャーピーの線維）の中に深く入り込み，**骨**と結合する．**骨格筋**とその**支配神経**は，滑らかな深筋膜で分割され，頑丈な神経と筋の束となり，グループごとにまとめられる．骨格筋の線維状の膜は，筋の末端で集合し，腱を構成する．腱は，靭帯と同じように骨膜に結合し，その中に入り込む．

内臓の構造

内臓の構造とは，その管状構造によって食物や大気・分泌物，あるいは老廃物などの吸収・分泌・捕捉・輸送を行うための構造である．**上皮組織**は，管腔の表層（**粘膜**）を構成する．管腔に面し，一層の細胞は物質を吸収するために酵素で分解したり，単純に蠕動運動による物質の輸送に関わったりする．単一**腺**あるいは複合**腺**からの分泌液によって物質を吸収する準備が整えられる．**粘膜**には，粘膜上皮の下層に疎性結合組織の層（**粘膜固有層**）があり，可動性の細胞・腺・血管および神経を含んでいる．粘膜の最下層には，薄い平滑筋の層（ない場合もある）があり，粘膜表層の指のような突起（絨毛）を可動させる．粘膜の深部には，緻密な結合組織（**粘膜下組織**）があり，粘膜に分布する血管・神経線維や神経細胞がある．さらに深部には，2層から3層の**平滑筋**の層（筋層）があり，壁内の神経細胞からの線維が分布し，消化管の蠕動運動を発生させている．消化管の最外層には平滑な**漿膜**がある．この膜は，外層の分泌性の単層扁平上皮と内層にある少量の線維組織で構成される．

組織の統合

CN：A と B を明るい反対色で塗り，C を中間的な茶色にしなさい．D を黄色に着色しなさい．ここに示される様々な血管やリンパ管は複数の組織で構成されているので，色をつけないようにしなさい．(1) 上の図を完成させなさい．その後，下の図に進みなさい．

体壁の構造

上皮組織
- **皮膚 (表皮)** A

結合組織
- **皮膚 (真皮)** B
- **皮下組織** B1
- **筋膜** B2
- **靭帯** B3
- **骨** B4
  - **骨膜** B5

筋組織
- **骨格筋** C

神経組織
- **神経線維** D

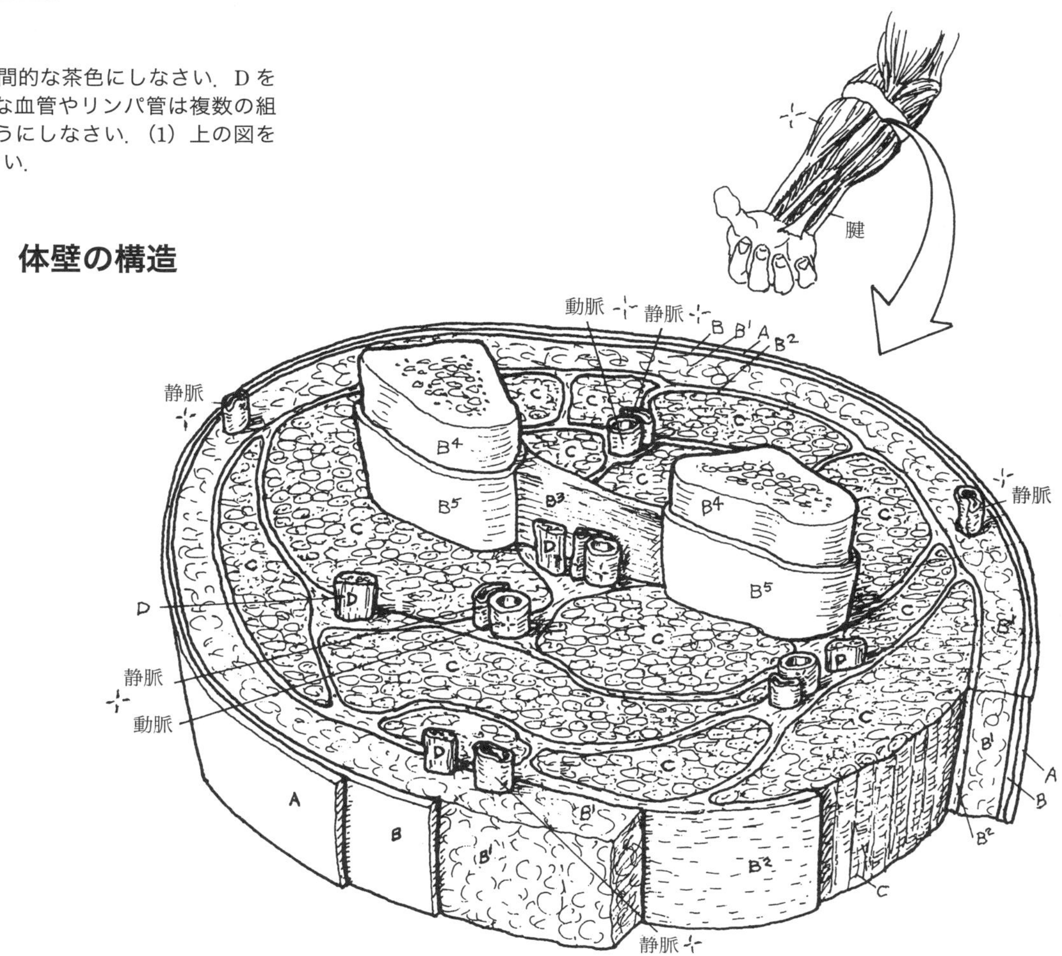

内臓の構造

上皮組織
- **粘膜上皮** A1
- **腺組織** A2
- **漿膜 (外層)** A3

結合組織
- **粘膜固有層** B6
- **粘膜下組織** B7
- **漿膜 (内層)** B8

筋組織
- **平滑筋組織** C1

神経組織
- **ニューロン** D1

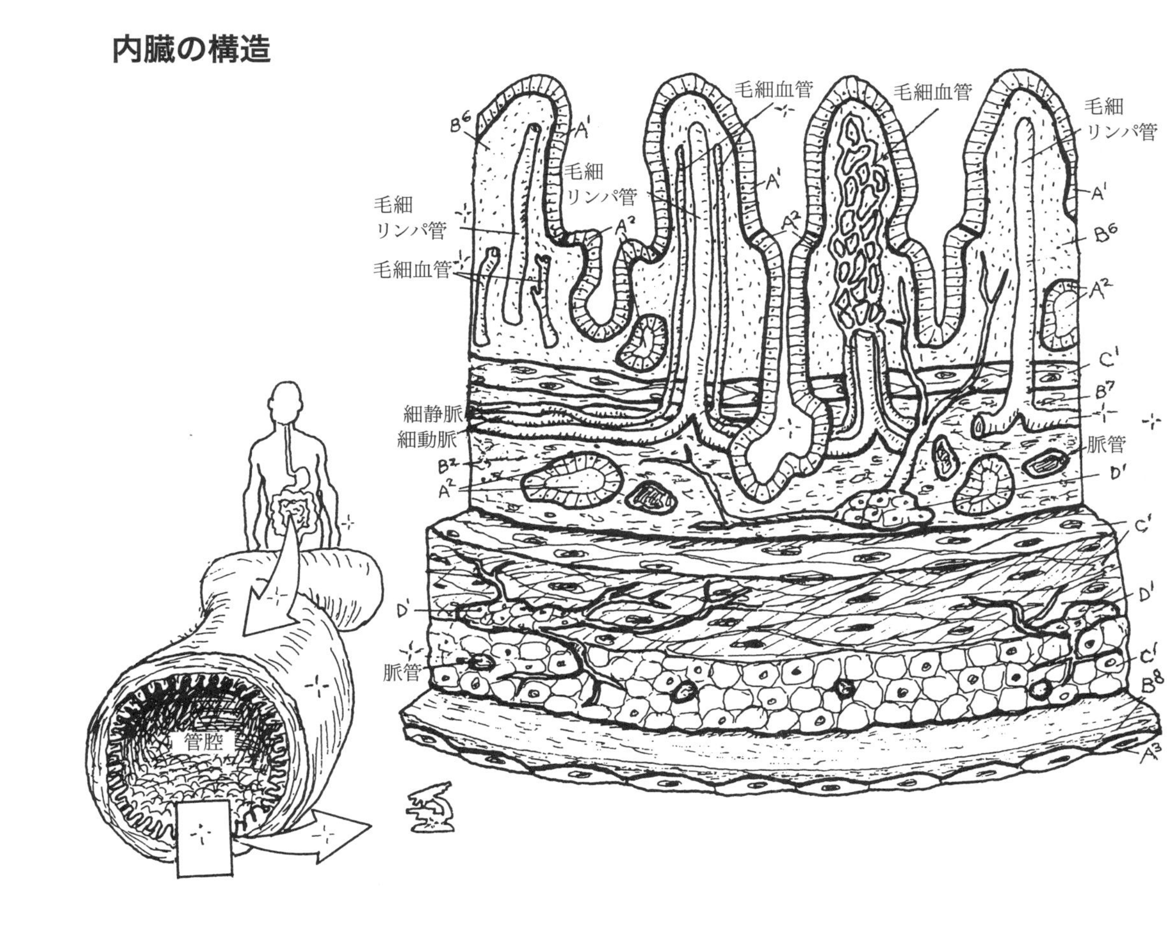

「皮膚が持つ多様な役割はどんな魔術師のマントとも比べものにならない．つまり，皮膚は，ほころびを絶え間なく繕いながら一生涯の着用に耐え，水を防ぎ，体温を保ち，身体を保護し，冷却する．羽毛が触れてもそれを感じ取ることができ，温度や痛みにも敏感なマンドである」[1]

表皮は，血管を含まない重層扁平上皮である．幹細胞性の**基底層**が真皮に隣接しているため，着色する際には，最下層から上のほうに向かって着色するとよい．この単層の立方状の細胞群は，すぐ下の真皮から基底膜を通して毛細血管からの浸出液の拡散によって支えられ，分裂能力を維持し続ける．新生された細胞群は隣接する**有棘層**に押し上げられ，ここで細胞は，光学顕微鏡で確認できる棘のような突起が出現する．この層の細胞群は，毛細血管から遠く離れているため，変性を始め，ケラトヒアリン顆粒を取り込む（**ケラチノサイト**）．基底膜から遠く離れるようになると，ケラチノサイトは濃い色の顆粒を持つようになり，**顆粒層**となる．このような外層の細胞は，毛細血管がないために栄養の供給が不十分である．最外層の**角質層**では，細胞（**角質細胞**）には，ケラチンと脂質以外はほとんど含まれず，下層の脱水を防止するための障壁となる．**淡明層**は無毛の厚い皮膚に存在し，細胞質は変性過程を現している．

色素細胞は，メラニン顆粒を産生し，それを細胞質の突起（樹状突起）に拡散させる．このような突起が基底層や有棘層の細胞と絡み合い，メラニンをケラチノサイトに放出する．メラニンは，紫外線（UV）から皮膚を保護する．**メルケル細胞**は，皮膚への機械的な刺激（触覚）の受容器であり，受容した刺激を付属している神経線維に送る．**ランゲルハンス細胞（樹状細胞）**は，真皮中にも存在するが，基底層や有棘層にも存在している．この細胞は，貪食性の細胞であり，T 細胞に抗原を提示する（122 ページ）．

爪は，角質層の高度にケラチン化した細胞が凝集し，板状になった構造物である．爪には，透過性があり，すぐ下の爪床の血管が透けて見える．**爪床**は，基底層と有棘層のみで構成される．爪床の近位部（**爪根**）は，近位部のヒダの下にある陥凹部にはまり込む．爪根周囲の上皮細胞は爪板の組織（A^2）を供給する．これらは，爪根から爪半月の領域に広がっている．**爪板**は爪母基で増殖した細胞の**基質**によって遠位部に押し出される．

---

[1] *Source*: Reprinted by permission from Lockhart, R. D., Hamilton, G. F., and Fyfe, F. W. *Anatomy of the Human Body* (2nd ed.). J.B. Lippincott & Co., Philadelphia, 1959.

外皮：表皮

CN：全体を明るい色で薄く着色しなさい．(1) 右上の四角い図で表皮を灰色に塗りつぶしなさい．(2) 皮膚の拡大図で表皮の各層に着色しなさい．この図を着色する順序は通常ではない．基底層 A から始めなさい．それから，A に関連する層を着色しなさい．すぐ上の B，C および E の層を着色しなさい．これらは，表皮が成長する方向である．(3) 淡明層 D は，着色しない．というのは，この層は無毛の皮膚でのみ認められるからである．(4) 右下図の皮膚の拡大図で (2) と同じように着色しなさい．メラノサイトには暗い灰色を，メルケル細胞と樹状細胞は明るい灰色を使いなさい．血管を含んでいる真皮や基底膜には色を塗ってはいけません．(5) 左下図の爪とその支持装置を示す縦断面図を着色しなさい．

表皮

角質層 E
淡明層 D ✣ (示されていない)
顆粒層 C
有棘層 B
基底層 A

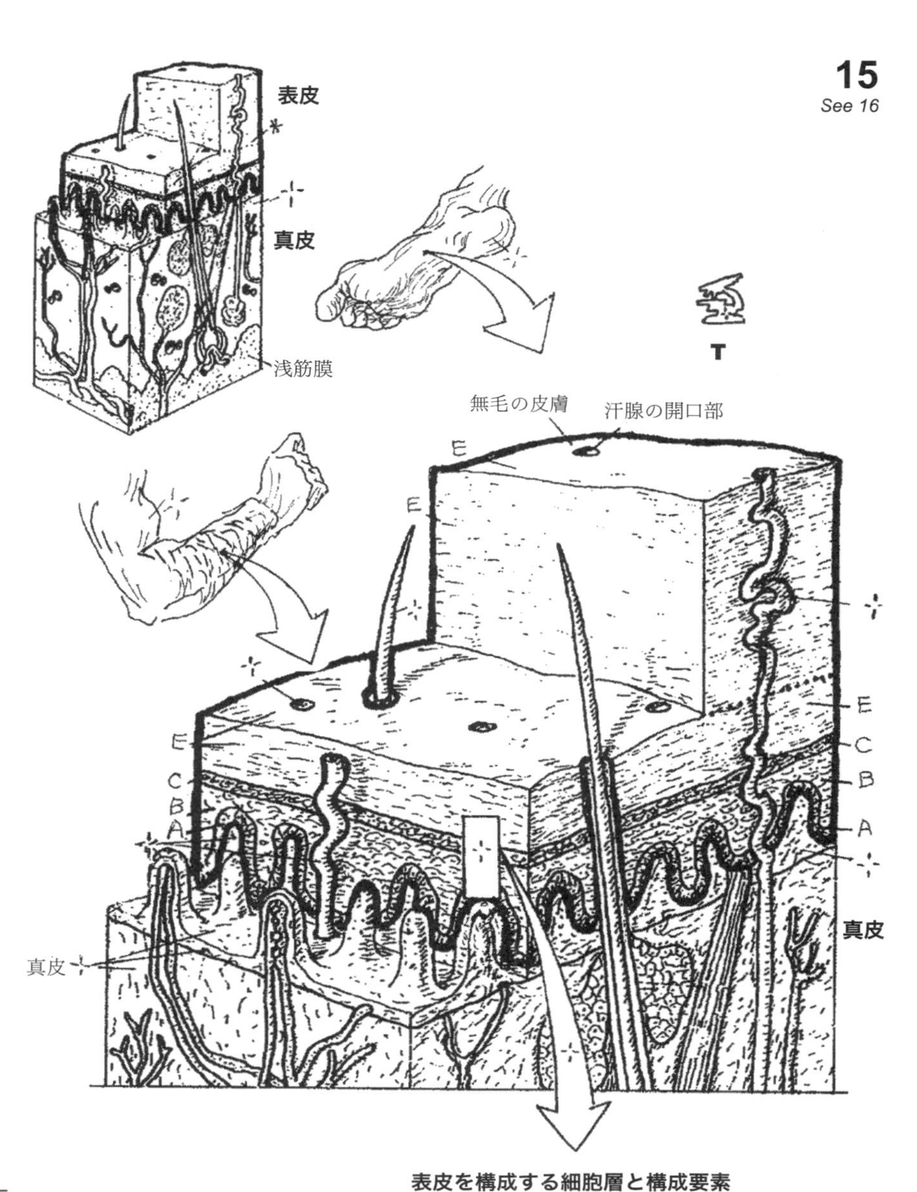

爪

爪体 F
　爪根 F'
爪床 A'
　爪母基 A''

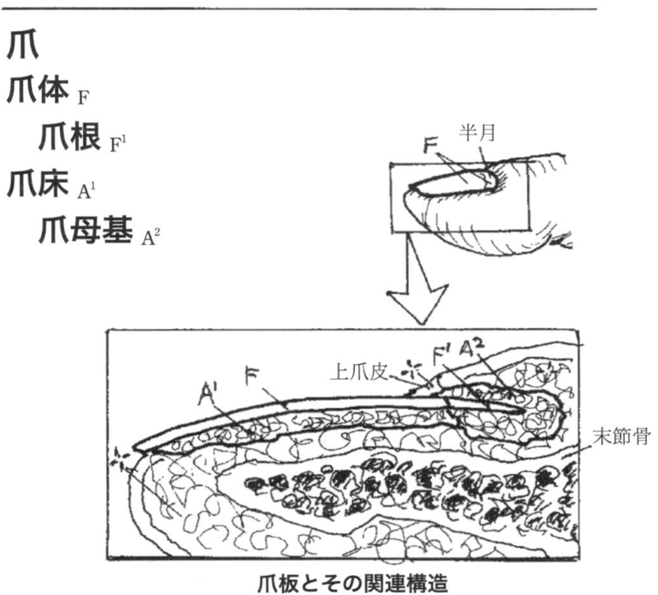

爪板とその関連構造

表皮を構成する細胞層と構成要素

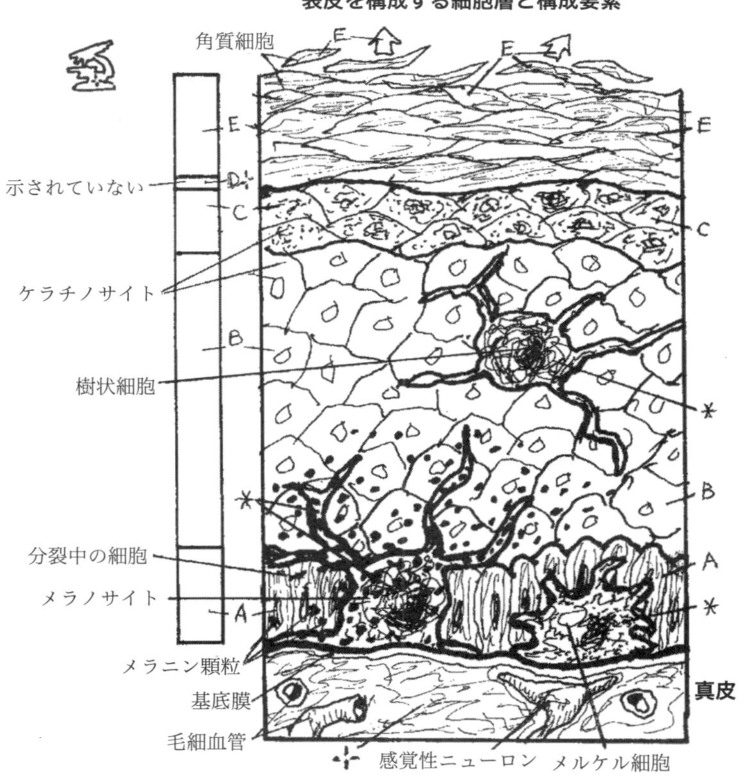

真皮は，皮膚を構成する２層のうち，深部にある層である．この層の特徴は，上部 20％（**乳頭層**）が疎性結合組織であり，ここには基底膜を貫くことなく（真皮-乳頭結合），表皮に向かって突出している**真皮乳頭**がある．そして，下部 80％は，緻密で不規則な網状線維網である．発生の過程で表皮から派生した構造物（皮膚の付属物）は，真皮に入り込む（毛幹・毛胞・皮脂腺・汗腺）．**動脈**と**静脈**は，真皮乳頭で毛細血管網を形成する．ここには，毛細リンパ管・**神経線維**および知覚**受容器**も存在する．真皮の深部は，疎性結合組織と脂肪組織を豊富に含む浅筋膜（皮下組織）に接している．

毛幹は，発生中に真皮，あるいは薄い皮膚では皮下組織に表皮性の**毛包**が埋没し，そこから延びたものである．毛は，皮膚が厚くなっている部位・口唇・尿生殖器の開口部および手掌や足底には存在しない．毛が生えている部位には，毛根があり，毛根の基底部では袋状の構造になっている．この袋状構造の基底部は内側に折れ曲がり，血管を含む真皮乳頭を収容している．ここで未熟な幹細胞が毛幹を形成する．毛根は，毛包から始まり毛幹が皮膚から離れる部位まで続いている．毛幹は，毛包でつくられるケラチン層で囲まれている．毛包に対して斜めに平滑筋束が走り，毛包の外膜に付着し，真皮乳頭の留め金になる．この**立毛筋**が収縮すると毛が立ち上がる．哺乳類では，毛を逆立てることは，警戒心を表している．

皮脂腺は，ブドウの房状構造をした腺終末に導管が続き，毛包の周囲を囲んでいる．皮脂腺の基底部には，分裂能力が備わり，分裂して新生された細胞は，腺終末の中心部に移動し，脂質を溜め込む．この分泌物と細胞の破片が**皮脂**となる．導管によって皮脂が表皮の表面や毛包の上部に運ばれる．皮脂には，臭いがない．皮膚や毛を被い，防水性がある．

汗腺は，真皮の深層にあるラセン状の管状腺である．汗腺の導管は，ケラチノサイトのラセン状に走り，皮膚の表面に開口する．汗腺は，**汗**を産生する．汗の大部分は，塩分を含んだ水であり，尿素などの分子も多少含んでいる．汗の蒸発によって体温が冷却される．

皮膚：真皮

CN：I を赤色，J を青色，K を緑色，L を黄色に塗り，残りを明るい色にしなさい．(1) 皮膚の断面で，毛幹 C と色を塗っていない表皮にある汗腺の開口部 G を着色しなさい．(2) 拡大図で示された皮脂腺 E と汗腺 G を着色する時には矢印に沿って着色しなさい．

真皮
乳頭層 A（疎性結合組織）
　真皮乳頭 A¹
網状層 B（緻密結合組織）
　毛幹 C
　　毛包 C¹
　立毛筋 D
　皮脂腺 E
　　上皮細胞 E¹
　　　分泌物 F
　　破裂した上皮細胞 E²
　　皮脂 F＋E²
　汗腺 G
　　導管上皮細胞 G¹
　　腺上皮細胞 G²
　　汗 H

動脈 I
静脈 J
リンパ管 K
神経 L
　感覚受容器 L¹

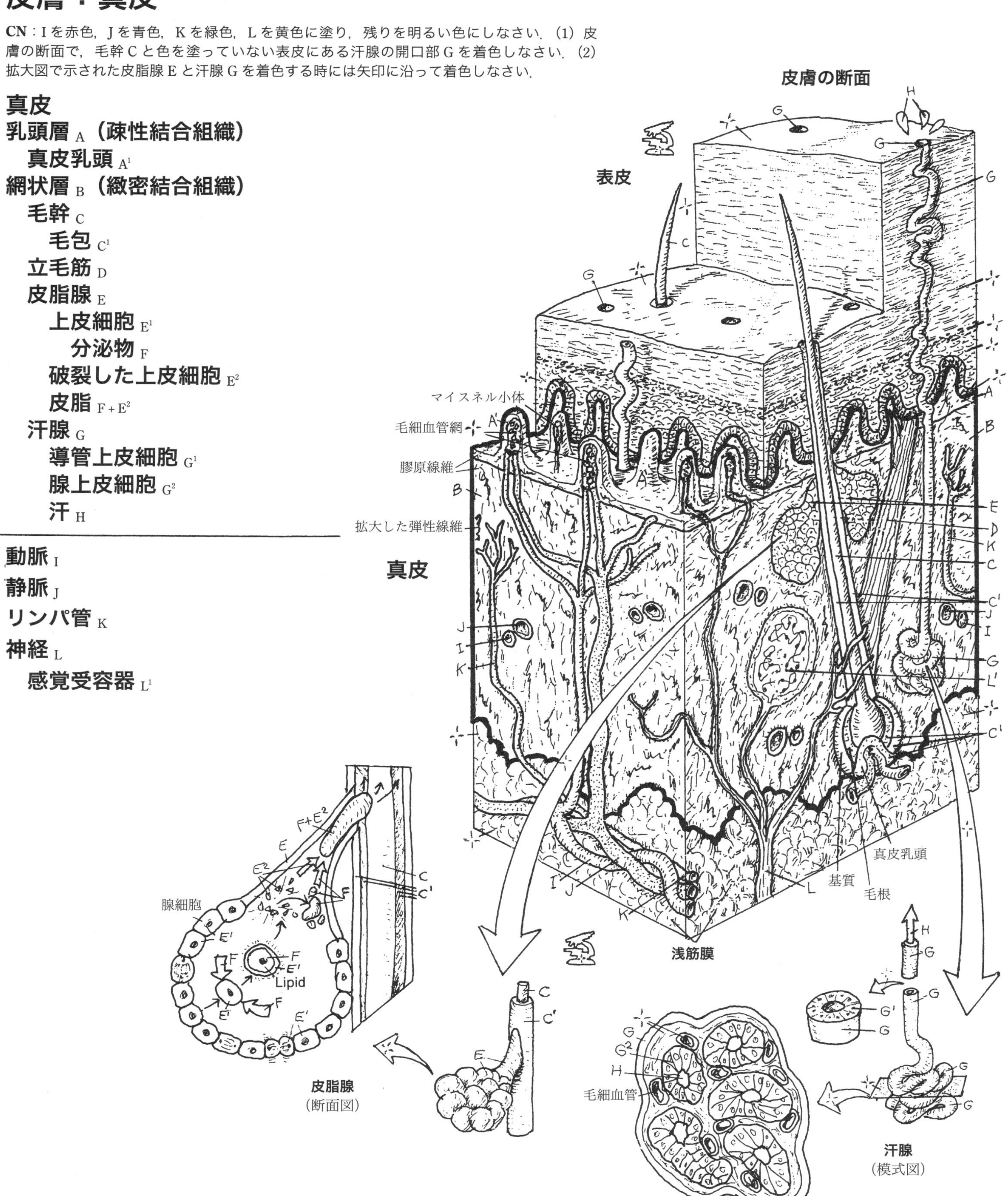

骨は生きている．骨は，血管が豊富であり，有機質と無機質で構成されている．有機質（細胞・線維・基質・血管および神経）が骨重量の35%を占め，残りの65%が無機質（ハイドロアパタイトカルシウム）である．骨の機能は，(1) 身体の支持，(2) 骨格筋・靭帯・腱および関節包の付着部，(3) カルシウムの貯蔵，(4) 血液細胞の産生，である．大腿骨は，骨の分類上，**長管骨**になる．

骨端とは，長管骨の末端のことである．成熟した骨の骨端は，海綿質からなる．関節面は，3～5 mmのガラス軟骨（関節軟骨）で被われている．

骨幹とは，長管骨の管状部分である．骨幹には，周囲を緻密質で囲まれた内腔に骨髄が詰まっている．緻密質の外側は骨形成に関わる骨膜，内側は骨形成に関わる骨内膜（図示されていない）で被われる．

関節軟骨は，平滑で滑りやすい穴あき構造を持ち，柔らかくて無感覚性で血管を含んでいない．成人の骨が軟骨から発生した唯一の名残りである．自由に可動する関節の関節面に存在する．

骨膜は，線維性の膜であり，その中に細胞や血管を含む．そして，知覚刺激に敏感であるとともに終生，骨細胞を供給し続け，骨の生命線となっている骨を包む鞘である．

海綿質は，骨質の梁が折り重なって（骨梁）つくられた構造であり，長管骨の骨端，椎体，あるいは髄腔のない骨に認められる．骨梁の間の空間には，赤色あるいは黄色骨髄，および血管が詰まっている．海綿質は，体重・姿勢の変化・筋収縮によって発生する圧力に応じて力学的に対応できるような格子状の構造がつくられている．

緻密質は，骨幹部の頑丈な壁や関節軟骨がない骨の表面の薄い部分（扁平な頭蓋骨など）を形成している．

髄腔とは，骨幹部にある空間のことである．ここには骨髄が含まれている．若年時の骨髄は赤色骨髄であるが，成熟すると大部分の骨では黄色骨髄に変わる．髄腔の周囲は，骨形成細胞を含んだ薄い結合組織性の膜（骨内膜）で縁取られている．

赤色骨髄は，赤いゼラチン状の物質であり，分化過程にある赤血球や白血球（造血組織），細網組織で網状に絡み合った特殊な毛細血管（洞様毛細血管）からなる．成人の赤色骨髄は，胸骨・椎骨・肋骨・寛骨・鎖骨および頭蓋骨に限定される．

黄色骨髄は，脂肪性の結合組織であり，血液細胞の産生能力はない．

栄養動脈は，骨幹部や体部に主に栄養と酸素を供給する基本的な動脈である．この動脈の**枝**は，蛇行しながらハバース管などの迷路のような管状構造の中を走っている．

長骨の構造

CN：Cには明るい青色，Dには黄褐色，EとFには薄い色，Iには黄色，そしてJには赤色を使いなさい．
(1) 右の垂直のバーを着色しなさい．これは，長骨の骨端Aと骨幹Bの部分を示している．それから，長骨の各部と左の小さく描かれた図を着色しなさい．
(2) 髄腔は，色を塗らないようにしなさい．

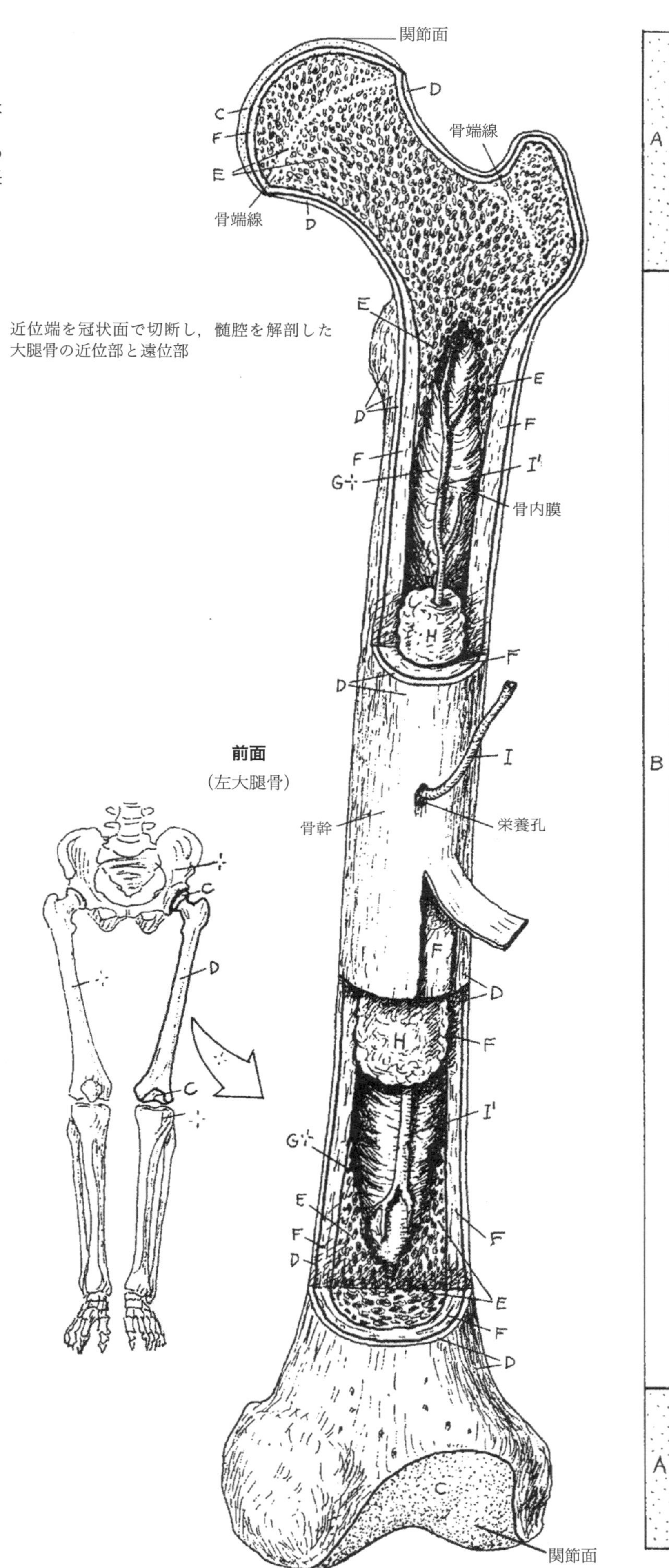

長骨の構造

骨端 A
骨幹 B
関節軟骨 C
骨膜 D
海綿質 E
緻密質 F
髄腔 G-⁘
赤色骨髄 ⁘（示されていない）
黄色骨髄 H
栄養動脈 I
　栄養動脈の枝 I^1

骨の発生過程は，膜内骨化と軟骨内骨化のどちらかである．ここでは，長管骨の縦断面で軟骨内骨化の過程を中心に紹介する．

軟骨内骨化の始まりは，受精後5週目頃，胚性結合組織から分化した軟骨原基（骨のひな型）の形成である．その後（16～25年間），軟骨は骨に置き換わる（図の2～8）．この置換過程の速さと継続年齢によって身長が決まるのである．

軟骨内骨化の最初は，ガラス軟骨原基の形成である（1）．この軟骨原基が大きくなると，中心部が脱水状態になり，ここで軟骨細胞が変性を始める．つまり，膨張して死滅し，石灰化する．同時に血管によって骨形成細胞（骨芽細胞）が軟骨原基の中央部のくびれた部分に運ばれる．線維性の軟骨膜の中で軟骨の骨幹部を取り巻く“さや”のような形の骨が形成される（2）．“さや”状の骨を取り囲み，血管や細胞を含む線維性の軟骨膜は，骨膜と呼ばれるようになる．新生された“さや”状の骨（**骨膜骨**）は，中心部が変性して石灰化した軟骨原基の管状構造を支えるようになる（3）．

線維性の骨膜にある**血管**は，骨のさやを貫通し，骨膜芽を経由して軟骨原基の中に入る（4）．そして，そこで分岐し，軟骨原基の中に骨芽細胞を運び込む（4）．受精後8週目から骨芽細胞が骨幹部（**骨幹**）の両端で石灰化した軟骨部に沿って並び（5），骨を新生する（5）．石灰化した軟骨は退縮して血管内に吸収される．こうして，石灰化した軟骨に置き換わったのが**置換骨**である．この現象が起こる部位を第一次骨化点と呼ぶ．この骨化点から起こった現象は，骨端に向かって進む．同時に骨幹の石灰化した軟骨や置換骨は吸収され，そこに髄腔ができる（5）．胎児期には，長管骨の骨幹に出現した髄腔には，ゼラチン状の赤色骨髄でいっぱいになる．出生時には，第一次骨化点は十分に発達している．

出生後の数年間，骨端部にある軟骨に血管が進入して第二次骨化点が形成される（6）．活動中の軟骨が，骨幹部と骨端部に挟まれている部分にあり，ここが**骨端板**となる（7）．骨端板の成長によって骨の長さが決まる．骨端板の軟骨は，徐々に骨に置き換わり（7），骨端板は薄くなり，骨幹部と骨端部の骨化点は融合する（8）．こうして，骨の成長は終了する（12～20歳頃）．融合してできた緻密な領域（**骨端線**）が残されることもある．

軟骨内骨化

CN：前ページのC，FおよびEで使用した色を準備しなさい．そしてそれらをガラス軟骨A，骨膜骨B，および置換骨Eに使いなさい．(1) 各段階の図を完成させてから次に進みなさい．(2) ステップ3以降，最後まで骨膜骨に隣接している骨膜には着色しない．(3) 小さな破片Eを着色しなさい．これらは，5～8の段階で骨端部と骨幹部に出現している．これらは，軟骨内骨化でつくられた海綿質の骨である．

骨の縦断面を示す

軟骨膜

(1)
ガラス軟骨原基
(受精後5週目)

膨化した
軟骨細胞

(2)
骨塊

骨膜

(3)
軟骨の石灰化
(受精後8週目頃)

骨膜芽

吸収された石灰化した軟骨

(4)
骨膜芽の進入

髄腔

(5)
骨幹部における
第一次骨化点
(受精後38週目頃)

骨幹 F

骨の発生

ガラス軟骨 A

骨膜骨 B

石灰化した軟骨 C

血管 D

置換骨 E

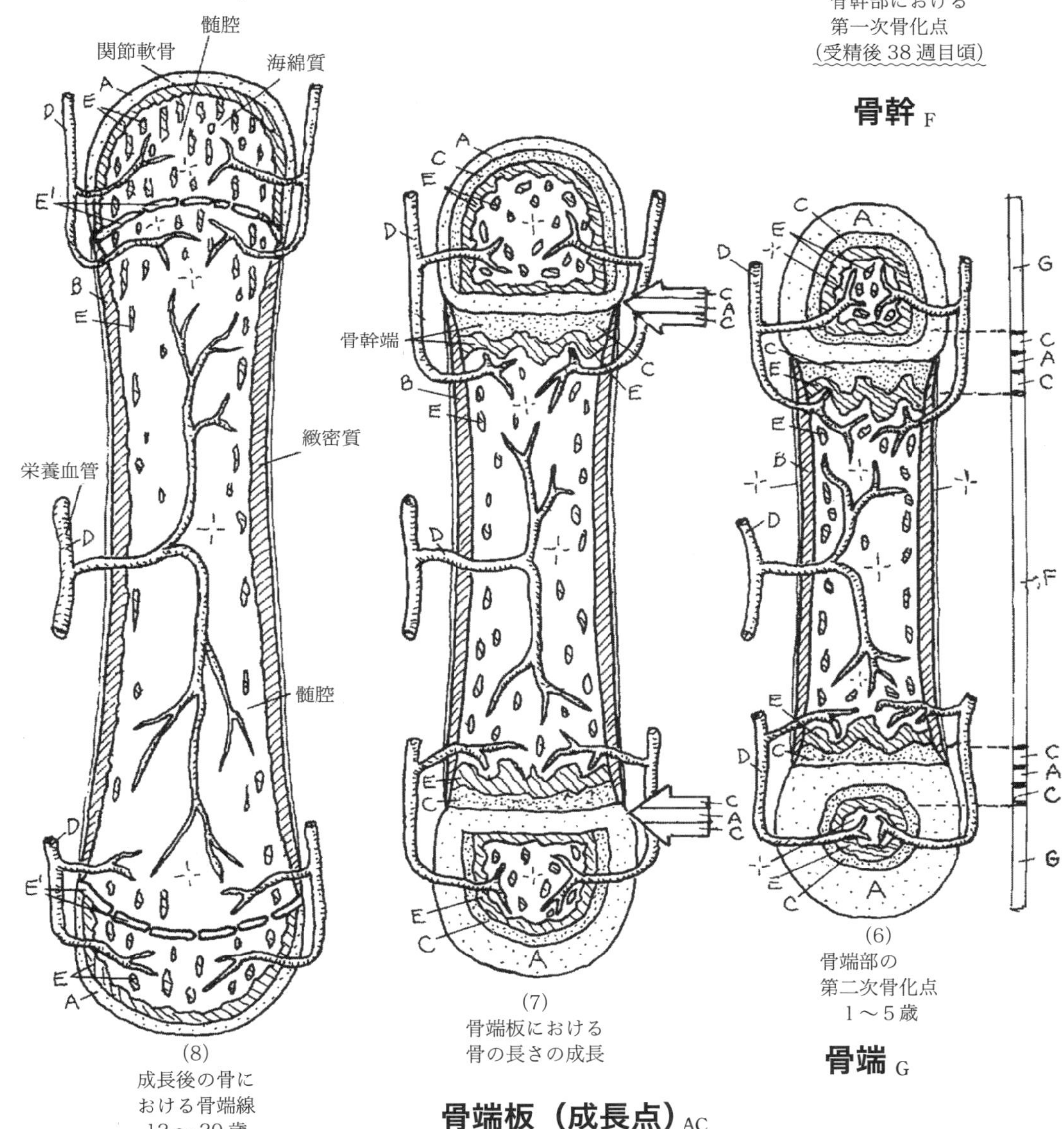

(8)
成長後の骨における骨端線
12～20歳

骨端線 E^1

(7)
骨端板における骨の長さの成長

骨端板（成長点） AC

(6)
骨端部の第二次骨化点
1～5歳

骨端 G

Redrawn and reproduced, by permission, from Bloom and Fawcett, *A Textbook of Histology* (10th ed.). W.B. Saunders Co., Philadelphia, 1975.

軸骨格とは，身体の構造を基本的に支える骨であり，正中部で縦軸に沿って並ぶ．これらが頭蓋骨・椎骨・胸骨・肋骨および舌骨である．体幹部の運動の大部分は，脊柱の多軸的な関節が関わっている．

体肢骨には，肩と殿部の骨・上腕・前腕・手首・手・大腿・下腿および足の骨が含まれる．体肢骨がつくる関節によって上肢と下肢の自由な運動が可能になっている．骨折や脱臼は体肢骨でよく起こるが，軸骨格で起こった場合には重症になる．

骨の分類

骨の形は，様々であり，その形から分類される．こうした形態的な分類が今でも残されているのである．**長骨**は，明らかに一方の軸が他方よりも長い骨である．髄腔と緻密質でつくられる細い骨幹部と2か所以上の骨端部がある（大腿骨・指骨など）．**短骨**は，四角い形の骨である．この骨には，緻密質が薄く，海綿質が主成分であり髄腔がない（手根骨や足根骨など）．**扁平骨**（頭蓋骨・肩甲骨・肋骨など）は，球形よりも板状のものがほとんどである．**不定形骨**（椎骨）は，複数の形状を含んでいる．特に長くもなく短くもない骨は，このカテゴリーに分類される．

種子骨とは，腱の中に発生した骨である（膝蓋骨）．この骨の中には，線維性組織や軟骨と一緒になったものもある．種子骨には，軟骨性の関節面があり，隣接する骨の関節面に面している．また，線維性の関節包の中で滑膜性の関節の一部を構成することもある．一般的には，エンドウマメほどの大きさであり，手足の腱や関節包によく認められるが，上肢や下肢の関節部分に認められることもある．最も大きな種子骨は，膝蓋骨であり，大腿四頭筋の腱の中に存在する．種子骨は，摩擦や圧迫に抵抗性があり，関節運動を増強し，末梢の血液循環も補助する場合もある．

軸骨格と体肢骨

CN：A と B には明るくてコントラストのある色を使いなさい.（1）3 方向で示された軸骨格 A を着色しなさい. 肋骨の間（肋間）には色を塗らないこと.（2）濃い色を使って体肢骨 B の輪郭を塗りなさい.（3）骨の形態や分類を示す矢印を塗りなさい.

軸骨格 A
体肢骨 B

骨の分類
長骨 C
短骨 D
扁平骨 E
不定形骨 F
種子骨 G

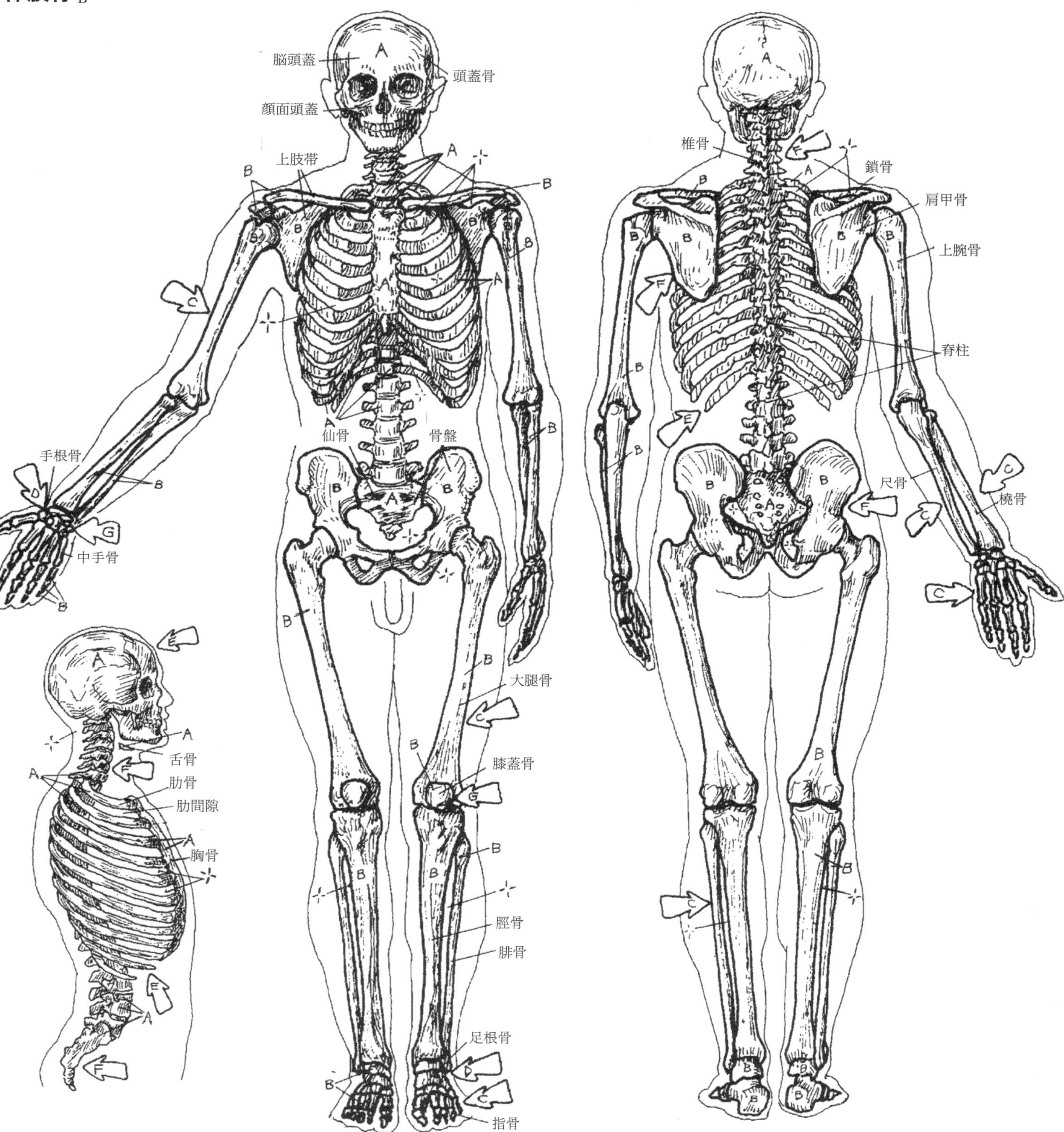

骨は互いに**関節**（結合部）で連結する．骨は，この関節を介して可動するのである．骨の結合様式は，機能的に全く可動しない結合（不動性結合），わずかに可動する結合（半可動性結合），自由に可動する結合（可動性結合）に分類される．可動性結合の種類を下記に示す．

線維性結合（不動性結合）は，骨は互いに線維性結合組織で結合する．頭蓋骨の縫合は**不動性**の線維性結合であり，加齢とともに骨化が進むとその特徴は顕著になる．歯槽にはまり込む歯も線維性結合（釘植）である．靭帯結合は**半可動性**の線維性結合であり，前腕や下腿の骨の骨間膜に認められる．

軟骨性結合（軟骨結合）は，基本的には**不動性結合**であり，骨端板や第 1 肋骨と胸骨との間に認められる．線維軟骨結合（半可動性結合）は，**半可動性**である（椎間円板や仙腸関節の一部など）．線維軟骨結合でわずかに可動する結合は，恥骨の結合（恥骨結合）や胸骨体と胸骨柄の結合（胸骨角）に存在する．

滑膜性結合（可動性結合）は，靭帯と骨の関節面で構成され，**可動性**がある．この結合様式では，関節を構成する骨の骨端部に**関節軟骨**があり，靭帯で補強され，知覚がある線維性の**カプセル**（**関節包**）で包まれる．このカプセルの内側は，**滑膜**が裏打ちをし，カプセル内の空間を満たす滑液を分泌する．この**滑膜**は，関節軟骨の表面を被わない．

滑液を分泌する膜には，線維性の袋（**滑液嚢**）がある（こうした滑液嚢は，隣接する骨同士が可動時に接触するような部位に存在している）．滑膜によって可動時に摩擦を防ぐことができる．滑膜性の関節には，股関節・肩関節・膝関節などがあり，これらの構造について少し解説する．

球関節の典型的な例は，股関節と肩関節である．屈曲・伸展・内転・外転・内旋・外旋および回転運動など，全方向の運動ができる．

蝶番関節とは，屈曲と伸展といった一方向の運動が可能な関節である．足関節・指節間関節・肘関節などがその例である．

鞍関節は，2 個の弯曲した関節面による関節であり，この関節では回旋以外の運動が可能である（母指の基部にある手根中手関節など）．

楕円関節（顆状関節）は，球関節の変形であり，回旋運動が著しく制限される（膝関節・顎関節・橈骨手根関節など）．

車軸関節には，杭の周囲を輪状の骨が囲んでいる．例として，第一頚椎が第二頚椎の歯突起の周囲を回転する際の関節，あるいは，丸い上腕骨小頭のところで橈骨頭が回転するための関節がある．

平面関節は，関節面が平坦な関節である．例として，椎間関節・肩鎖関節・手根間関節・足根間関節がある．

骨の結合様式

CN：D には明るい青色，F には黒色，H には灰色を塗りなさい．(1) 上部の図の骨は着色しない．(2) 下図では，可動する骨と関節の動きを示す矢印に色を付けなさい．

軟骨性結合
不動性結合 B
半可動性結合 B¹

線維性結合
不動性結合 A
半可動性結合 A¹

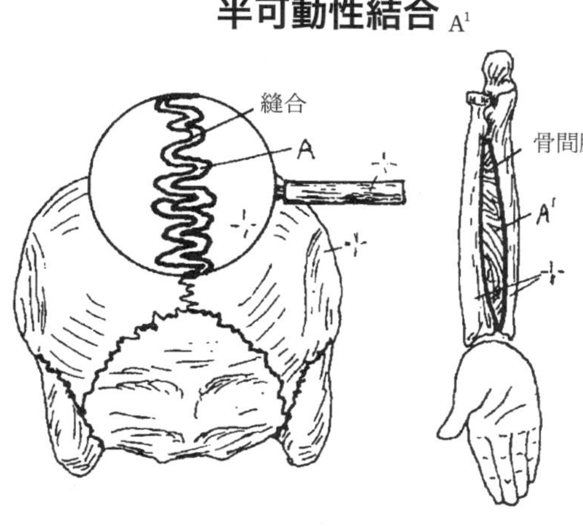

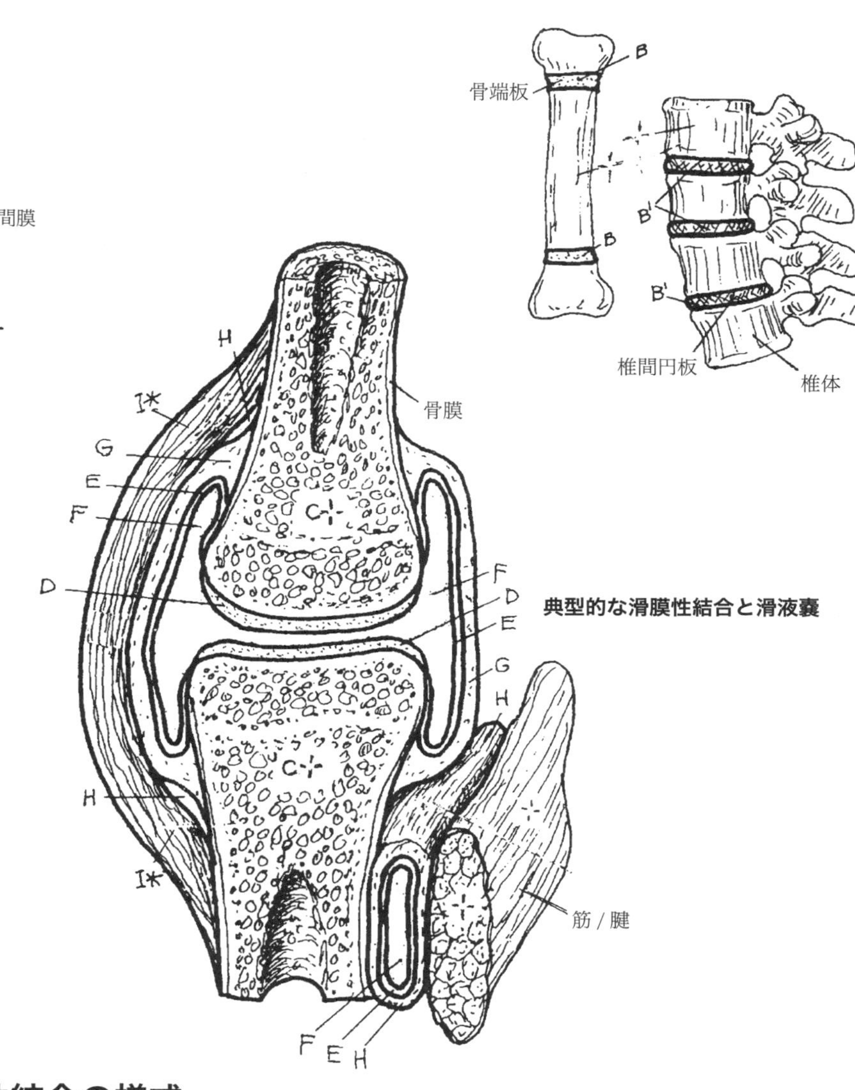

典型的な滑膜性結合と滑液嚢

滑膜性結合（可動性）
関節を構成する骨 C
関節軟骨 D
滑膜 E
関節腔 (滑液) F
関節包 G
滑液嚢 H
側副靭帯 I*

滑膜性結合の様式

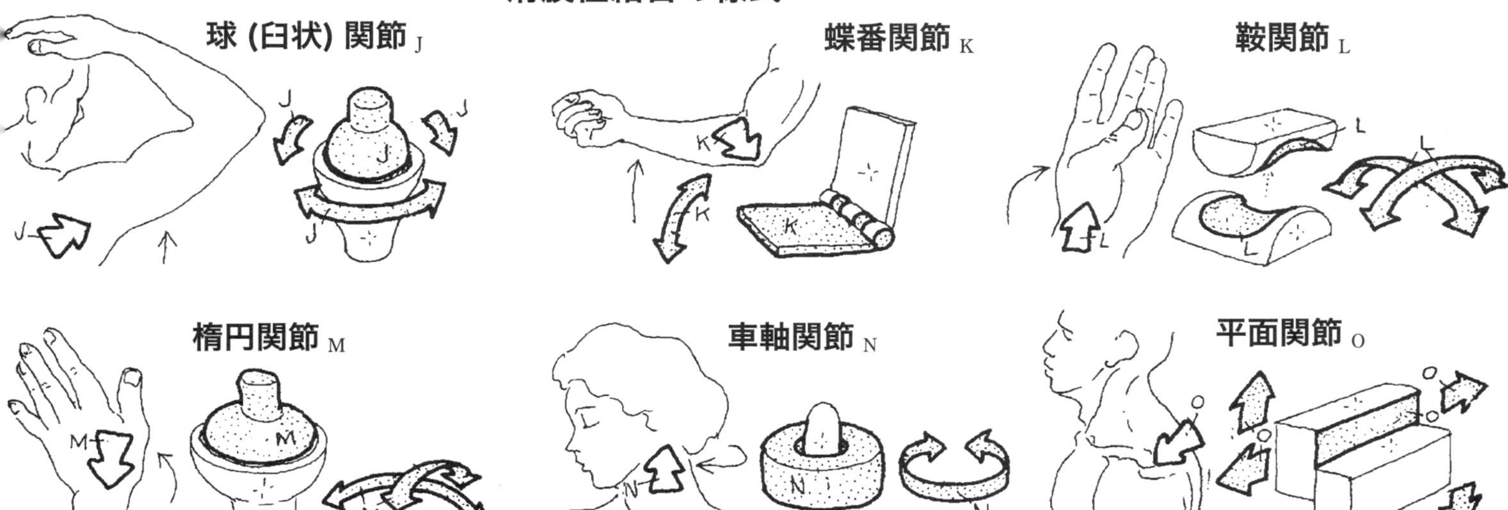

骨の動きは関節で起こる．そのため，運動に関する用語は，骨ではなく関節に関した用語である（例えば，上腕骨の屈曲であれば，上腕骨は骨折する！）．運動範囲は，関節を構成する骨の構造・靭帯・関節を構成する筋によって決まる．解剖学的な体位を基準にして，運動方向が決められ，運動範囲が判定される．

伸展とは，関節をまっすぐに伸ばすことである．解剖学的な体位では，大部分の関節は伸展した状態である．解剖学的な体位との関連性から定義すれば，伸展運動とは矢状面における運動である．極端で過剰な伸展を過伸展と呼ぶ．足関節や手根関節での伸展を**背屈**という．

屈曲とは，関節を構成する骨が結合する角度を減少する運動である．この運動は，矢状面での運動である．足関節では屈曲を**底屈**と呼ぶ．

内転とは，関節によって骨が正中線側に移動する運動である（手指や足指の運動では，手掌や足底の正中線に移動する運動）．解剖学的な体位から見れば，内転とは冠状面での運動である．

外転とは，骨が身体の正中線から遠ざかる方向へ移動する動きである（手や足の動きでも同様）．この運動も冠状面での動きである．

回転とは，回転運動であり，球関節・顆状関節・鞍関節で認められる．この運動では，屈曲・外転・伸展・内転が連続的に起こる．

回旋とは，骨の軸に対する回転運動である．体幹に対する四肢の回旋には，内旋と外旋がある．外旋とは，体幹に対して遠ざける回旋運動である．

回外とは，腕橈関節の外旋をいう．つまり，手掌面が前面になる運動である．足では，距骨下関節（距踵関節）と横足根靭帯（距踵舟関節の距骨と舟状骨の間と踵立方関節，40ページ）によって足裏を正中線に向ける運動である．

回内とは，腕橈関節の内旋，つまり，手掌面が後面になる運動である．足では，距腿関節と足根中足関節によって足裏を外側に向ける運動である．

内反とは，足裏を内側にひるがえす運動である．距腿関節と足根中足関節が回内し，踵が内転する結果，内側縁が挙上する．

外反とは，足裏を外側にひるがえす運動である．距腿関節と足根中足関節が回外し，踵が外転する結果，外側縁が挙上する．

運動を表す用語

CN：上の中央の図で解剖学的体位の側面を観察しなさい．この図の両側には，関節を屈曲した状態CとD, 伸展した状態AとBを示す．(1) 様々な運動を行う関節の位置を示す矢印を塗りなさい．(2) 着色した矢印の運動を行ってみなさい．

伸展 A
背屈 B
屈曲 C
底屈 D
内転 E
外転 F
回転 G
回旋 H
回外 I
回内 J
内反 K
外反 L

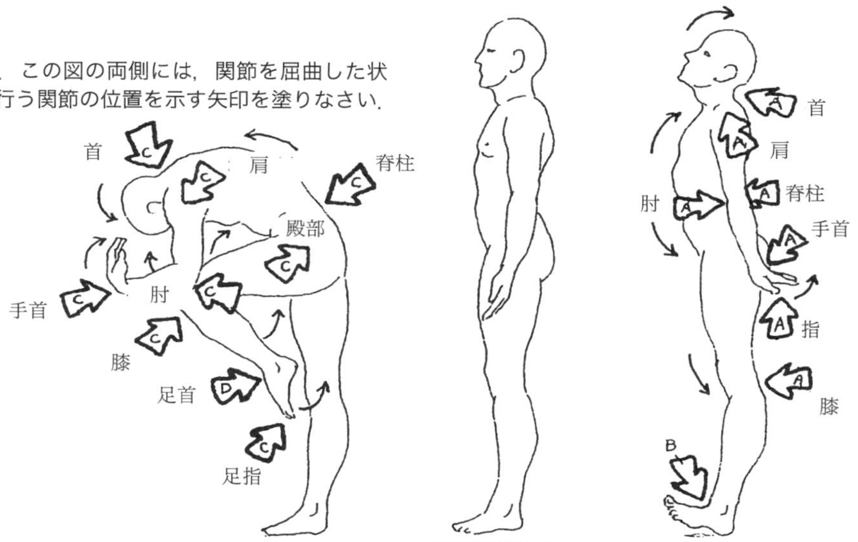

首　肩　脊柱　殿部　手首　肘　膝　足首　足指

解剖学的体位
(基準位)

首　肩　脊柱　肘　手首　指　膝　B

環軸関節　肩　肩　橈尺関節　橈尺関節　橈尺関節　殿部

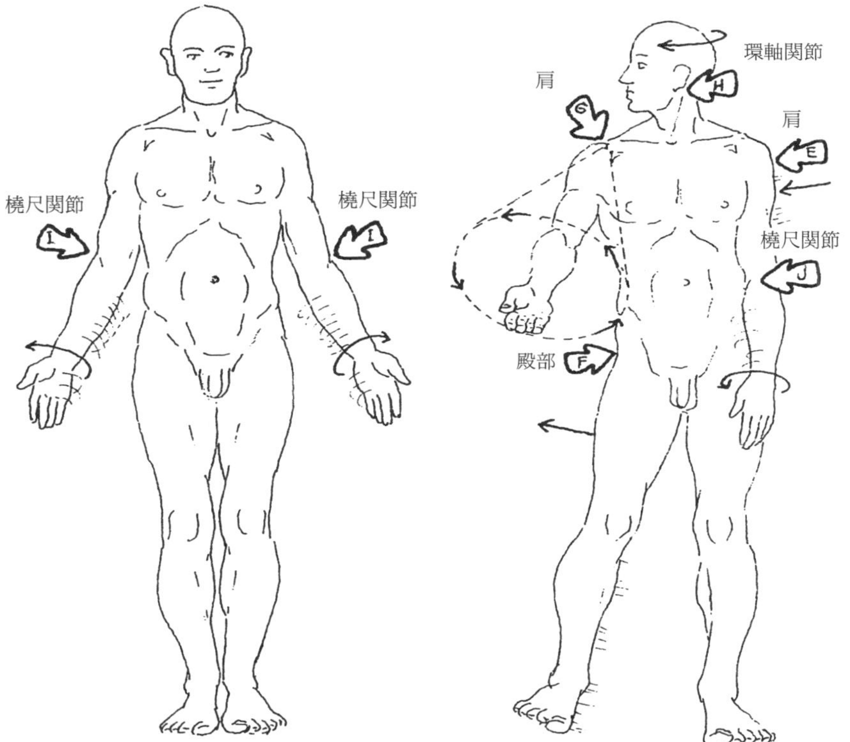

解剖学的体位
(基準位)

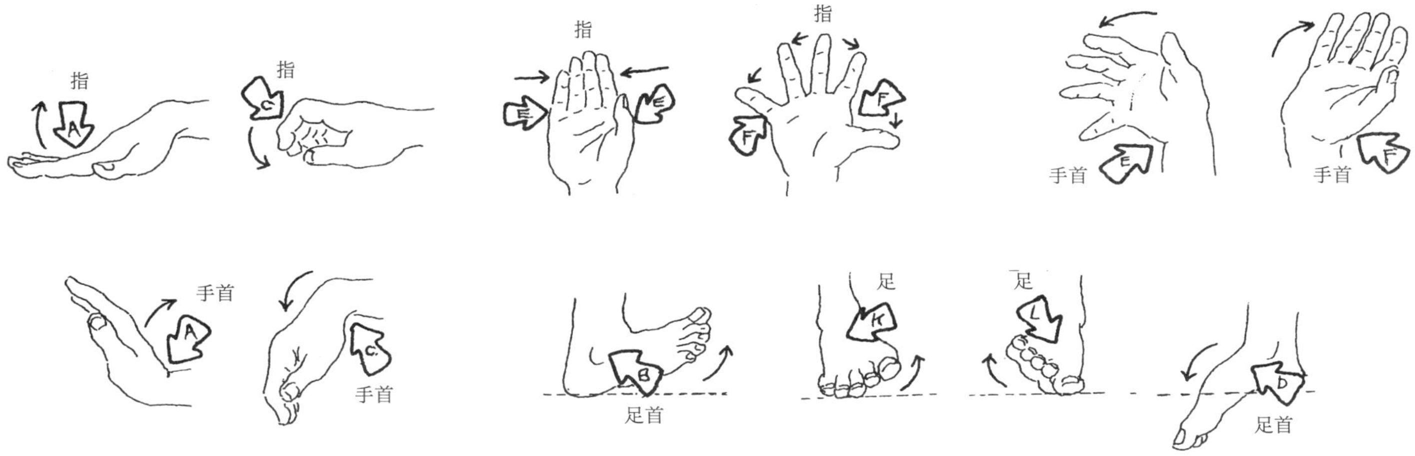

指　指　指　指　手首　手首

手首　手首　足首　足　足　足首

頭蓋骨は，脳を収容する容器である**脳頭蓋**と表情筋の起始と脳の保護基盤となる**顔面頭蓋**で構成される．顎関節（滑膜性関節）以外，すべての頭蓋骨は，不動性の線維性結合である縫合によって連結される．この縫合は，加齢とともに軟骨性から骨性結合に変わる．

眼窩は，7 種類の骨で構成される（C・E・F・I・J・K・L）．その中にあるKは，眼窩の底面のごく一部をつくっているのでここでは描かれていない．眼窩には，2 つの裂け目と 1 つの管があり，眼球とともに眼球運動に関わる筋・神経および血管を収容する．頭蓋骨の中で最も薄い骨は，眼窩の内側面を構成する（I）．外鼻の大部分が軟骨であるため，**鼻**骨以外の部分は頭蓋骨の構成要素とはならない．

頭蓋骨の中には，厚い壁や支柱となっている部分がある．これらの場所は，傷害を受けやすい眼窩・鼻腔および脳を衝撃から守り，破壊されないようにしている．このことが最もよくわかる場所は，眼窩の上壁・外側壁および下壁であり，その位置がはっきりとわかる．口腔の周囲にも下顎（オトガイ結節）のところが壁にあたる（咀嚼に関して）．また，頭蓋骨の後面（**後頭骨**）も同様な障壁をつくっている．

頭蓋骨の底面には，たくさんの穴が存在し，そこを通って脳神経や血管が出入りする．これらの通路は 23 ページに示す．その中でも眼窩の上下と**下顎骨**で垂直線上に並んだ穴に注目しよう．これらの穴は，顔面の知覚を伝導する神経である眼窩上神経・眼窩下神経およびオトガイ神経が出る部位である．これらの神経は，三叉神経（V^1・V^2・V^3；83 ページ参照）の皮神経である．

自分の指を外耳に置き，咀嚼運動を行い，頭蓋骨の側面で外耳の周囲にある構造をイラストで確かめなさい．咀嚼時に外耳孔の底面に接触するのは，下顎骨の関節突起である．関節突起の表層にある**頬骨弓**に触れてみよう．頬骨弓の深部には側頭筋があり，顔面を囲む厚い筋層を形成する（45 ページ）．この側頭筋と骨格でつくられた壁が中硬膜動脈（**側頭**骨の内面にある溝を走る）を頭部側面の衝撃から保護する．

頭蓋骨 (1)

脳頭蓋の骨 8 個

後頭骨 (1)$_A$　頭頂骨 (2)$_B$　前頭骨 (1)$_C$
側頭骨 (2)$_D$　篩骨 (1)$_E$　蝶形骨 (1)$_F$

顔面頭蓋の骨 14 個

鼻骨 (2)$_G$　鋤骨 (1)$_H$　涙骨 (2)$_I$
頬骨 (2)$_J$　口蓋骨 (2)$_K$　上顎骨 (2)$_L$
下顎骨 (1)$_M$　下鼻甲介 (2)$_N$

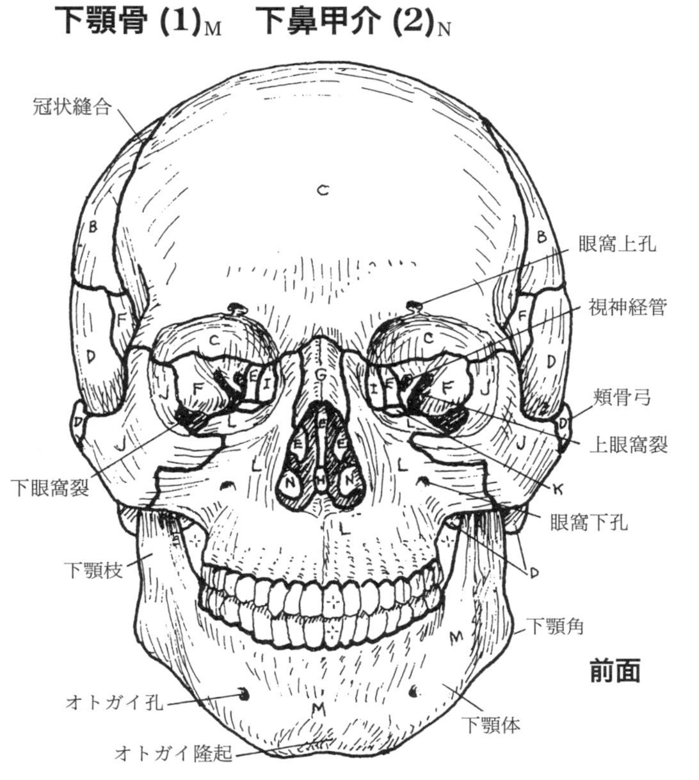

前面

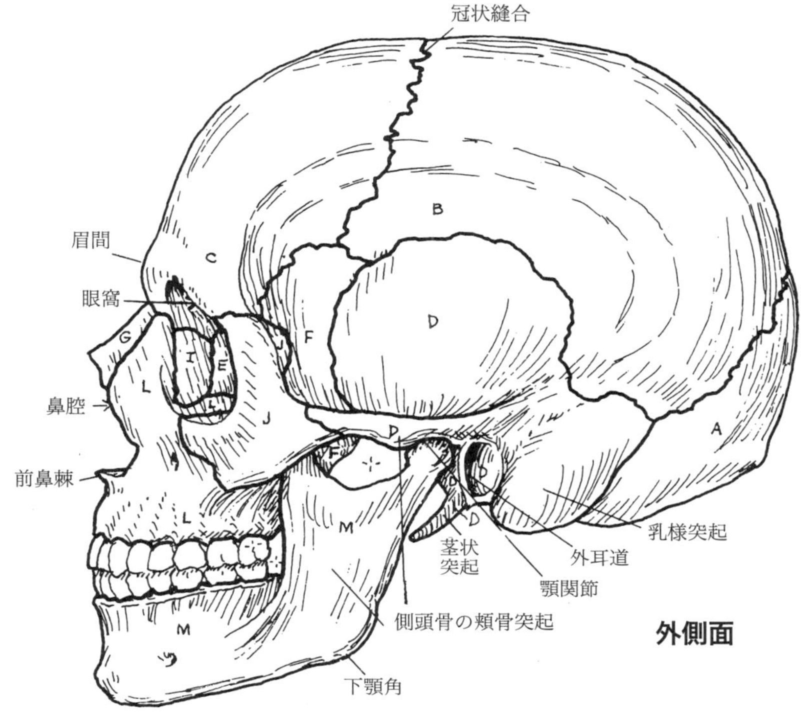

外側面

CN：最小の骨には最も明るい色を，最大の骨には最も薄い色を使いなさい．(1) すべての図にある骨を 1 種類ずつ色を付け，それが終わってから次の骨を着色しなさい．(2) 眼窩や後面の図の中には小さな骨がある．小さな骨の位置をよく確かめてから着色する範囲を決めなさい．(3) 前面の図の中で眼窩や鼻腔の最も暗い部分には着色してはいけません．

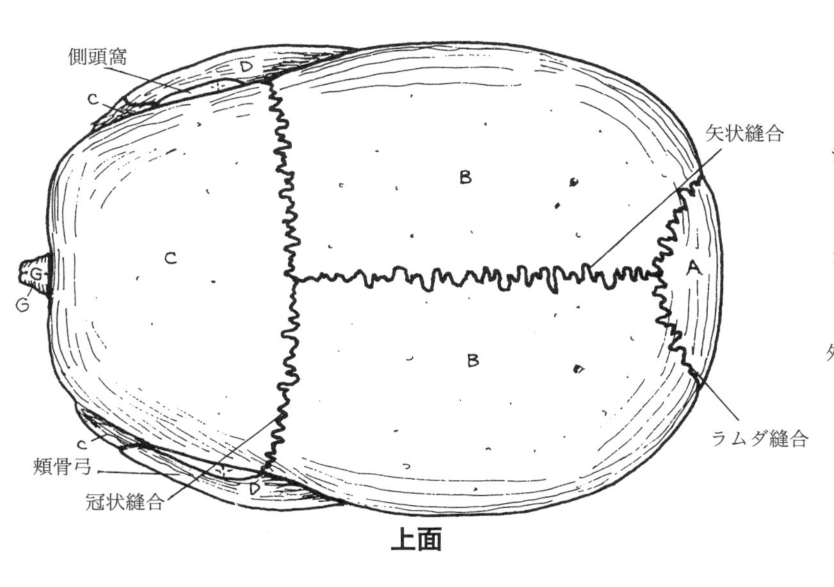

上面

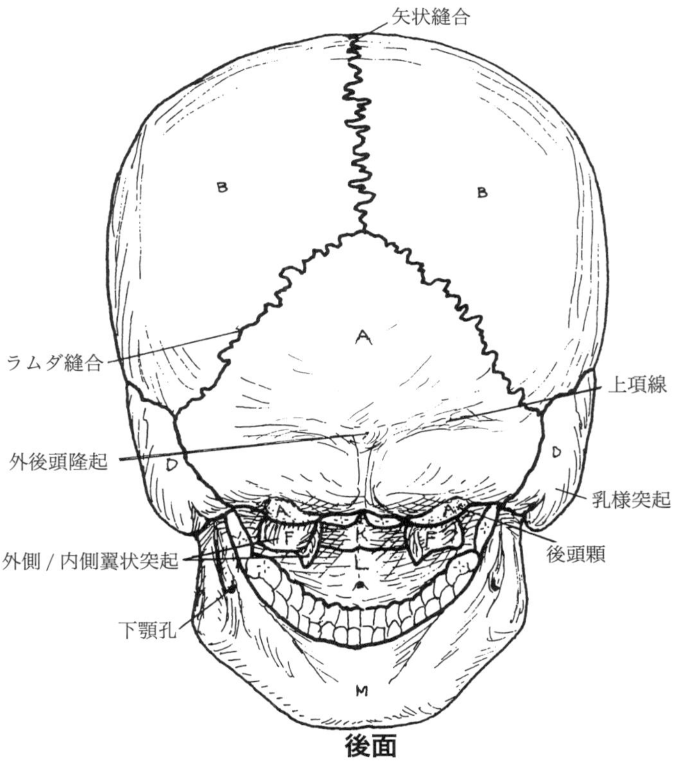

後面

上図は，頭蓋骨の右側の内面を描いている．前方から観察していくと，まず，**鼻腔**を左右に分割している骨性の中隔がある．**鋤骨**と**篩骨**の垂直板によって鼻中隔がつくられる．鼻中隔が病的な傷害を受けると「鼻中隔偏位」となり，鼻での呼吸が困難になる．頭蓋骨の中には空洞（副鼻腔）がある（129 ページ）．ここでは蝶形骨の中に存在する大きな**蝶形骨**洞が示されている．蝶形骨洞の上にはトルコ鞍があり，ここに下垂体が収容される．トルコ鞍の両側には，静脈血を含んだ大きな洞がある（静脈洞）．この静脈洞からの血液の流れが感染症の後遺症によって遮られ，静脈血栓を生じ，ラクーンアイズ，腫れ，潜在性静脈出血となる危険性がある．

下図の左側では，頭蓋腔の底面（内頭蓋底）が示されている．前頭蓋窩には，大脳半球の前頭葉がある（73 ページ）．篩骨篩板の上に嗅覚路があり，ここに嗅神経が通っている（99 ページ）（嗅覚）．中頭蓋窩は，側頭葉を収容している．ここに脳神経や血管のための穴が数多く存在する．後頭蓋窩の後部には小脳があり，前部には脳幹がある（76 ページ）．また，脳幹と一緒に後頭蓋窩に出入りする脳神経や血管も存在している（83 ページ）．落下の衝撃や鈍い衝撃が後頭部に加えられても，後頭部はほとんど損傷を受けない．しかし，前頭蓋窩から受けた前頭葉の底面への衝撃は，片側あるいは両側の前頭葉や前頭前野の脳挫傷を引き起こす．

下図の右側は，頭蓋骨底面の外側である．**後頭骨**の広い面は，後頸部の筋の付着部となっている（47 ページ）．大後頭孔を脳幹の下部から脊髄が通過している．大きな後頭顆は，環椎，つまり第一頸椎，と関節している．筋性の咽頭壁は後鼻孔の周囲に付着する．

頭蓋骨 (2)

脳頭蓋

後頭骨$_{A}$　**頭頂骨**$_{B}$　**前頭骨**$_{C}$
側頭骨$_{D}$　**篩骨**$_{E}$　**蝶形骨**$_{F}$

顔面頭蓋

鼻骨$_{G}$　**鋤骨**$_{H}$　**頬骨**$_{J}$　**口蓋骨**$_{K}$
上顎骨$_{L}$　**下鼻甲介**$_{N}$

CN：各々の骨には前ページで使った色と同じ色を使いなさい．(1) 3つの図を同時に塗りなさい．(2) 下の図ではたくさんの穴があり，これらに色を塗らないように注意しなさい．(3) 頭蓋底の内面にある大きな窪みを簡略化した図が左側にあるが，この図には着色しない．これらの窪みが大きな図のどこに相当するのか当てはめてみなさい．

正中断面
(内面)
中硬膜動脈の枝による圧痕
トルコ鞍
前頭洞
蝶形骨洞
篩骨垂直板
硬口蓋
蝶形骨底部
後頭骨底部
後頭顆
錐体隆線
内耳孔 (脳神経VII，VIII)
側頭骨錐体部 (内耳・中耳)
頸静脈孔

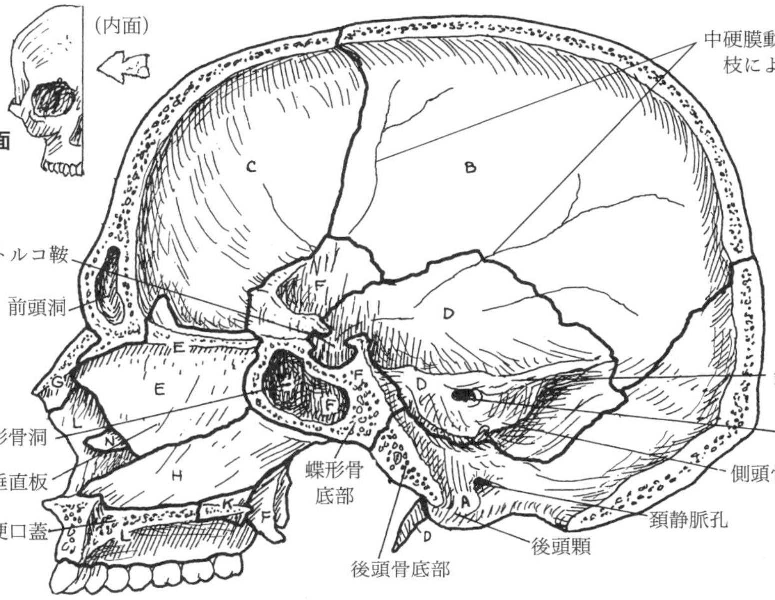

頭蓋底
(内面)
篩骨篩板 (脳神経 I)
視神経管 (脳神経 II)
上眼窩裂 (脳神経III，IV，V[1]，VI)
トルコ鞍 (下垂体)
正円孔 (脳神経 V[2])
卵円孔 (脳神経 V[3])
破裂孔
棘孔 (中硬膜動脈)
内耳孔
頸静脈孔 (内頸静脈，脳神経 IX，X，XI)
舌下神経管 (脳神経 XII)
大後頭孔
前頭蓋窩
中頭蓋窩
後頭蓋窩

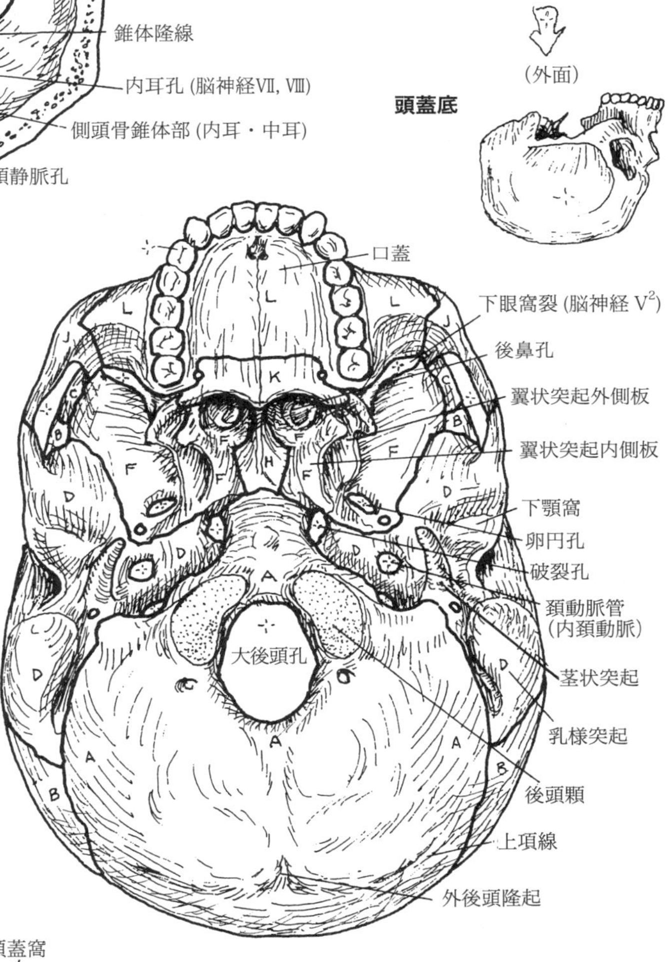

頭蓋底
(外面)
口蓋
下眼窩裂 (脳神経 V[2])
後鼻孔
翼状突起外側板
翼状突起内側板
下顎窩
卵円孔
破裂孔
頸動脈管 (内頸動脈)
茎状突起
乳様突起
後頭顆
上項線
外後頭隆起
大後頭孔

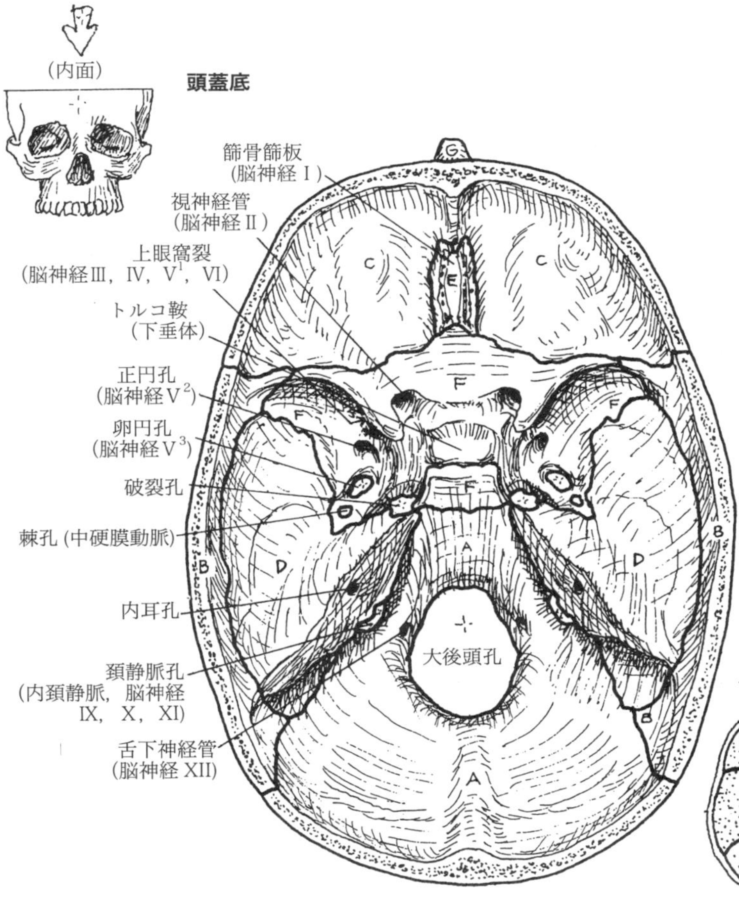

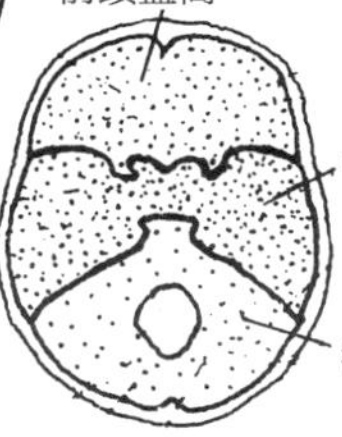

顎関節は，左右の**下顎骨**にある**関節突起**にある下顎頭とそこに関節する**側頭骨**の下顎窩で構成される．一方の顎関節（TMJ）の運動や障害は，通常，反対側の顎関節に影響を及ぼす．顎関節は複合的な滑膜性の関節であり，顎関節が単純な挙上運動をしているように見えても左右に移動したり，曲げたり，回転したりしている．顎関節の運動は，45 ページを参照しなさい．

顎関節は，線維性の関節包で包まれるが，この関節包が唯一の靭帯を形成している．**関節円板**は，線維軟骨性の丸い円板であり，下顎窩の表面を被う関節軟骨と関節突起の関節軟骨の間に存在する．この円板によって**関節腔**が**上関節腔**と**下関節腔**に分割される．ここは，脈管を含まない 2 本の帯状構造が組み込まれ，その長軸は前頭面の方向である．下図の左側の図でこの構造の断面を示す．線維組織の中間部で 2 つのバンドが結合している．関節円板は前方で外側翼突筋がしっかりと結合し，後方に二層性領域を形成する**円板後パッド**があり，ここから関節円板は栄養の供給を受けている．そして，関節円板の外側と内側は関節突起に付着している．口を閉じた時，関節突起は**後帯**に接する面が広くなる．口を開いた時，関節突起は前方に回転し，最大開口時（上下の切歯間が 35 ～ 50 mm）には，**前帯**の下面に関節突起が接する．口を開いている時，関節突起によって前方に引っ張られるので円板自体は伸ばされる．

顎関節の**関節円板**は，加齢・外傷あるいは誤用（歯を食いしばったり，歯ぎしりしたりする）すると，磨耗したり，ずれたり，あるいははずれたりする．このような状態になると，偏頭痛が起こったり（側頭筋を使いすぎ），口の開閉時に音が鳴ったり，口を大きく開くことができなくなったりする．関節円板は，出生後でも不完全な構造（穴が開いていたり）をしている．

See 45

顎関節

CN：明るい青色でＣを着色しなさい．ＡとＢには，明るい色を塗りなさい．E^1 ～ E^2 には色を塗らない．(1) 顎関節から始めなさい．右上部の図で顎関節に関わる靭帯を灰色に着色しなさい．(2) 中央の図で(「顎関節の関節面」)，下顎骨の関節突起と関節窩を同じ色で着色しなさい．(3) 右下の図で下顎骨を塗りなさい．(4) 顎関節の側面を着色しなさい．顎関節の矢状断面で閉口時（左）と開口時（右）の図を着色しなさい．

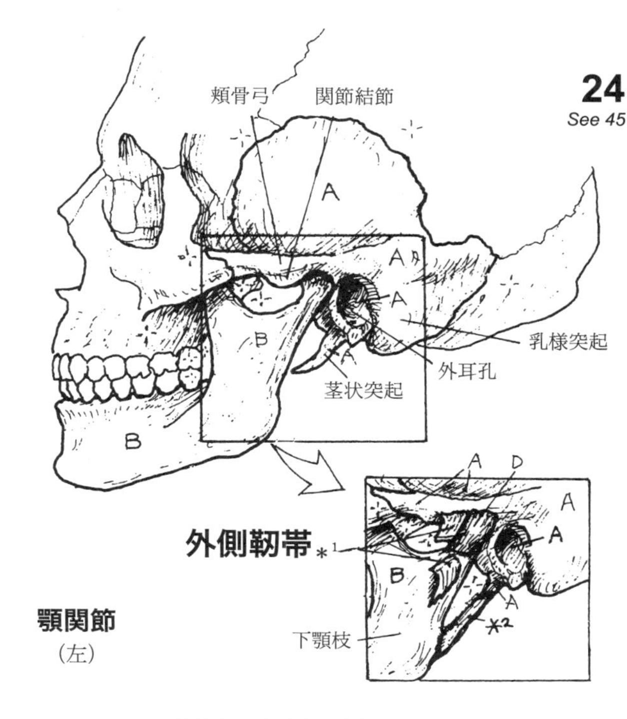

茎突下顎靭帯 *2

顎関節
側頭骨 A
下顎骨 B
　関節突起 B^1
顎関節の構造
関節軟骨 C
関節包 D
滑膜腔 E^2
　上関節腔 E^1 ✢
　下関節腔 E^2 ✢
関節円板 F
　前帯 F^1
　後帯 F^2
円板後パッド G

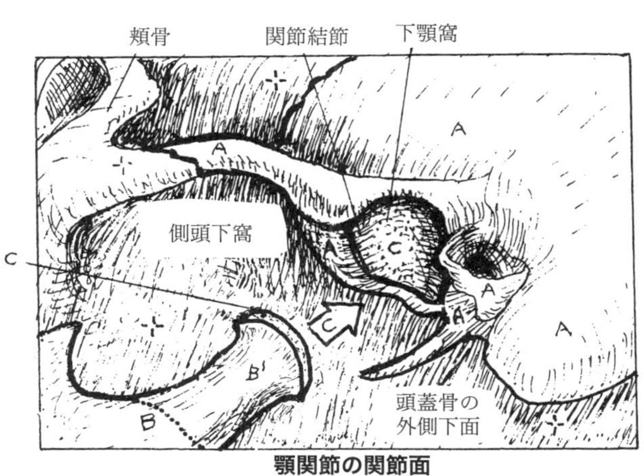

顎関節の関節面
（頭蓋骨の側面を斜め下方から見る）

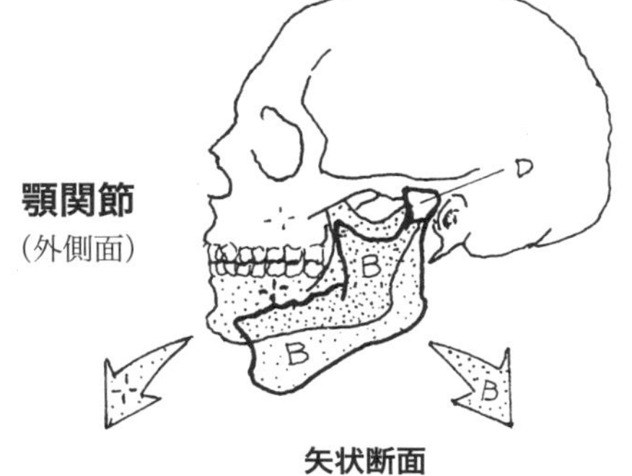

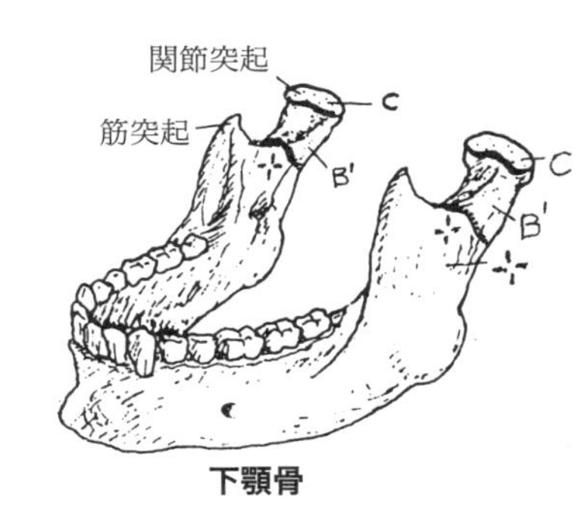

下顎骨

矢状断面

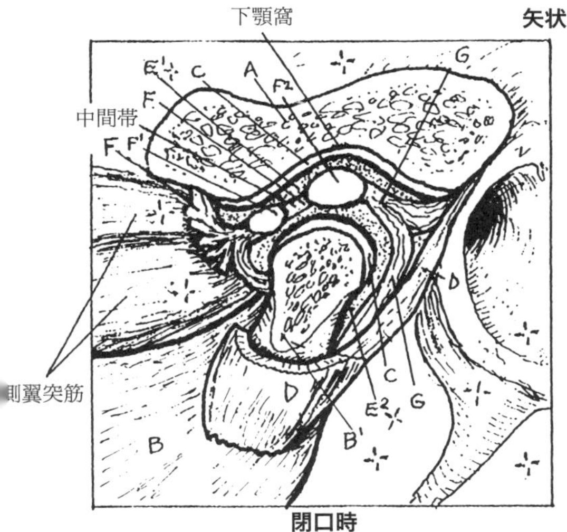

閉口時

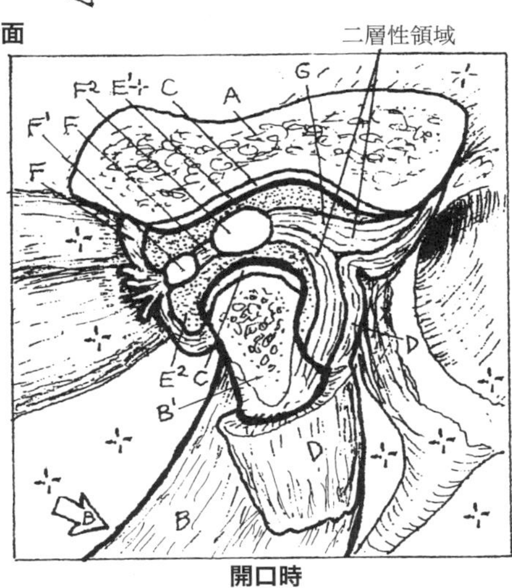

開口時

脊柱には24個の椎骨があり，**頚椎**（7個），**胸椎**（12個），**腰椎**(5個)の領域に分割される．5個の仙椎は癒合して**仙骨**となり，4個の**尾椎**は尾骨となる．各領域の椎骨の数は，一定である．しかし，ごくまれに第一頚椎（C1）と第二頚椎（C2）の後頭骨との癒合，第五腰椎の仙骨との癒合，第1仙椎（S1）の分離（移行椎）が認められる．頚椎は，前方に向かって弯曲する（前弯）．胸椎は後弯，そして腰椎は前弯する．これらの弯曲は，姿勢維持のために後天的に形成され，出生後3か月ぐらいから形成され始める．下図の左側は，過剰な脊柱の弯曲の例である．仙骨は骨盤の一部を構成し，体重を支えるための「かなめ石」となる．仙骨と尾骨の弯曲は先天性である．

隣接する2個の椎骨によって，椎間円板・関節および靭帯で結合することで**分節的な運動単位**が形成される．この単位は，脊柱の運動の基本単位となる．この分節的運動単位が連動して可動することによって，頚部と上半身，胸部，そして下半身の運動ができる．第一頚椎（C1）と第二頚椎（C2）だけは異なるが，運動単位を構成する1対の椎骨は，3か所で結合している．つまり，前方にある半可動性の椎間円板，後方にある1対の滑膜性結合（関節突起間の関節）である．**靭帯**によって2個の椎骨が固定され，線維状の関節包によって多面状の関節が被われる．**椎孔**が縦方向に連続してつながり，脊柱管となる．ここには，脊髄とその被膜，血管や脊髄神経根が収容される．隣り合った椎弓の間にできる左右には，脊柱管の左右に開いた空間である（椎間孔と呼ぶ）．この空間には，脊髄神経とその被膜およびその支配血管，脊髄に出入りする動静脈が通過する．

隣り合った椎骨の間の**椎間円板**によって，半可動性の線維軟骨結合が構成される．これを構成しているのは，(1) **線維輪**（軟骨細胞が組み込まれた緻密で不規則な膠原線維）．ここには負荷がかかり，上下の椎体を結合する．(2) 中心にある**髄核**（水分を含んだ薄い変性膠原線維とプロテオグリカン）である．髄核に含まれる水分は（他の部位と同様），圧力に抵抗性がない．そのため，線維輪にかかる荷重は髄核に移動する．椎間円板によって，椎体間の運動が可能になる．加齢によって椎間円板は水分を失い，薄くなる．このため，身長が縮む．特に，頚椎と腰椎では早期に変性しやすい．線維輪の脆弱化と亀裂によって，髄核や線維輪の局所的な脱出が起こる．その結果，椎間孔にある**脊髄神経**や脊髄の外側が圧迫される．

脊　柱

CN：Dには灰色，Hには黄色を塗りなさい．残りの部分には薄い色を塗りなさい．（1）脊柱と左下で示した脊柱の病変例から始めなさい．（2）分節的運動単位と屈曲伸展におけるその機能を示した図を着色しなさい．（3）右の椎骨を3方向から描いた図で，椎孔と脊柱管を着色しなさい．（4）椎間円板が脱出し，脊髄神経を圧迫している図を着色しなさい．

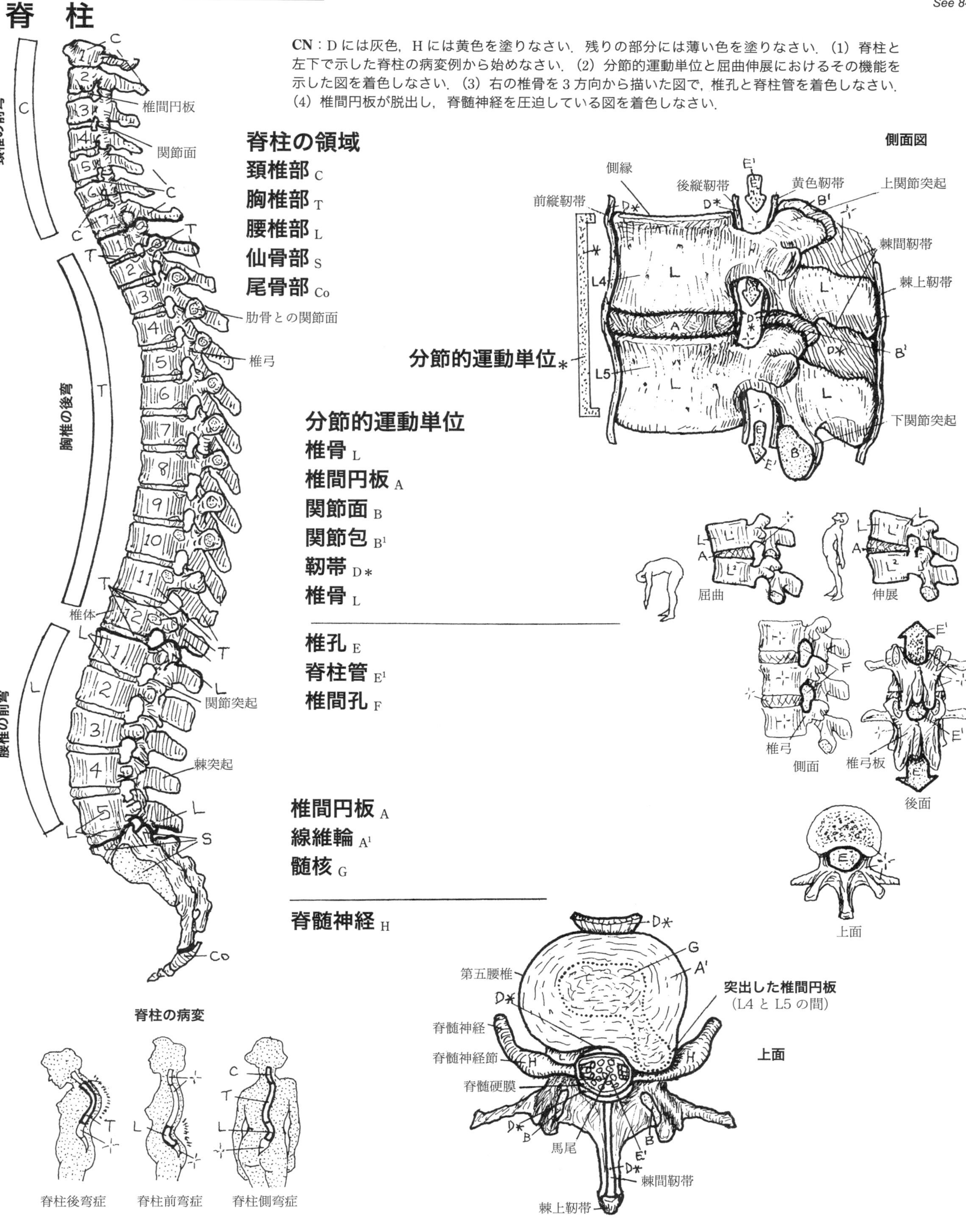

脊柱の領域
- 頸椎部 C
- 胸椎部 T
- 腰椎部 L
- 仙骨部 S
- 尾骨部 Co

分節的運動単位
- 椎骨 L
- 椎間円板 A
- 関節面 B
- 関節包 B¹
- 靭帯 D*
- 椎骨 L

- 椎孔 E
- 脊柱管 E¹
- 椎間孔 F

- 椎間円板 A
- 線維輪 A¹
- 髄核 G

- 脊髄神経 H

7個の小型の**頚椎**は，頭頚部の支持と運動を担っている．これを支えているのは，第二頚椎（C2）から第一胸椎（T1）までの椎間円板，靭帯および頚椎に付着する筋（棘間筋）である．第一頚椎（C1）は環状であり，椎体がない．そのため，後頭骨と第一頚椎（C1）の間・第一頚椎（C1）と第二頚椎（C2）（軸椎）の間には，負荷のかかる椎間円板がない．頭部の荷重は，第一頚椎と第二頚椎の発達した**横突起**と上下の**関節窩**を通じて第三頚椎にかかる．第三頚椎（C3）から第七頚椎（C7）の関節と比べると，環椎後頭関節では，明らかに屈曲と伸展運動に優れている（「うなずく」時の動き）．第二頚椎（C2）の歯突起は，第一頚椎（C1）のリング状の椎孔の前方に突出し，車軸関節を形成する．この関節によって頭と第一頚椎（C1）を80°まで回転できる（「ノー」のサインを伝える動き）．このような回転運動能力は，頚椎の関節面が垂直方向であることも関わっている．第三頚椎(C3)から第六頚椎(C6)の形はほぼ同じである．第七頚椎（C7）は，**棘突起**が大きく発達しているのが特徴である（自分自身で確認できる）．頚椎による前方への弯曲（前弯）と頚椎周囲の厚い筋層によって，他の頚椎の棘突起は触知することができない．

椎骨動脈は，鎖骨下動脈から分岐し，上位6個の頚椎の**横突起**脳にある穴を通ってまっすぐに上行した後，大きくカーブして大後頭孔に入り，脳幹に達する．この動脈は，頚部が極端に回転して過伸展すると，引っ張られて傷害されることがある．

頚椎の脊柱管には頚髄とその被膜がある（図にはない）．第四頚椎（C4）と第五頚椎（C5），第五頚椎（C5）と第六頚椎（C6）の分節的運動単位は，頚椎の中で最も運動性に優れており，加齢に伴い椎間円板や関節面の変形を起こしやすい．

12個の**胸椎**は，胸郭を支え，両側で**肋骨**と関節する．これらの骨には，細長い棘突起・ハート型の**椎体**・ほぼ垂直に位置する**関節面**・11個の椎間円板がある．それぞれの肋骨は隣接する2個の椎体にある関節面との間で滑膜性の関節を形成する一方，隣接する椎骨の下位の椎骨の横突起にある関節面とも関節する．このような肋椎関節の変異例は，第一胸椎（T1）・第十一胸椎（T11）・第十二胸椎（T12）に認められる．胸部領域で胸椎が肋骨と関節することによって，この領域での胸椎の運動性が制限される．

頸椎と胸椎

CN：CとTには前のページで使った色と同じ色を使いなさい．Mには赤色を使いなさい．N，O，Rは暗い色にしなさい．(1) 頸椎の各部分から始めなさい．環椎Kと軸椎Lに着色し，他の頸椎Cとは区別できる色調にしなさい．(2) 胸椎の各部分を色分けしなさい．その後で脊柱の胸椎部分を塗りなさい．3つの関節面/半関節面，N・OとPがそれぞれ異なった色に塗り分けるようにしなさい．

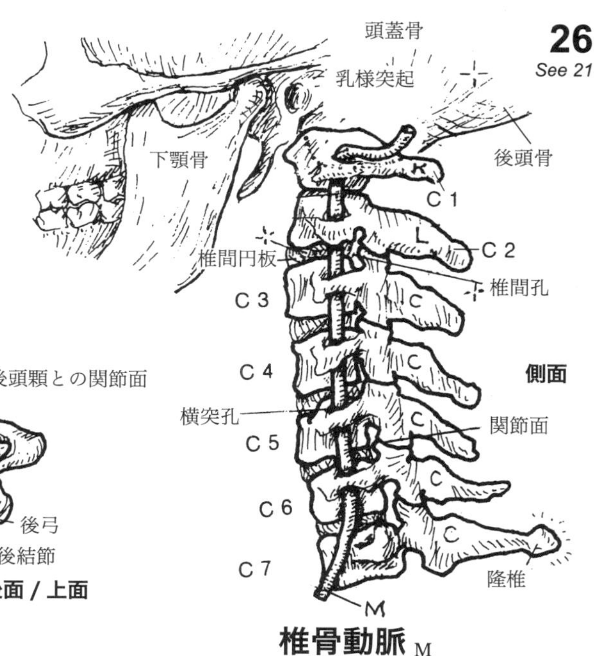

椎骨動脈 M

環椎 K
軸椎 L

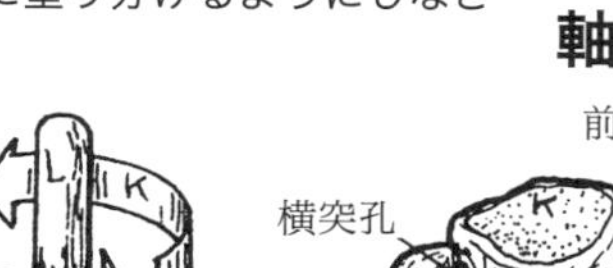

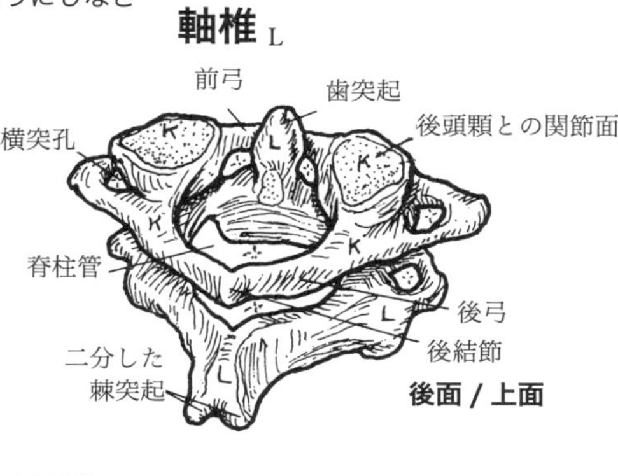
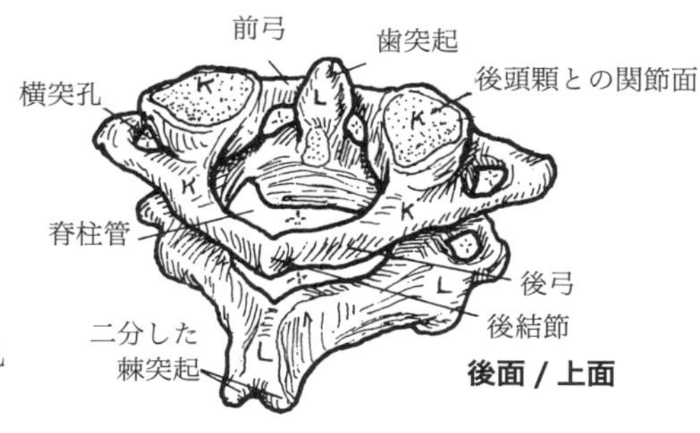

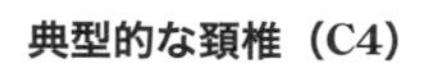
典型的な頸椎（C4）

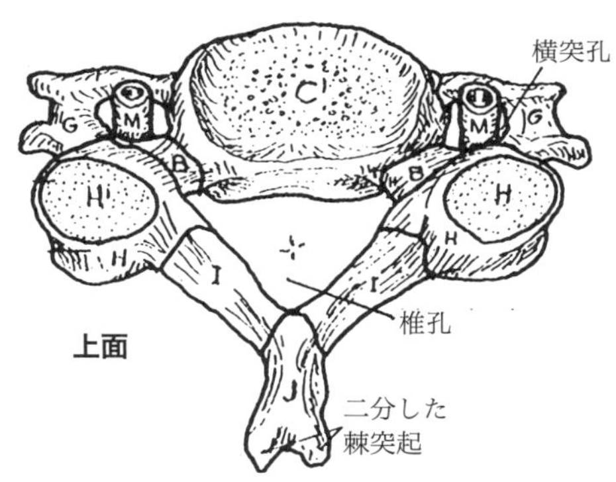

頸椎 C
椎体 C[1]
椎弓根 B
横突起 G
関節突起 H
　関節面 H[1]
椎弓板 I
棘突起 J

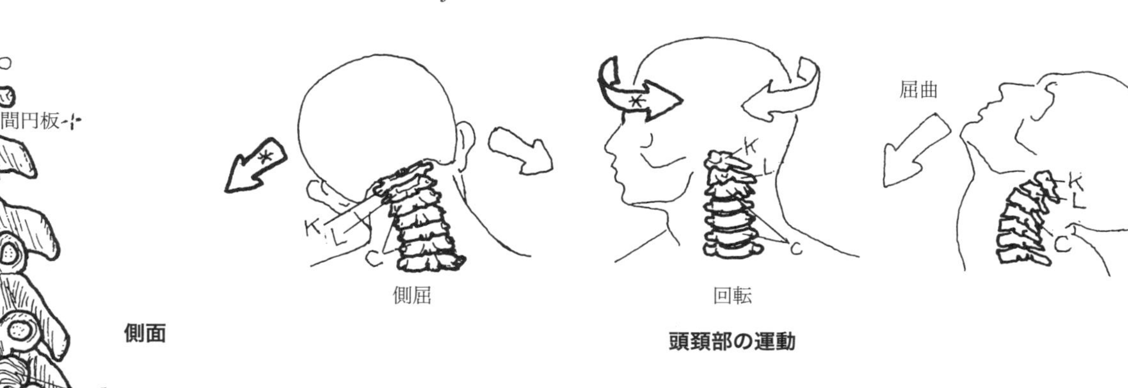

頭頸部の運動

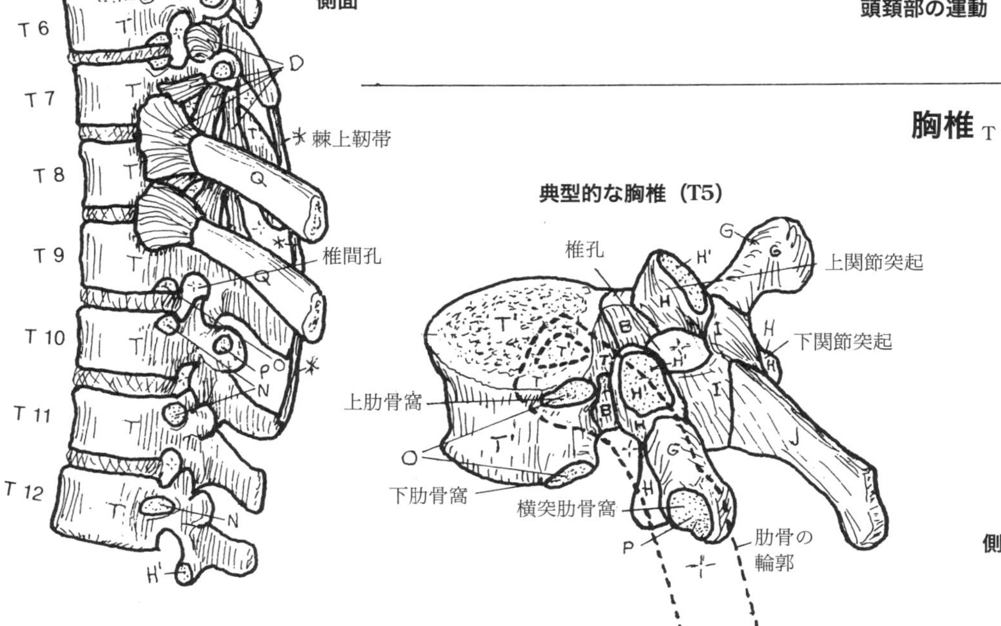

胸椎 T
椎体 T[1]
肋骨窩 N
肋骨窩（半窩） O
横突肋骨窩 P

肋骨 Q
靭帯 D*

側面 / 上面

5個の**腰椎**は，椎骨の中で最も大きい．その厚い突起には，多くの靭帯・筋肉あるいは腱が付着する．腰椎部および腰仙骨部での分節的運動単位による屈曲と伸展運動は可能であるが，特に第四腰椎（L4）と第五腰椎（L5），第五腰椎（L5）と第一仙椎（S1）での運動性が際立っている．第一腰椎（L1）あたりで脊髄がなくなり，馬尾（腰神経・仙骨神経および尾骨神経の神経束，68ページ）となる．腰椎の**椎間孔**は大きく，その中を通過する神経根とその被膜は，椎間孔の容積の約50%を占める．椎間円板と関節面が退縮すると，椎間孔も小さくなる．このような退縮は，第四腰椎（L4）と第五腰椎（L5），第五腰椎（L5）と第一仙椎（S1）で最もよく起こり，神経根が刺激を受け，圧迫される危険性が増加する．第五腰椎（L5）が仙骨と癒合することがあり（第五腰椎の仙骨化），この場合，腰椎は4個になる．第一仙椎（S1）が第五腰椎（L5）と部分的あるいは完全に癒合することもある（仙椎の腰椎化）．この場合，腰椎が6個となり仙骨は4個の仙椎の癒合となる．

椎骨の関節面の角度によって，分節的運動単位における運動方向と運動性能が大きな影響を受ける．**頚椎の関節面**は，水平面と約30°傾いている．このため，頚椎は自由に動くことができ，とくに回転運動に優れている．**胸椎の関節面**は，より垂直方向に傾いているので，垂直方向の負荷はかからない．この領域での関節面の運動，特に回転運動は大きく制限される．**腰椎の関節面**は，矢状方向に向いているが，棘突起の方向はそのままである．第四腰椎（L4）と第五腰椎（L5）の関節面を中心として腰椎の屈曲と伸展運動が行われる．下位腰椎の関節面は，矢状方向に向いているが，持続的な回転運動によって冠状方向に回転することもある．こうした変形によって，負荷が身体の右側か左側にかかった時，正常範囲を超えて回転運動が起こる．この結果，第四腰椎（L4）と第五腰椎（L5），第五腰椎（L5）と第一仙椎（S1）間の椎間円板で障害が発生しやすくなる．

仙骨は，5個の仙椎が癒合した骨であり，**椎間円板**はほとんど骨に置き換わっている．仙骨管の内面は脊髄硬膜に裏打ちされており，その第二仙椎のところまでは，脊髄硬膜の終末部（硬膜嚢・包膜嚢）が収容される．仙骨神経と尾骨神経根は馬尾を構成して第二仙椎よりも下方に延び，仙骨孔に出入りする．硬膜嚢に針を刺し，脳脊髄液を採取することは比較的安全である．仙骨はその関節面で腸骨と関節し，仙腸関節をつくる．仙骨と腸骨によって弓状のアーチがつくられ，この構造によって脊柱にかかる負荷を大腿骨頭に分散して伝導する．

尾骨は，2～4個の小さな痕跡的な尾椎で構成される．ごくまれに尾椎が増えることがある．尾骨が垂れ下がることは，人生にとってあまり愉快なことではない．

腰椎，仙骨および尾骨

CN：C，T，L，E，F，A，SとCoには前の2ページで使ったのと同じ色で着色しなさい．(1)腰椎を描いた3枚の図から始めなさい．(2)可動する3種類の椎骨の関節面に異なった色をつけなさい．(3)仙骨と尾骨を描いた4枚の図に着色しなさい．仙骨Sの正中断面の中央部にある脊柱管 E^1 に色を塗りなさい．

腰椎 L
 椎孔 E
  脊柱管 E^1
 椎間孔 F
 椎間円板 A

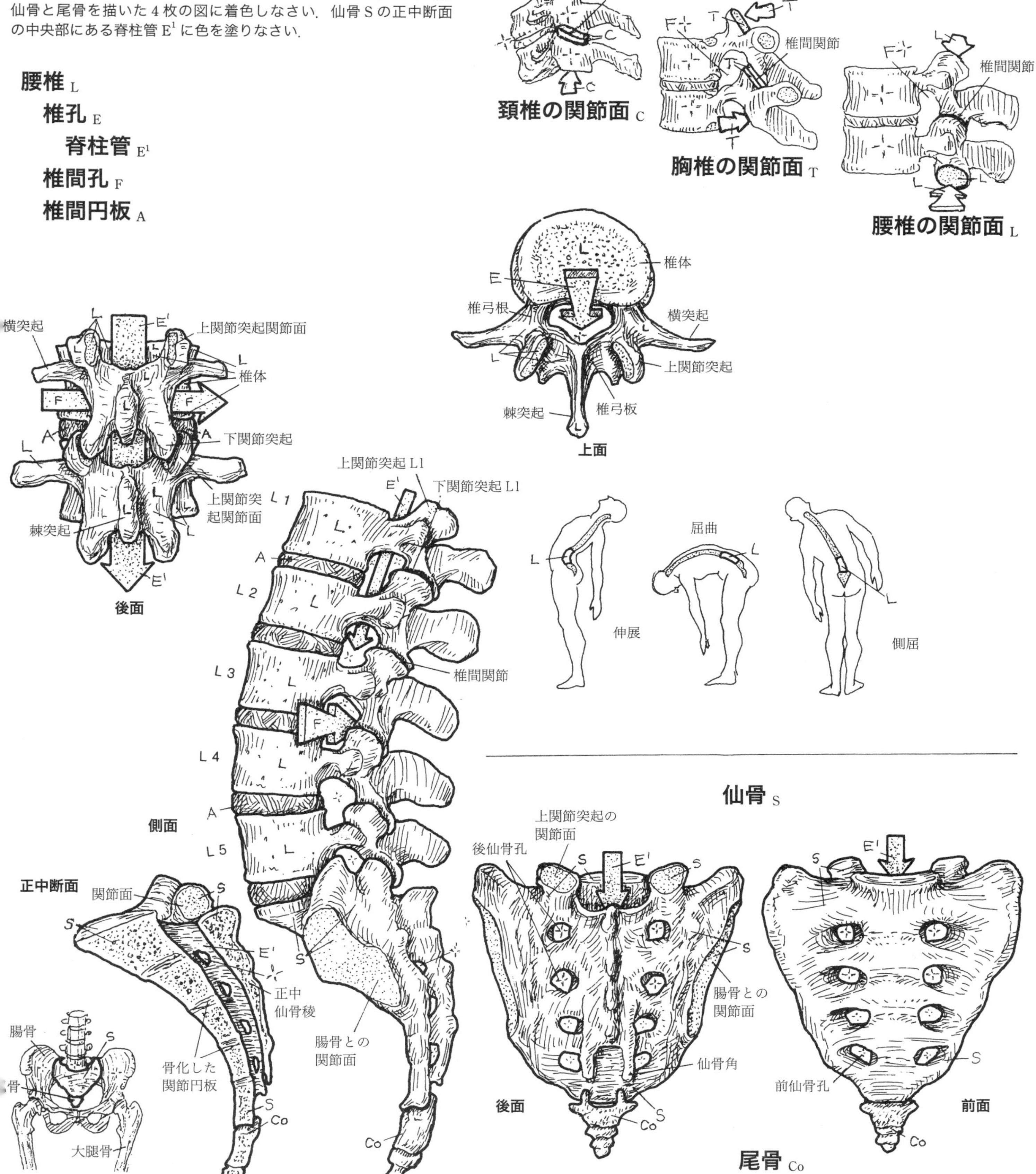

胸郭とは，胸部の骨格であり，その中に心臓・肺などの器官や脈管・神経を収容する．胸郭上口，つまり胸郭の入口によって頚部と胸部が分割され，そこを食道・気管・神経や血管などが通過する．胸郭下口は横隔膜で閉じられ，ここを下行大動脈・下大静脈および食道が通過する（133 ページ）．横隔膜は胸腔と腹腔を分離する構造であり，呼吸運動の 75％を担っている．

胸郭には 12 対の肋骨があり，その中の 2 対を除いた残りの肋骨は，直接あるいは間接的に胸骨の側面で結合する．**胸骨**の**胸骨柄**と**胸骨体**の間にある線維軟骨性の関節（胸骨角，胸骨柄結合）は蝶番関節として呼吸時にわずかに働くが，その動きは特に吸気時に肺を拡張させるときに認められる．**剣状突起**と胸骨体は線維軟骨結合（胸骨剣結合）する．胸骨の大部分は海綿状の骨であり，赤色骨髄を含んでいる．

肋骨の前端部は軟骨（**肋軟骨**）である．各肋骨の骨部分と軟骨部分は，軟骨性の結合（肋骨肋軟骨連結）をする．最も上位にある第一肋骨の肋軟骨は，胸骨柄と軟骨性の関節（胸肋関節）をつくる．第二から第七肋骨の肋軟骨は，胸骨体と滑膜性で可動しやすい胸肋関節をする．第一肋骨から第七肋骨までは，それぞれが直接胸骨と関節するので**真肋**と呼ばれる．第六と第七，第七と第八，第八と第九の肋軟骨の間では，肋軟骨間の結合が平面的な軟骨結合をする．第九と第十肋軟骨の間の結合は線維性（靭帯結合）である．これら 5 対の肋骨は，直接的に胸骨と結合していないので**仮肋**と呼ばれる．第十一と第十二肋骨は胸骨と結合しないので**浮肋**と呼ばれる．この 2 対の肋骨の前端は，側副壁の筋の中にあり，その先端には肋軟骨が付いている（加齢に伴い骨化することが多い）．隣接する肋骨間の領域が肋間であり，ここには，筋・筋膜・血管および神経が存在する（48 ページ）．

12 対すべての**肋骨**は，後端で第一〜十二**胸椎**と関節する（肋椎関節）．第二〜九の肋椎関節では，隣接する胸椎にある上下の**肋骨窩**と関節する（肋骨頭関節）．さらに，肋骨結節が下位の胸椎の横突起にある軟骨性の**横突肋骨窩**と関節する（肋横突関節）．第一・十・十一および十二肋骨は，1 個の胸椎と関節し，第十一と第十二肋骨には肋横突関節がない．

胸郭は，動的な構造体である．肋骨の運動によって呼吸運動（吸気・呼気）の約 25％が賄われる．胸郭の運動は，呼気の際に顕著である．例えば，直立した姿勢で身体を屈曲し，両膝を伸展した状態で膝に両手を置くとよくわかる．この作用は，胸郭から起こる上肢の筋が胸郭を可動し，呼気運動を補助するためである．

See 26, 48, 133

胸 郭

胸骨
胸骨柄 A
胸骨体 B
剣状突起 C
肋骨 12 対
真肋 7 対 D
仮肋 5 対 E
（浮肋 2 対） E1

CN：肋骨（真肋）D，胸椎 G，肋骨窩 H，肋骨窩（半窩）I および横突肋骨窩 J には 26 ページで使った色と同じ色を使いなさい．A～C には明るい色を使いなさい．(1) 胸郭の前面・後面・側面図を着色しなさい．肋骨を完全に塗り終わってから次の図を着色しなさい．(2) 下図で肋骨との関節に着色する時には，点線で囲まれた肋骨窩 H が，肋骨の後ろに隠れていることを注意しなさい．

肋軟骨（12 対） F
胸椎（12 個） G

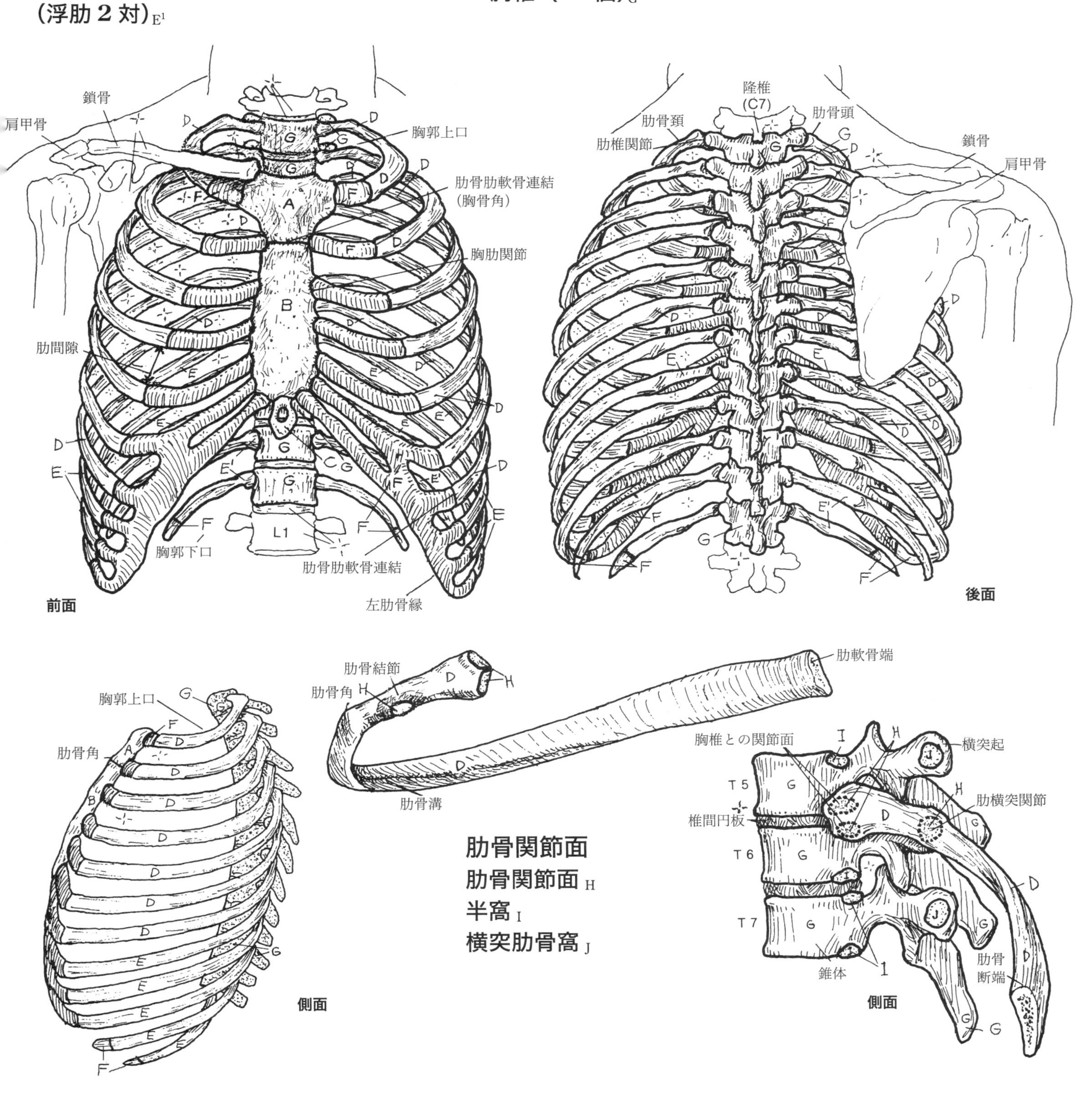

肋骨関節面
肋骨関節面 H
半窩 I
横突肋骨窩 J

上肢の運動の大部分は，左右の**肩甲骨**と**鎖骨**でつくられる**上肢帯**に依存している．この部分は，胸郭上口の周りのほとんどを囲っている．この構造は，胸郭上口を上から見下ろすとよくわかる．上肢帯の骨と体幹の骨との結合は，胸鎖関節（鞍関節：滑膜性で関節円板がある）だけである．この関節円板が荷重を支え，荷重で下がるのは肩の方である．関節円板を靭帯が補強し，これがずれることはほとんどない．胸鎖関節がずれ落ちるような時には，支柱となっている鎖骨が骨折するのがふつうである．肩甲骨の外側面は，肩関節が形成される部位であり，ここにはそのための構造がつくられる．鎖骨によって，肩甲骨（肩関節も）は体壁から遠ざけられる．鎖骨の遠位端は肩甲骨の肩峰と関節し，ここで肩鎖関節（AC 関節）と呼ばれる滑膜性の関節がつくられる．この関節が外れることもある（分離肩）が，肩関節の脱臼とは異なる．

肩甲骨は，体幹の骨とは直接関節していない．むしろ，体幹を構成する骨格の様々な部位に付着する筋によって吊り下げられ，それによって可動性が保たれる．こうした肩甲骨をつなぐ筋によって，後胸壁で起こる運動だけでなく，肩甲骨の安定性も確保される．肩甲骨は，非常に薄い骨であるが，筋層で囲まれているためほとんど骨折しない．

上腕骨は，球関節（30 ページ）の形態を持つ肩関節によって肩甲骨と関節する．この関節によって肩甲骨は広範囲の運動ができる．この運動は，肩甲骨の運動性（肩甲骨胸郭運動）によってさらに増強される．もし，動物園を訪れる機会があれば，東南アジアに住むテナガザルのアクロバット的な運動を見てみよう．彼らの肩甲骨は，ヒトの肩甲骨よりも外側にあり，ぶら下がり運動では上肢を前後に動かすことが簡単にできる（こうして長い上肢を使って枝から枝へ渡り，木から木へと移動する．彼らの上肢は，下肢よりも長くなっている）．

上腕骨の骨折は，外科頚・骨幹あるいは遠位端で発生することが多い．上腕骨の内側上顆を刺激した際，この付近を走る尺骨神経によってピリッとした痺れる痛みが起こる．そのため，ここを米国では「crazy bone」または「funny bone」と呼ぶ．

See 32, 54, 55

上肢帯と上腕の骨

CN：骨表面の構造がわかるように薄い色で着色しなさい．(1) 1つの図を完成させてから次の図にかかりなさい．(2) 上の図に描かれている胸鎖関節を構成する靭帯，そして中央の図で描かれている肩関節と肩鎖関節の靭帯を灰色に着色しなさい．

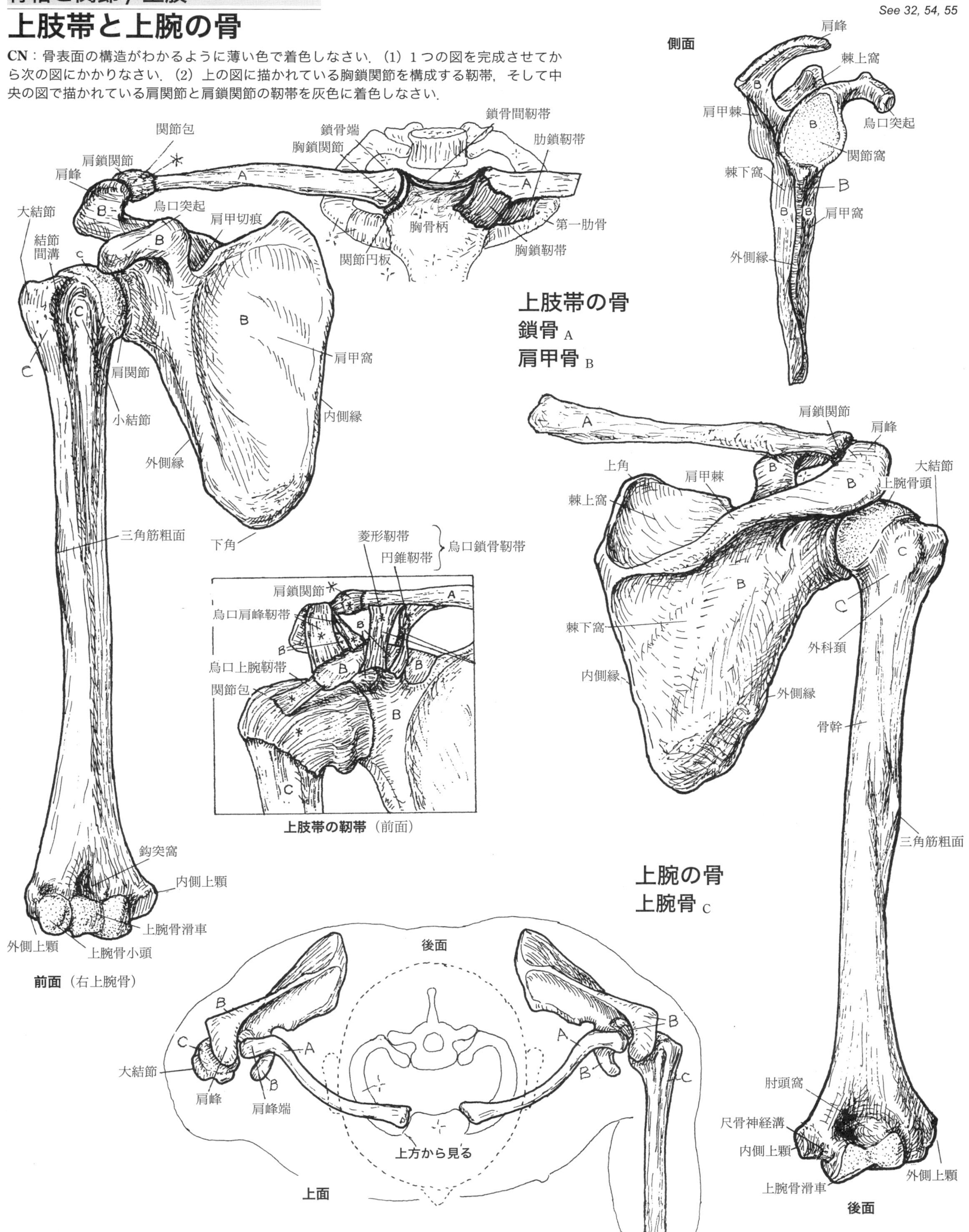

肩関節は，肩甲骨の関節窩と上腕骨頭で形成される滑膜性の球関節であり，多軸性の関節である．関節窩と上腕骨頭は，薄い関節軟骨で被われる．関節窩の窪みは浅く，関節窩の周囲を**関節唇**が取り囲んで関節窩の窪みを深くしている．

この関節窩の窪みを股関節（37 ページ）と比べると，股関節の方が体重の負荷に耐えるために適応した形態であると考えられる．

肩甲骨の関節唇と上腕骨頭は，**線維性の関節包**に包まれる．この内面は**滑膜**で裏打ちされ，関節腔には少量の滑液が含まれる．線維性の関節包には 3 層のコラーゲンがあり，その中の 2 層は上腕骨と関節唇と平行（冠状面）に走る．1 層は棘上筋の腱と肩甲下筋の腱の間を走る．関節包の後面には靭帯がなく，前面よりも薄い．前面は上・中・下の関節包**靭帯**があるので厚くなっている．

関節包の中にある関節腔とは別に，滑膜で被われた袋（**滑液包**）があり，ここにも滑液が含まれる．滑液包は骨を横切る筋や腱，あるいは，摩擦による刺激を防ぐ腱や筋によって分断される．このような滑膜包の中で，肩峰下包は過剰な運動や刺激によって影響されやすい（53 ページ）．上と中の関節包靭帯の間では，肩甲下包（肩甲骨の頚部と肩甲下筋の間）が関節腔とつながり，関節腔の滑りやすさに関わっている．関節包の上の腱によって，関節包の壁が盛り上がったり，窪んだりする．関節包にある顕著な盛り上がりは，下関節包靭帯と関節包の後面にある（腋窩陥凹）．

肩関節の関節包と靭帯によってつくられる構造は，回旋筋蓋（53 ページ）によって補強され，肩関節運動の自由度と運動時の安定性に役立っているが，時には腱が役立たないことがある（腱の機能低下）．

上腕二頭筋長頭の腱は，肩甲骨の関節上結節から起こる．付着するのは，関節唇の真上，時計の 12 時の方向である．この腱は，関節包の中を上腕骨頭の上を超えて走り，関節包の下で結節間溝に出る．そこで肩甲骨の烏口突起から起こった短頭と一緒になる．

肩関節は，過剰な運動や肩鎖関節を超えるような運動によって痛んでしまう．関節包は過度に伸展し，関節唇は断裂する．上腕二頭筋の長頭はほつれて引き裂かれる．上腕骨頭の位置の変動が繰り返されると，関節軟骨への障害も起こる．

See 29, 53, 54

肩関節

CN：肩甲骨 A と上腕骨 B には，29 ページの B と C で使った色と同じ色を塗りなさい．(1) すべての靭帯を灰色に塗りなさい．肩関節包靭帯は関節包 E で厚くなっているので，灰色と E を塗った色の両方を使って着色しなさい．(2) 下図の外側面の図では，関節包を見やすくするため，上腕二頭筋腱と関節窩の関節軟骨 C を内側に移動させてある．

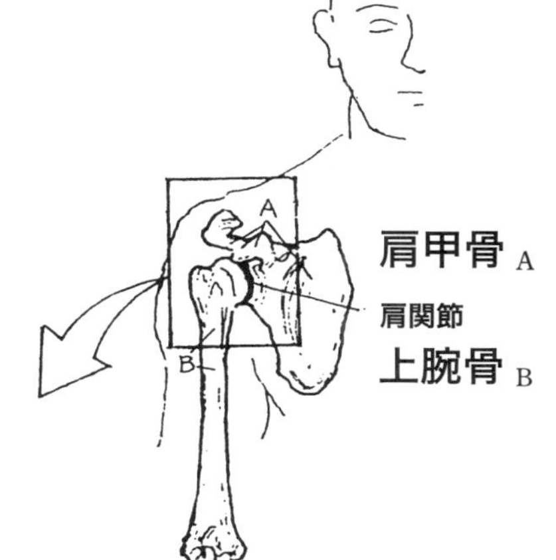

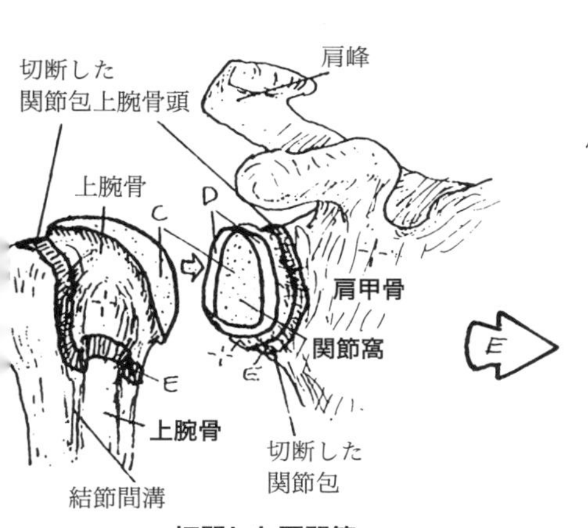

切開した肩関節

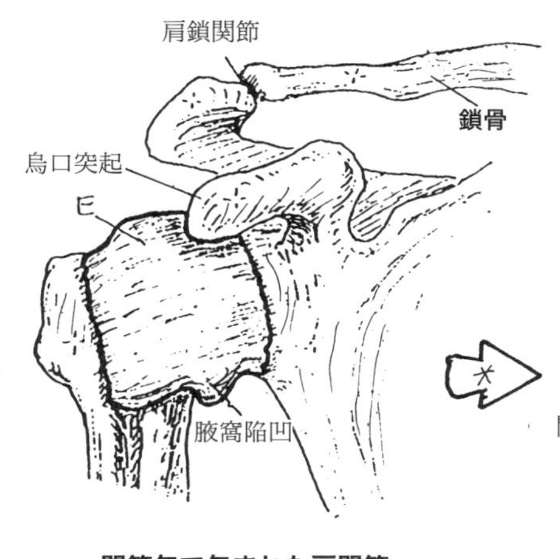

関節包で包まれた肩関節

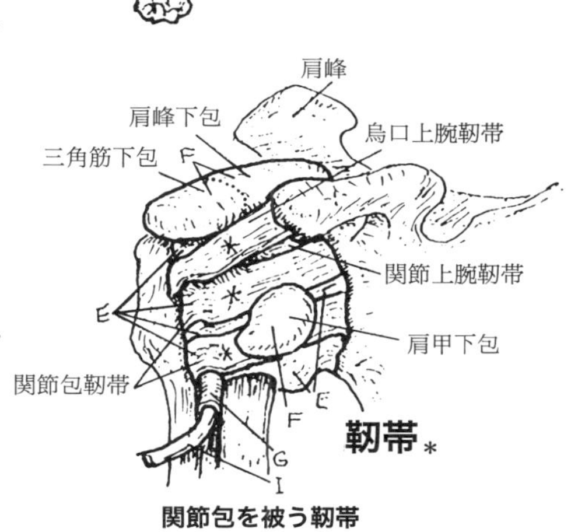

関節包を被う靭帯

関節の構造

関節軟骨 C
関節唇 D
関節包 E
滑液包 F
滑膜 G
滑膜腔 H•
上腕二頭筋腱 I

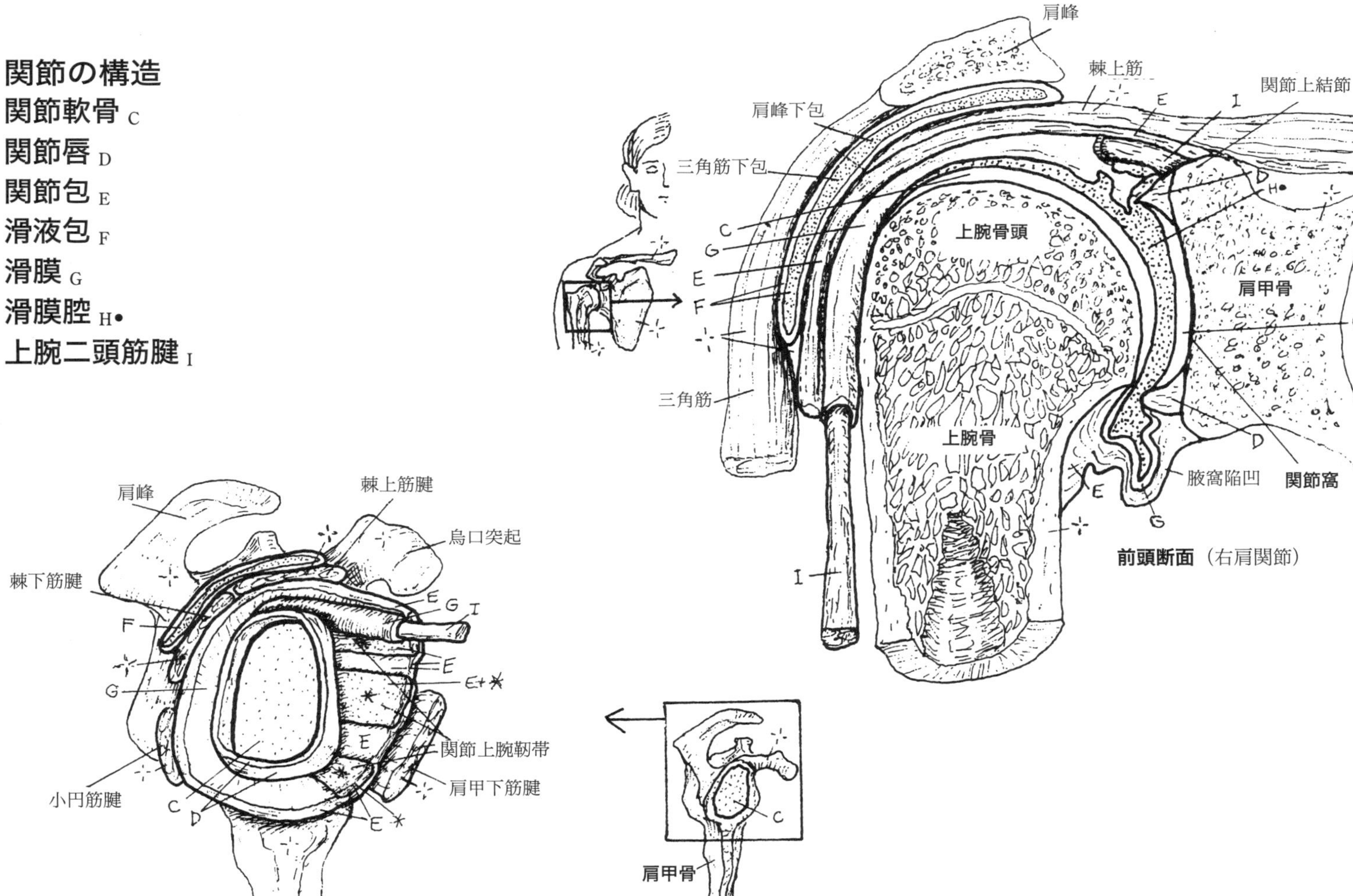

前腕の２本の骨とこれらの骨に関わる関節の動きは，ちょっとした脅威である．２人の兄弟のように片方が頑丈で安定性があり，もう一方（小さい方）はよじれたり，回転したりするような動きをする．手指を肘頭にあて，その外形を確かめ，そこから**尺骨**の骨幹を手根骨の小指側まで下にたどっていく．そこで尺骨は，遠位端で明らかに小さくなる．ここが尺骨頭であり，橈骨と関節する．そして，線維性軟骨による関節円板によって月状骨と三角骨に隣接する（通常の関節ではない）．ここで，尺骨の骨幹の中央部をしっかり握り，手のひらを回転しても尺骨が動かないことに気づく．再び，肘頭に注意して手のひらを裏表にしてみよう．それでも尺骨は回転しない．でも，手のひらは回る．どうして・・・・．

橈骨は，もう一方の前腕の骨であり，母指側にある．橈骨頭の側面を探ってみよう（上腕骨の外側上顆のすぐ下で）．橈骨頭は丘や小山の上の台地（上面は平らで側面は垂直に切り立っている）のような形である．橈骨頭は，球状の上腕骨小頭の下で前腕の回転軸としてどのような方法で回転するのだろうか．橈骨は，肘から手首の方に向かって大きくなる．そして，負荷がかかる可能性がある．実際，負荷がかかり，橈骨手根関節（手根関節）を形成する．ここで，親指の動きに注意し，手を裏表に回転してみよう．橈骨頭と橈骨が回転していることがわかる．この回転が親指までずっと続いているのである．つまり，手は橈骨によって回転する．最終的に証明しよう．肘頭を持ち，手を裏表に回転する．すると橈骨が回転し（尺骨の周りでねじれるように回転），尺骨は動かない．

ここでページの下にある「回外・回内」とタイトルがつけられた３枚の図を注目し，試してみよう．「回転」という用語は使わずに「回外」「回内」という用語を使う．解剖学的な基準位は，前腕の骨は平行な状態である．近位の橈尺関節は，回外している．ここで近位の橈尺関節を回内すると手掌も回内する．手掌を正面に向けると，回外運動．手背を正面に向けると，回内運動．この運動で大事な靭帯が，橈骨と尺骨を結ぶ骨間膜（すでに着色を終えたか，これから灰色に着色する）である．骨間膜，いい仕事しています．

See 29, 32, 33

前腕の骨

尺骨 A
橈骨 B

CN：A と B は，それぞれ薄く塗りなさい．(1) 3 方向すべての図を塗りなさい．(2) 回内と回外の図を着色しなさい．

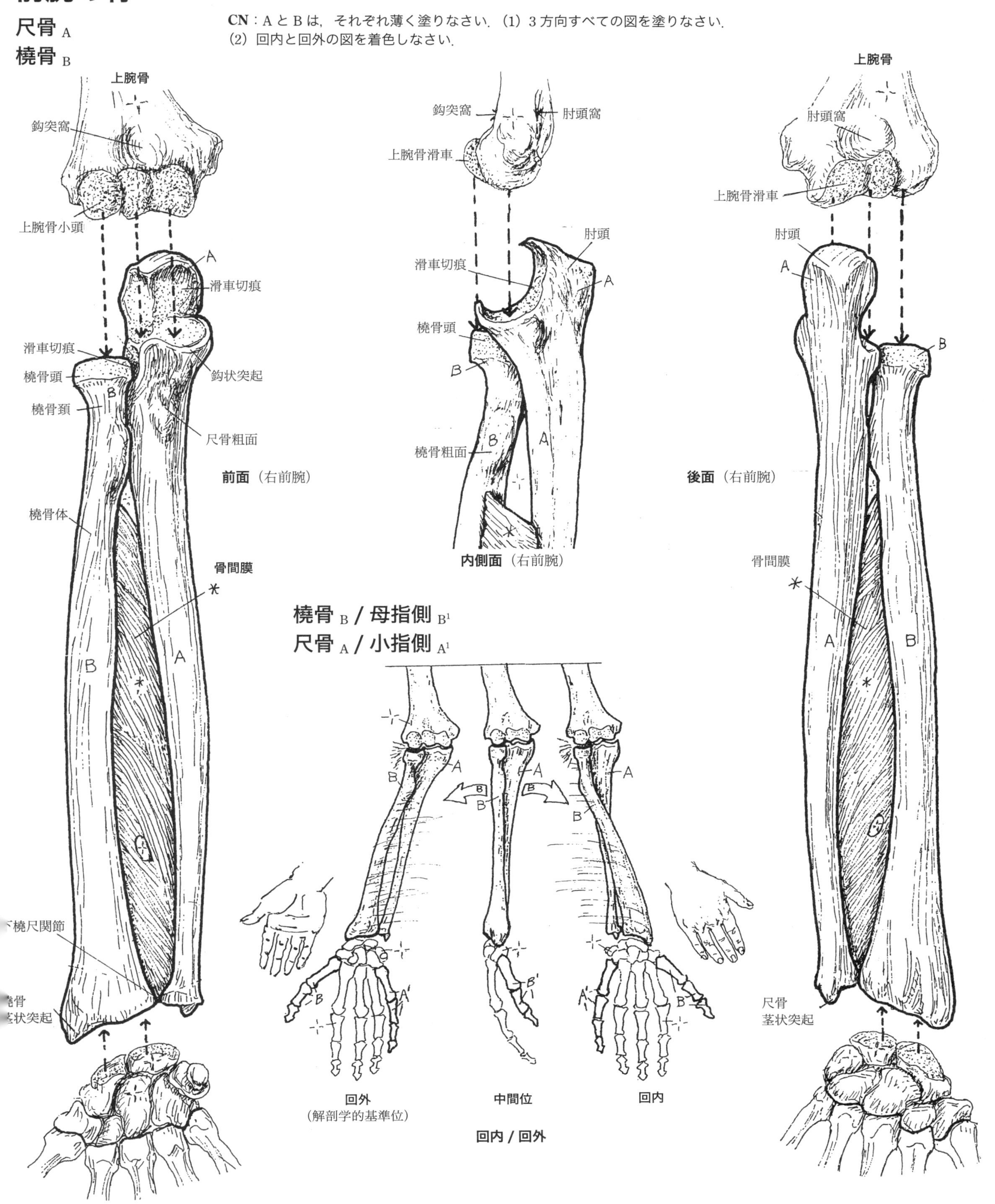

肘関節は蝶番関節であり，**上腕骨**の上腕骨滑車と上腕骨小頭が，**尺骨**の滑車切痕と**橈骨**の橈骨頭の関節軟骨との間でつくる関節である．これら２個の関節の構造は，「輪状靭帯」という表題をつけられた四角で囲んだイラストで確認できる．この関節では，同じ線維性の関節包で包まれる．関節包は後面が厚く，前面が薄い．そして，内側（橈側）と外側（尺側）の側副靭帯で強化されている．肘関節の運動は，屈曲と伸展のみである．運動時には，表面を**関節軟骨**で被われた尺骨の滑車切痕が，滑車のような上腕骨滑車の周囲を一周する．屈曲時には，尺骨の鈎状突起が上腕骨の鈎突窩にはまり込む．この時，尺骨の近位端にある肘頭の位置を確認できる．生涯にわたり，肘関節は酷使される．関節の領域を確認しなさい．伸展時には，滑車切痕の上部が上腕骨後面にある肘頭窩にはまり込む．自分で前腕を回外した状態で肘関節を伸展すると，前腕が少し外側に向いているのがわかる．この角度を男女で比較すると，女性の角度の方が大きく（10°）「キャリングアングル」をつくっている．この違いは，機能的に適応した結果なのだろうか．

橈骨と尺骨の関節（**上橈尺骨関節**）では，尺骨の橈骨切痕の中にある橈骨頭がくるりと回る．この運動が，前腕の回外と回内運動を発生させる．円盤状の橈骨頭が，上腕骨小頭の周囲を回転する．**腕尺関節**によって運動が制限されているので，尺骨は回転運動ができない．ページの下の内側面を描いた図では，尺側にある側副靭帯の３つの部分が描かれている．**輪状靭帯**は，尺骨の橈骨切痕の両端に付着しており，下部は上部よりもきつく締められている（傾斜している）．輪状靭帯によって橈骨頭（上方）と橈骨頚（下方）が取り囲まれ，保護されている．そして，手が引っ張られ肩から離れそうになった時，この力に抵抗する．ところが，幼児が両手でぶら下がり，身体を前後に揺らして遊んでいると，橈骨頭が不完全であるため，部分的な場合を含め橈骨頭が輪状靭帯の囲いからずれることがある．これが**橈尺関節亜脱臼**である．**関節包**と**橈側の側副靭帯**によって，輪状靭帯の機能が補強される．

肘関節

CN：29 ページと 31 ページで上腕骨・橈骨および尺骨に使った色と同色を使いなさい．H には明るい青色を使いなさい．中央右の矢状断面の K には黄色を塗りなさい．(1)肘領域の 3 つの関節から始めなさい．それぞれの関節面（点を付けてある）をその骨と同じ色で塗りなさい．(2) 関節包と靭帯を示す図を着色しなさい．

骨
上腕骨 A
尺骨 B
橈骨 C

3 つの関節
1. 腕尺関節 A, B
2. 腕橈関節 C, A
3. 上橈尺関節 C, B

靭帯
尺側の側副靭帯 D
橈側の側副靭帯 E
輪状靭帯 F

関節の構造
関節包 G
関節軟骨 H
滑膜 I
滑膜腔 J•
脂肪体 K
滑液包 L

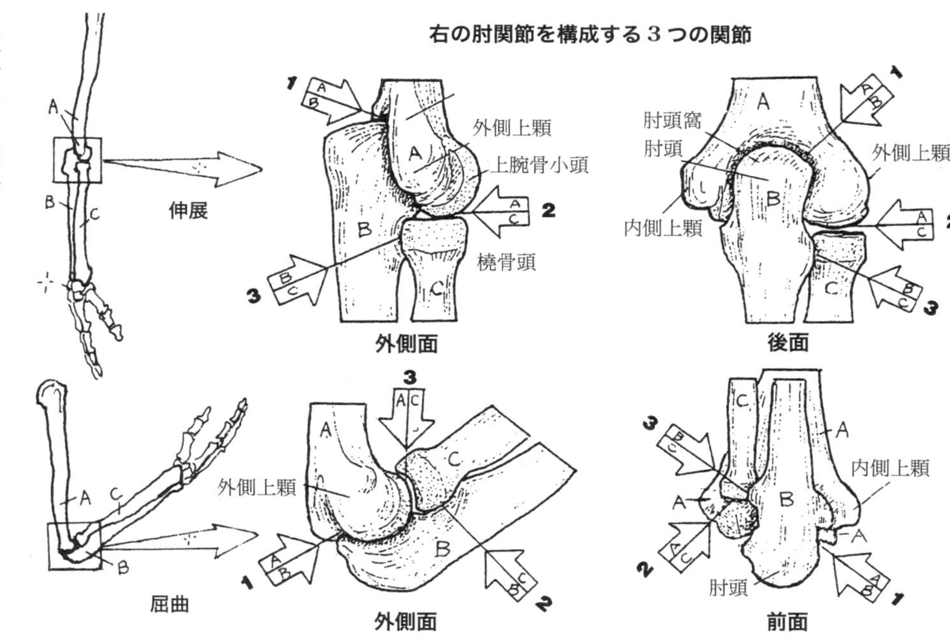

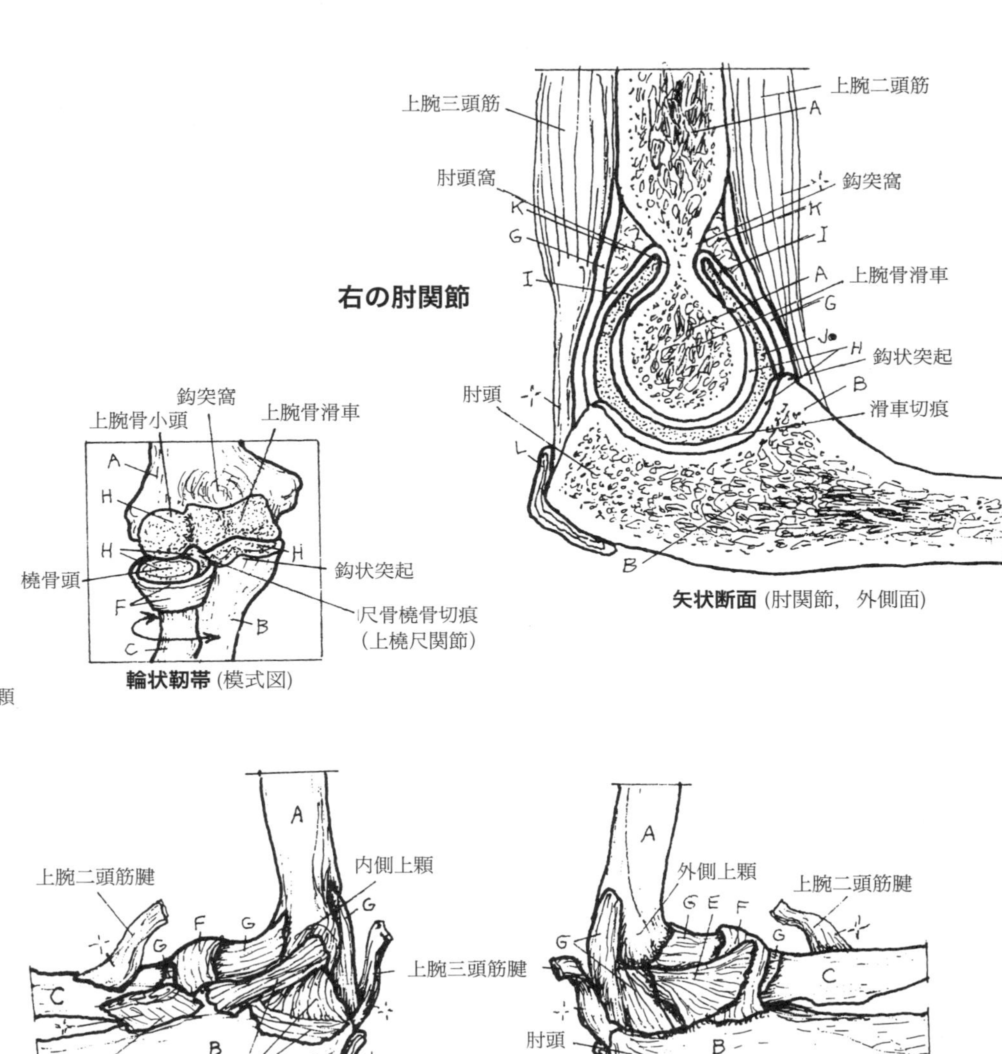

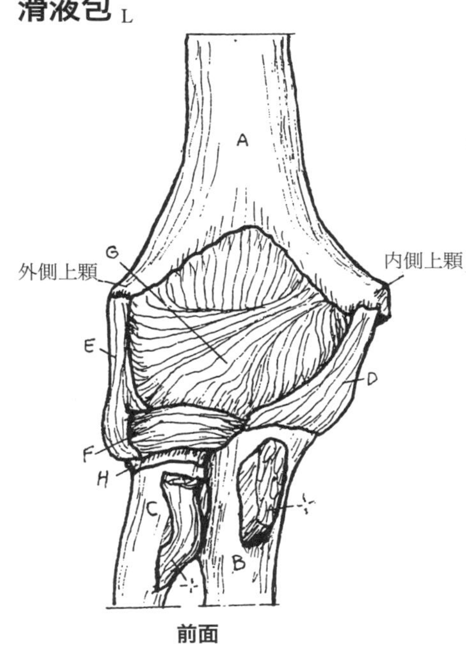

手根部は，２列の**手根骨**で構成される．遠位列の骨（外側から内側に，**大菱形骨・小菱形骨・有頭骨・有鉤骨**）は，中手骨と関節する（手根中手関節，CM 関節）．この中で第一中手手根関節は最もユニークである（滑膜性で二軸性の鞍関節）．自分自身でこの関節による母指の動き，母指と小指を対立させたり（母指と小指の指先をくっつける），親指を回転させたり（21 ページ）して観察しなさい．

手根骨の近位列の骨（外側から内側に，**舟状骨・月状骨・三角骨・豆状骨**）の中で，舟状骨と月状骨は橈骨の遠位端と関節する．有頭骨は手根関節が内転したとき，関節円板と関節する．豆状骨は，種子骨であり，尺側手根屈筋（56 ページ）の効果的な屈曲の機能的な基盤となっている．尺骨が手根骨と関節せず，橈骨とは遠位端で下橈尺関節（車軸関節）をつくることに注意しなさい．

関節円板（下部中央の図．三角状線維性軟骨複合体（TFCC））は，軟骨と靭帯からなる．この関節円板は，手掌を下に向けている際に尺骨や手根関節（橈骨手根関節の回内）にかかる荷重を吸収するのに役立つ．円板の密度が病的に高まると円板が断裂したり，下橈尺関節の機能障害が起こったりする．

橈骨手根関節とは，手根部の関節（滑膜性の関節，31 ページ）のことである．この関節では，橈骨の遠位端が外側の舟状骨と内側の月状骨と関節していることに注目しよう．この関節の運動は，屈曲・伸展・内転（尺側に屈曲）・外転（橈側に屈曲）である．橈骨手根関節と手根関節は，手掌側と手背側の橈骨手根靭帯・尺骨手根靭帯・橈側と尺側の側副靭帯によって保護されている．手根間関節は，近位列と遠位列の手根骨間の関節であり，手根部の運動に関わっている．

大菱形骨（E）と有鉤骨（H）の間で，手掌の近位部から遠位部に細長い谷間が存在すると考えなさい（57 ページ：前面，手掌の深層）．この構造の中を正中神経とともに母指や指の屈筋が通過する．ここを横手根靭帯（屈筋支帯）が被い，手根部の掌側面を走る腱はこの下を通過する．手首の下にクッションなどを置かずに一日に何時間もキーボードを打つような作業をしていると，この**靭帯**が病的に変性し，すぐ下を走る正中神経に影響を与え，手首・母指や示指の痺れや痛みが起こる．このような症状（知覚異常やしびれ）の原因として，正中神経の機能障害（手根管症候群）が疑われる．

See 31

手と指の骨と関節

CN：明るい色を使いなさい．Kは薄い青色で着色しなさい．右の補助図で示した手と指の運動がどのような関節と関連しているのかを確認しなさい．(1) 手と指の3つの面を着色しなさい．(2) ページの下，中央の図で手根骨の表面，近位列の手根骨の基底部，および橈骨と尺骨にあるKを着色しなさい．滑膜腔L•を塗るときは，とがった鉛筆で丁寧に塗りなさい．関節円板には色を塗らないこと．

8個の手根骨

舟状骨 A　月状骨 B　三角骨 C
豆状骨 D　大菱形骨 E　小菱形骨 F
有頭骨 G　有鉤骨 H

手の骨

5個の中手骨 I　14個の指骨 J

関節軟骨 K
関節腔 L•
靭帯 M*

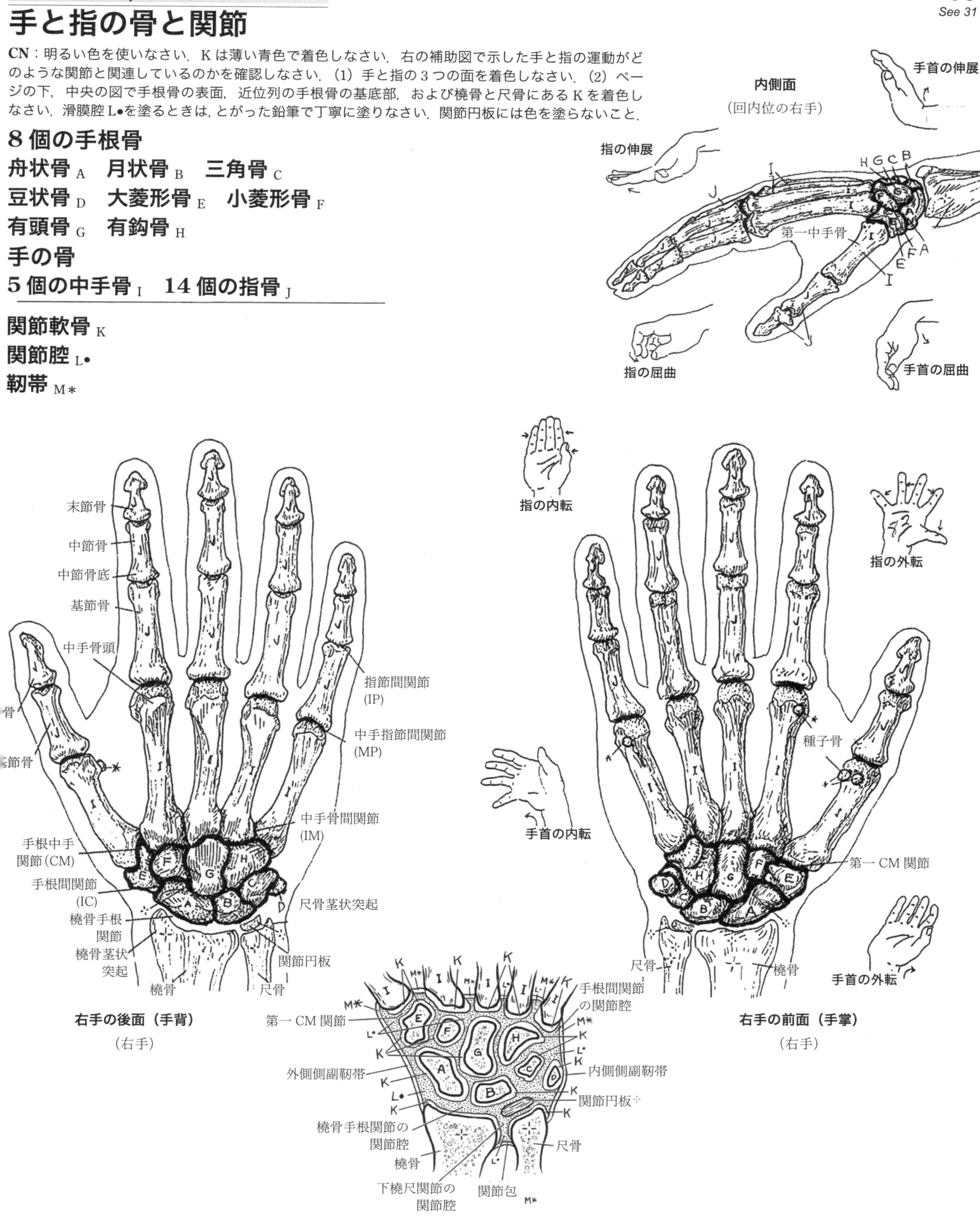

右手の後面（手背）
(右手)

右手の前面（手掌）
(右手)

手根部と手掌の関節
(手掌面の前頭断面)

上肢には，優れた可動性がある．この可動性の基盤となるのは，肩甲骨である．この骨は，可動性の高い筋によって胸郭後壁に置かれている．自分自身で肩の上から肩甲棘や肩峰を触って見なさい（31 ページ）．鏡を見ながら肩を上下に動かしてみなさい．腕を回したり，伸ばしたり，上げたり，下げたりしたときの肩甲骨の動きに注目しなさい．

上腕骨は，肩から下がった遠位部の肘の方で簡単に触知できる．ここで肘頭と同じように内側および外側上顆を確認できる．内側上顆の近くで尺骨神経を触知できるだろうか？　尺骨神経に触れるとその答えは，小指の先までの厳しい刺激となって戻ってくるだろう．

指の関節からはじめ，肩関節までの関節を動かしなさい．上肢のそれぞれの関節を動かしてみて，それぞれの関節の運動範囲を試してみなさい．単なる丸太．結局，それが上肢なのである．

See 29, 31, 33

骨格 / 関節のまとめ

CN：ここでは，2つの図で示された骨を着色し，同じ色を使って骨の名称を書き入れなさい．(1) 骨が体表で触知できる部位を示す矢印を着色しなさい．(2) 番号をつけられた関節の名称を思い出して鉛筆で記入しなさい．(解答は付録Aを参照)

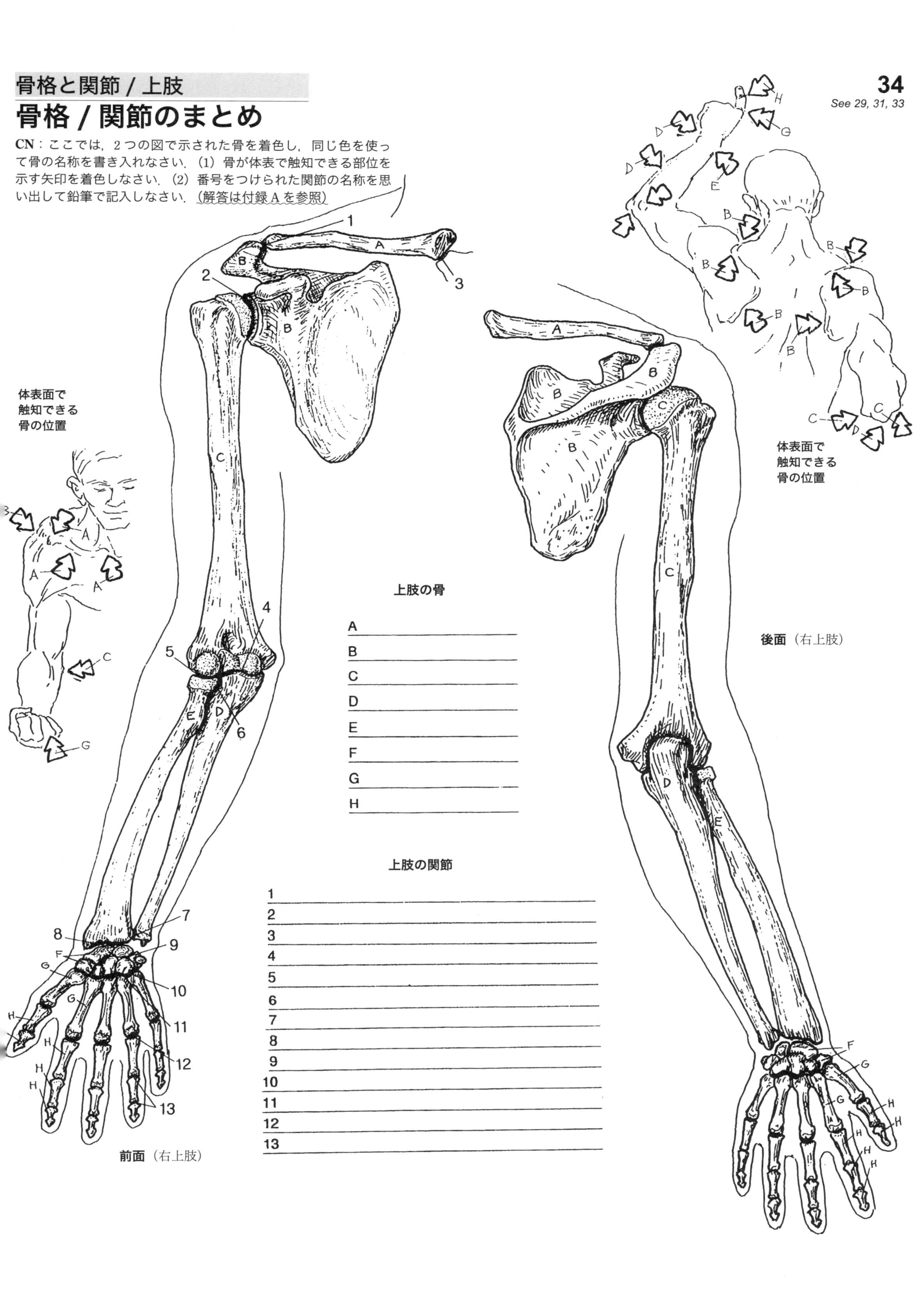

寛骨（骨盤骨）は，20歳台になって寛骨臼で癒合するまで，3種の骨（**腸骨・坐骨・恥骨**）が軟骨結合している．寛骨臼とは，大腿骨頭がはまり込むソケットである．この名前は，古代ローマ時代，食べ物をお酢に浸すときに使ったボールに由来する．寛骨の形は，回転翼（プロペラ）に例えられる．つまり，腸骨の少しねじれて扇形に広がった構造が一方の羽根とし，少しねじれた坐骨と恥骨がもう一方の羽根に見立てる．頭部・胴体および上肢の荷重は，仙腸関節から腸骨体を経て寛骨臼に伝えられる．座ったとき，坐骨結節の上で体重を支えるという意味では，両側の坐骨は重要である．左右の坐骨によって恥骨結合（軟骨靭帯性で少し可動性がある）が形成され，恥骨の安定性に寄与するのである．

2つの寛骨によって**下肢帯**がつくられる．仙骨は下肢帯に含まれない．理論的には，下肢帯は仙骨を囲む位置になる．上肢帯（29ページ）と比較すると，鎖骨と肩甲骨は上位胸椎を囲む位置にある．頚椎や胸椎が上肢帯の一部ではないのと同様，仙骨も下肢帯の一部ではない．上肢帯と下肢帯には共通点がある．坐骨と恥骨は，その形態と機能が鎖骨と類似し，腸骨は肩甲骨と類似しているためである．下肢帯には，体重を支えるという機能があるため，下肢帯は上肢帯よりも可動性が制限される．

左右の寛骨と**仙骨**によって，**骨盤**がつくられる．ページの最も下にあるイラストを見なさい．骨盤腔は，大骨盤と小骨盤からなる．腸骨窩につくられた扇状に広がっている空間が**大骨盤**である．大骨盤の底面の周囲は，骨性の輪状構造（分界線）となる．これより下の空間が**小骨盤**である．ここは，円柱状の空間を形成する．

大骨盤の前壁は，骨性の壁がなく，筋が壁をつくっている．この構造は，自分自身の前腹壁と49ページで確認しなさい．

小骨盤には，骨性と筋性の壁があり，その中に様々な器官が収容される（50・144ページ）．右下の図で骨盤内面を観察し，**骨盤下口**が恥骨の下面から**尾骨**の先端までの線に沿って形成されていることに注意しなさい．この**骨盤下口**は，骨盤上口よりも水平に近い．骨盤下口の底面は，筋性である（50ページ）．ここは，会陰の天井にあたる（51ページ）．

寛骨，下肢帯，骨盤

CN：A ～ D[1] の骨に薄くて明るい色を塗りなさい．(1) このページの上にある寛骨の外側面と内側面を塗りなさい．関節面と坐骨結節には特に注意して着色しなさい．(2) 骨盤の前面と後面を着色しなさい．仙骨には，色を塗らないようにしなさい．(3) 骨盤に着色し，2 つの骨盤腔を見分けなさい．

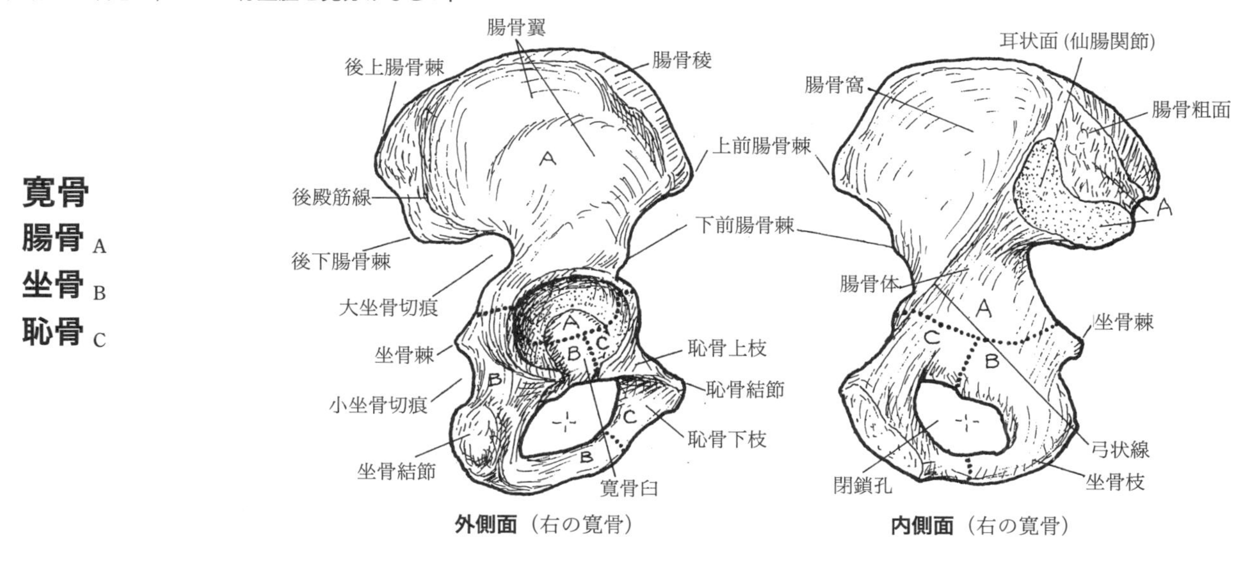

外側面（右の寛骨）　**内側面**（右の寛骨）

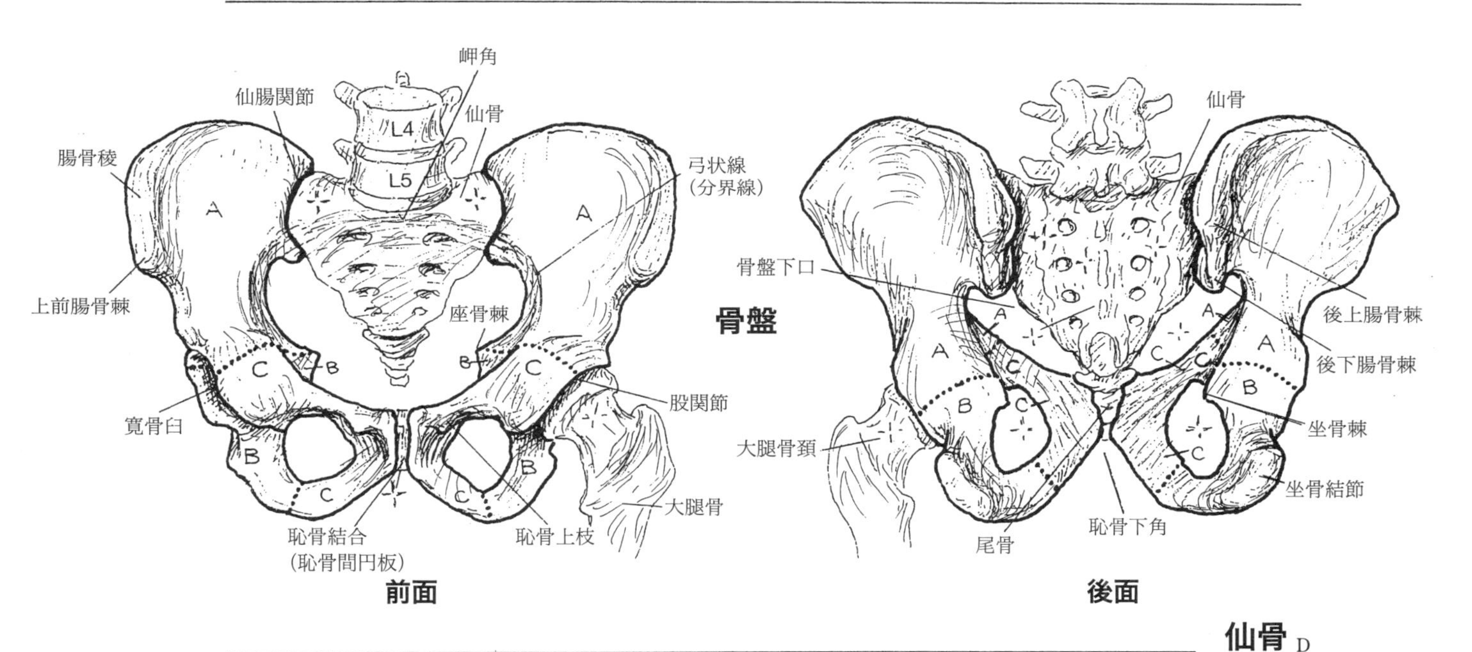

前面　**後面**

仙骨 D

尾骨 D[1]

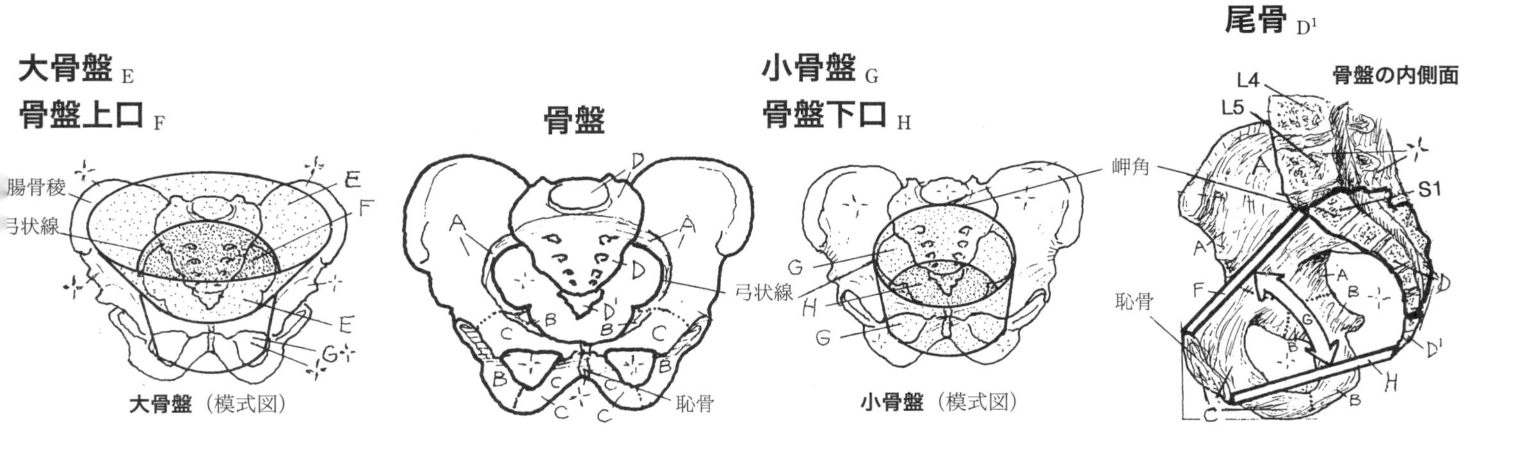

大骨盤（模式図）　**小骨盤**（模式図）

女性と**男性**の**骨盤**の形態は異なる．この違いについて，多くの視点から分析されている．それは，法医学的な鑑別，産科学的な計測，および人類学・解剖学的な研究などである．骨盤の形態や機能的特徴に関する興味の中で最も興味が持たれるのは，出生前診断に関することであろう．この診断とは，骨盤を計測し，骨盤腔が胎児の通過を妨げない産道としての容積があるかどうかを予測することである．産科学的な計測（骨盤計測）は，触診による方法や超音波やMRIなどの画像診断を使う方法で行われる．

一般的には，女性の骨盤は男性よりもすべての点で広い．女性では，男性よりも**恥骨下角**が広い．女性の恥骨下角の大きさは，骨格標本を使って計測することができる．それは，手を恥骨に当てるという方法であり，親指を一方の恥骨下枝に置き，人差し指をもう一方の恥骨下枝に置く．もし，親指と人差し指でできる角度が計測した骨盤の恥骨下角の角度と重なれば，その骨盤は女性のものである．恥骨下角が人差し指と中指の角度であれば，その骨盤が男性のものである可能性が高い．

２つの骨盤を並べて比べると，女性の骨盤は，男性よりも大骨盤と小骨盤が広くなっている．女性の方が**骨盤上口**と**骨盤下口**も大きい．女性では恥骨結節間の距離も長い．左右の坐骨棘間の距離，坐骨棘と**仙骨**間の距離も長い．女性では，坐骨切痕や**仙骨後弯**も大きい．

姿勢や骨軟化症などの病態など，様々な要因によって，骨盤の形態や骨盤腔の大きさは影響を受ける．

下肢帯は，関節および関節を固定する**靭帯**で固定されている．上肢帯では，安定性を確保するための構造が，可動性を損なうこともあったが，上肢帯では，筋による安定性が可動性の重要な要素となっている（29・52・53ページ）．骨盤において，靭帯による安定性の確保は，歩行運動・運動機能・出産・体重にとって特に重要である．腸腰靭帯と前縦靭帯によって，仙骨と脊柱が連結されていることに注意しなさい．この連結は，後縦靭帯・黄色靭帯・棘上靭帯および棘間靭帯（図示されていない）でも同様である．強力な仙腸靭帯（前仙腸靭帯・後仙腸靭帯・骨間仙腸靭帯）によって，仙腸関節が固定される（37ページ）．寛骨の各部の靭帯も股関節を固定していることに注意しなさい．仙結節靭帯と仙棘靭帯は，仙骨と坐骨を固定しているだけでなく，互いの靭帯の交叉によって空間（大坐骨孔と小坐骨孔）がつくられ，そこを骨盤から出る神経・血管・腱あるいは筋が通過する（これらの穴は用語集項目にある．孔：大坐骨孔・小坐骨孔）．

男女の骨盤

CN：A と B には明るい色を使いなさい．(1) 上の 2 つの骨盤と恥骨下角を示す枠を塗りなさい．(2) 男女の骨盤の比較図を着色しなさい．(3) 下図で靭帯を灰色に塗りなさい．靭帯の名称は，靭帯が付着する骨を示している．

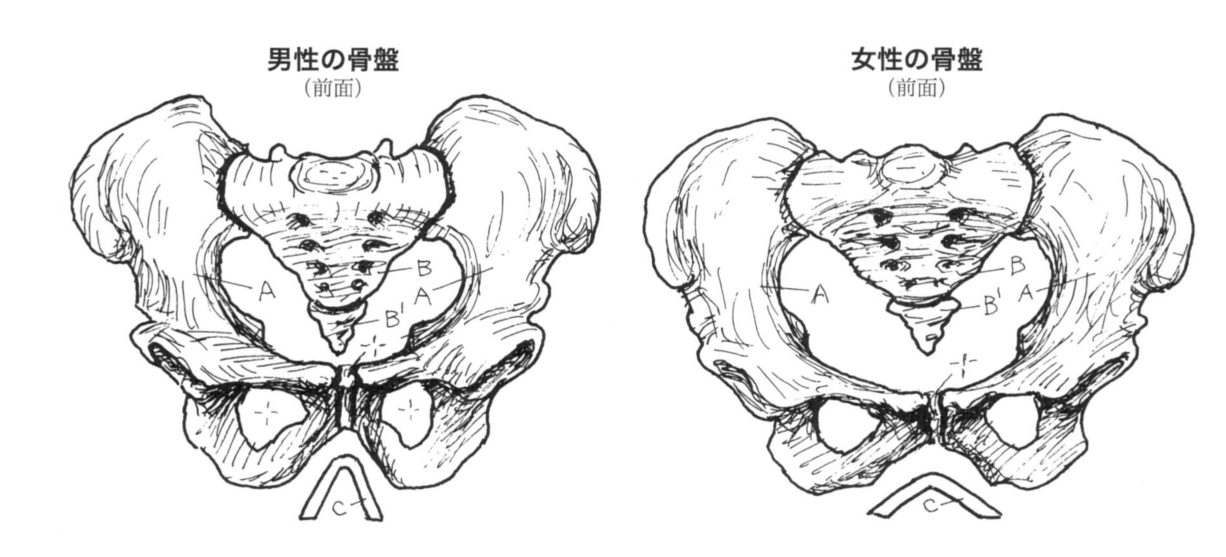

骨盤
寛骨 A
仙骨 B
尾骨 B^1

恥骨下角 C

男女の骨盤の比較

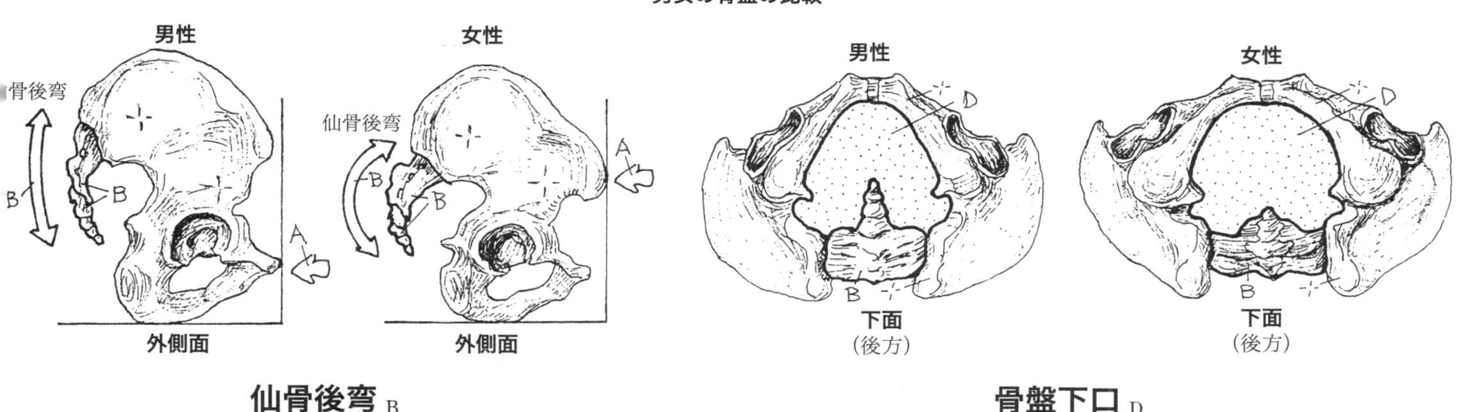

仙骨後弯 B

骨盤下口 D

骨盤の靭帯

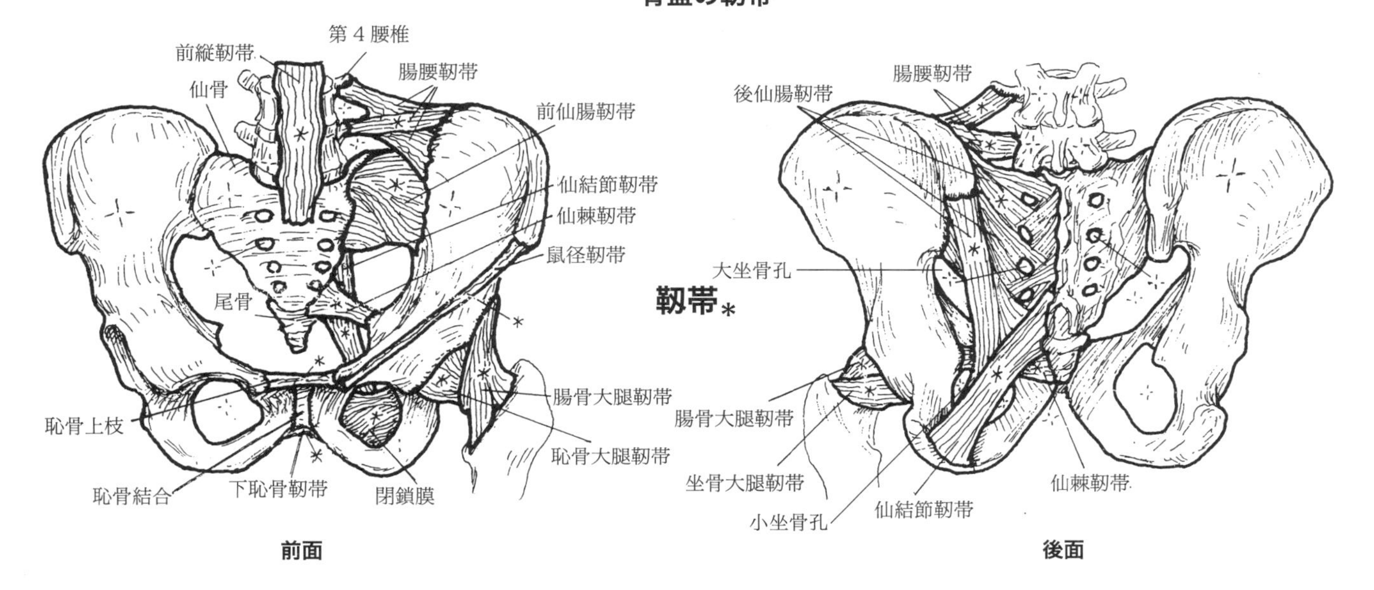

靭帯 *

恥骨結合による**股関節**と**仙腸関節**の安定化が，円滑な歩行運動を決める．特に，重力による位置のずれを考慮して下肢や下半身を屈曲し持ち上げるような時には，この安定化がとくに重要である．

胴体・上肢および頭部の荷重は，この２つの関節を経由して下肢の大腿骨に伝えられる．見てわかるように，逆三角形の仙骨縁は，寛骨を構成する左右の腸骨の間にあり，ここで左右の仙腸関節（Ｓ１）を構成する．この仙腸関節は，軟骨性と骨性あるいは線維性の関節面を持つ（前頭断面と内側面の図）．事実上，**仙骨**は，仙骨・寛骨および下肢で構成するアーチ状構造の「キーストーン」である．生体がつくるアーチ構造と古代ローマの石造建築のアーチ構造との機能的な違いは，歩行運動が関係している．石造のアーチでは，キーストーンを取り外すと，アーチ構造は崩壊する．これに対し，仙腸靭帯や仙腸関節の劣化や変性では，仙腸関節への筋力がアンバランスになり，重くて痛みを伴う不安定性が広がり，不自然な歩行運動となってしまう．そのため，悪態をつくときは「このアーチ構造め！」となる．

仙腸関節面は，矢状面に向いている．それぞれの骨において，前方は耳介の形をした関節面（**耳状面**）と軟骨を含む靭帯である．後部（腸骨 / 仙骨粗面）は凹凸があり，**後仙腸靭帯**と**骨間仙腸靭帯**の付着面となっている（上部右側の図にある前頭断面と外側 / 内側面図を参照）．両側の仙腸関節には関節包が含まれ，水平運動と回転運動が可能である．この運動は，妊娠時に起こるらしい．しかし，周囲の構造を分析すると，仙腸関節の運動は，関節面の凹凸・厚い後仙腸靭帯・骨間仙腸靭帯および薄い前仙腸靭帯によって厳しく制限される．この関節は，退縮しやすい．とくに男性で．関節は，加齢に伴い変形し骨化する．このような変性が起こると，この関節に関わる運動は制限される．

股関節は，滑膜性の球関節であり，**寛骨**の**寛骨臼**と**大腿骨**の大腿骨頭の間にある．この関節では，屈曲・伸展・内転・外転・内旋および外旋，そして回転運動が可能である．関節面は**関節軟骨**で被われる．寛骨臼の関節軟骨は，Ｃ字形である．寛骨臼の骨性部分が不完全であるため，寛骨臼横靭帯によって補強され，線維軟骨性の関節唇が寛骨臼の周囲を完全に取り囲むことで寛骨臼を深くしている．つまり，股関節は完全に包み込まれるのである．さらに３つの強力な靭帯，腸骨大腿靭帯・坐骨大腿靭帯および恥骨大腿靭帯によって線維性の関節包が補強される．寛骨臼の中で寛骨臼軟骨の間から突出するものが，大腿骨頭靭帯である．この靭帯は，負荷を分散させる機能はほとんどないが，大腿骨頭へ分布する血管が通る．股関節への血液供給は，２本の大腿回旋動脈に**大腿骨頭靭帯**の動脈が加わる．

See 35, 36

仙腸関節と股関節

CN：(1) 上の2枚の図を着色しなさい．左の図では，腸骨Aを取り除いた仙骨Cの関節面に注意しなさい．四角い枠で囲まれた図は，右の仙腸関節の前頭断面である．(2) 中央の大きな図と2枚の小さな挿入図を着色しなさい（これらの図は，前頭断面図と関連性がある）．(3)最後に，下の2枚の図を塗りなさい．

仙腸関節

仙骨 B
　関節軟骨 C
寛骨 A
　耳状線維 D
　　関節軟骨 C^1
　滑膜腔 D・
　骨間仙腸靱帯 E

寛骨と仙骨
（右の外側面）

前頭断面
腸骨　前仙腸靱帯　仙骨　前仙腸靱帯　大坐骨孔

仙腸関節

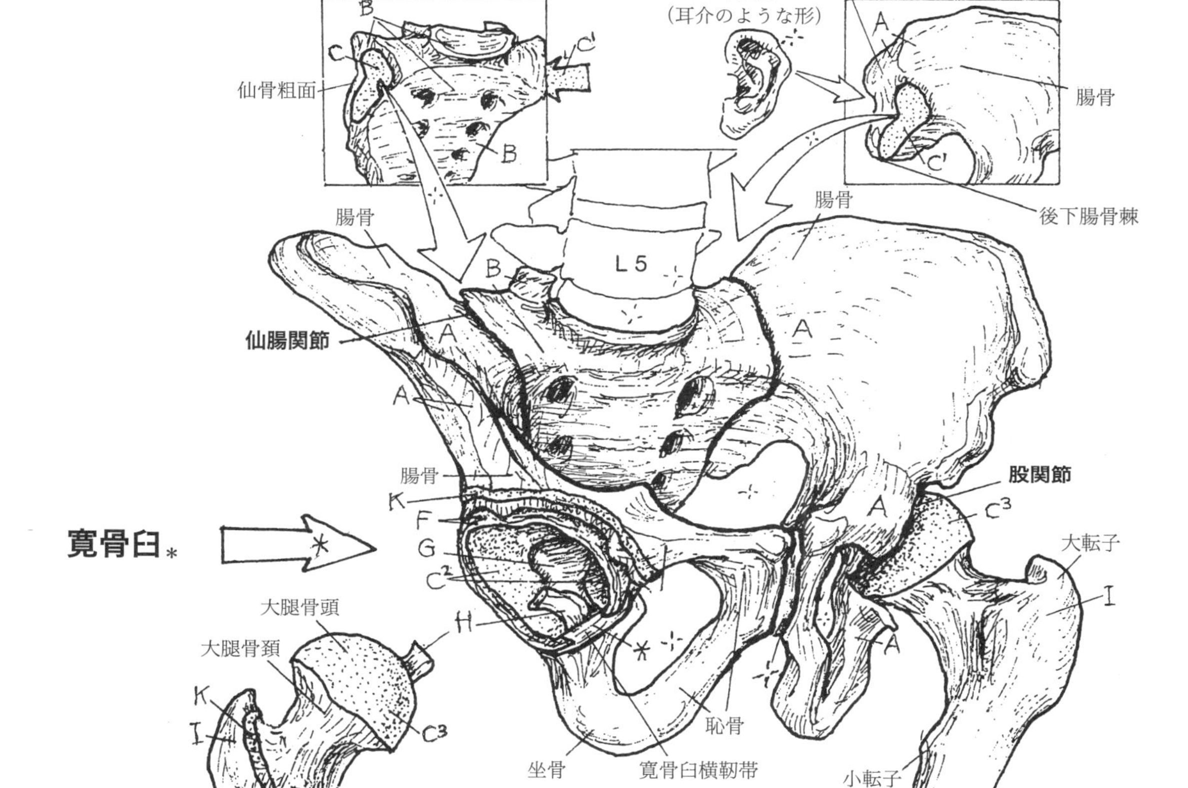

股関節

寛骨 A
　寛骨臼 ＊
　　関節唇 F
　　関節軟骨 C^2
　　滑膜 G
　　大腿骨頭靱帯 H
　　滑膜腔 D^1・
大腿骨 I
　関節軟骨 C^3
　関節包 K

股関節
（前外側面）

股関節の前頭断面
寛骨臼横靱帯

大腿骨は大腿の骨であり，下腿の骨は脛骨と腓骨である．このことは，かつて下腿を足（脚）とみなしていた時代には混乱していただろう．大転子と小転子は，殿部の筋が停止する場所である．幼児期には，これらが筋によって引っ張られることが，これらの形成に大きな影響を与える．骨幹は，長軸方向で前方に少し弯曲した円柱状の構造であるが，後面には長軸方向に稜線（粗線）があり，ここが多数の筋の起始あるいは停止部になっている．遠位部では，骨幹が広くなり厚く肥厚し，内側顆と外側顆を形成する．ここで脛骨の内側顆と外側顆と関節し，膝関節を形成する．**膝蓋骨**は，大腿骨と脛骨の内側顆と外側顆の間で大腿骨の軟骨と関節する．この骨は，大腿四頭筋腱の中にある種子骨である．

脛骨は，下腿で体重を支える骨である．下腿の骨の中でこの骨だけが大腿骨と膝関節をつくる．この骨の近位部には，少し窪んだ内側顆と外側顆があり，ここで大腿骨の内側顆と外側顆と関節する．これらは，脛骨のものよりも丸い．内側顆と外側顆より遠位部には脛骨粗面があり，触知できる．ここに膝蓋靭帯が付着する．脛骨の横断面は，三角形であり，前縁の頂点は鋭く尖っていて，簡単に触知できる．内側面には筋が付着しないが，外側面は筋で被われる．脛骨の遠位部は膨らみ，水平面が少し凹み，足根部の丸い距骨と関節する．短い水平面には，内果がある．ここは，容易に触知でき，ここでも脛骨は距骨と関節する（40 ページ）．片足立ちすると，距腿関節を支える筋が身体のバランスを取っていることがわかる．

腓骨は，体重を支える骨ではないが，骨幹の近位部の 2/3 に筋が付着する．腓骨頭は，脛骨の外側顆の下面と関節する（脛腓関節，滑膜性の平面関節）．腓骨は骨幹で骨間結合する（下腿骨間膜，靭帯結合）．腓骨の外側面には，外果があり，触知できる．ここで距骨と関節する．腓骨と脛骨は，遠位端で距骨と関節する（距腿関節）．

膝関節は，回転時，あるいは内転・外転時に障害を受けやすいが，屈曲ではあまり障害を受けない．バスケットコートで巧妙なフットワークを演じることが好きな選手が受ける典型的な損傷は，膝関節を回転できなくなる障害である．膝関節にある腱や筋は，股関節の安定性を保つためのものである．大腿四頭筋の内側広筋と外側広筋から膝蓋骨の両側に伸びる線維が，関節包の境界部をつくる．これらが内側および外側膝蓋支帯である．

大腿と下腿の骨

大腿
大腿骨 A
膝蓋骨 D
下腿
脛骨 B
腓骨 C

CN：4 種の骨の表面構造がわかるように薄い色を使って着色しなさい．(1) 前面と後面の図を終えた後，中央の図に進み，膝の安定性に関わる表在性の靭帯，腱，および筋肉の付着部を灰色に塗りなさい．

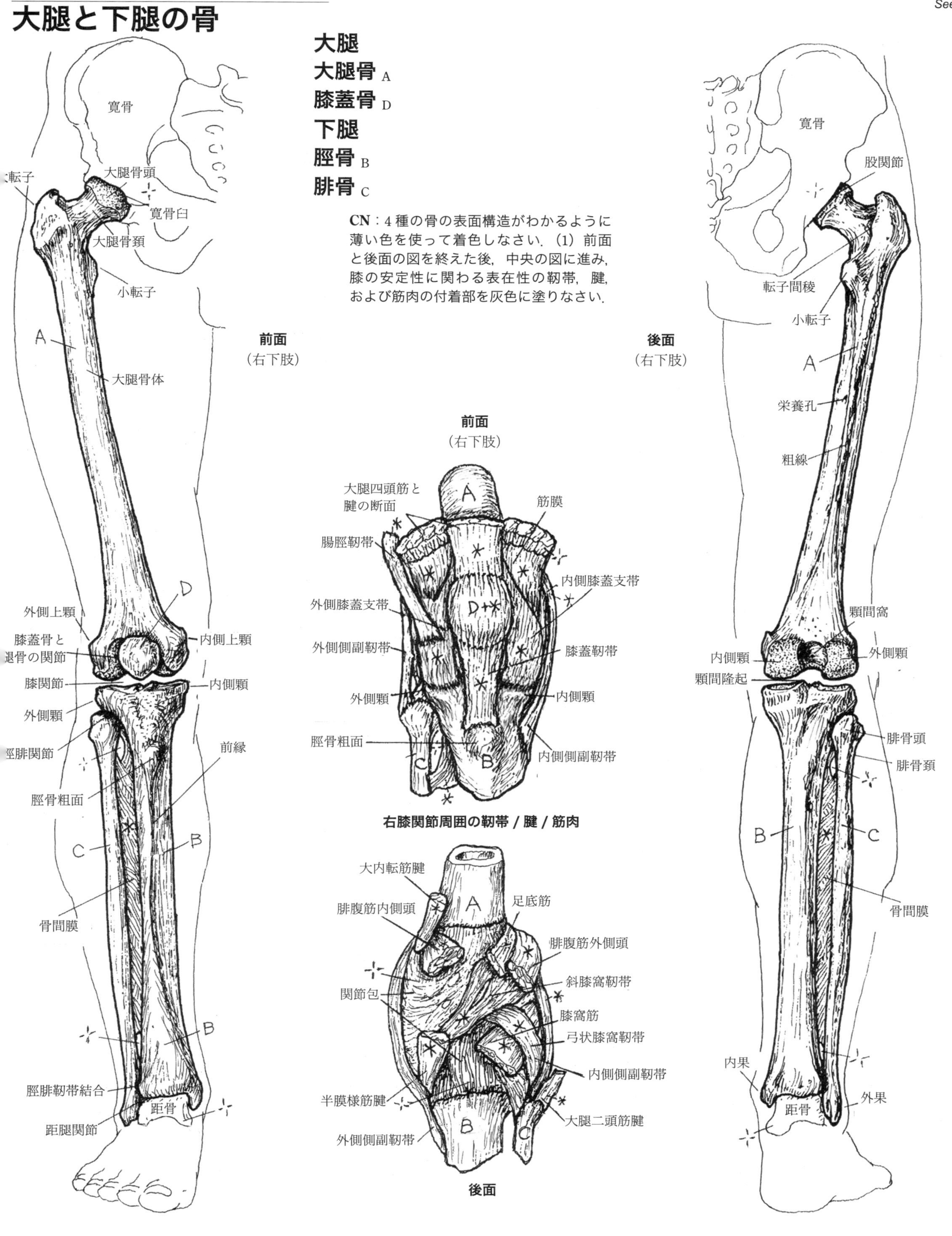

膝関節は，大腿骨と脛骨の内側顆と外側顆の間にできる顆状関節，および大腿骨と膝蓋骨の間の平面関節で構成される．腓骨と脛腓靭帯は，膝関節に関わらない．膝関節の運動は，基本的には屈曲と伸展であるが，わずかではあるが回旋運動も可能である．この運動に関しては，62 ページを参照しなさい．

膝関節の矢状断面では，大腿骨と脛骨の関節面を被う**関節軟骨**に注目しなさい．膝蓋骨は，大腿四頭筋腱の中につくられた種子骨である．この骨によって，膝を屈伸した際，大腿四頭筋腱が擦り切れないようにしている．膝関節の前面図で，膝蓋骨にある 2 つの面と大腿骨の上で関節に関わる膝蓋骨の関節面に注目しなさい．**滑膜嚢**の大きさは様々である．膝蓋上包は関節腔の延長部分である．

線維性の関節包は，膝関節全体を取り囲んでいない．関節包がない部分は靭帯で補強されたり，膝蓋骨に置き換えられたりする．滑膜（図示されていない）は，関節包の内面を被うが，関節半月・関節面あるいは後面の関節包にはない．

膝関節の矢状断面図と上方から見た図で，膝関節の側面に**関節半月**が認められる．関節半月とは，線維軟骨からなる三日月状の円板であり，靭帯によって脛骨の内側顆と外側顆に密着する．これによって，大腿骨の顆状構造の適合部位が深くなっている．関節半月の末端（角）は，顆間領域に付着する．前角と後角には，神経線維が密に分布し，内側半月の後角の断裂によって激しい痛みが生じる．内側半月は，外側半月よりも脛骨に密着している．このため，内側半月は，体重をかけて膝関節を過度に回旋したり，外転したりすると，柔軟性に欠け，断裂しやすい．

膝関節の安定性は，骨によるのではなく，ここをつなぐ靭帯と腱によって保たれている．膝関節を横切る筋をリストアップしようと思うなら，イラストの図を参考にするとよい．

膝関節の靭帯は，膝を可動し，そして関節半月の損傷を防ぐためには，とくに重要な構造である．**側副靭帯**は側面への動きを抑制する．**前十字靭帯**は，脛骨の前面に付着し，**後十字靭帯**は脛骨の後面に付着するのでこの名前がつけられている．これらが近位部で互いに交叉する．前十字靭帯は，後外側に向かい，大腿骨外側顆の後内側面に終わる．また，後十字靭帯は，前内側面に向かい，大腿骨内側顆の内側面に終わる．これらの靭帯は，脛骨と大腿骨の前後移動を防ぐ．実際，十字靭帯を損傷すると，過剰に脛骨が前後に動く．

膝関節

CN：大腿骨・脛骨・腓骨および膝蓋骨には，着色しない．(1)矢状断面でAを青色に，Bを黒色に塗りなさい．滑膜は描いていない．(2) 下方の前面図で膝蓋骨の後面の関節面Aを塗りなさい．(3) 十字靭帯EとE¹の機能と構造の関係を示した図を着色しなさい．

関節の構造

関節軟骨 A

関節腔 B•

関節包 C

滑液包 D

十字靭帯

- **前十字靭帯** E
- **後十字靭帯** E¹

半月

- **外側半月** F
- **内側半月** F¹

膝蓋靭帯 G

側副靭帯

- **内側側副靭帯** H
- **外側側副靭帯** H¹

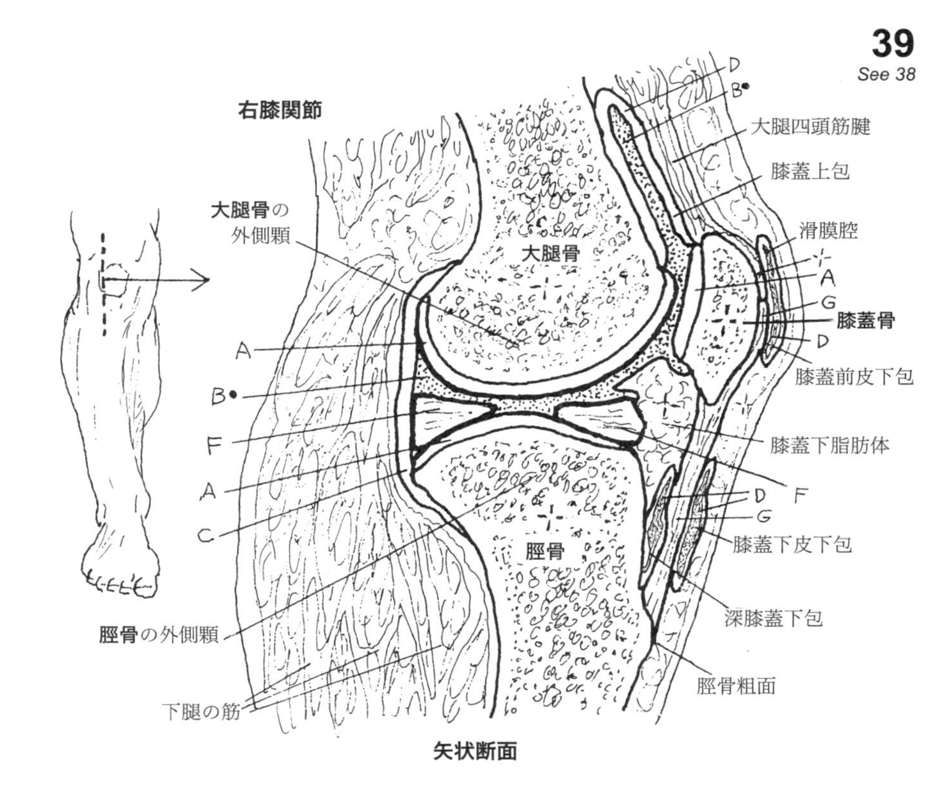

矢状断面

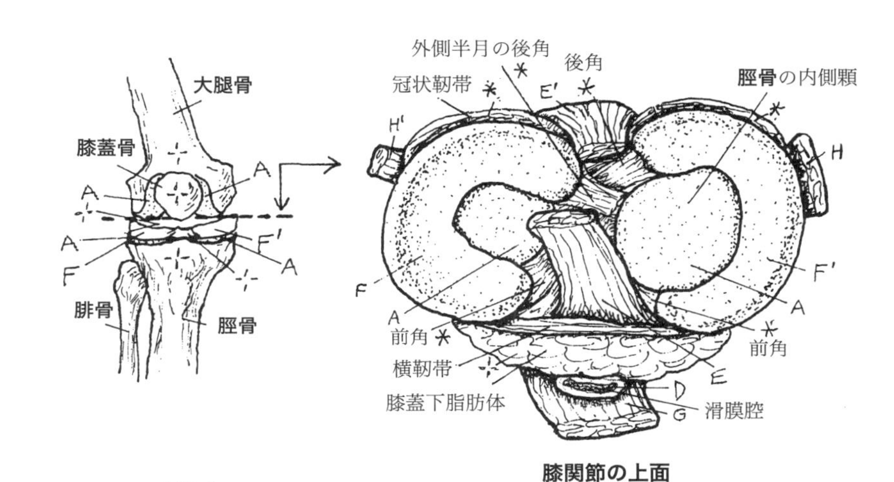

膝関節の上面

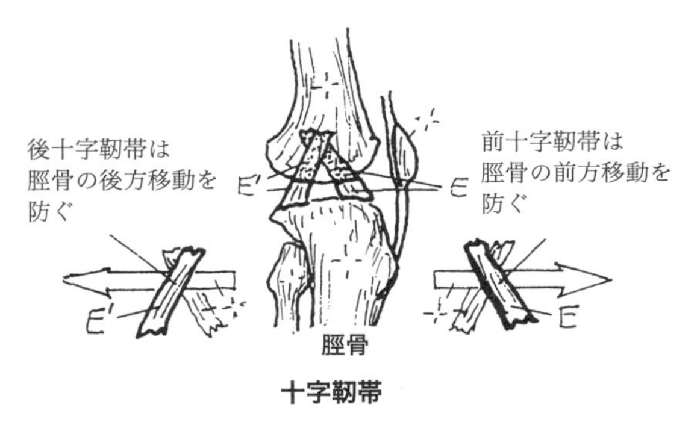

十字靭帯

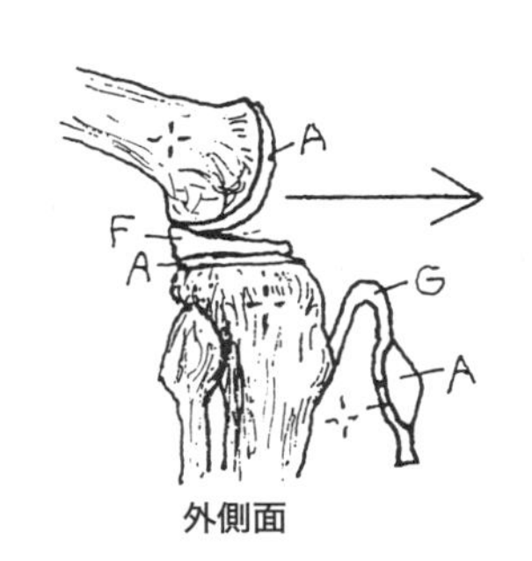

外側面

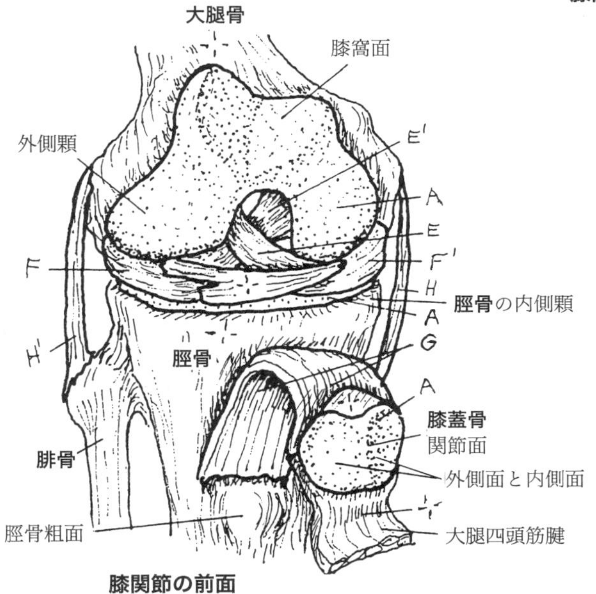

膝関節の前面

足は，可動性を備え，体重を支える構造である．機能的には，脛骨と腓骨によってこの構造が確立されるが，これには**脛骨**と**腓骨**の骨幹にある骨間膜，腓骨の遠位部を距骨の外果関節面（図示されていない）に固定する遠位部の脛腓関節が関わっている．脛骨と腓骨の遠位部は，逆U字形の関節面であり，ほぞ穴のような構造をした距骨頭と結合する（距腿関節）．これが，**足関節**（滑膜性の蝶番関節）であり，この構造によって屈曲（底屈：足指を下げる），伸展（背屈：足指を上げる）のみの運動が可能である．そうでない動きは，痛みや腫れ（捻挫），あるいはもっとひどい症状が起こるかもしれない．

臨床的には，足の構造は後足部（**踵骨**と**距骨**），中足部（**舟状骨・立方骨・楔状骨**），および　前足部（**中足骨・指骨**）からなると考えられる．走ったり，歩いたりするとき，これら３部分の関節の運動は，同じ水平面と矢状面で働いていない．

歩行面は平坦になっていない．機能的には，足は，傾斜した不均一な足底面でなければならないのである．距踵靭帯（距骨下靭帯），距踵舟靭帯と踵立方靭帯（横足底靭帯）は，このような歩行面を形成している．これらの関節は，足の内反と外反の動きに関わっている．距骨下関節の内反では，内反筋が足の内側面を上に向ける．外反では，外反筋が足の外側面を上に向ける（63･64ページ）．足のねじれた動きによって，実際の運動では，わずかな違いがより複雑になる．例えば，後足部（距骨）が内反すると，前足部（中足骨と指骨）は外反･回内･内転する．後足部が外反すると，前足部は内反・回外・外転する．このような動きを想像し，できれば，実際に試してみては．

足関節における３種類の運動の中で，足関節が横に動きがちな（内反と外反）ことに注目しなさい．踵の内側は，強力な靭帯（三角靭帯）で支持されるが，外側の靭帯は脆弱である．内反時の捻挫（外側靭帯の損傷）が外反時の捻挫よりも多く発生するのは，このことを反映している．

足の骨格には，数多くのアーチ構造（ドーム構造や支柱）があり，靭帯によって支えられ，体重移動時には筋の影響も受ける．両足を並べると，横足弓を構成するのは，足根骨・立方骨および楔状骨の底面である．縦足弓（内側縦足弓）の前方の支柱をつくるのは，３個の中足骨頭・３個の楔状骨および舟状骨であり，後方の支柱になるのは，踵骨である．距骨は，かなめ石の役割である．外側縦足弓は，外側楔状骨と立方骨が前方の支柱となり，踵骨が後方の支柱となる．これらの縦足弓は，歩行時の衝撃を吸収し，身体のバランスを保ち，歩行時にはバネの役割も果たす．

足根部と足の骨

距腿関節

脛骨 A　腓骨 B　踵骨 C

足の骨

7 個の足根骨 ⁘：踵骨 C　距骨 D

立方骨 E　舟状骨 F　楔状骨 (3 個) G

5 個の中足骨 H

14 個の指骨 I

CN：(1) ページ中央の上の図で距腿関節を構成する3つの骨を着色しなさい．このページでは，脛骨と腓骨は着色しないようにしなさい．(2) このページで示される足の骨すべてを着色しなさい．(3) ページの下に描かれている図の靱帯と足底弓を灰色に塗りなさい．

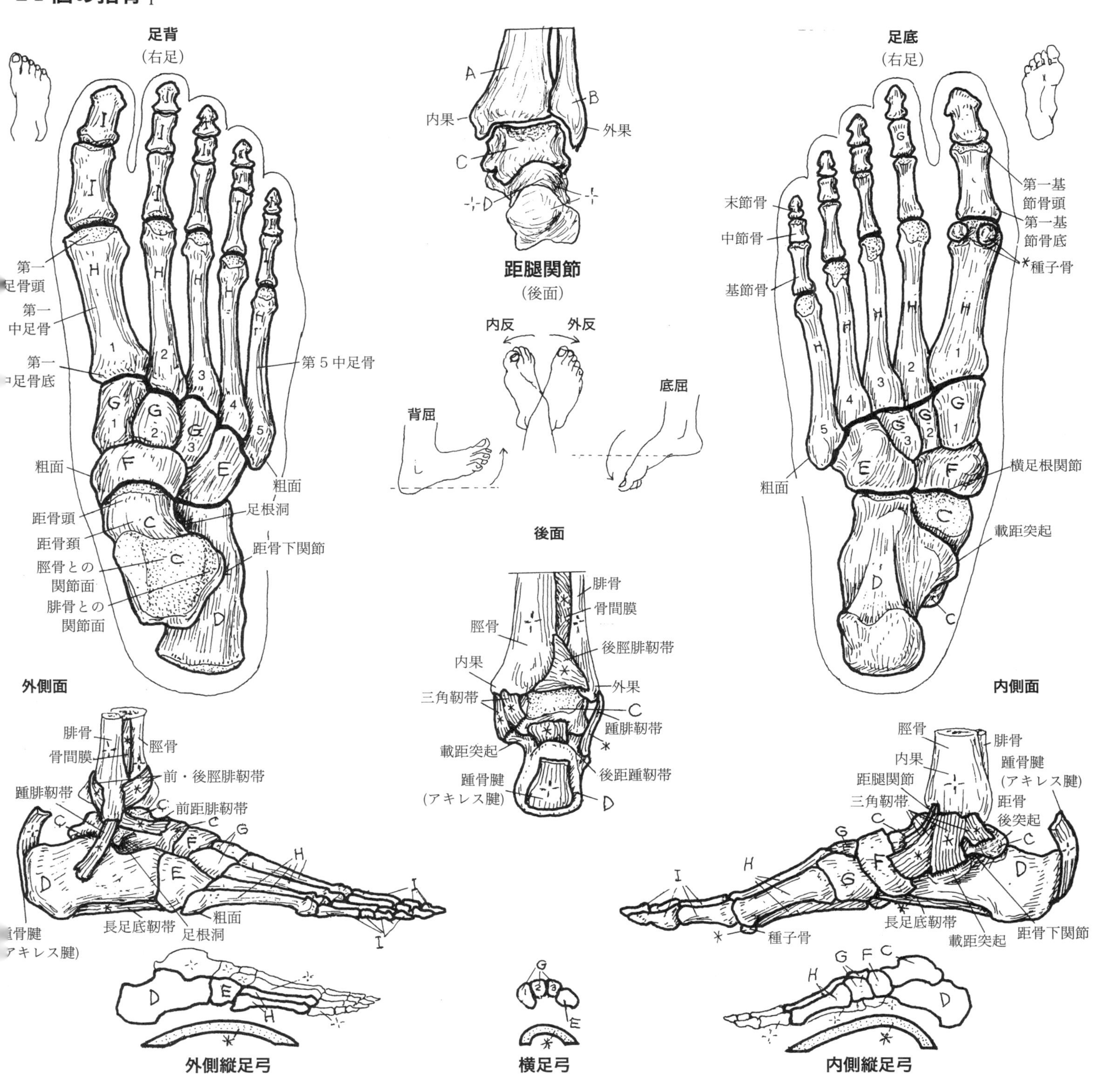

構造は，何らかの機能への適応を示している．この言葉の意味は，直立二足歩行をするヒトと**四足動物**（イヌなど）の**上肢**と**下肢**の骨格を比較するとよくわかる．上肢帯は，上肢の可動性の源となっている．一方，上肢帯より頑丈な下肢帯は，歩行と直立時の体重負荷に対する安定性を支えている．下肢の骨は，大きくて頑丈であり，重量の負荷に耐える．膝関節以外の関節は，構造的な安定性を保持し，膝関節のように可動時に安定性を保つ構造ではない．上肢では，骨はより軽く，関節の可動性は高く，広範囲の動きが可能である（肩関節と股関節・肘関節と膝関節・手根関節と足根関節を比べるとよい）．もちろんこれらの機能は，通常範囲を超えた運動能力を持つ人たちのことではない．前腕と下腿は，それぞれ２本の骨からなるが，その機能的な共通性はほとんどない．尺骨と橈骨は，手首の運動にとって重要である．しかし，脛骨と腓骨は，安定性と荷重の負荷に耐えることの方が重要である．足が，歩行と体重負荷への耐久性に適応し，手（特に親指）が可動性と器用な動きに適応していることは明らかである．

骨格と関節のまとめ

CN：明るい色で塗りなさい．(1) 下肢の骨から始めなさい．着色に使った色と同じ色で下線部に名称を書き入れなさい．上肢の骨にも同じ要領で着色し名称を書き入れなさい．(2) 下肢の体表面に現れた骨の部位を示す矢印を塗りなさい．(3) 鉛筆で下肢の関節の名称を書き入れなさい．(4) 四足動物の前肢と後肢を同じ色で着色しなさい．四足動物でもヒトと同じ名称である．(解答は付録 A に示す)

A ____
B ____
C ____
D ____
E ____
F ____
G ____
H ____

体表に現れる骨の位置

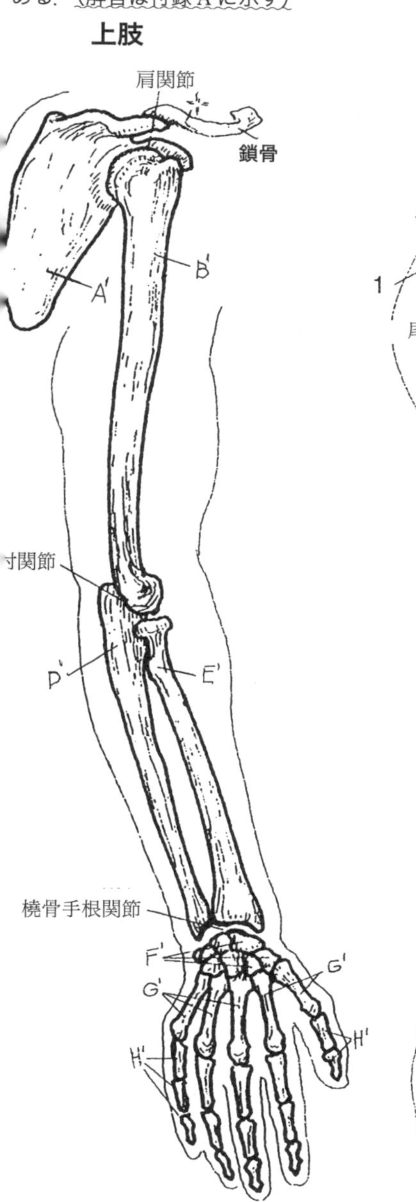

A1 ____
B1 ____
D1 ____
E1 ____
F1 ____
G1 ____
H1 ____

下肢

仙骨
尾骨

下肢の関節

1 ____
2 ____
3 ____
4 ____
5 ____
6 ____
7 ____
8 ____
9 ____
10 ____
11 ____
12 ____

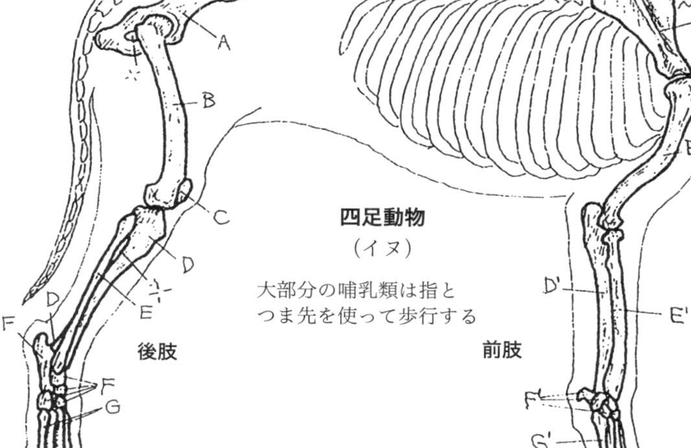

骨格筋

典型的な**骨格筋**（上腕二頭筋）とは，筋束（**筋腹**）と両端の線維性の**腱**を特徴とする構造によってはっきりとした存在感がある．筋は**筋細胞**で構成され，３層でできた結合組織性の**被膜**で保護される．筋と被膜は，他の筋や神経・血管といっしょに深筋膜で包まれる．

骨格筋は，**筋線維束**が配列したものである．筋の外周を被う膜は，線維性の**筋上膜**である．１つ１つの筋線維束は，薄い線維性組織の筋周膜であり，ここには神経線維・小動脈と小静脈（神経血管束）が含まれる．これらの神経血管から分岐した枝がそれぞれの筋細胞に分布する．各筋線維は，薄い線維性の膜（**筋内膜**）で被われる．この膜は，筋線維にとって重要な神経や血管を保護している．これら３種類の膜構造によって，筋収縮時に伴って腱が均一的に分散することが可能になるとともに，筋の弾性が維持され，筋が弛緩時の長さに戻ることができるのである．筋線維の端では，３層の被膜の合併によって腱が構成される．腱は，骨膜や他の腱など，筋が付着する部位に確実に結合できるための構造である．

筋のてこ運動

骨格筋の働きは，てこのような単純な動きによる．この働きは，筋の収縮力が関節に作用することによって生み出される．機械的には，**関節（支点）**に働く力が抵抗力に勝ることが必要であり，この力は，(1) **抵抗力（重量）**，(2) 解剖学的な支点から筋が作用する力点までの距離，そして (3) 解剖学的な支点（関節）の位置，が関係する．筋が作用する関節の部位と作用点との関係によって，てこの種類が変わってくる．

１番目のてこは，関節が筋と作用点の間に存在するてこである．

２番目のてこでは，作用点が関節と筋の間にある．ここでは，一輪車（車輪が支点となる）を持ち上げるように，中足指節間関節を支点として 75 kg の体重がかかった中足骨頭を引き上げる．

３番目のてこは，筋が関節と作用点の間にある場合であり，ここでは，機械的な利点はほとんどない．

はじめに

CN：このページでリストアップした構造は，肉眼的なサイズから顕微鏡的なサイズを順に並べてある．でも，着色する際には，小さな構造から始めなさい．(1) 筋線維 C を少し暗い色で着色しなさい．(2) 筋線維を被う筋内膜 C^1 を筋線維 C より明るい色で塗りなさい．(3) 筋線維束の断面で，筋内膜を塗りなさい．このとき，筋周膜と中隔を塗らないようにしなさい．その後，筋線維束の断面にある筋線維を塗りなさい．(4) 筋周膜とその中隔 B^1 を明るい色で塗りなさい．(5)筋束を被う筋上膜 A^1 を明るい色で塗りなさい．(6)ページの上の図で筋束Aと腱Dに着色しなさい．(7)ページの下に描かれた筋の運動システムを示した図を着色しなさい．

骨格筋

筋束 A
　被膜
　　筋上膜 A^1
筋線維束 B
　被膜
　　筋周膜 B^1
筋線維（筋細胞） C
　被膜
　　筋内膜 C^1
腱 D

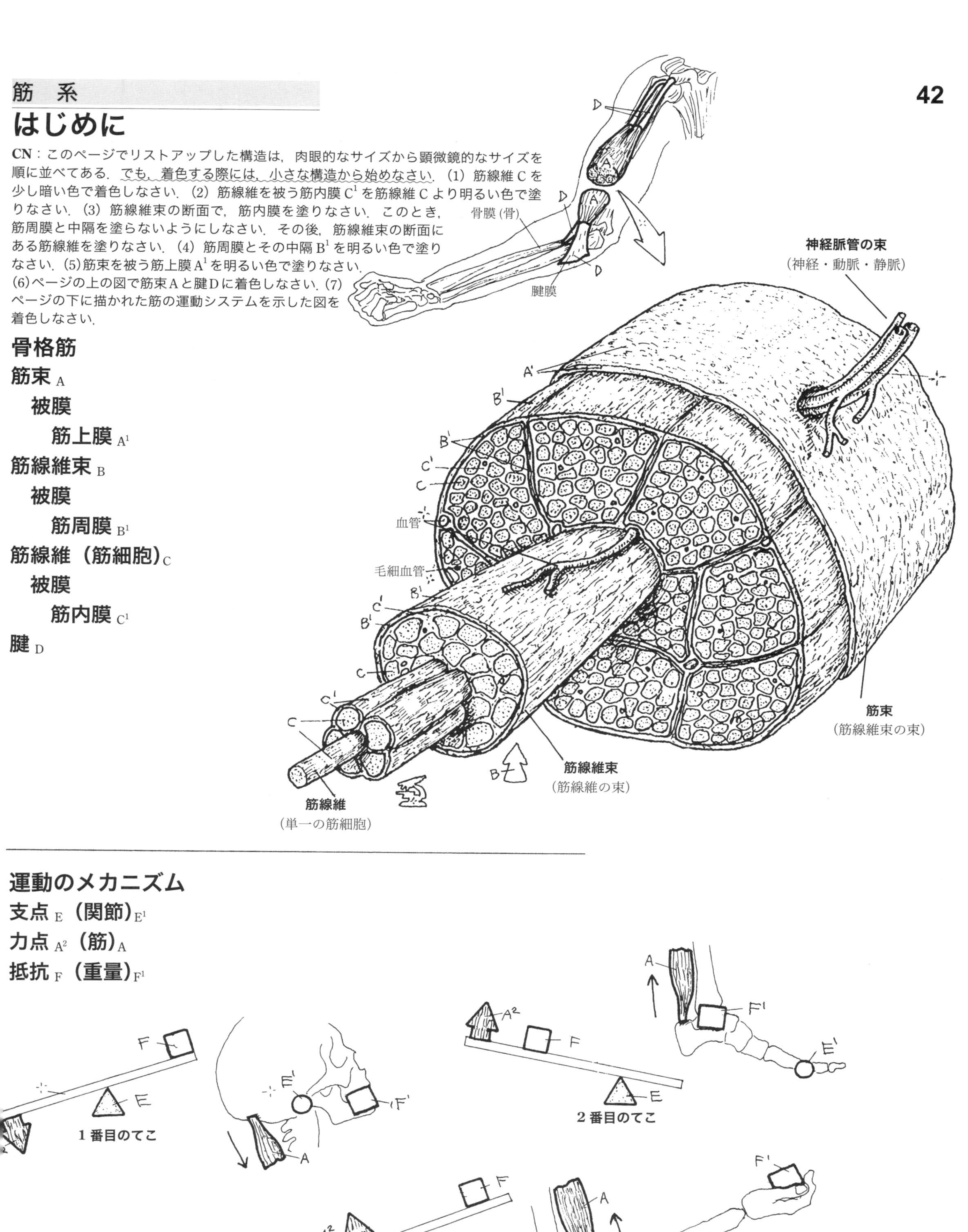

運動のメカニズム

支点 E **（関節）** E^1
力点 A^2 **（筋）** A
抵抗 F **（重量）** F^1

骨格筋の作用のまとめ

ここで，単純な肘関節の屈曲を例にして骨格筋の作用を解析しよう．この場合，上腕骨は動かない．可動するのは橈骨である．可動しない骨に付着する筋（上腕二頭筋・上腕三頭筋）の付着部が起始である．可動する骨に付着する筋の付着部が停止である．ここで，肘関節の屈曲に関し，上腕二頭筋は**主動筋**であり，上腕三頭筋は**拮抗筋**である．両者が拮抗している状態(中央の図)から，上腕二頭筋が収縮すると手は肩に近づく．同時に，上腕三頭筋は，この運動に適応した状態にまで抵抗力（収縮力）を減弱し，引き伸ばされる．両者が休止している場合，上肢は「基本の位置」にある．この状態では，関連する筋は多少緊張するが，両者の筋は弛緩している．反対に，肘関節が伸展した場合，主動筋（上腕三頭筋）が収縮し，拮抗筋（上腕二頭筋）が**伸展**する．

要約すると，主要な筋とは，主動筋と呼ばれ，その関節にとって最も必要な運動に関わる筋である．同じ関節の運動にとって，主動筋の次に働く筋を**協力筋**と呼ぶ．協力筋は，目的の運動を補助したり，抑制したりして，運動を減弱する筋として働くこともある．主動筋の反対の作用をする筋が拮抗筋である．**固定筋**とは，関節の運動のために関連領域を安定化させる筋であり，可動する関節よりも近位側にある．例えば，僧帽筋の下部はこの働きを行う．主動筋・協力筋・拮抗筋・固定筋は，上肢を目的とする位置に動かすため，共同して働く（筋作用の集約化）．

肘関節の屈曲，前腕の回内と回外

ここで，右利きのヒトが，右手でドライバーを握り，時計方向に回してネジをドア枠に固定する時，右の肘関節と上下の腕尺関節の運動に関わる４種類の筋に注目しよう．最初の場面(左下の図)では，前腕は回外位を繰り返し（回内位になると，再びもとの回外位にもどる），ネジを木の中に埋め込む．ここでは，上腕二頭筋が主動筋であり，回外筋が回外運動の協力筋である．これは，回外時に橈骨の回転によって，上腕二頭筋の停止部に張力がかかり，この負荷が回外位で増加するためである．上腕二頭筋は，回外筋よりも強力な筋である．この現象を自分自身で確認しなさい．つまり，前腕を回外し，その際の上腕二頭筋の収縮を確認しなさい．

次の場面（右下の図）では，前腕の回内を繰り返し，打ち込まれたネジを抜いている．前腕の回内運動のためには，２つの回内筋の働きでは十分ではない．前腕の回外が円回内筋と方形回内筋の抵抗を受けているとき，上腕二頭筋の収縮は不十分である．自分でやってみると，回内運動が不十分では，ネジを抜くことができなかったのでは．電動ドライバーでも持ってきてネジを抜くことになるかも・・．

See 42

筋収縮のまとめ

CN：(1) 矢印AとC，大きなOとI，そして，肘関節の屈筋と伸筋を塗りなさい．矢印の方向をよく考えなさい．左から右に着色していきなさい．肘関節が屈曲も伸展もしていない弛緩状態でも，筋には適当な張力がかかっている．(2) 下の図で回外と回内運動に関わる筋 A¹～E を着色しなさい．

筋の動き

収縮 A
弛緩 B
伸展 C

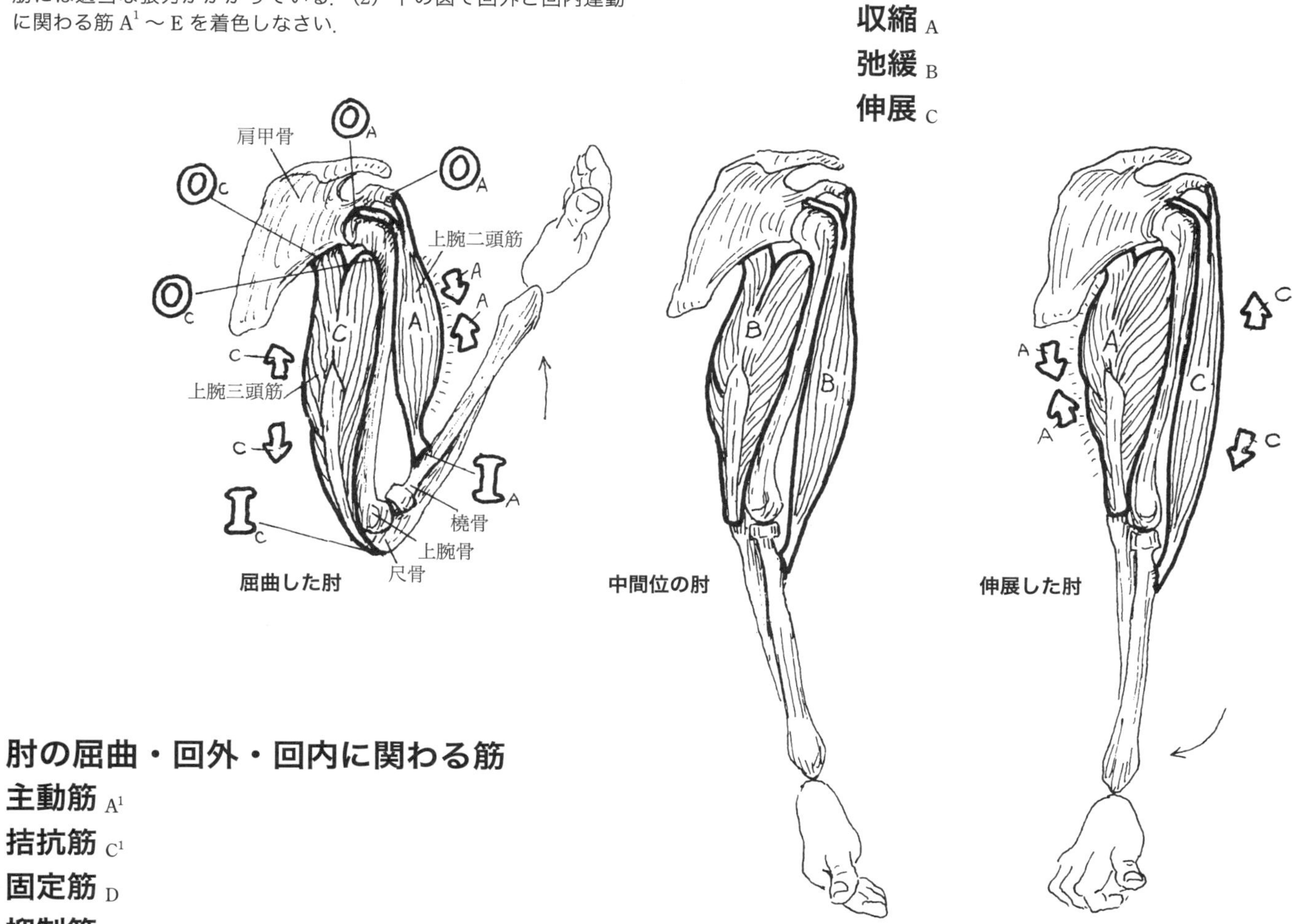

肘の屈曲・回外・回内に関わる筋

主動筋 A¹
拮抗筋 C¹
固定筋 D
抑制筋 E

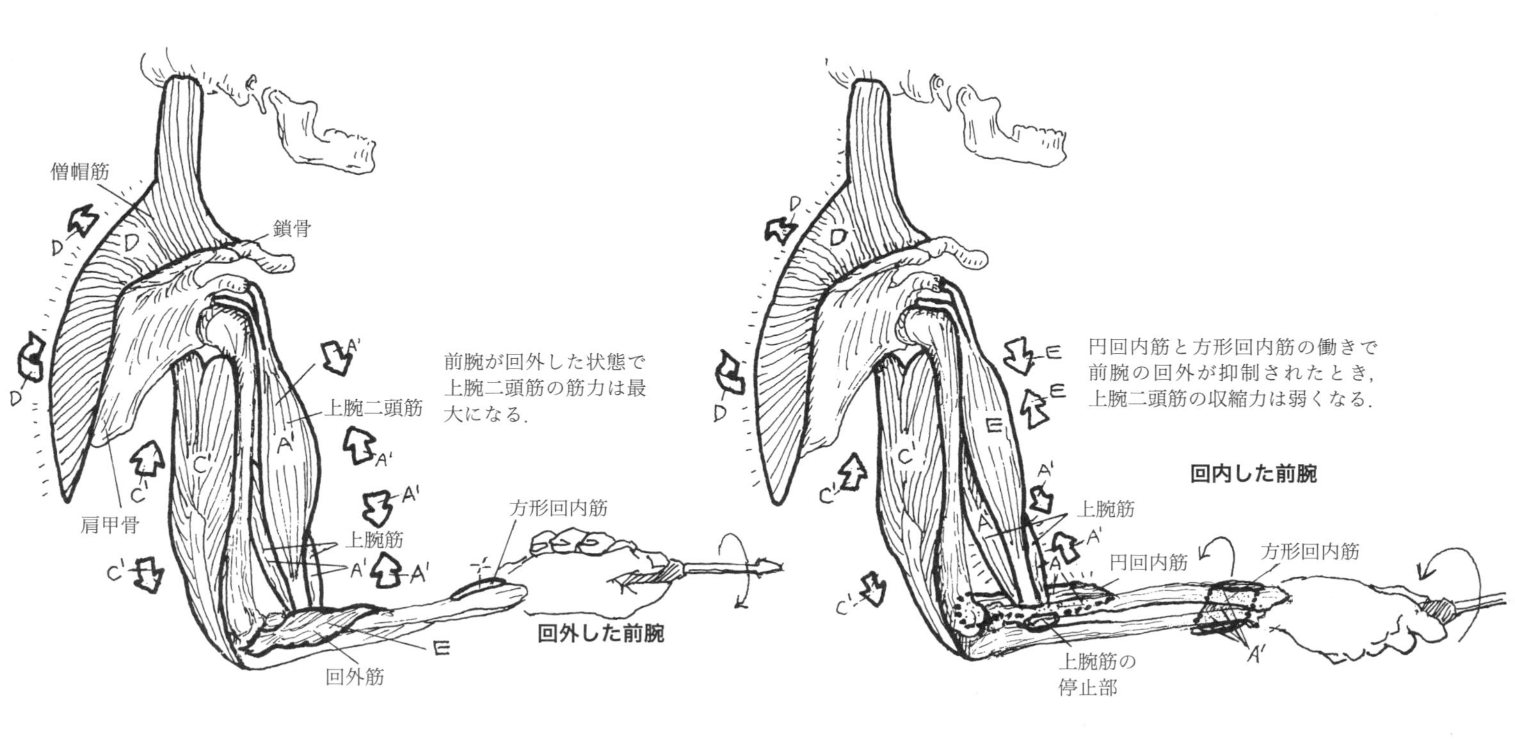

表情筋は，薄くて扁平な筋束である．その筋束は，顔面の骨や軟骨から起こり，眼窩や口部の括約筋を被っている真皮や結合組織に停止する．通常，表情筋は次のグループに分類される．(1) 頭蓋部の筋（前頭後頭筋：頭皮を可動する），(2) 眼窩部の筋（眼輪筋・**皺眉筋**），(3) 鼻部の筋（鼻筋・**鼻根筋**），(4) 口部の筋（口輪筋・**大頬骨筋**・**小頬骨筋**・口角**挙筋**・上唇**挙筋**・口角**下制筋**・下唇**下制筋**・**笑筋**・頬筋・**広頸筋**の一部），そして (5) 耳介の筋（**耳介筋**）である．一般的にこれら表情筋は，停止部の皮膚を可動する．表情筋に着色する際，鏡を見ながら着色した筋を動かしてみなさい．

眼輪筋や**口輪筋**は括約筋である．それぞれ，瞼を閉じたり，唇を固く結んだりする．頬の筋である**頬筋**を収縮すると，口腔内の容積を急激に変化できるので，トランペットを演奏したり，口から水を噴出したりできる．**鼻筋**は，収縮と拡張機能持つ筋で構成され，鼻孔の開口部の大きさを変化させる（鼻孔を広げるときのように）．

表情筋は顔面神経（第 7 脳神経）の支配を受ける（83 ページ）．

See 45

表情筋

CN：O と Q には，自分の持っている色の中で最も明るい色を使いなさい．微笑みの表情を表している右側には，暖色系の色を塗りなさい．悲しみを表している左側には，寒色系を使いなさい．(1) 微笑を表している右側 (A～H) から作業を始めなさい．(2) 悲しみの表情を表している筋を塗りなさい．(3) ページの下に示した横顔の図で筋に色を塗りなさい．皺眉筋 J の存在を明らかにするため，前頭筋 I の一部が切除されている．

微笑みのための筋
眼輪筋 A
鼻筋 B
上唇鼻翼挙筋 C
上唇挙筋 D
口角挙筋 E
大頬骨筋 F
小頬骨筋 G
笑筋 H

悲しみのための筋
前頭筋 I
皺眉筋 J
口輪筋 K
口角下制筋 L
下唇下制筋 M
オトガイ筋 N
広頚筋 O

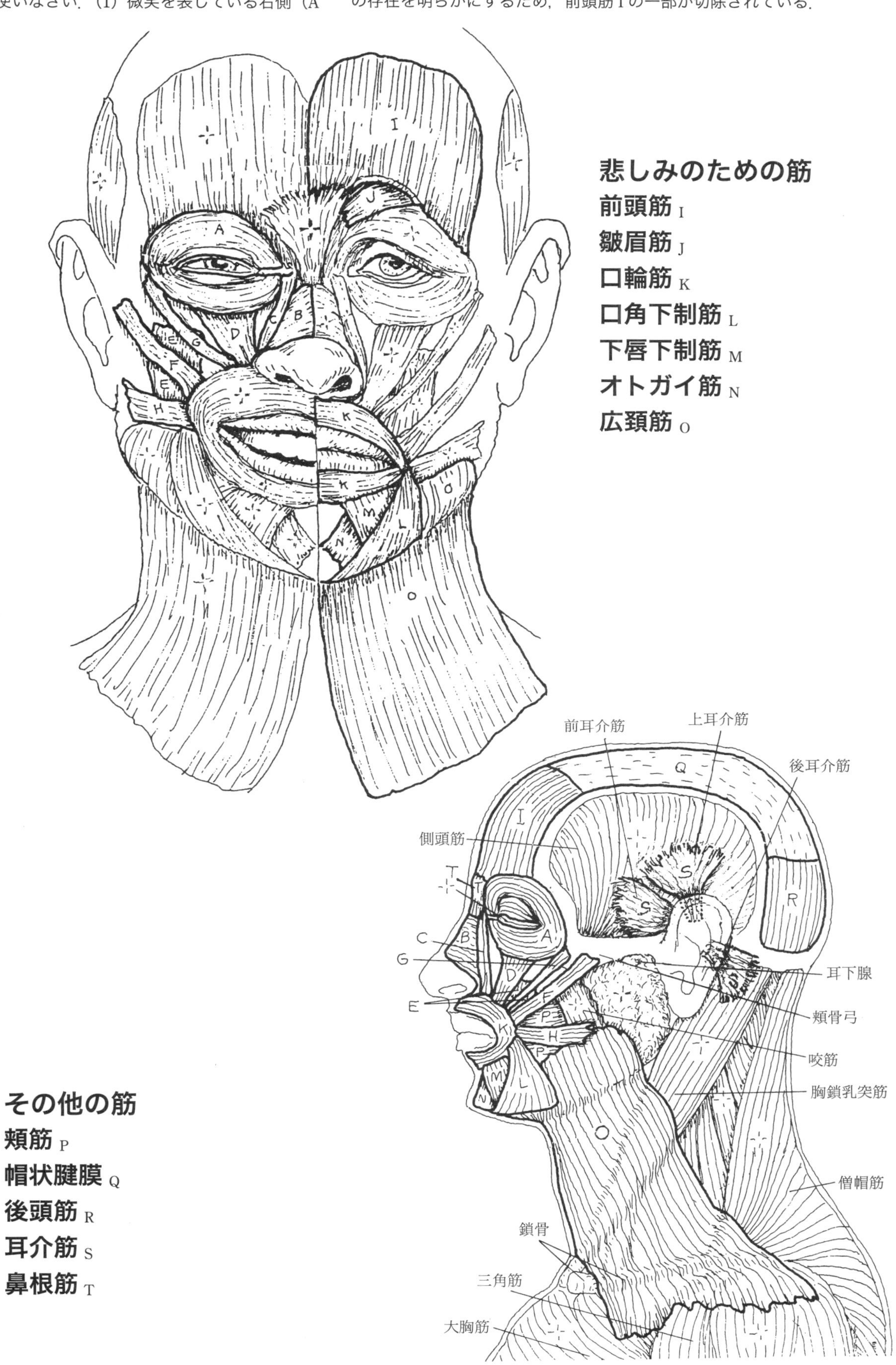

その他の筋
頬筋 P
帽状腱膜 Q
後頭筋 R
耳介筋 S
鼻根筋 T

咀嚼とは，噛む動作のことをいう．**咀嚼筋**は，顎関節に作用し，下顎骨の挙上・下制および前後左右への移動に関与する．これらの筋の働きによって，1つの骨（下顎骨）の両側にある関節が左右対称性の運動ができる．噛む運動では，片側で顎関節の挙上に関わる筋（側頭筋･咬筋）が働き，反対側で外側翼突筋が収縮する．

咀嚼筋の起始と停止を学習する際，全体像が描かれた図とだけでなく，下図の下顎骨の動きを示した図も活用しなさい．

「挙上」と「後方移動」を示した図で，側頭筋の停止部が**下顎骨**の筋突起と下顎枝前部にあることに注意しなさい．

咬筋の起始は，左上の図の表層部を描いた図（咀嚼に関わる筋）でよくわかる．咬筋は，頬骨弓の下縁前面から起こる（「咬筋の起始部」と示されている部分）が，頬骨弓の深部（内側面）からも起こる．停止部は，下顎枝の上部半分と筋突起の外側面全体である．

側頭筋と咬筋はストレスを受けると，無意識的に収縮することがある（歯ぎしり）．その結果，一時的に両側の側頭部や耳介の前部で激しい頭痛が起こる．これらの筋が収縮すると，簡単に触知できる．咬筋は，下顎枝の外側面で確認できる．ここに指を置き，咬筋を収縮するとよい（歯を食いしばる）．これに対し，側頭筋は筋突起の内側面に停止する．このため，側頭筋は側頭部で最もよくわかる．側頭筋には厚い筋膜があり，筋収縮による膨らみが抑制される．この現象は咬筋と同じである．

内側翼突筋と**外側翼突筋**は，側頭下窩にあるので触知できない．

咀嚼筋は，第五脳神経（三叉神経）の枝の支配を受ける．

咀嚼筋

CN：下顎骨Eには骨の色と同じようなクリーム色で着色しなさい．(1) ページ上の左側の図から始めなさい．次に咀嚼筋を明らかにするため，骨を切断した2枚の図を着色しなさい．小さな頭蓋骨の図では，下顎骨の内側に停止する側頭筋を示すため，2色A+Eで着色しなさい．3色A+E+Bの部分は，浅層にある咬筋の停止部が，深層の側頭筋を被っているように着色しなさい．(2) 運動方向を示す矢印と下顎骨を可動する筋を塗りなさい．

筋
- **側頭筋** A
- **咬筋** B
- **内側翼突筋** C
- **外側翼突筋** D

骨
- **下顎骨** E

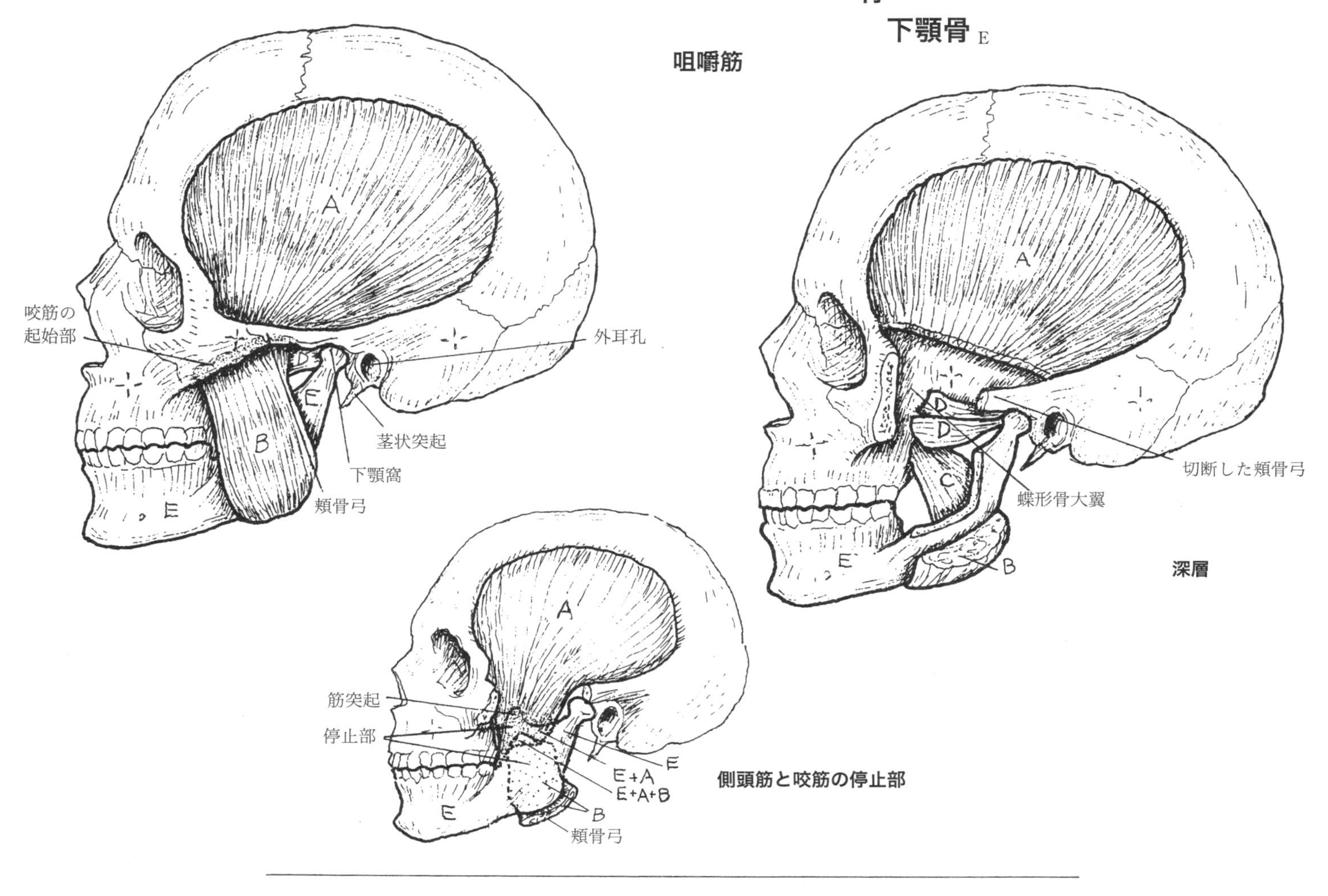

下顎骨に対する筋の作用

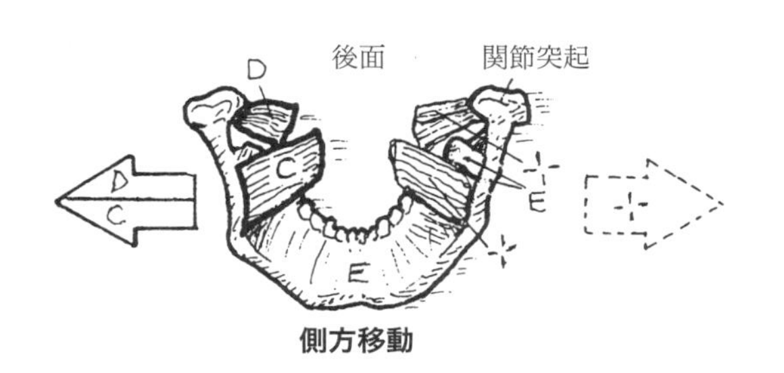

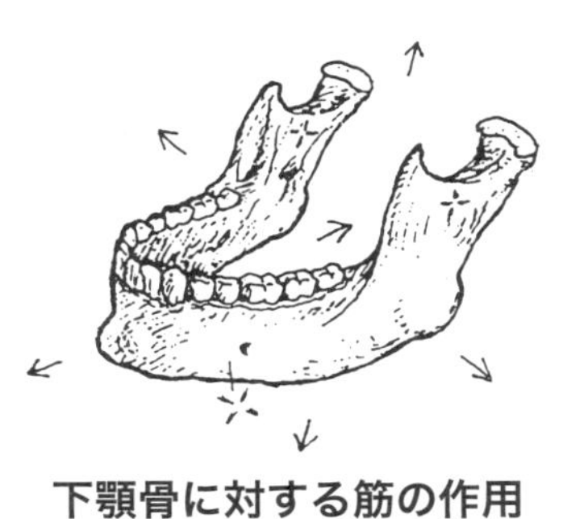

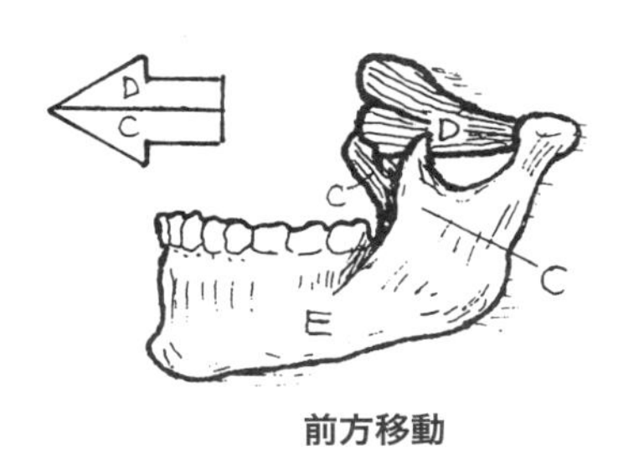

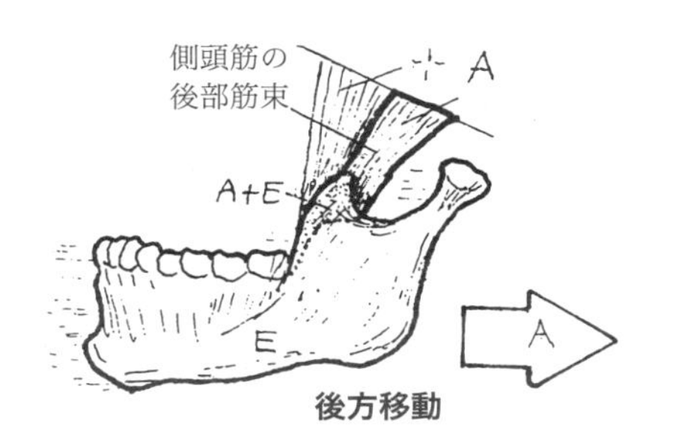

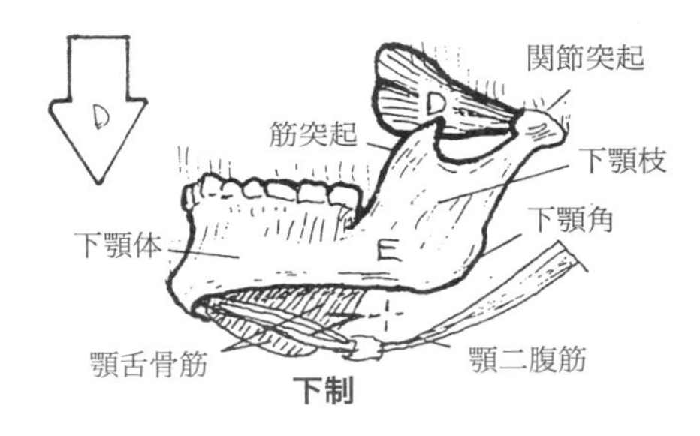

頚部とは，頚椎を囲む管状構造であり，その中に筋・内臓・血管および神経が入り混じっている．頚部の筋は，浅層と深層に分けられる．ここでは，浅層の筋に着目しよう．僧帽筋は，頚部の前面と外側面にはないので着色しない．とはいえ，この筋は，頚部の後面と後外側面の最も浅層にある筋である（52 ページ）．頚部深層の筋は，47 ページを参照．広頚筋は，頚部前面で最も浅層にある筋である（44 ページ）．胸鎖乳突筋によって，前面と側面の筋群が三角形領域に分割される．

頚部の前面は，正中線で左右に二分され，それぞれ**前頚三角**をつくる．前頚三角の境界部を形成する筋群を図示した．**舌骨**は，**茎突舌骨**靭帯によって頭蓋骨の茎状突起とつながっているが，この骨によって前頚三角が舌骨上部と舌骨下部に分けられる．

舌骨上筋群は，舌（舌骨舌筋），下顎骨（**顎舌骨筋・オトガイ舌骨筋，顎二腹筋**の前腹）および頭蓋骨（茎突舌骨筋・顎二腹筋の後腹）などから起こり，舌骨に停止する．これらの筋群は，舌骨を挙上し，口腔底と舌の運動に関与するが，特に嚥下時には重要である．舌骨の位置を固定すると，舌骨上筋群の中で顎二腹筋が下顎骨を下げる．

舌骨下筋群は，胸骨・甲状軟骨および肩甲骨から起こり，舌骨に停止する．これらの筋群は，嚥下時に少しは舌骨の挙上に関わるが，**甲状舌骨筋**は高音発声時に喉頭を挙上し，**胸骨舌骨筋**は，低音発声時に喉頭を下制する．

後頚三角は，胸鎖乳突筋と僧帽筋の間にあり，皮膚直下の深頚筋膜で被われた筋群で構成される部位である．後頚三角の境界領域を図示したが，ここでは，筋は頭蓋骨や頚椎から起こる．そして，停止部は，上位 2 本の肋骨（**斜角筋**），肩甲骨の上縁（**肩甲舌骨筋・肩甲挙筋**）および頚椎や腰椎の棘突起（**頭板状筋・頭半棘筋**）である．これらの筋の作用は，それぞれの付着部位から理解できる．

胸鎖乳突筋は，片側だけで働くと，収縮した筋側で頭を外側に傾け，同時に頭を回転し，後頭部を後に下げ，顎を持ち上げ，前頭部を反対側に回す．両側が同時に働くと，頭部を前方に移動し，上位頚椎を伸展し，オトガイを挙上する．

前頚部と側頚部の筋

CN：舌骨 E 以外，このページの図には最も明るい色を使いなさい．(1) 前頚三角 A，後頚三角 C，そして胸鎖乳突筋 B を示したイラストから作業を始めなさい．前頚三角と後頚三角に含まれる筋を塗りなさい．(2) その後で上方の図と下方の図の作業を同時進行しなさい．様々な視点で描かれたそれぞれの筋を着色しなさい．筋の名称と付着部との関連性にも注意しなさい．

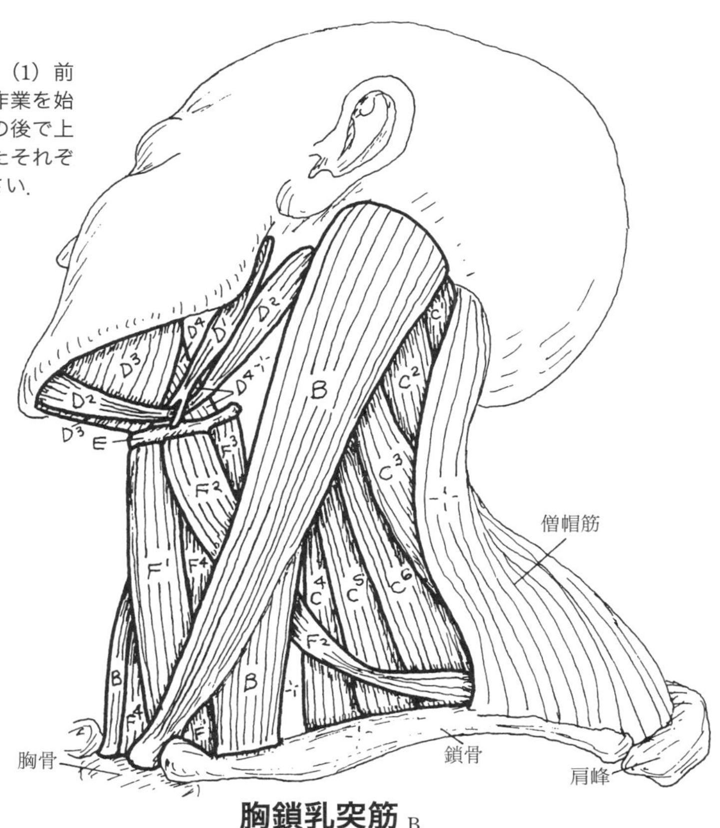

胸鎖乳突筋 B

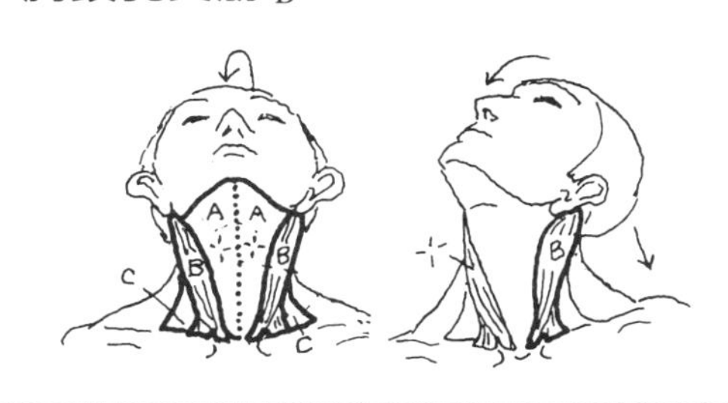

前頚三角
- **舌骨上筋群**
  - **茎突舌骨筋** D1
  - **顎二腹筋** D2
  - **顎舌骨筋** D3
  - **舌骨舌筋** D4
  - **オトガイ舌骨筋** D5

舌骨 E
- **舌骨下筋群**
  - **胸骨舌骨筋** F1
  - **肩甲舌骨筋** F2
  - **甲状舌骨筋** F3
  - **胸骨甲状筋** F4

前頚三角 A

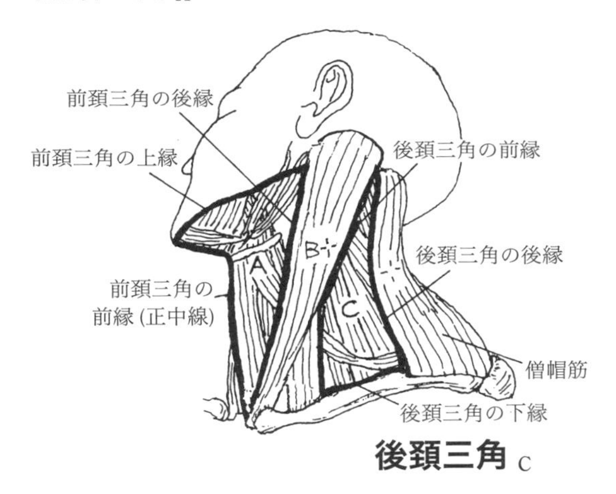

後頚三角 C

後頚三角
- **頭半棘筋** C1
- **頭板状筋** C2
- **肩甲挙筋** C3
- **前斜角筋** C4
- **中斜角筋** C5
- **後斜角筋** C6

頚部の筋の付着部

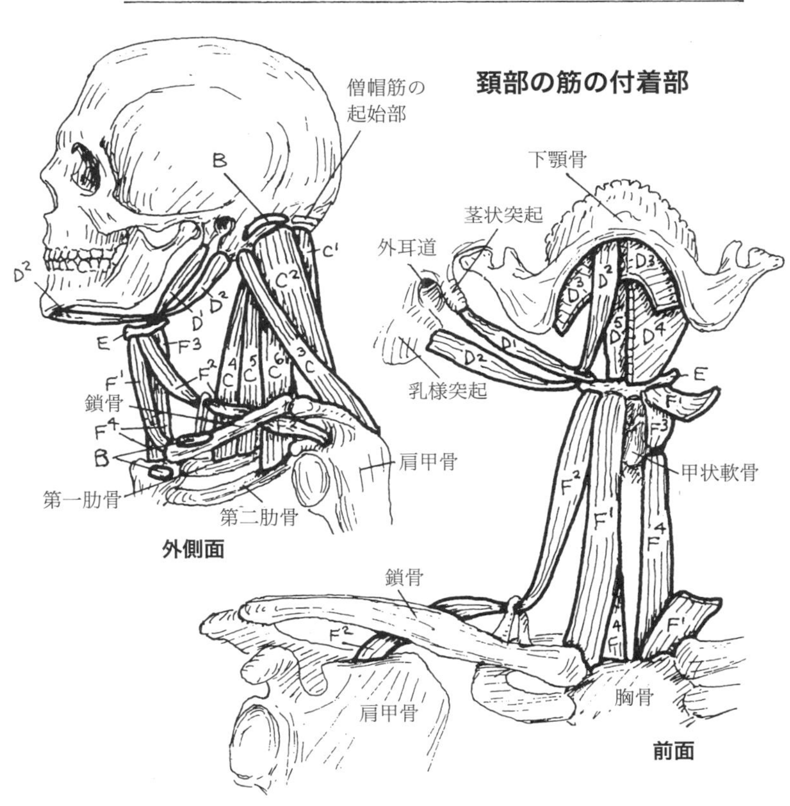

外側面

前面

背部と後頚部の深層の筋群は，脊柱を構成する 24 対の関節面と 22 個の椎間円板を伸展・回転あるいは側屈する．長い筋束を持つ筋群は，1 回の収縮で数個の分節的運動単位の運動に関わる (25 ページ)．一方，短い筋群（**最深層の筋**）は，1 〜 2 個程度の運動単位を可動する．

板状筋は，反対側の胸鎖乳突筋（46 ページ）と連動し，頭頚部の伸展と回転に関わる．頭板状筋は，上位頚椎に付着する深背筋を被う．

脊柱起立筋は，伸筋として脊柱の分節的運動単位に働く筋である．背部を垂直方向に脊柱軸に沿って走る．腰部では，厚い四辺形となり，そこから肋骨に停止する小さくて薄い筋束（**腸肋筋**），上位の椎骨や頭蓋骨に停止する筋束（**最長筋・棘筋**）が分離する．これらの筋群の起始は，下位胸椎と腰椎の棘突起・仙骨・腸骨およびその間に介在する靭帯である．

横突棘筋は，脊柱の伸展と胸部と頚部の回転に関わる筋群である．この筋の筋束は，下位椎骨の横突起から始まり，3 個以上の上にある椎骨の棘突起に終わる．**半棘筋**は，このグループを構成する筋の中で最も筋であり，胸椎中部から起こり，後頭部に停止する．また，**多裂筋**は，深層の筋として，仙骨から第 2 頚椎までにある．この筋束は，1 〜 3 個の分節的運動単位をまたいでいる．**回旋筋**は，胸部領域で最もよく発達している（腰椎の回転には，関与しない）．

最も深層にある 3 種類の筋は，1 個程度の分節的運動単位の間に含まれる．これらの筋群は，頚椎から腰椎の範囲内で微細な運動を制御するのに役立っている．筋電図による検査では，これらの小さな筋群が長時間運動を続けたり，直立位や座位を保ったりする時に収縮を持続し，頚部と腰部で発達している．後頭下（半棘筋や脊柱起立筋の深層）には，小さな筋群があり，頭蓋骨と環椎・軸椎の間にある関節の回転と伸展を行う．

深背筋は，1 個程度の分節的運動単位の間に含まれる筋であり，上で説明した筋群も含まれる．これらは，脊柱の安定化に関わり，そこで受容された情報を脊髄や脳に伝える．

深背筋（固有背筋）

CN：脊柱起立筋 B ～ B^3 と横突棘筋 C ～ C^3 には，最も明るい色を使いなさい．板状筋Aと半棘筋Cは，複数の筋（頚板状筋・頭板状筋など）で構成され，それぞれを区別して示されていることに注意しなさい．(1) 1つのグループの筋ずつ，同時に作業しなさい．筋の作用については，筋の走行（垂直あるいは斜走）と関係している．(2) ページ上の枠内で示された後頭下の筋群 F とこれらの表層にある筋群の起始部を着色しなさい．

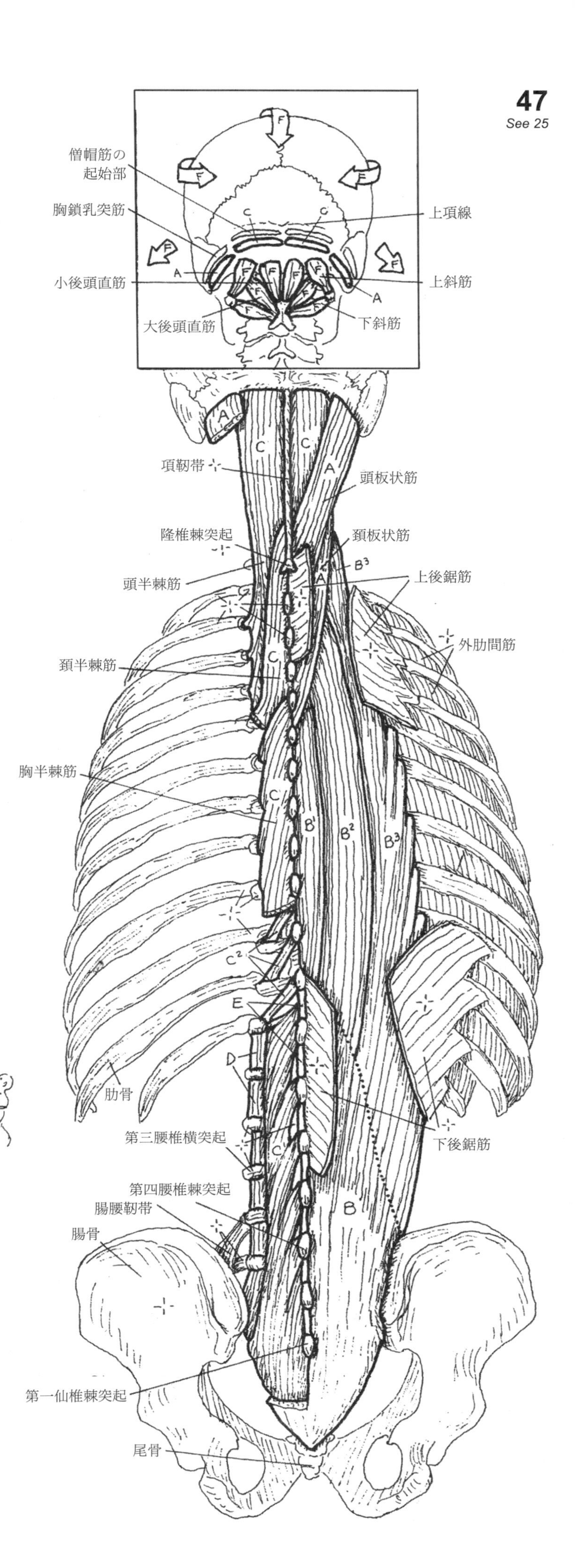

表在性の筋

板状筋 A

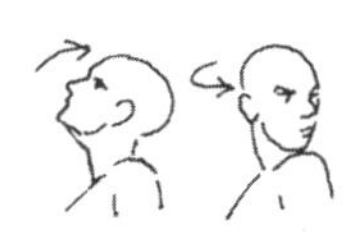

垂直に走る筋

脊柱起立筋 B

棘筋 B^1

最長筋 B^2

腸肋筋 B^3

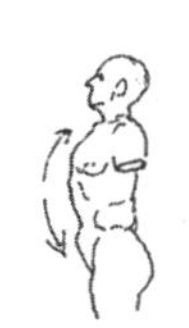

斜走する筋

横突棘筋

半棘筋 C

多裂筋 C^1

回旋筋 C^2

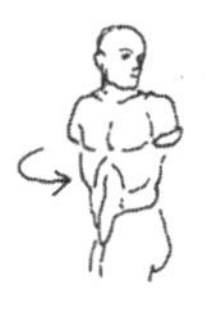

最深層の筋

横突間筋 D

棘間筋 E

後頭下の筋 F

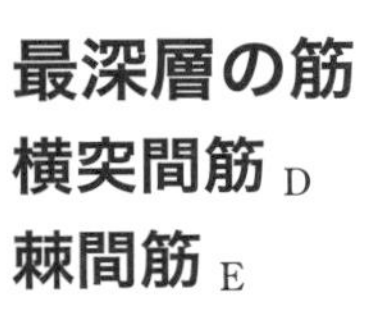

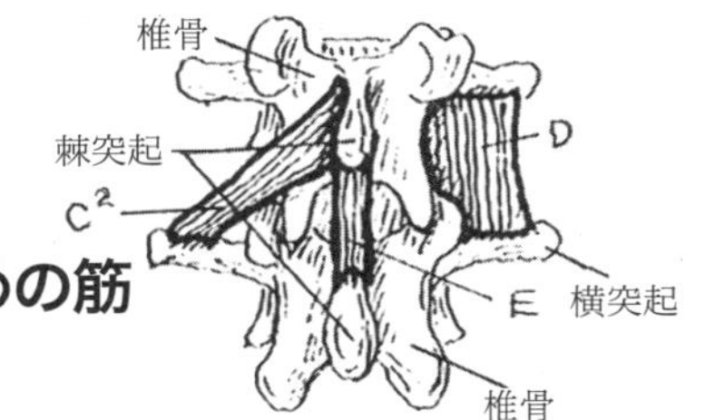

脊柱固有運動のための筋

伸展筋 E

回転筋 C^3

側屈筋 D

横隔膜は，胸腔と腹腔の間を仕切る幅の広い薄い筋であり，筋性の脚と腱弓として腰椎から起こる部位（腰椎部），下位の6本の肋骨と肋軟骨の内側面から起こる部位（肋骨部），および剣状突起の内側面から起こる部位（胸骨部）がある．これらの筋束は，中央部に向かって集まり，腱と筋束で構成する円形のドームを形成する．そしてその頂点は，腱性の停止部となり，腱中心と呼ばれる．第十二胸椎の高さでは，胸大動脈が横隔膜の後部にある大動脈裂孔を通り，**腹大動脈**となる．奇静脈と胸管もこの裂孔を通過することがわかっている．食道裂孔は，第10胸椎の高さにあり，右脚の筋束の間にある．ここで右脚が腱中心に続く．食道裂孔には，**食道**と迷走神経が通る．**下大静脈**は，腱中心にある腱性の穴（孔）を通過する．横隔膜の機能については，133ページを参照．

横隔膜は，横隔神経（C3～C5）の支配を受ける．どうして，横隔膜が頚神経叢（頚部）の枝で支配されるのだろうか？　そのヒントは，横隔膜の発生にある．

外肋間筋・内肋間筋および**最内肋間筋**からなる**肋間筋**の働きによって，肋骨の位置が変化し，胸腔の容積が変化する．その結果，呼吸運動の25％がまかなわれる．最も内側にある**最内肋間筋**がない部分もあり，このような部位には，胸横筋や肋下筋がある．

第十二肋骨より下方では，後腹壁にある腰方形筋・**大腰筋・小腰筋**によって，横隔膜から腸骨稜までの領域が左右均等に区切られる．大腰筋と小腰筋は，下肢の筋である．大腰筋は，腰椎椎体や第12胸椎と腰椎の横突起から起こる．その筋束は，鼠径靭帯の下をくぐり，腸骨筋の筋束と合流する．そして，大腿骨の小結節稜に停止する（**腸腰筋**）．**腸骨筋**は，腸骨窩から起こる筋である．腸腰筋は，股関節の屈曲に関わる主動筋であるが，腰椎の屈曲に強力に働く．そのため，この筋の筋力低下によって腰の痛みが起こることがある．**腰方形筋**は，腸骨稜の後面から起こり，第十二肋骨の下部と上位4個の腰椎の横突起に停止する．この筋の両側が働くと腰部が伸展し，片方が働くと側方に屈曲する．

See 28, 62, 133

胸郭と後腹壁の筋

CN：E を青色に，G を赤色に着色しなさい．(1) 左側の図で，後腹壁にある横隔膜を第 12 肋骨の高さまで塗りなさい．(2) 横隔膜の後方を着色しなさい．停止部となる中央の腱中心と第十二肋骨（後面）は明るい色にしなさい．左側の図で，弯曲した横隔膜を剣状突起から第十二肋骨まで着色しなさい．横隔膜を通過する E，F，G を塗りなさい．(3) 右上の図で肋間筋を着色しなさい．

胸郭の筋

横隔膜 A

外肋間筋 B

内肋間筋 C

最内肋間筋 D

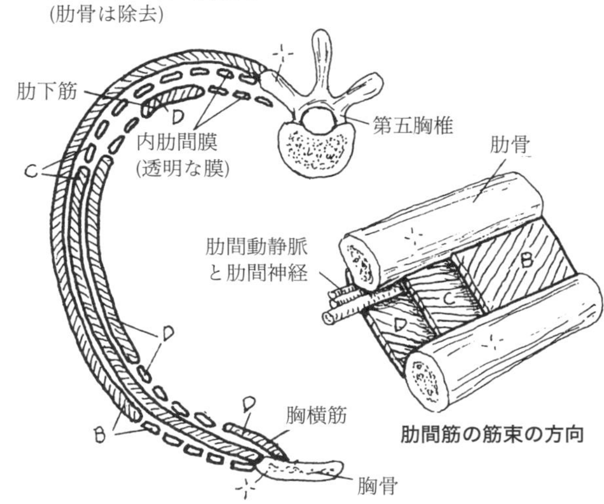

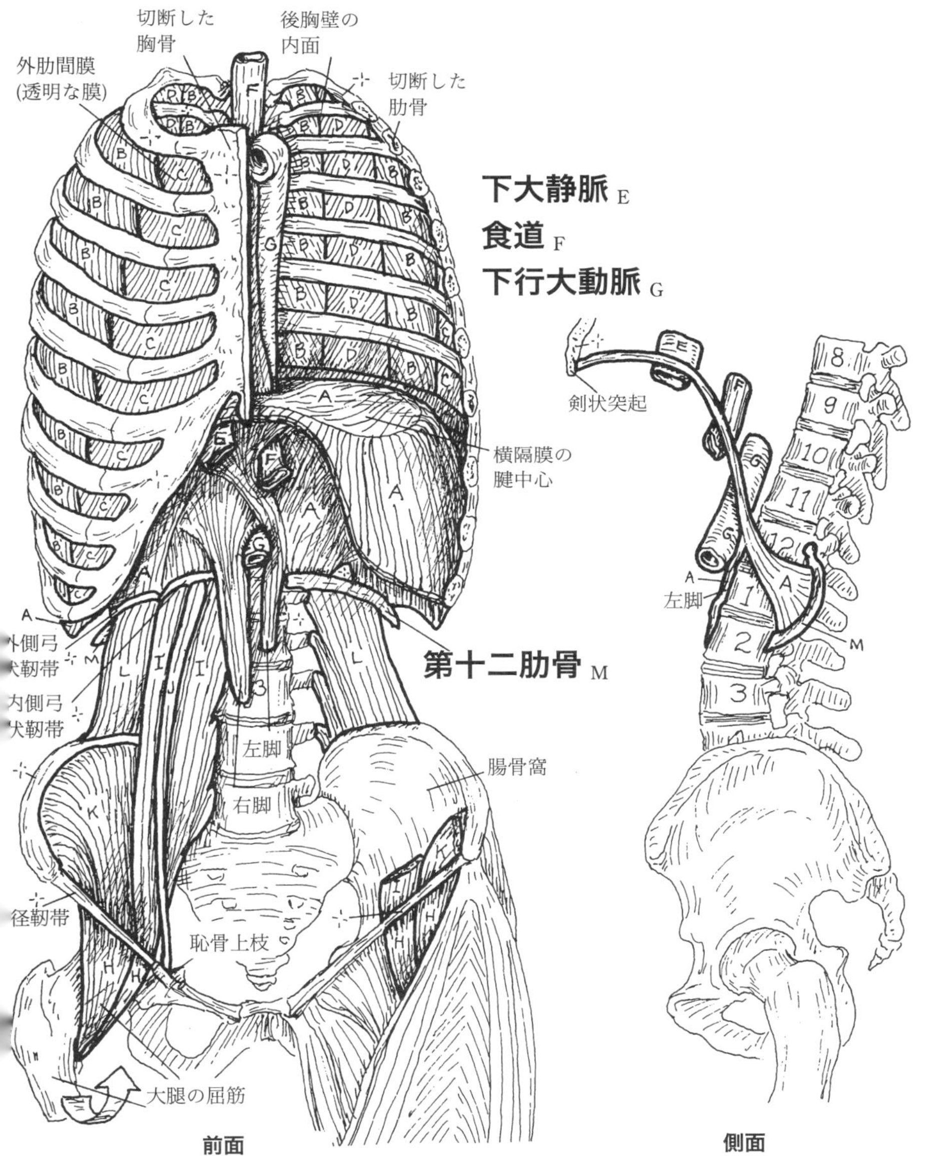

下大静脈 E

食道 F

下行大動脈 G

第十二肋骨 M

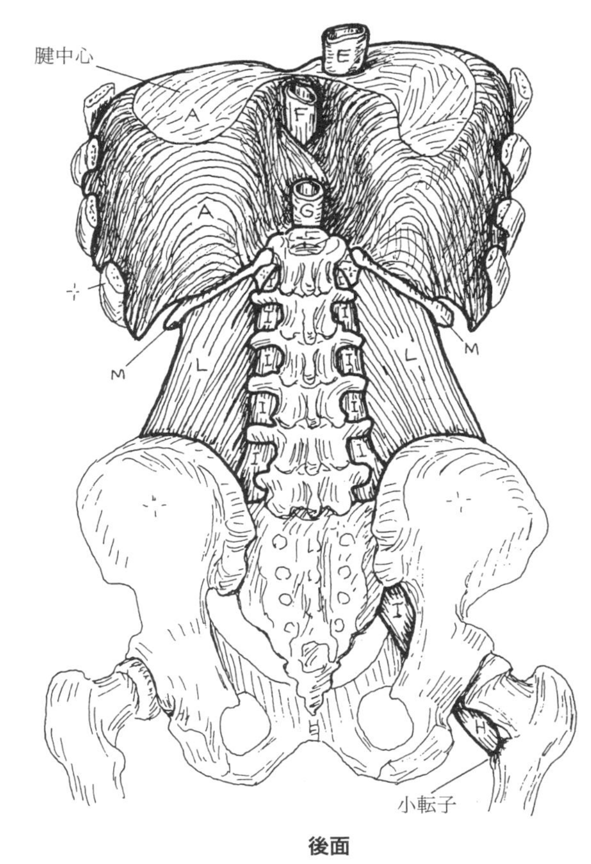

後腹壁の筋

腸腰筋 H

大腰筋 I　**小腰筋** J

腸骨筋 K

腰方形筋 L

前腹壁は，扁平な３層の筋，**腹横筋・内腹斜筋**および**外腹斜筋**で構成される．これらの筋の腱は正中部で混ざり合い，垂直に走る１対の多腹筋（腹直筋）を不完全に包む膜をつくる．左右の腱性の膜は正中線上で合流する（白線）．これらの筋群は，胴体の側方から起こる（鼠径靭帯・腸骨稜・胸腰筋膜・下位肋軟骨・肋骨）．外腹斜筋の最下部の筋束は，内側に折れ込み鼠径靭帯となる．これらの前腹壁の筋によって，腹腔内の内容物の活動を支える．つまり，吸気・呼気・排尿あるいは排便の際，腹腔内容物に圧力を加え，活動を支援する．また，間接的に腰椎の屈曲にも関わる．

多腹筋である左右の**腹直筋**は，恥骨稜と恥骨結節から起こり，下位肋軟骨や剣状突起（頬骨）に停止する．この筋を包む腹直筋鞘は，下部より上部の方がよく観察できる．弓状線より下方では，腹直筋の後方には腹直筋鞘がない（E^{2*}）．中央部では，３層の筋によって腹直筋鞘が構成される（E^{1*}）．上部では，前面の腹直筋鞘は外腹斜筋でつくられる．腹直筋の後面は，肋軟骨に付着する．腹直筋は，脊柱の屈曲に働く．

鼠径部は，腹壁下部の内側部にある．ここの特徴は，内部（深部）と外部（浅部）の開口部，つまりリング状構造をもつ管が存在することである．男性では，この管に**精索**（精管とその動静脈・精巣動静脈およびリンパ管）が通り，女性では，子宮円索が通過する．精巣と精索は（その発生過程で），前腹壁にある外側に突出した部位に「下がって」いき，陰嚢に収容される．この発生過程で，前腹壁の３層の筋束とその腱膜が一緒に押し出される．これは，４層のゴムを１本の指で押すようなものであり，結果的に４層のゴムで指を包んだ状態になる．これらが精索の被膜となる．つまり，内精筋膜・精巣挙筋および外精筋膜である．中でも内腹斜筋の筋束は，**精巣挙筋**として精索の周囲を取り巻く．残りの筋束は外精および内精筋膜として腹壁に続く．この鼠径管の周辺は，前腹壁の中では脆弱な領域であり，腹腔内の脂肪組織や腸管の突出（ヘルニア）が発生しやすくなっている．ヘルニアには，腹壁から直接的に突出する場合（直接鼠径ヘルニア）と鼠径管を通って間接的に突出する場合（間接鼠径ヘルニア）がある．

前腹壁と鼠径部を構成する筋

CN：J には濃い色を，B には鮮やかな色を，I には明るい色を使いなさい.（1）ページ上の図で，腹壁を構成する 3 層の筋層を着色しなさい.（2）左下の図で腹壁の層と腹直筋鞘 E を灰色にしなさい.（3）精索を着色する際，J と K から作業を始め，次に精索を被う被膜を H から塗りなさい. 精巣 K と精巣上体には，同じ色で濃淡をつけて着色しなさい.

前腹壁の筋

腹横筋 A
腹直筋 B
内腹斜筋 C
外腹斜筋 D

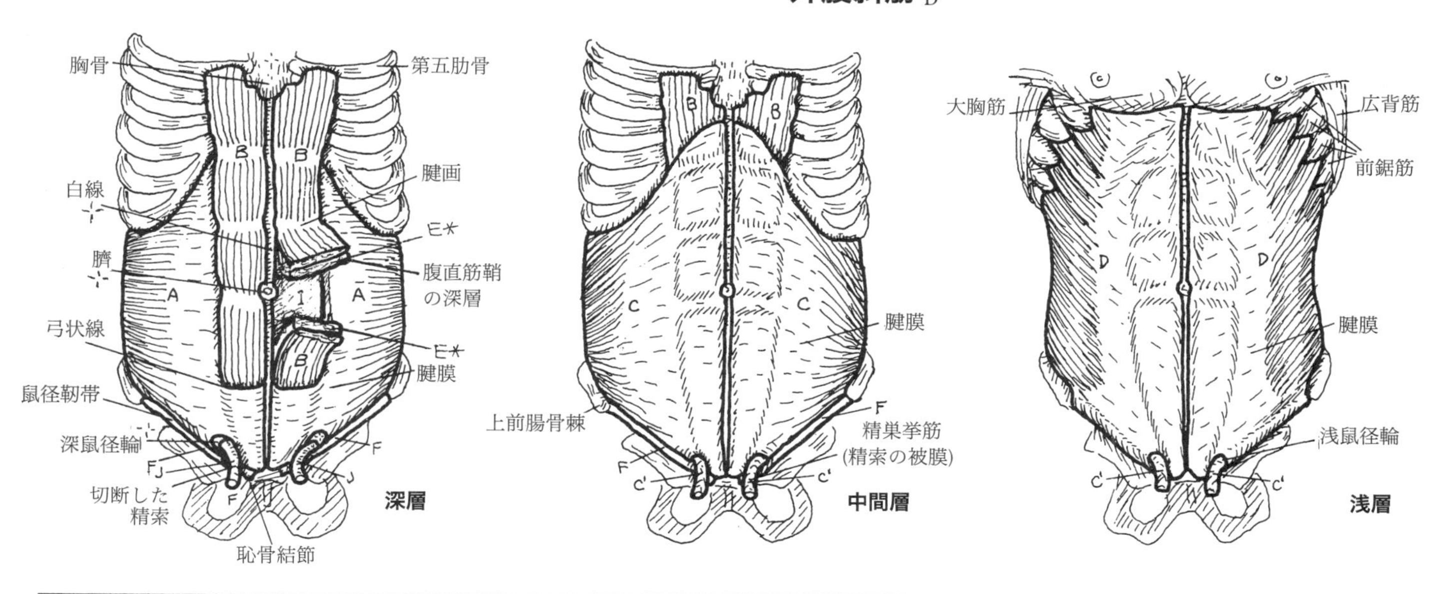

鼠径部

鼠径靭帯 F
精巣挙筋 C[1]
錐体筋 G
腹膜 H
横筋筋膜 I
精索 J
精巣 / 精巣上体 K

腹直筋鞘 E*

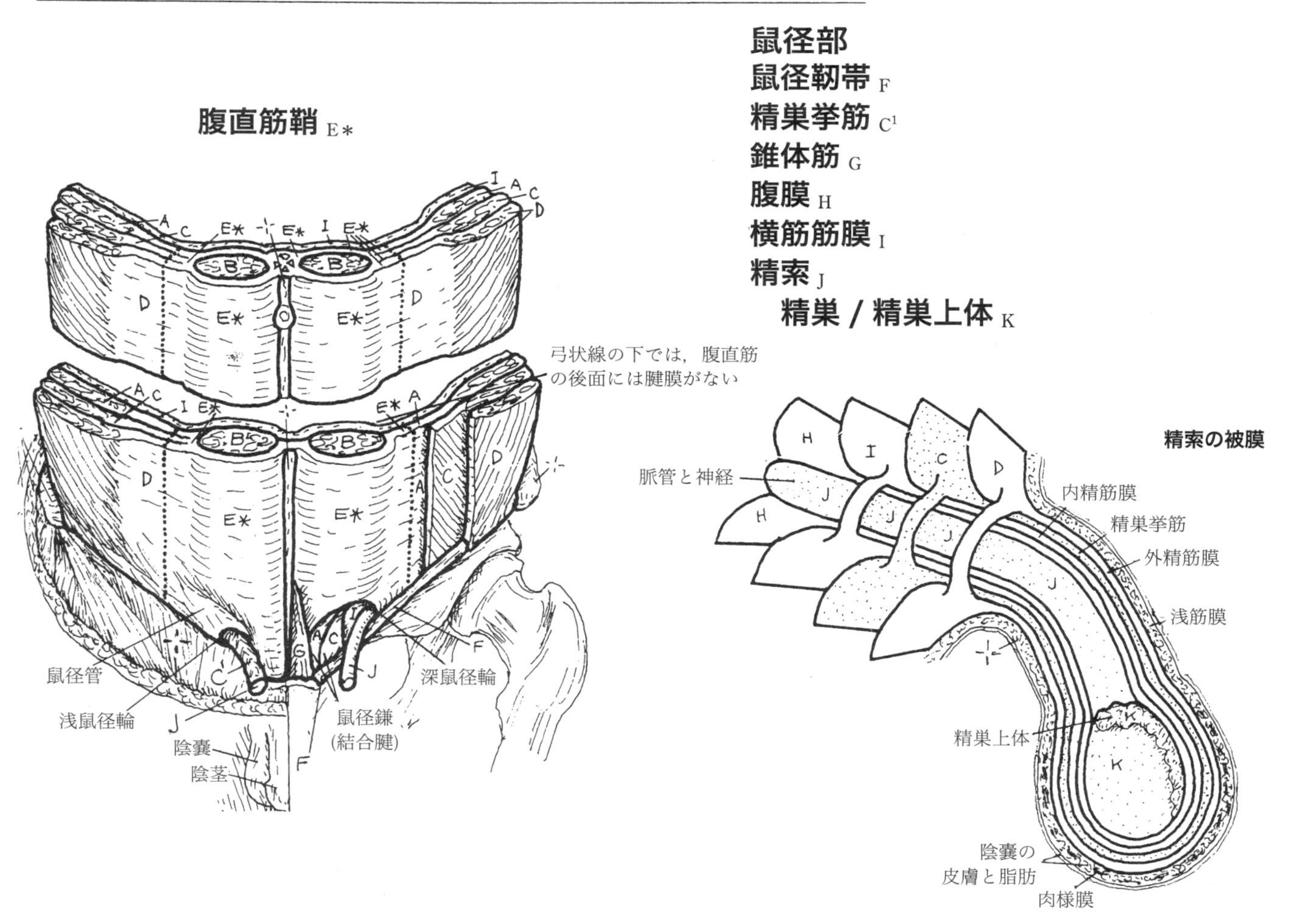

骨盤の筋群は，骨盤下口で**骨盤底**を形成し（尾骨筋・肛門挙筋），骨盤壁を被う（内閉鎖筋・梨状筋）．**骨盤壁**の中には，骨壁の部分，および**仙結節靭帯・仙棘靭帯**もある．筋膜で被われる骨盤底筋は，骨盤隔膜を構成し，これによって，骨盤内臓と会陰部の構造が分かれる．他の筋性の隔膜（横隔膜・尿生殖隔膜）と同様，骨盤隔膜は動的で可動性を持つ構造となっているが，不動的な部位もある．つまり，後方では尾骨によって左右の尾骨筋の融合が妨げられ，前方では，肛門挙筋に肛門管・腟および尿道のための開口部がつくられるためである．

肛門挙筋の前部は，左右の恥骨・坐骨棘および骨盤壁から起こり，起始部では厚い筋膜（肛門挙筋腱弓）に肛門挙筋が付着する．肛門挙筋は，中央部で下がり，正中部に向かう．そこで肛門尾骨靭帯・尾骨および反対側の筋束に停止する．この筋は，４部からなる．つまり，**前立腺挙筋/恥骨腟筋・恥骨直腸筋・恥骨尾骨筋**および**腸骨尾骨筋**である．**尾骨筋**は，骨盤底の最も背側にある筋であり，腸骨尾骨筋のすぐ後方で同じ面をつくる．骨盤隔膜は，横隔膜と共に腹圧に抵抗し，排尿・排便および分娩時に働く．そして，腟・膀胱および直腸の脱出に抵抗するため子宮を固定する機能がある．

内閉鎖筋は，股関節を外旋する筋である．その一部は，骨盤側壁の閉鎖孔縁から起こる．筋束は，下方に向かい，外後方にある閉鎖孔を通り，小坐骨孔を通過した後，大腿骨の大転子の内側面に終わる．

梨状筋は，股関節を回旋する筋であり，骨盤壁の坐骨部分から起こり，内閉鎖筋の上部・後方にある．筋束は大坐骨孔を通過して骨盤腔を出る．梨状筋とその付近の血管・神経および腱の関係については，用語集で確認しなさい（大坐骨孔，小坐骨孔）．

See 51, 88

骨盤の筋

CN：(1) 左上の骨盤隔膜（骨盤底）の図で骨盤隔膜を構成する筋を着色しなさい．(2) 右上の図で骨盤壁と骨盤底を構成する筋を塗りなさい．(3) 中央のイラストで筋群を着色しなさい．(4) ページ下の3枚の図で筋群を着色しなさい．

上面

（男性骨盤）

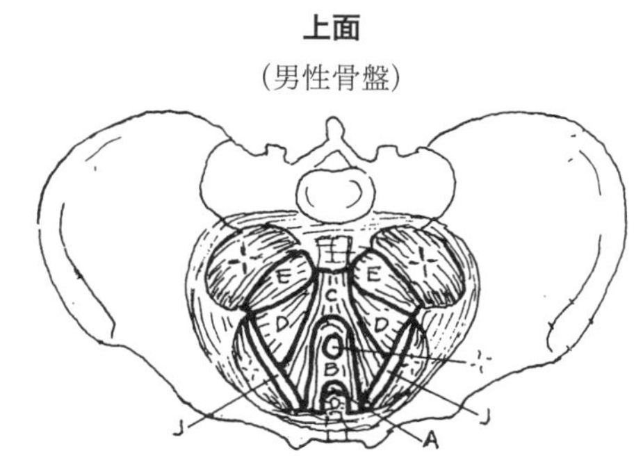

骨盤隔膜 / 骨盤底

肛門挙筋 ⁘

前立腺挙筋 / 恥骨腟筋 A

恥骨直腸筋 B

恥骨尾骨筋 C

腸骨尾骨筋 D

尾骨筋 E

骨盤底と骨盤壁

（冠状断，前面）

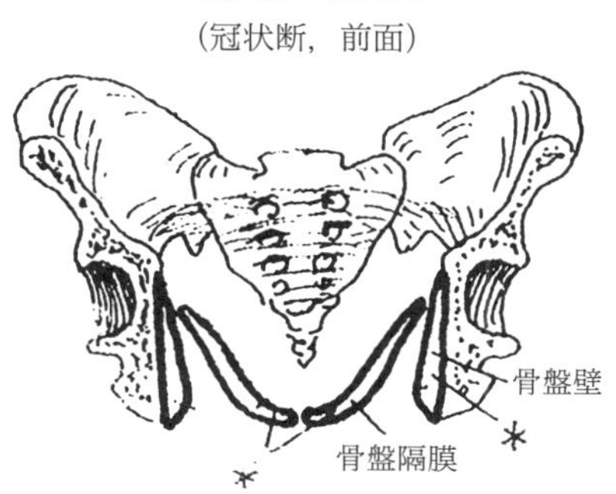

上面

（男性骨盤）

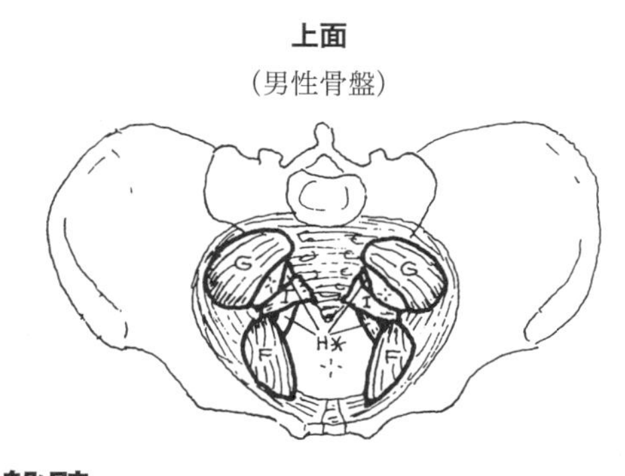

骨盤壁

内閉鎖筋 F

梨状筋 G

仙結節靱帯 H*

仙棘靱帯 I*

肛門挙筋腱弓 J

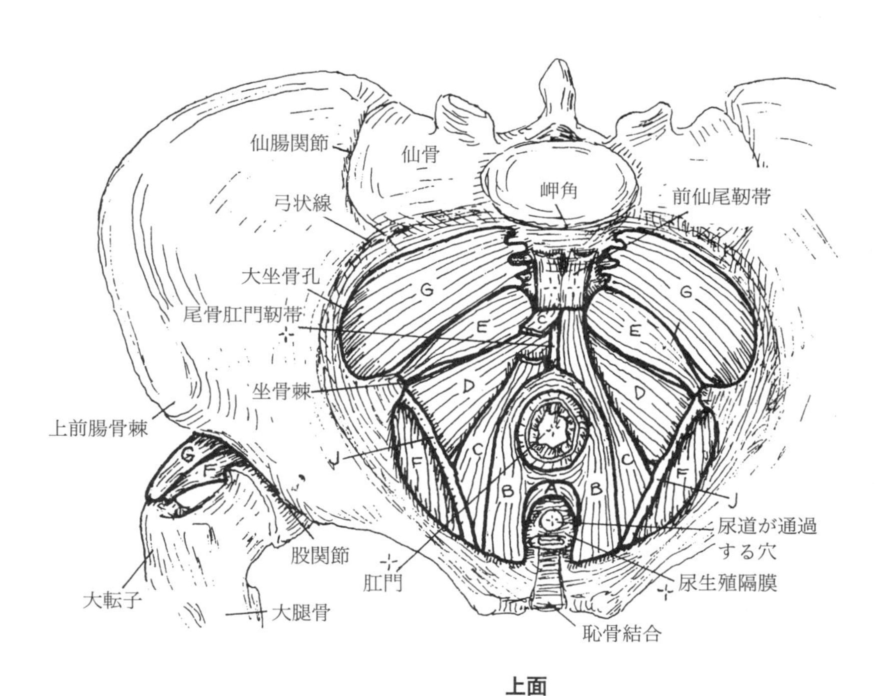

上面

（男性骨盤）

右骨盤壁の筋 / 靭帯

（内面 / 女性）

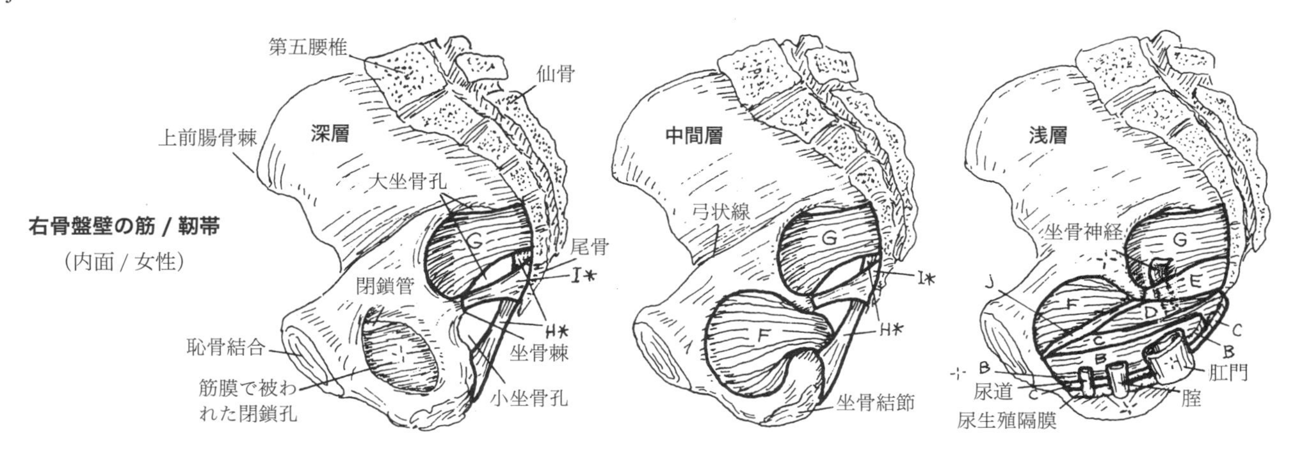

会陰は，骨盤隔膜の下方で骨盤の出口領域にあたる部分である．会陰の床は，皮膚と筋膜である．会陰の上面は骨盤隔膜，左右は坐骨恥骨枝が境界となる（尿生殖隔膜の前頭断面を参照）．会陰とは，**恥骨結合・坐骨枝・恥骨下枝・坐骨結節・仙結節靭帯**および**尾骨**で囲まれた領域である．この領域は，尿生殖三角と肛門三角に分けられる．

尿生殖三角にある筋性隔膜は三角形状の**尿生殖隔膜**である．筋束は，両側の坐骨恥骨枝に付着する．深会陰横筋と外尿道括約筋（図示されていない），およびそれらの筋膜は，この隔膜の主要部分を構成する．これらの筋によって，会陰腱中心が安定し，男性の尿道隔膜部や前立腺，女性の尿道と腟も正常な位置に保持される．

尿生殖隔膜（I）の下面は，浅筋膜より厚くなっており，ここに腟や陰茎の海綿体部が付着する．ここで，尿生殖隔膜の前頭断面と男女の会陰の筋を描いた下方の図を比較しなさい．

浅会陰横筋は，尿生殖隔膜の後縁に付着し，男女の会陰で会陰腱中心を支えている．**球海綿体筋**は陰茎の正中縫線と会陰腱中心から起こり，会陰膜や海綿体に停止する筋であり，勃起に関わる．**坐骨海綿体筋**の大部分は坐骨恥骨枝から起こり，陰茎脚や陰茎海綿体部に停止する（157 ページ）．

会陰腱中心は，線維筋性の組織であり，肛門と腟 / 尿道球の間に存在する．ここには，様々な筋が停止する．つまり，肛門挙筋・外肛門括約筋およびすべての会陰筋の停止部となる．ここは，骨盤内臓を保持する役割があるが，この機能は特に分娩時に重要である．会陰腱中心が損傷や断裂すると，膀胱や子宮が尿道や腟を越えて脱出する．女性の浅会陰横筋の付着部は，男性とほとんど同じであるが，筋自体の大きさは小さくなる（陰核による）．球海綿体筋は，会陰腱中心から起こり，左右に分かれて前提球と腟を囲む．筋束は，陰核の周囲にも達する．坐骨海綿体筋は，坐骨恥骨枝から起こり，陰核体の脚部を囲む（158 ページ）．

肛門三角は，肛門管とその開口部，およびその周囲の構造，つまり，**外肛門括約筋**・後方の**肛門尾骨靭帯**および前方の会陰腱中心で構成される．この領域にある空間，坐骨直腸窩は，肛門管と付属する筋によって２分割されるが，いずれも脂肪組織で満たされており，排便時には肛門管が膨張できるようになっている．坐骨直腸窩の前部は，**尿生殖隔膜**の深部を構成する．

会陰の筋

CN：(1) ページ上の図で会陰の領域とこれを構成する構造を着色しなさい．(2) 上の2つのひし形（男性と女性）で尿生殖三角の領域を塗りなさい．前頭断面の図を着色しなさい．(3) ページ下で図解した男女の会陰の構造を完成させなさい．(4) 下の2つのひし形（男性と女性）で肛門三角の領域を塗りなさい．

会陰 * （とその境界領域）

- 恥骨結合 A
- 尾骨 B
- 坐骨結節 C
- 仙結節靭帯 D
- 坐骨枝と恥骨下枝 E

尿生殖三角 *1

- 坐骨海綿体筋 F
- 球海綿体筋 G
- 浅会陰横筋 H
- 尿生殖隔膜 I

肛門三角 *2

- 肛門挙筋 J
- 外肛門括約筋 K
- 肛門尾骨靭帯 L

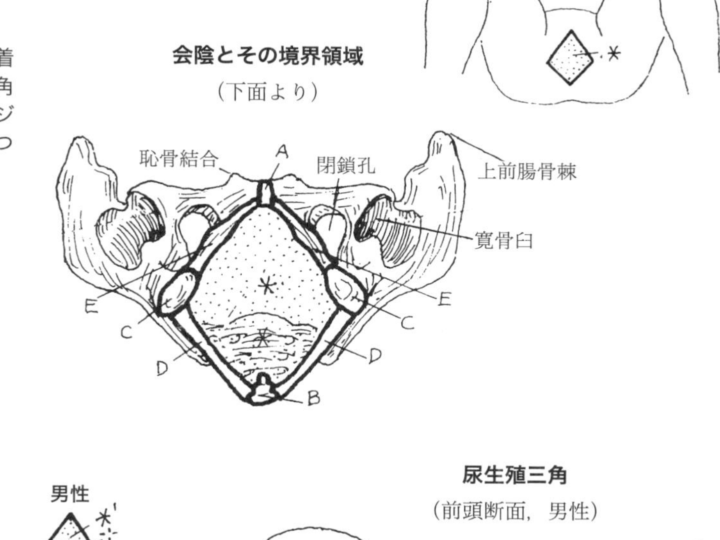

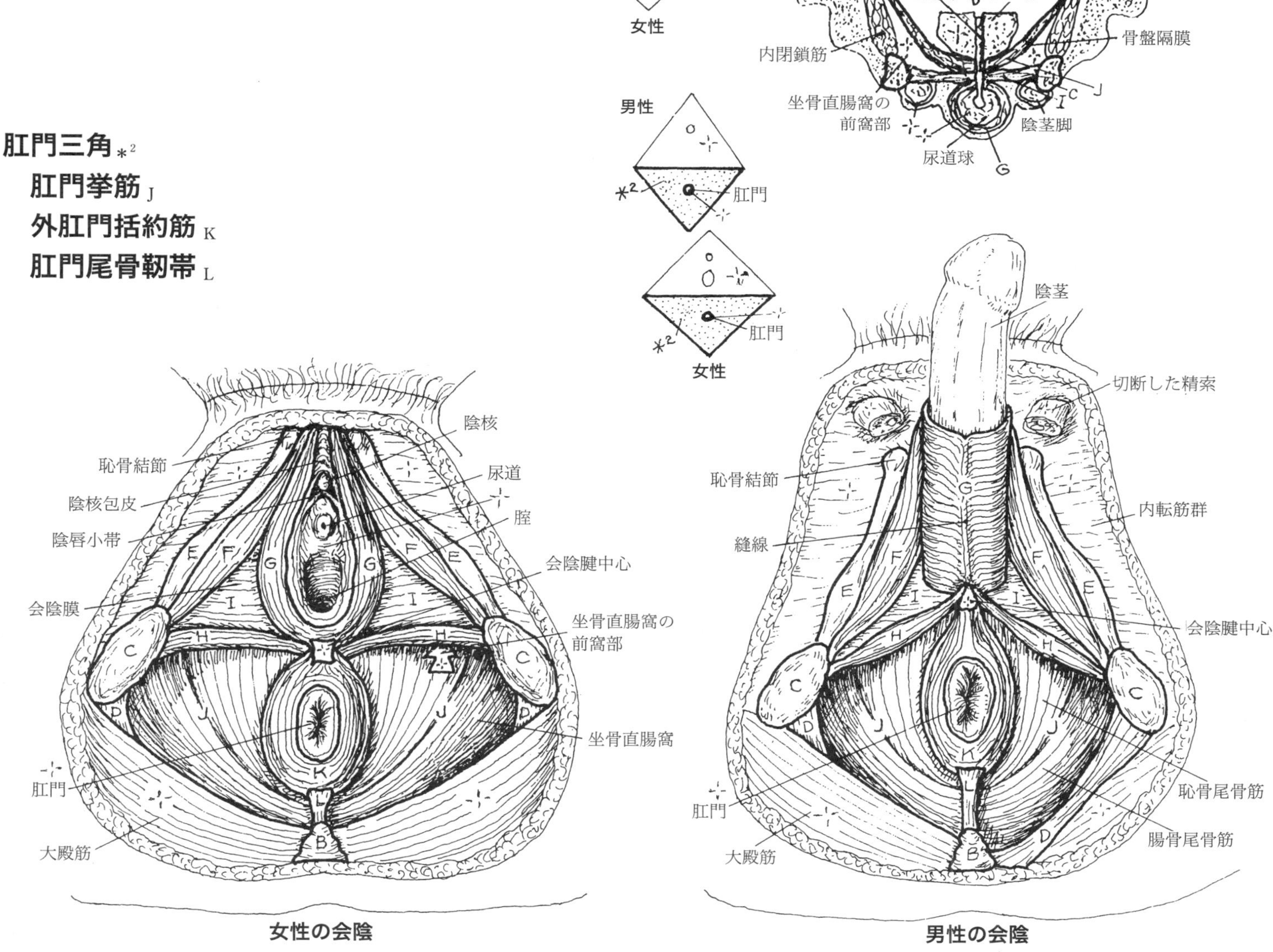

肩甲骨は胸郭の後面，ほぼ第二胸椎から第八胸椎の後面の位置に入り込んでいる．肩甲骨は体幹骨との直接的な結合はない．肩甲骨の周囲は筋で囲まれるので，上肢の運動時に（肩甲胸郭運動），肩甲骨は筋膜で被われた胸郭の上を滑らかに移動する．胸郭と肩甲骨の間には，滑液包が介在している．そのため，滑液包炎が起こる．肩甲骨は，**肩甲骨の安定化**に関わる６つの筋によって体幹の骨と機能的に連結される．これらの筋は，肩甲骨の運動性にも関与しているので，上肢の運動にも関わる．肩甲骨の運動に関わる６個の筋の役割と肩と腕の運動との間にどのような関係があるのかを考察する．壁を押すような動作の場合，肩甲骨が体幹から引き離される．このような運動では，**小胸筋**は**前鋸筋**の働きを補助する．また，小胸筋は，肩甲骨を引き下げ，下方回転するのに役立つ．前鋸筋や僧帽筋の筋力は，バットスイングした際，よく理解できる．**僧帽筋**の付着する部位には特に注意しなさい．通常，この筋は，心理的，あるいは肉体的にきつい仕事をすると，強く緊張する．背中の上部から中部にかけて少しマッサージすると，僧帽筋の緊張が和らぐことが多い．

肩甲骨を安定させる筋

CN：(1) 3 種類の大きな図を着色しなさい．(2) ページ右上の挿入図を着色しなさい．(3) ページ下の肩甲骨の運動を示す図では，僧帽筋 A の 3 つの部分が異なる作用を担うことに注意しなさい．肩甲骨および運動方向を示す矢印を灰色に塗りなさい．

筋群

僧帽筋 A

大菱形筋 B　**小菱形筋** B[1]

肩甲挙筋 C

前鋸筋 D

小胸筋 E

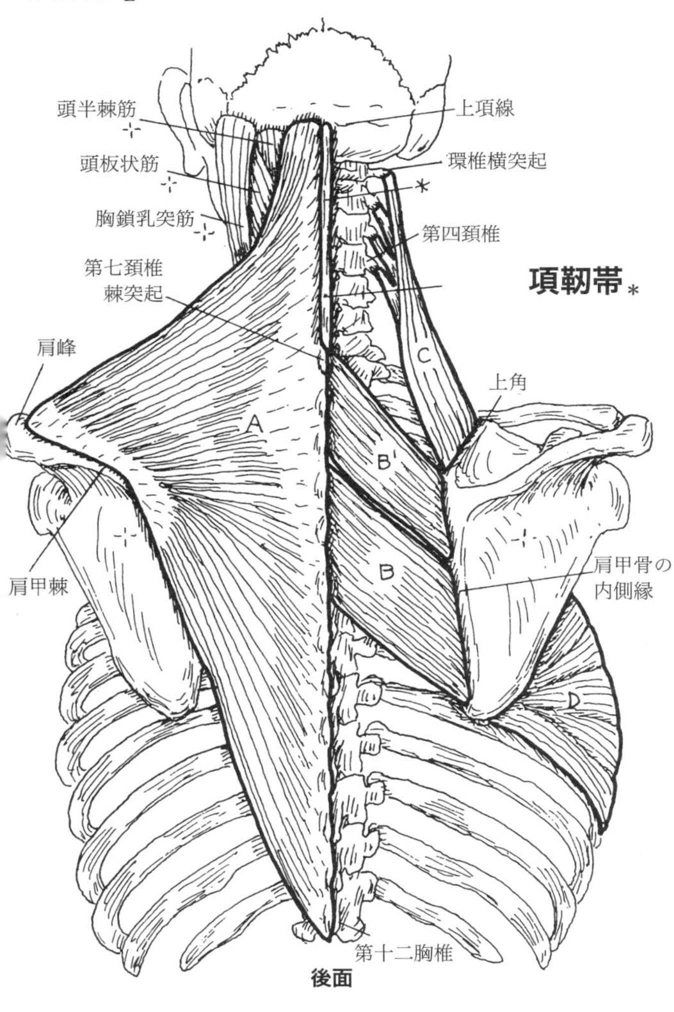

項靭帯 *

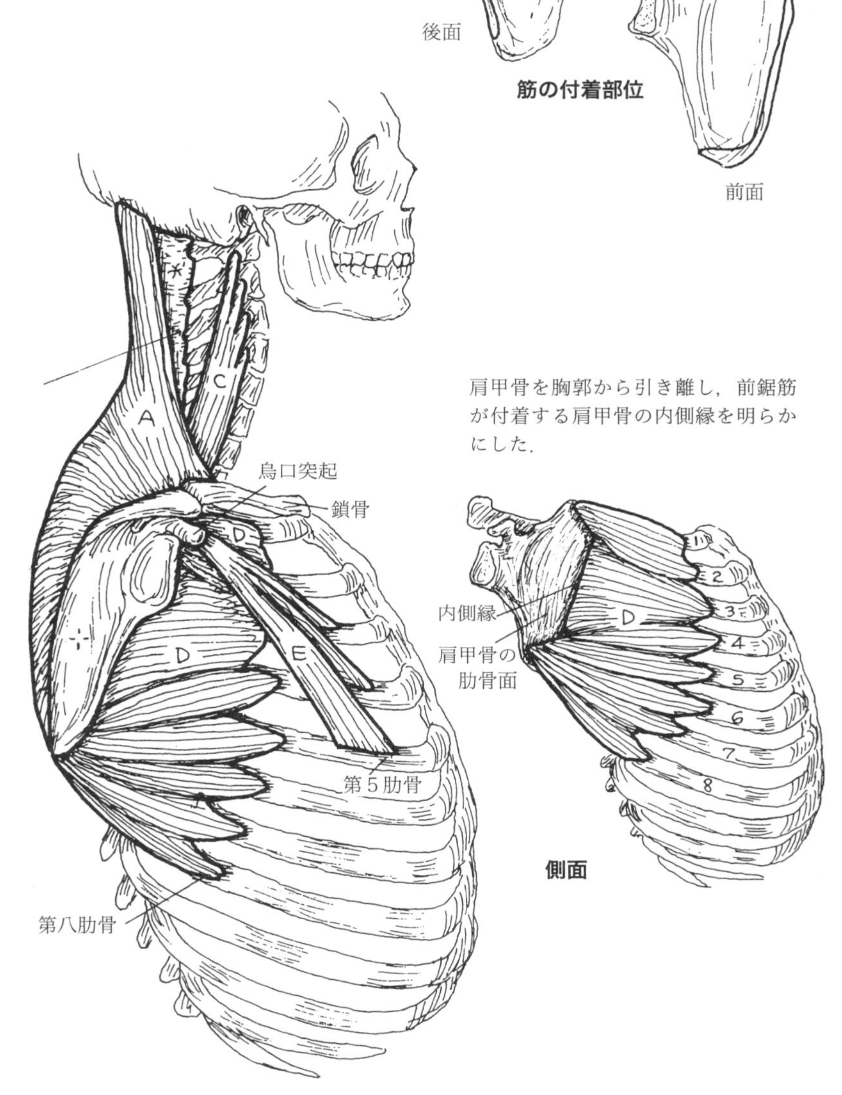

肩甲骨の運動

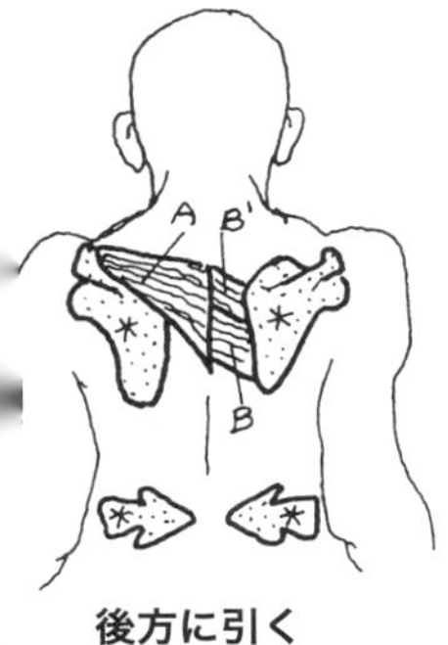

後方に引く
軍隊姿勢（肩を張る）

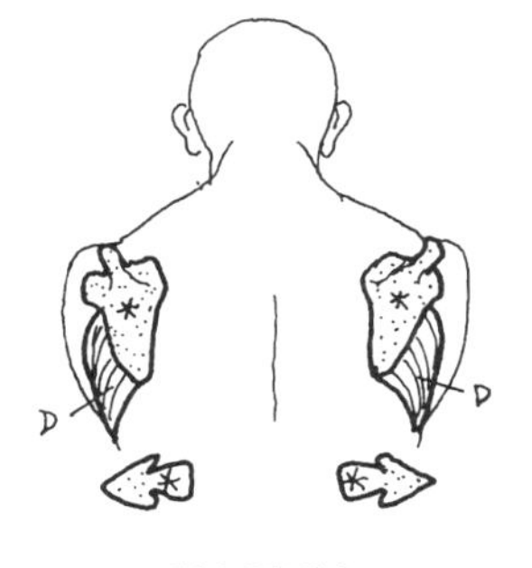

引き延ばす
肩を前に突き出して両腕を広げる

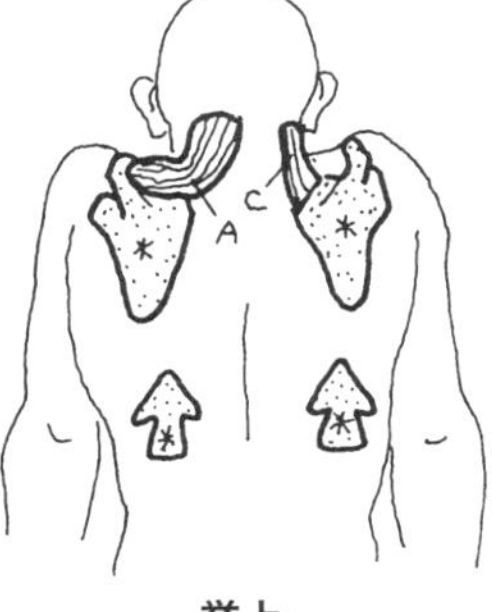

挙上
肩をすくめて頭をかばう

下制
平行棒の上で腕を伸ばして体重を支える

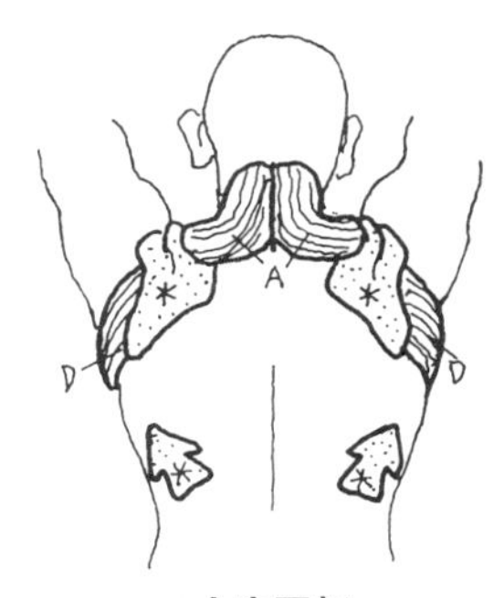

上方回転
腕を挙げて頭の上にかかげる

肩関節をつくる窪み（関節窩）は，とても浅いので，上腕骨頭を完全に収容して保護することはできない．靭帯は，関節の運動性を著しく制限する．そのため，肩の運動をしている間，筋の腱で上腕骨頭を浅い関節窩に固定しておかなくてはならない．この機能を4種類の筋が担っている．つまり，**棘上筋・棘下筋・小円筋**そして**肩甲下筋**（SITS筋）である．これらの筋によって上腕骨頭の周囲に腱板が構成され，肩関節の安定性が保たれる．この構造は，とくに激しい運動には欠くことはできず，肩関節の運動に関わる主要な筋が，肩関節を痛めずに正常に機能できるようにしている．ただし長期間，酷使を続けると問題は別である．

SITS筋は，回旋筋蓋としてよく知られているが，その中で棘上筋は肩関節の**外転**に関わり，回旋させる機能はない．実際，ヘルスケアを提供するインストラクターの中には，「回旋筋蓋損傷」という範囲の中に棘上筋を回旋筋として取り扱っている人たちがいる．

肩関節と棘上筋およびその腱は，酷使すると早期に変性することがある．この変性は，（1）肩峰，（2）烏口肩峰靭帯，（3）鎖骨遠位端と肩鎖関節，（4）肩峰の下を通過する棘上筋腱，（5）肩峰下包において物理的な侵害（慢性的な接触と摩擦）が起こることとこれらの構造が変性することによって起こり，摩擦によって局所的に熱が発生する．肩峰が下がり，前方に変位すると，肩鎖関節が障害されやすくなる（棘上筋腱の炎症と裂傷・滑液嚢炎・肩鎖関節の変性・肩の運動制限と痛み）．腕を肩の上に上げる運動（壁紙張り職人・左官・プロ野球の投手など），肩峰に負荷がかかる運動（消火用ホースを担ぐ消防士・肩に重い袋を担ぐ人達・郵便配達人など）を長期間続け，痛みなどの徴候がある場合，変性（骨への刺激と滑液包の損傷のため）が引き起こされている．

腱板を構成する筋

CN：(1) 下記の 4 種の筋の他，筋の作用を示す矢印にも着色しなさい．(2) 筋の付着部と回旋筋蓋の機能を表す中央の図と右下の図，および矢印にも着色しなさい．(3) ページ下の図で障害を受けやすい部位を示す図に着色しなさい．

筋群

棘上筋 A

棘下筋 B

小円筋 C

肩甲下筋 D

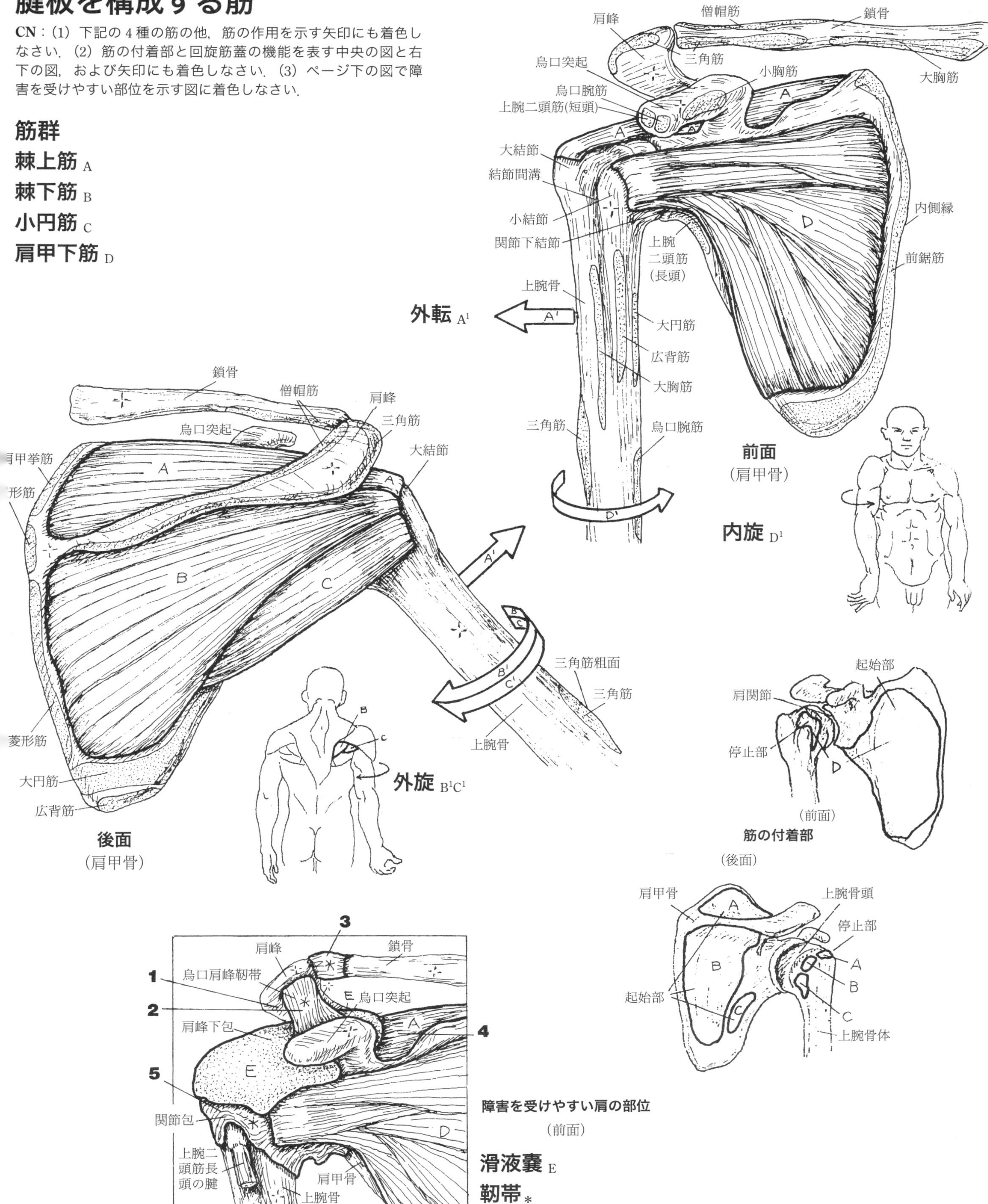

滑液嚢 E

靭帯 *

肩関節を自由に可動させる筋群を３方向から描いた図を示す．ここに示した筋群は，回旋筋蓋の筋と協調し，上腕骨の挙上･屈曲･伸展・回旋を強力に行う．**三角筋**は，たくさんの翼を広げたように起始部が広がり，テコとなる上腕より明らかに短いという独特の形態を持ち，上腕骨の屈曲･伸展および外転の主動筋として働く．三角筋の前方の筋束は，肩関節の内転に作用する．**大胸筋**の鎖骨部（上部）の筋束は，肩関節の屈曲に働き，胸骨部・腹部（下部）の筋束は，肩関節を伸展させる．両者の筋束は，共同して内旋に働く．

大円筋は，肩甲骨の背側面にある筋である．この筋は，停止腱が上腕骨の前面に付着するため，上腕骨の内旋に関わる主要な筋である．内旋運動にとって，この筋の形態は非常に好都合である．同じ部位に付着するという理由から，**広背筋**も肩関節の内旋に関わる．さらに，この筋は，肩関節の伸展に関しても主動筋となる．

前腕が固定され動かない状態では，**上腕二頭筋**の長頭と短頭は，肩の屈曲に作用する．しかし，この筋の主要な機能は，前腕の回外である(43･45 ページ)．上腕二頭筋の停止部が２か所あること，つまり，１つは橈骨粗面であり，もう１つは腱膜になって前腕の深筋膜になる（線維性腱膜)．

烏口腕筋は，肩関節の屈曲にはほとんど関与しない．この筋は，停止部が上腕骨の内側縁にあるため，内転に作用する．**上腕三頭筋の長頭**は，肩甲骨の関節下結節から起こり，肩関節の内転と伸展にわずかに関わる．

See 55

肩関節を動かす筋

筋群

三角筋 A　大胸筋 B
広背筋 C　大円筋 D
烏口腕筋 E　上腕二頭筋 F
上腕三頭筋(長頭) G

CN：(1) 最初に2枚の後面図から作業を始めなさい．上腕二頭筋と三頭筋が外側面には描かれていないことに注意しなさい．(2) 下図の筋群を着色するとき，三角筋Aと大胸筋Bの各部が異なる機能を持っていることに注意しなさい．

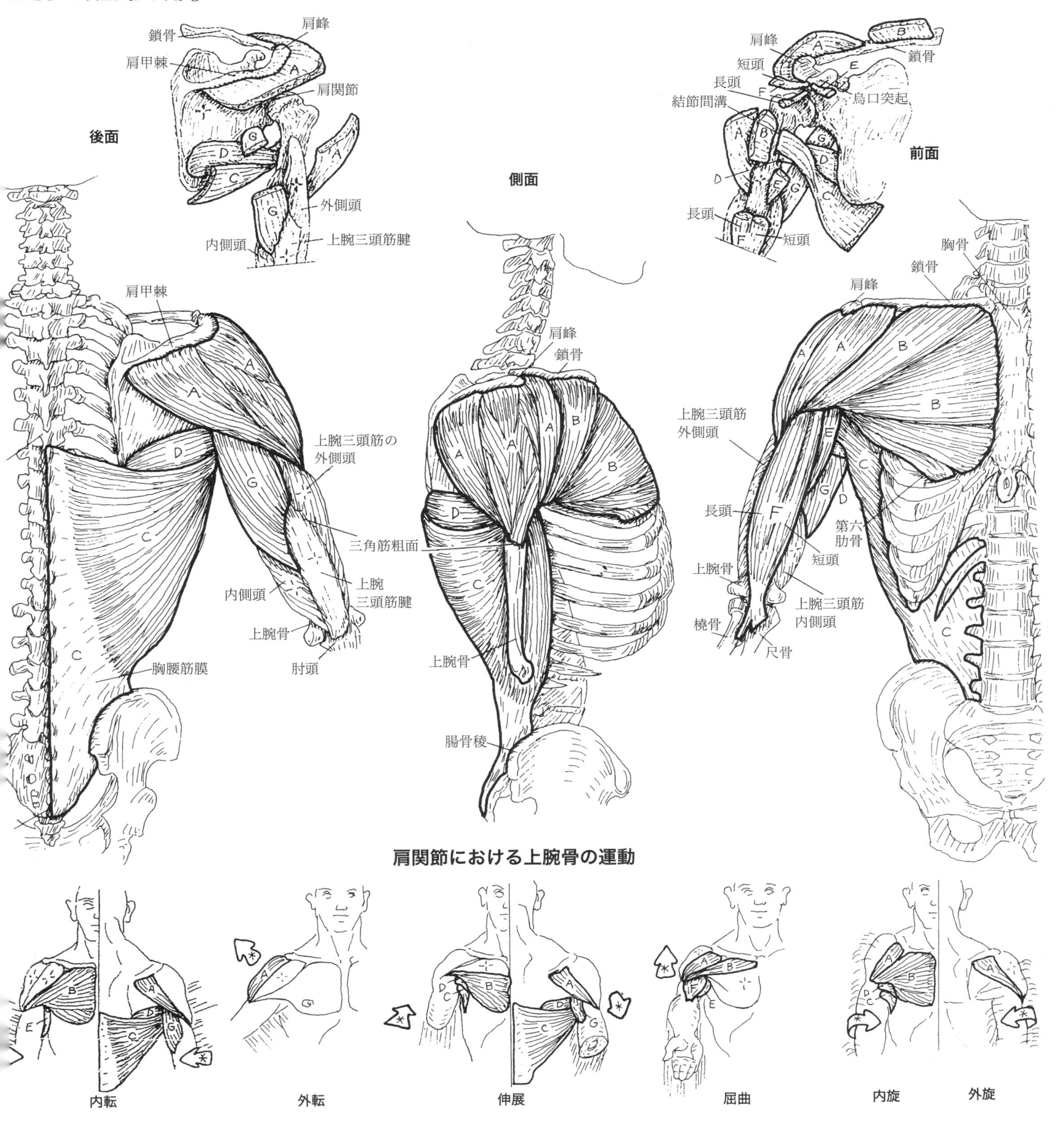

上腕筋は，**肘関節**を屈曲する際，最も優先的に作用する．その理由は，上腕筋の停止部が肘関節を引っ張るには理想的な位置にあるためであり，よく知られている**上腕二頭筋**よりも勝っている．でも，上腕二頭筋が収縮した時の膨らみはよくわかる．この筋の機能を知るための鍵は，上腕二頭筋の停止部が橈骨粗面にあることである．手掌と手指を下に（前腕を回内する）しなさい．この状態で荷物を持ち上げなさい．この時，上腕二頭筋は，収縮していないが，上腕筋は収縮する．上腕筋が機能しているためである．ここで，負荷をかけた状態でゆっくりと前腕を回外しなさい．回外位になると，上腕二頭筋が緊張することに気づくでしょう．このことから，上腕筋の屈曲作用を基にして，上腕二頭筋が前腕の回外に働いていることが明らかである．こうした状態での負荷によって，上腕二頭筋が盛り上がる．上腕二頭筋の腱膜が，前腕の屈筋群（図示していない）がつくる深筋膜に合流していることも知っておきなさい．

腕橈骨筋は，肘関節の屈曲に作用する．上腕三頭筋による強力な伸展運動にも拮抗する．この3つの筋頭を持ち，分厚い停止腱をつくる**上腕三頭筋**は，肘関節の主要な伸筋である．3つの筋頭の中で，内側頭が上腕筋に対して主要な拮抗筋となっているかもしれないが，内側頭ではなくて深部の筋頭なのかもしれない．上腕三頭筋の厚い停止腱は，尺骨の近位部の丈夫さと肘頭へ潜在的にダメージを及ぼす外力との間での緩衝役となり，肘頭の障害の多くを防護している．小さな肘筋は，上腕三頭筋の内側頭を伸展し，肘関節の伸展を補助する．**肘筋**は，肘頭と尺骨近位部にある小さくて目立たない筋である．

円回内筋は，前腕の近位部の前面を横切り，前腕の回内と肘の屈曲に作用する．回外筋は，前腕の近位部で後面を横切っている．この筋は前腕の回外に作用するが，この機能の主動筋は上腕二頭筋であり，**回外筋**はその次の筋である．上腕二頭筋の腱が橈骨粗面に停止していることによって（下方の前腕前面の図），橈尺関節が回外位にあるとき，この筋が回内よりも回外に有効であることがわかる．43ページの要約（筋収縮のまとめ）を参照．

方形回内筋は，肘関節の回内作用を行う主動筋であり，**円回内筋**よりも機能的には優れている．前腕の回内運動（手掌を下にする）には，橈骨の内旋も含まれる．前腕では，橈骨だけが回転するので，回内筋は前腕の前面で橈骨を横切り，尺骨から起こる．

See 29, 31, 43

肘関節と橈尺関節の運動のための筋

CN：上腕二頭筋 A と上腕三頭筋 E には，54 ページで使った色と同色にしなさい．(1) 左の図で 4 種類の屈筋とその付着部を着色しなさい．同様に，伸筋についても同じ作業をしなさい．(2) 下に示される回内筋と回外筋，それらの運動を示す矢印のイラスト，および左上と右上のイラストに示されているそれらの付着部を着色し，完成させなさい．

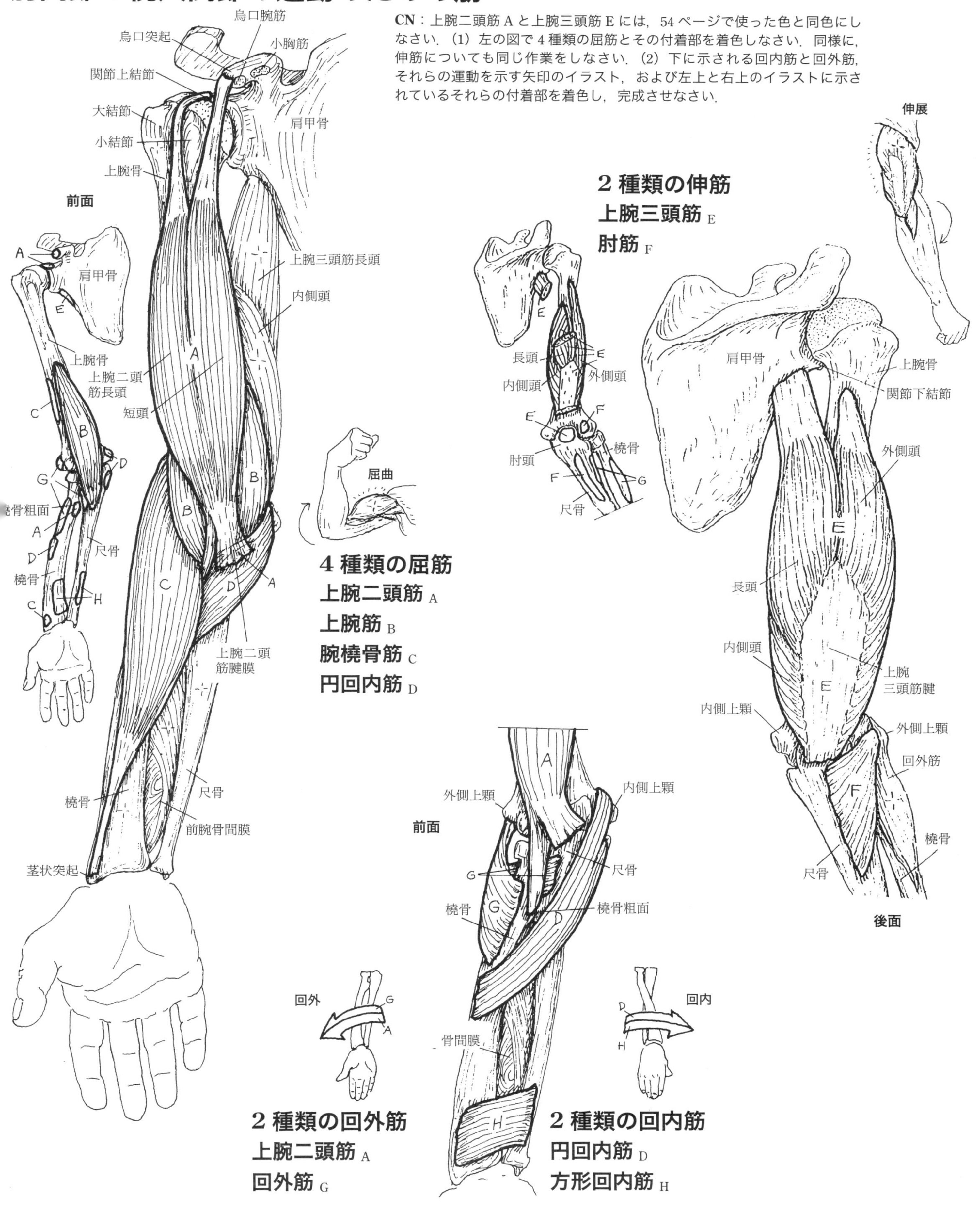

手首（手根部）と指（指骨）の**屈筋群**は，前腕の前面を占める主要な要素であり，内側上顆，橈骨と尺骨の近位部，および前腕骨間膜から起こる筋群である．前腕の深層にある筋（橈側にある**長母指屈筋**，FPL・尺側にある**深指屈筋**，FDP）は，橈骨と尺骨に付着する．浅層の筋群（手根部の屈筋：**手根屈筋**と**長掌筋**）は，皮膚の直下で薄い筋膜に包まれる．中間層の筋（**浅指屈筋**, FDS）は，浅層の筋群と深層の筋群の間にある．指の前面（手掌面）で FDS の腱は，基節骨のところで左右に分かれ，中節骨の両側に停止する．この構造によって深層（後方）にある FDP の腱が FDS の腱を通り抜け末節骨底に停止できるようになっている．この構造に着目しなさい．

手首と指の**伸筋群**は，外側上顆，橈骨と尺骨の近位部，および前腕骨間膜から起こり，前腕の後面で伸筋群の筋束を構成する．手根伸筋群は，手根骨や中手骨に停止する．指の伸筋群は，中節骨と末節骨の上を被う腱となって広がり，そこに手の固有筋が停止する．手根部の伸筋群の機能は，手を動かした時にはっきりとわかる．つまり，左の手首を伸展する．そして左手の指で右手の人差し指をできるだけ強く握る．こうして，左の手首を屈曲する．そして，屈曲したままでもう一度右手の人差し指を左手の指で握る．スポーツや趣味の中で手首を伸展した状態で運動や作業するものがあると考えられますか？

See 57

手首と指の関節運動のための筋（前腕の筋による）

CN：ここに示す筋の腱は，次ページの手の固有筋を図解した中でより詳しく示す（同じ記号で）.
(1) 屈筋から着色を始めなさい．深層の筋群は表層の図では省かれていることに気を付けなさい．縮小図の屈筋群は灰色にしなさい．(2) 深筋群にも着色しなさい．縮小図の深筋群は灰色にしなさい．

上腕二頭筋
腕橈骨筋

前面

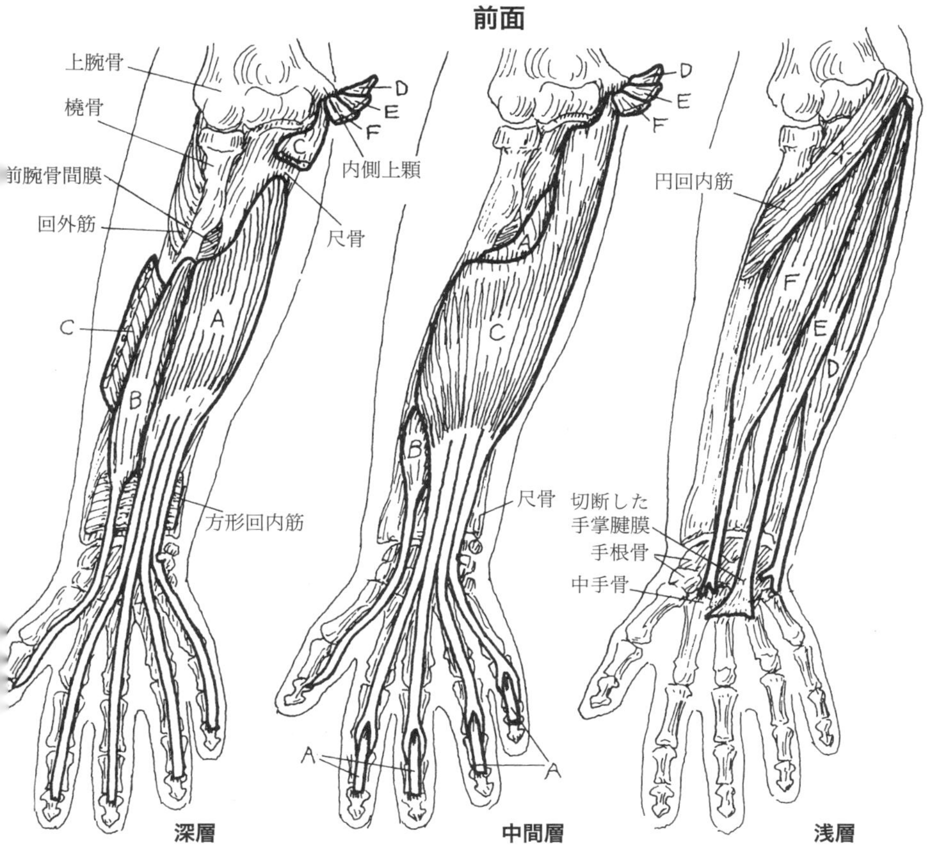

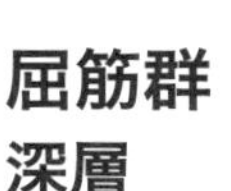

屈筋群
深層
- **深指屈筋** A
- **長母指屈筋** B

中間層
- **浅指屈筋** C

浅層
- **尺側手根屈筋** D
- **長掌筋** E
- **橈側手根屈筋** F

後面

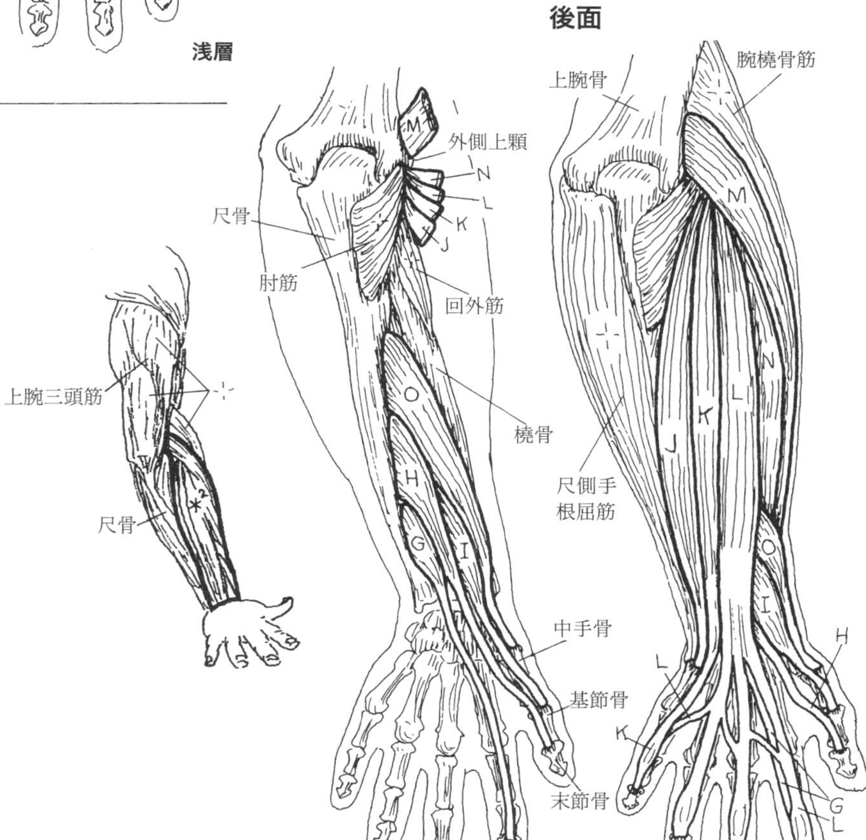

伸筋
深層
- **示指伸筋** G
- **長母指伸筋** H
- **短母指伸筋** I

浅層
- **尺側手根伸筋** J
- **小指伸筋** K
- **指伸筋** L
- **長橈側手根伸筋** M
- **短橈側手根伸筋** N

長母指外転筋 O

母指の近位部で筋束（**母指球筋**）の隆起を自分の手で確かめなさい. 母指の運動に関わるほかの筋について, その動きを考えると, 3つの筋（**母指対立筋・短母指外転筋・短母指屈筋**）によって母指の複雑な運動が行われる. これらの筋の起始と停止は同じ領域にある. しかし, それぞれの位置が異なるため, 機能が違うのである.

小指の筋群（**小指球筋**）は, 小指を可動するための筋群である. これらの筋は, その付着部や機能において, 母指球筋を補っている. 母指と小指の**対立筋**に着目すると, 対立運動が手の握るという機能の基盤となっていることがわかる.

母指内転筋は, 第一**背側骨間筋**と協調し, 親指と人差し指で物を握るとき, 最も強力に働く. 試してみなさい. **骨間筋**と**虫様筋**は, 広がっている指伸筋の腱膜（指背腱膜, 後面の図を参照）に停止し, 中手指節間関節の屈曲や指節間関節の伸展において, 複雑な運動を行う. 骨間筋が指骨に停止するため, この筋は各指の内転と外転に作用する.

See 56

手の関節運動のための筋（手の固有筋による）

CN：手根部と指の関節を可動する前腕の筋群は，56 ページに示す．それらの筋の腱は太い線で描かれ，理解を助けるために記号をつけてあるが，着色しないこと．(1) 2 つの手掌面のイラストで，手掌腱膜（灰色）と筋を着色し，完成させなさい．(2) 手背面を着色しなさい．(3) 指の外転（一番下の図）では，小指の外転は背側骨間筋 U の作用ではないことに注意しなさい．

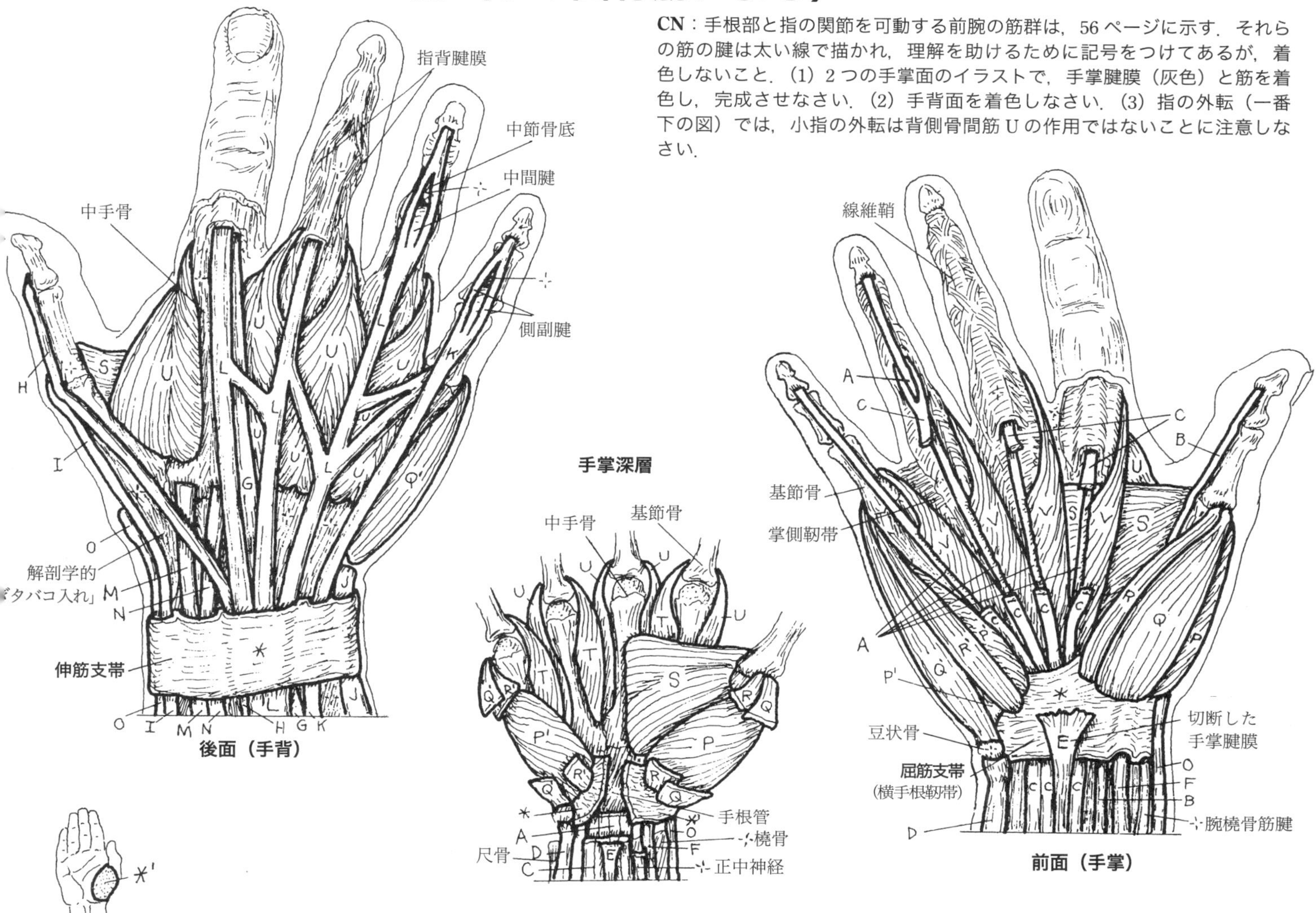

後面（手背）

手掌深層

前面（手掌）

母指球筋 *1

母指対立筋 P

短母指外転筋 Q

短母指屈筋 R

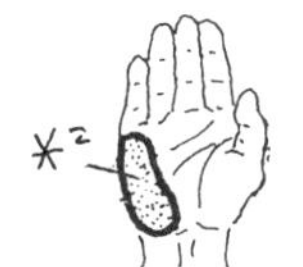

小指球筋 *2

小指対立筋 P1

小指外転筋 Q1

短小指屈筋 R1

深層の筋

母指内転筋 S

掌側骨間筋 T

背側骨間筋 U

虫様筋 V

手の固有筋の作用

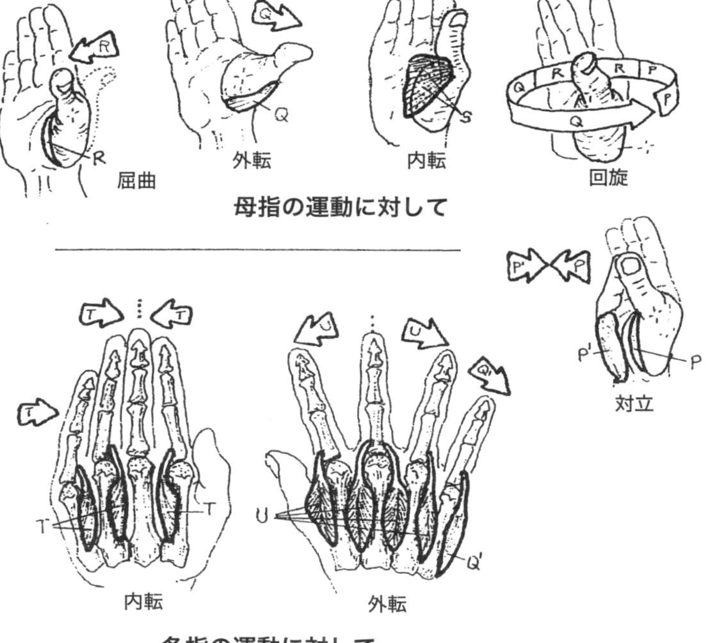

母指の運動に対して

各指の運動に対して

筋のまとめ

CN：最初に“A”とラベルされた筋を着色しなさい．着色した筋の名称を同じ色で下線部に書き入れなさい．中にはここに分類された機能以外の機能がある筋も存在する．(解答は付録Aを参照)

肩甲骨を可動する主動筋

A ______
A¹ ______
A² ______

肩関節を可動する筋

B ______
B¹ ______
B² ______
B³ ______
B⁴ ______
B⁵ ______
B⁶ ______

肘関節と橈尺関節を可動する筋

C ______
C¹ ______
C² ______
C³ ______
C⁴ ______
C⁵ ______

手根部と指の関節を可動する筋

D ______
D¹ ______
D² ______
D³ ______
D⁴ ______
D⁵ ______
D⁶ ______
D⁷ ______

母指を可動する前腕の筋

E ______
E¹ ______
E² ______

母指を可動するための母指球筋

F ______
F¹ ______
F² ______

小指を可動する小指球筋

G ______
G¹ ______
G² ______

各指を可動する筋

H ______
H¹ ______
H² ______

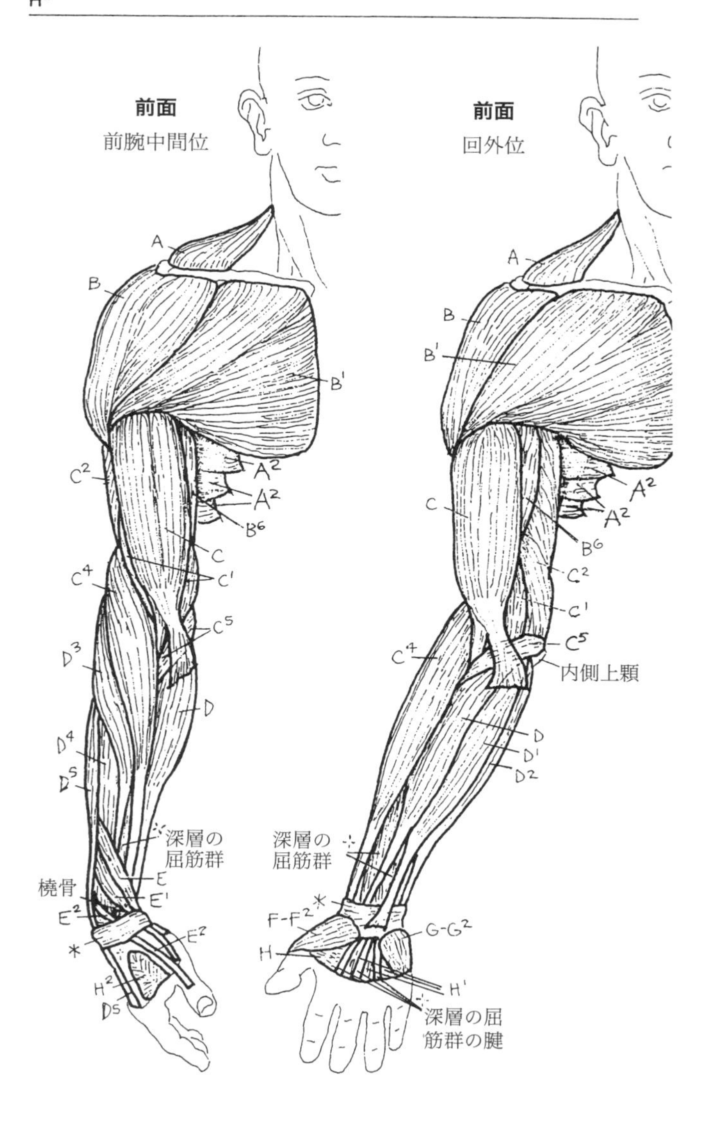

殿部の筋（A・B・C）は，3層からなる．大殿筋が最も表層にあり，小殿筋は中殿筋に被われる．**大殿筋**は，脊柱起立筋の腱（ここでは皮膚の下のように見える）・腸骨後上方の後殿筋線（35ページの外側面）・仙結節靭帯および仙骨と尾骨の外側面から始まる．この大きな筋の筋束が下外側方に走り，腸徑靭帯の上部と大腿骨の殿筋粗面に停止するため，他2つの殿筋の大部分と6つの股関節の外旋筋が被われる．大殿筋は，皮膚直下の浅筋膜の下にあるが，ここに脂肪組織が豊富に蓄えられる．大殿筋は，強力な股関節の伸展作用を持つとともに，内転と外旋にも関わり，大腿筋膜を緊張させる．

大きな坐骨神経（親指ほどの太さがある．88ページ参照）は，梨状筋の下層にある仙骨神経叢から分岐する．**梨状筋**は，股関節の外旋筋の1つである．坐骨神経は，梨状筋の下で大坐骨孔から現れ，大殿筋の下でお尻の下内側あたり，方形に盛り上がったところにある．大殿筋の厚さは様々である．筋肉内注射は，お尻が方形に盛り上がった部位の上部の外側に行われる．

中殿筋は，股関節の主要な外転筋であり，反対側の下肢が地面から持ち上げられたとき，骨盤を安定にする働きがある．小殿筋の主な働きは，股関節の外転である．

殿筋群の最下層を構成するのは，**小殿筋**と**股関節**の外旋筋群である．これらの筋群によって大坐骨孔と小坐骨孔が被われる．これらの大多数の筋は，大腿骨の大転子の後面に停止する．殿筋群(大殿筋を除く）は，肩関節の回旋筋蓋の筋に相当する．つまり，後方の外旋筋群，上方の外転筋（中殿筋），前方の内旋筋群（中殿筋と小殿筋・大腿筋膜張筋）である．大坐骨孔と小坐骨孔を通る神経や血管については，用語集を参照しなさい（大坐骨孔，小坐骨孔の項目）．

腸脛靭帯は，大腿の深筋膜（大腿筋膜）が肥厚した部分であり，腸骨と脛骨を結び，膝関節の外側を安定化する．**大腿筋膜張筋**は，股関節の屈曲と内旋に関わり，腸脛靭帯に停止する．

殿部の筋

CN：後面と側面（表層の解剖図）で腸脛靭帯の近位部を切除し，中殿筋を示す．(1)すべての図にある殿筋を着色しなさい．(2) 深層にある 6 種類の外旋筋と運動方向を示す矢印を着色しなさい．梨状筋 E の起始部は，50 ページで確認しなさい．

3 種類の殿筋

大殿筋 A
中殿筋 B
小殿筋 C

大腿筋膜張筋 D

深部にある 6 種類の外旋筋

梨状筋 E
内閉鎖筋 F
外閉鎖筋 G
大腿方形筋 H
上双子筋 I
下双子筋 J

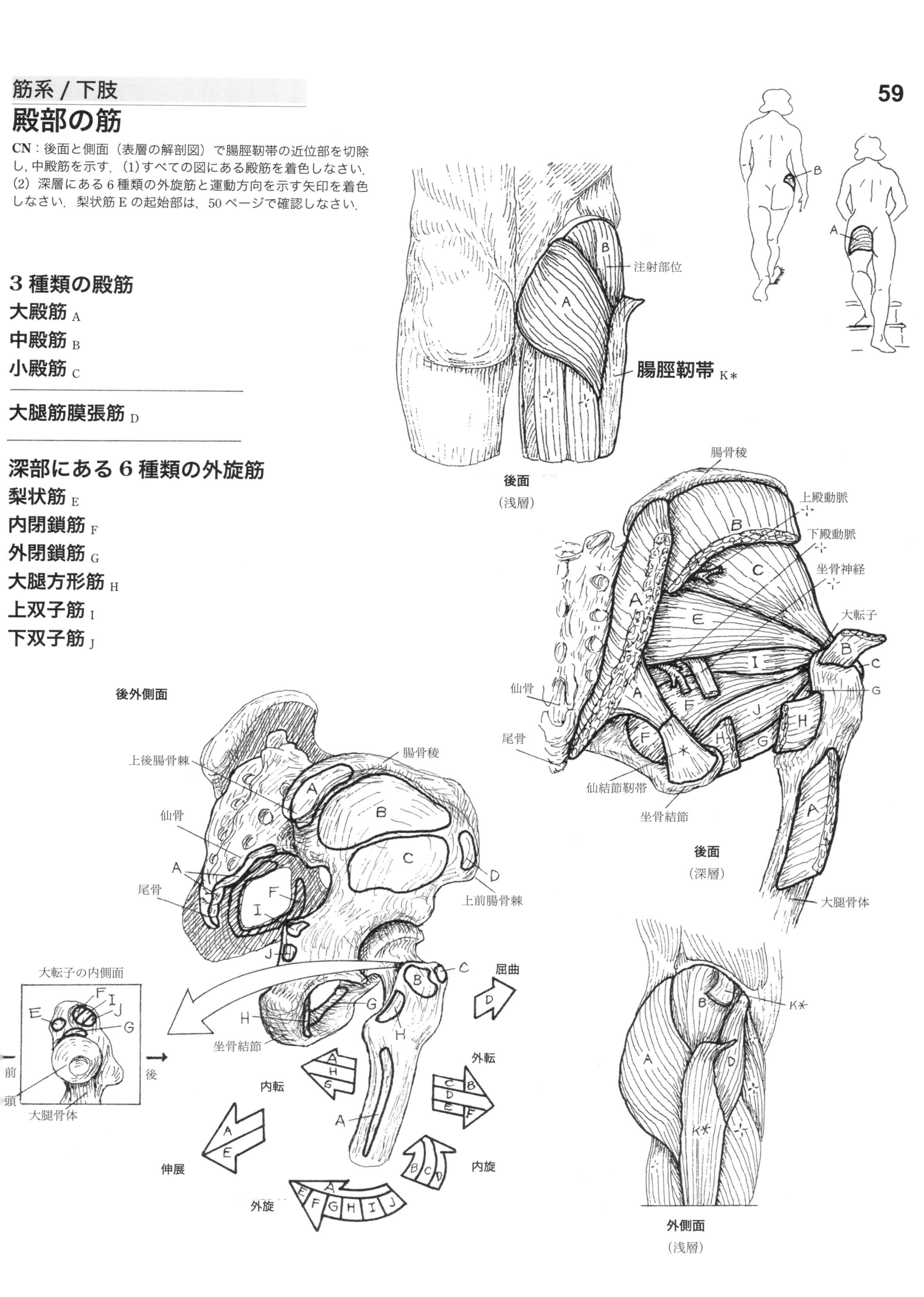

大腿後面の筋は，3つの筋で構成されている．つまり，**半膜様筋・半腱様筋**そして**大腿二頭筋**である．これらの筋群は，**「ハムストリングス**（hamstrings)」と呼ばれる．「ham」とは，ブタの後肢の後面にある筋や脂肪を意味し，この筋に関連する特に長くて（傷つきやすい）腱を「srtings」という．

これらの筋の起始に注目しなさい．すべての筋頭が1つになり，腸骨の坐骨結節から起こっている．でも，その中の1つ（大腿二頭筋）は，大腿後面から起こる筋頭がある．イラストを見てください．これらの筋が，股関節の後面を横切っているため，股関節の伸展に働く．自分自身で確認しなさい．

また，これらの筋は，膝関節の後外側面（大腿二頭筋）と後内側面（半膜様筋・半腱様筋）を走っている．そして，大腿二頭筋は腓骨頭の外側面に停止し，半膜様筋と半腱様筋は脛骨の内側顆内側面と近位部内側面に停止する．このため，膝関節の屈曲に働く．ハムストリングスの長い腱は，膝を少し屈曲すると，膝の後面の少し上で関節の左右で触ることができる．膝関節は，わずかではあるが回旋できる．半腱様筋と半膜様筋は内旋に働き，大腿二頭筋は外旋に働く．半腱様筋の停止部は，薄筋や縫工筋の停止部と関連性が強い（SGT)．ガチョウの足に似ている（鵞足）停止腱の構成を膝関節の内側面で確認できる（61・62ページ)．

ハムストリングスの痛みは，筋を酷使し過ぎたり，使わなさ過ぎたりすると起こる（慢性カウチポテト症候群)．自分自身のハムストリングスを検査しなさい．まず，直立した姿勢から膝を伸ばしたまま上体を前に曲げ，ハムストリングスの緊張を感じた時，止める．この運動をしたとき，多くの若者は，踵を触ることができるようだ．緊張したハムストリングスが起始部で骨盤を後に引き，脊柱起立筋が引っ張られ（緊張する)，腰部部の前弯が平坦になり，腰椎の運動性も制限され，腰が痛くなる．ハムストリングスが伸展したとき，腰が痛むのは，一般的な現象であり，通常，膝を屈曲し，緊張を解くことで痛みは消滅する．ハムストリングスが緊張している間，下肢や足に広がる（膝の下まで）鋭い腰の痛みが，繰り返されることがある．このような痛みは，坐骨神経が腱と一緒に引っ張られているためだと思われる．このような場合，直立して痛んだ側の下肢の足関節を底屈すると痛みが和らぐ．

大腿後面の筋

CN：明るい色を使いなさい．(1) 浅層の図に着色する前に深層の図で各々のハムストリングスに着色しなさい．股関節と膝関節の屈曲と伸展を示す2枚の小さなイラストを完成させなさい．(2) ページ右側の上にある図で点を付けた筋を灰色に塗りなさい．

ハムストリングス

半膜様筋 A

半腱様筋 B

大腿二頭筋 C

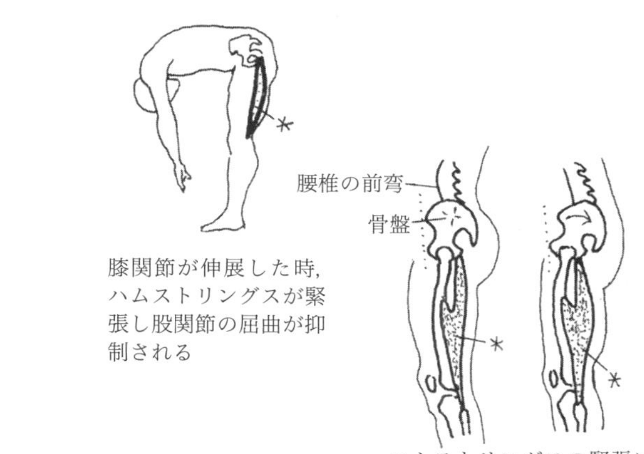

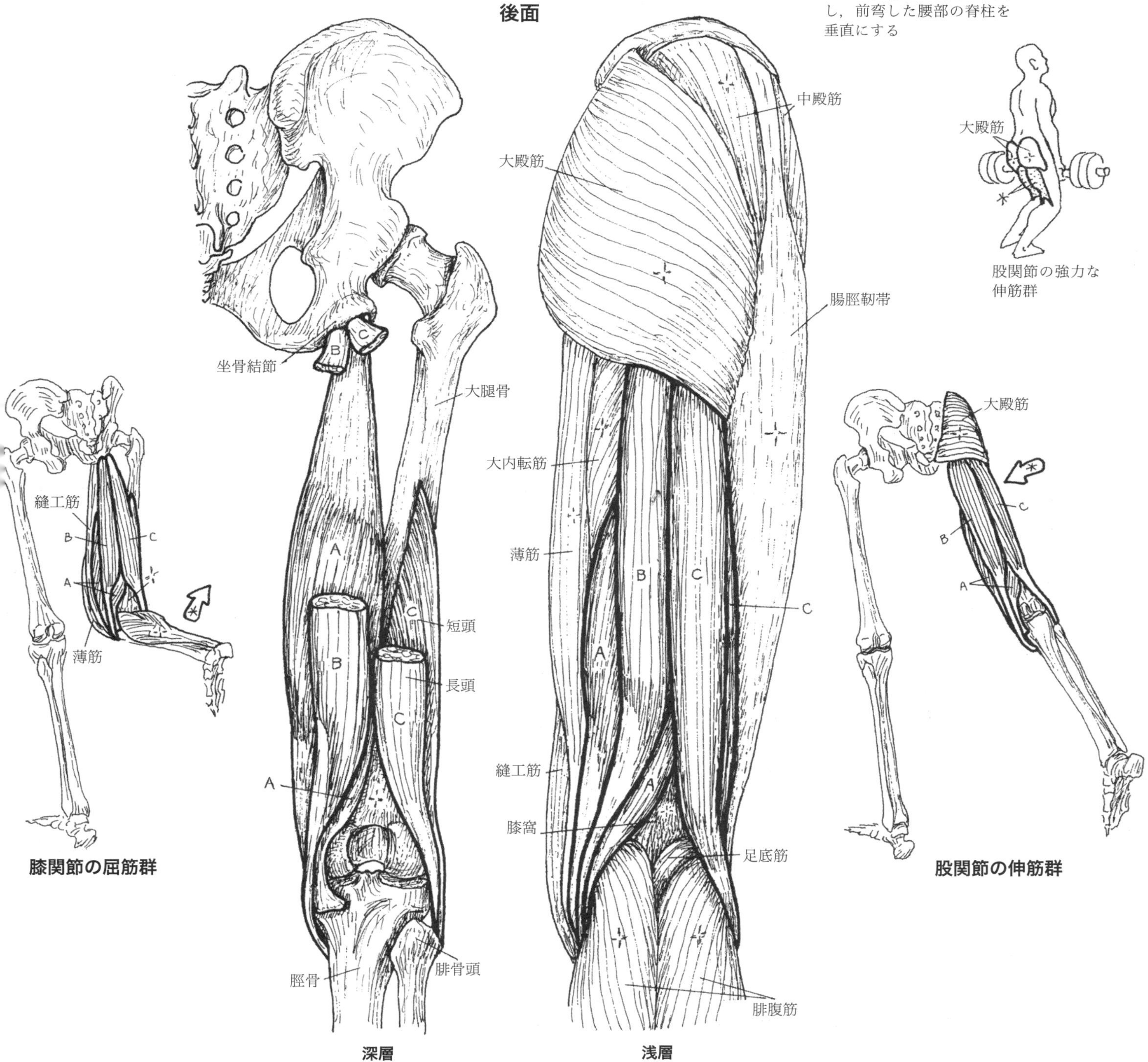

内転筋は，股関節の内転筋群（**恥骨筋・短内転筋・長内転筋・大内転筋・薄筋**）と股関節の外旋筋である外閉鎖筋で構成される．これらの筋は，イラストに示されているが，起始部での相互関係を理解するには，少し時間が掛かってしまうでしょう．これらの筋の作用は，強力である．

外閉鎖筋は，内転筋群の構成する筋である．それは，この筋が内転筋群の中に存在し，内転筋群と同様，閉鎖神経で支配されるためである．外閉鎖筋の停止部は，股関節の内転筋として働くには，不利な位置にある．そのため，股関節の外旋筋として作用しているようだ（59 ページ）．生体でのこの筋の筋電図を調べても，正確には証明されていない．でも，この筋は，大腿内側で筋膜によって隔てられ，大腿内側上面の深部では閉鎖孔の外側を被い，内転筋群と同じ支配神経で支配されている．このようなことから，この筋が股関節の内転筋であると考えられている．

薄筋は，内転筋群の中で最も長い筋である．その筋束は，膝の内側を通過し，脛骨の内側面に停止する（大腿骨の粗線ではない）．この筋の停止腱は，縫工筋と半腱様筋とともに停止部で鵞足をつくる（60 ページ）．

大内転筋は，最も強大な筋である（後面の図を参照）．この筋の下部筋束では，筋束が分離してできた内転筋腱裂孔があり，そこを大腿動静脈が通過する．ここを通過し，動脈と静脈は膝の後面上部で膝窩に至る．

後面の図をよく観察し，薄筋（E）に隣接する筋の内側面に注目しなさい．まっすぐに走り，下行した筋束が大腿骨の内側面に至り，内転筋結節に付着する（一番左の図で内側顆のすぐ上）．これらの筋は，内転筋ではなく，膝関節の屈筋，ハムストリングス，である．大内転筋の筋束の中で外側のものは，粗線や大腿骨の内側顆上方に停止する．そのため，この筋は股関節の内転に作用するのである．

この事実は，薄筋以外の内転筋が大腿骨後面で垂直に延びる凸凹した線（粗線）に停止する事実を再認識する価値があろう．

内転筋の大部分の支配神経は，閉鎖神経である（88 ページ）．坐骨神経は，大内転筋の「ハムストリングス」部分を支配する．

我々の**大腿前面にある筋群**は，強力で魅力的な筋群である．これらの筋群は，腰神経叢（L1 〜 4）の枝で支配されるが，その大部分は大腿神経（L2・3・4）とその枝で支配される．

縫工筋は，仕立屋が胡坐をかくために必要な筋なので別名「仕立屋の筋」と呼ばれるが，何世紀もの間，ほとんど場所を取らずに縫い物やデッサンなどの手作業を容易にする座った姿勢をつくるのに貢献してきた．筋束は，上前腸骨棘から起こり，斜め内側に走って下行し，脛骨の内側上面に停止する．この筋は，股関節の屈曲と外旋，および膝関節の屈曲に働くが，イラストに描かれた付着部からも推測できる．大腿神経で支配される．

大腿四頭筋には，4つの筋頭がある．**大腿直筋**は，上前腸骨棘から起こる．内側広筋と外側広筋は大腿骨後面の粗線から起こる．中間広筋は，大腿骨の前面と外側面から起こる．これら4つの筋の腱は膝蓋骨で合流し，大腿四頭筋腱となる．

膝蓋骨は，人体の中で最大の種子骨である．この骨は大腿四頭筋腱の中の軟骨が起源であり，大腿四頭筋腱が大腿骨前面を下行し，脛骨上部の前面に至る間に発達したものである．もし，膝蓋骨がなければ，大腿四頭筋腱が膝の屈曲と伸展の間，大腿骨と接触した際，非常に重い荷重がかかる．こうして膝蓋骨は，大腿四頭筋腱と合体している．膝蓋骨の下面では，大腿四頭筋腱は**膝蓋靭帯**となって脛骨粗面に続く．

大腿直筋は，股関節の強力な伸筋であり，4つの筋頭の中で唯一股関節を通り越す筋である．大腿四頭筋としては，膝の伸筋として働く．大腿四頭筋の役割の重要性は，膝を傷害した時にはっきりとわかる．つまり，筋を使わないため，腱が萎縮し，急速に脆弱になる．「大腿四頭筋エクササイズ」が膝関節の安定性を保つのに大切である．アスリートは例外であるが，大腿四頭筋は，不十分な伸展運動でも機能低下する．完全に機能し，強力な膝関節の伸筋の機能を弱めることは言うまでもなく，大腿四頭筋の硬直によって痛みが発生する．

腸腰筋は，股関節最大の屈筋であり，腸骨窩・腸骨稜および仙骨・仙腸靭帯などの広範囲から起こるとともに，幅の狭い三角形状の大腰筋とこれよりさらに細い小腰筋（48ページ）からなる．これらの筋束は，大腿骨の近位端にある小転子に停止する．

See 60, 61

大腿前面の筋

CN：膝蓋骨は塗らないで，膝蓋靭帯 G*を灰色にしなさい．(1) 大腿の深層のイラストから着色し，その後で浅層のイラストを完成させなさい．(2) 左端の図でハムストリングスの拮抗筋である大腿四頭筋に着色しなさい．(3) 右端の図に着色し，筋の動きを完成させなさい．

筋群

縫工筋 A
大腿四頭筋 ✧
　大腿直筋 B
　外側広筋 C
　中間広筋 D
　内側広筋 E
腸腰筋 F

膝蓋靭帯 G*

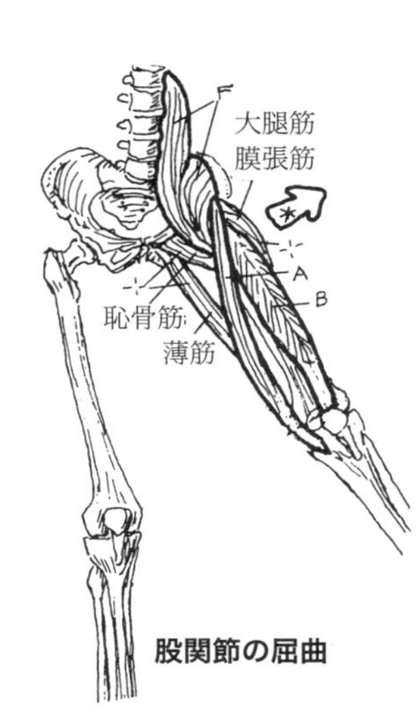

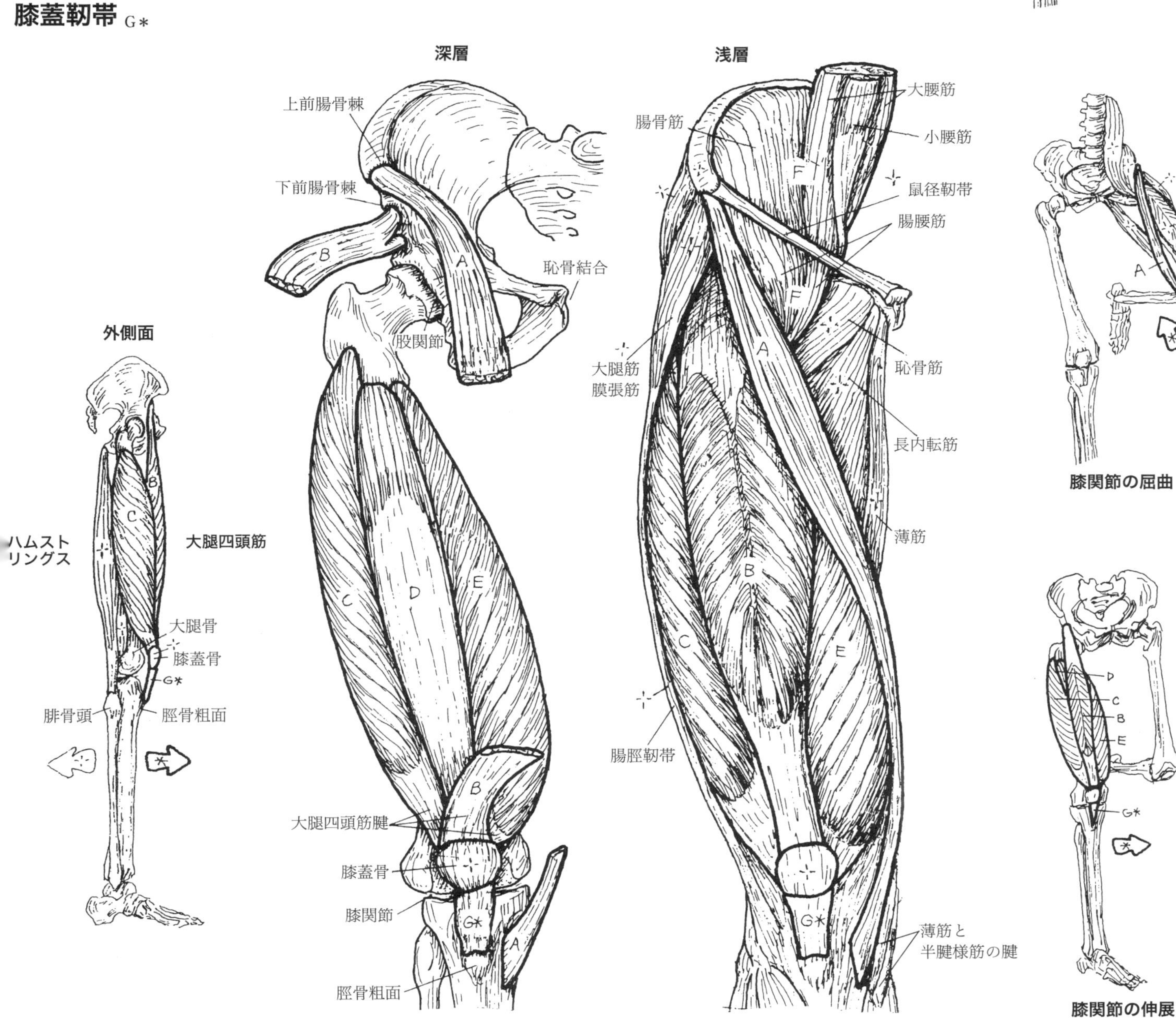

下腿の筋群は，前外側群・外側群および後側群からなる．これらの筋は，脛骨の前外側面，腓骨の前面，そして下腿骨間膜に付着する．脛骨の前内側面には，筋は付着しない（自分で触ると確認できる）．後面の筋群（64ページ）は，脛骨・腓骨および下腿骨間膜から起こる．これらの筋の停止については，下記を参照しなさい．

３種類の筋が，前外側面から起こる．**前脛骨筋**は，脛骨から起こり，**長母指伸筋**と**長指伸筋**は下腿骨間膜と腓骨から起こる．下腿前面の筋は，足首を背屈（伸展）するための筋である．長指伸筋と長母指伸筋は，足指の関節の伸筋であり，前脛骨筋は距骨下関節を内反する．**第三腓骨筋**（指伸筋の小指の腱）は距骨下関節を外反する．胎児期の発生の過程で，下肢が回転するため，これらの伸筋が下腿の前面に位置するようになった（前腕の伸筋が後面にあるのとは異なる）．前脛骨筋は，特に歩行時に足が地面から離れている間，足を引き上げ，足指が地面にぶつからないようにする働きがある．

腓骨筋群（長腓骨筋・短腓骨筋）は，下腿外側の筋群である．その大部分は，腓骨と下腿骨間膜から起こる．基本的には外反に作用する筋であり，足底の屈曲時に働く（歩行時，母指で地面を蹴り出す時）．

右下図で足の動きを示すイラストで，足底における筋の停止部を確認しなさい．前面・側面および後面からの腱のなかには，足指の側面を回りこんで足根骨や中足骨の底面に付着するものがある．これらの筋が収縮すると，腱が停止している骨の側面が引き上げられる．この運動で母指側が引き上げられるのが**内反**であり，小指側が引き上げられる場合は**外反**である．足に停止する筋が，内側面を回りこむ場合と外側面を回り込む場合でこれらの作用が明らかに異なる．下腿の外側面を構成する筋（長腓骨筋・短腓骨筋）が，距骨下関節を外反する筋であることを再確認しなさい．

See 62, 64

下腿前面と外側面の筋

CN：左端のイラストで簡単に筋の付着部となる下腿骨間膜（筋の起始部となる）を示した．足底の停止部については，右上の図で示す．(1) 前面の筋群について，付着部から着色を始めなさい（尖った色鉛筆で）．前脛骨筋の足底部にある停止部については，右上の小さく描いたイラストで確認すること．(2) 外側面の筋群について，足底面を含め，着色しなさい．(3)「足の運動」を示したイラストで運動に関わる筋と矢印を塗りなさい．

下腿外側面の筋

長腓骨筋 E

短腓骨筋 F

下腿前面の筋

前脛骨筋 A

長指伸筋 B

長母指伸筋 C

第三腓骨筋 D

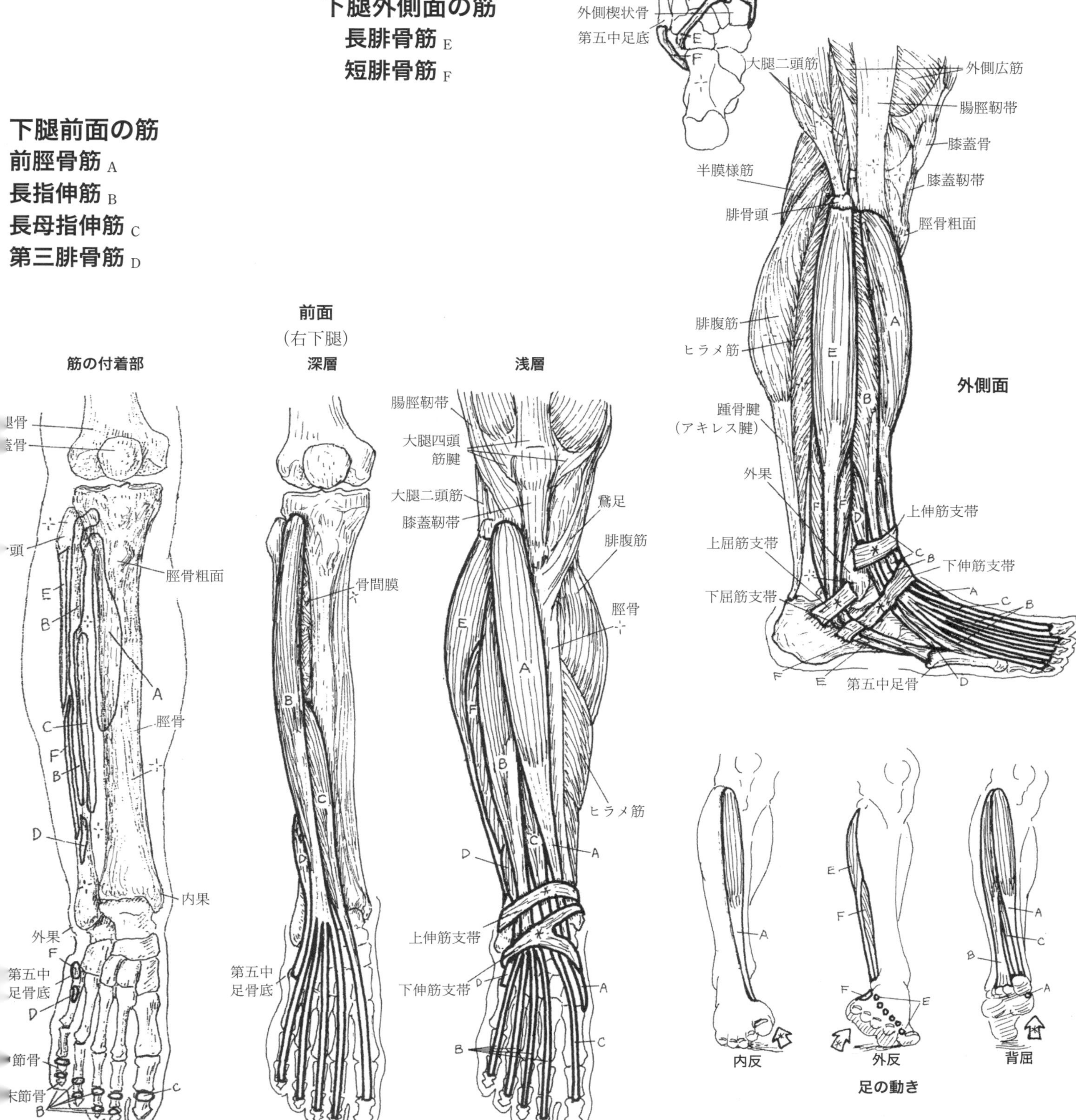

下腿後面の筋群（ふくらはぎ）は，筋間中隔，すなわち，深下腿筋膜（図示されていない）で浅層と深層に分離される．4つの深層筋は，脛骨・腓骨および下腿骨間膜から起こる（「深層」と「筋の付着部」の図を参照）．**膝窩筋**は，深層の上部にあり，膝関節の屈曲と脛骨の回旋に作用する．**後脛骨筋**は，深層筋の中央にある．この筋の腱は，母指側から内果の後方を回り込み，足根骨の主要な骨（立方骨・楔状骨・舟状骨および中足骨の底面）に停止する．この筋は，底屈と内反に作用する．**長母指屈筋**と**長指屈筋**は，内果の後方を回り込み，母指や足指の底面に達する．深部の筋膜は硬く，柔軟性がない．筋への血液供給が不足すると二次的な筋の膨張が起こるが，筋膜の圧力が底下し，筋自体が消失するので筋の扁平化が深刻になる（コンパートメント症候群）．

十分な時間をかけ，63 〜 65 ページの図で下腿の前面・側面および後面から起こって足底面に停止する筋群の腱の配置をよく理解しなさい．これができなければ，筋の作用との関係がわからなくなる．

浅層筋（**腓腹筋・ヒラメ筋**）は，踵骨腱（アキレス腱，用語集参照）となって踵骨に停止する．腓腹筋とヒラメ筋は，共同して足の底屈時に踵骨（かかと）を引き上げ，体重は指先に移動する．腓腹筋は膝関節の上を飛び越えているので，膝関節の屈曲にも働く．

足底筋は小さな筋であり，大腿骨の外側顆のすぐ上から起こり，筋束は細くなり鉛筆ぐらいの太さになってアキレス腱が踵骨に停止する直前でこの腱に停止する．テニス・バドミントン・スカッシュなどの選手にとって，アキレス腱は身近な存在である．それは，足関節を過伸展した際，この腱が切れる（“ぽん”と音がする）ためである．足底筋を失っても大きな影響はない．

See 63, 65

下腿後面の筋

筋群

後脛骨筋 G
長指屈筋 H
長母指屈筋 I
膝窩筋 J
足底筋 K
ヒラメ筋 L
腓腹筋 M

CN：63 ページで使用した色とは異なった色で着色しなさい.（1）後面の図で，1 種類ずつ，筋を深層から浅層に向かって着色しなさい. ヒラメ筋 L と腓腹筋 M は，同じ腱（踵骨腱 M）である.（2）足底面の腱の構成をよく理解し，上下の内側面のイラストを完成させなさい.（3）左端にある後面の筋群の付着部を示したイラストを完成させなさい.

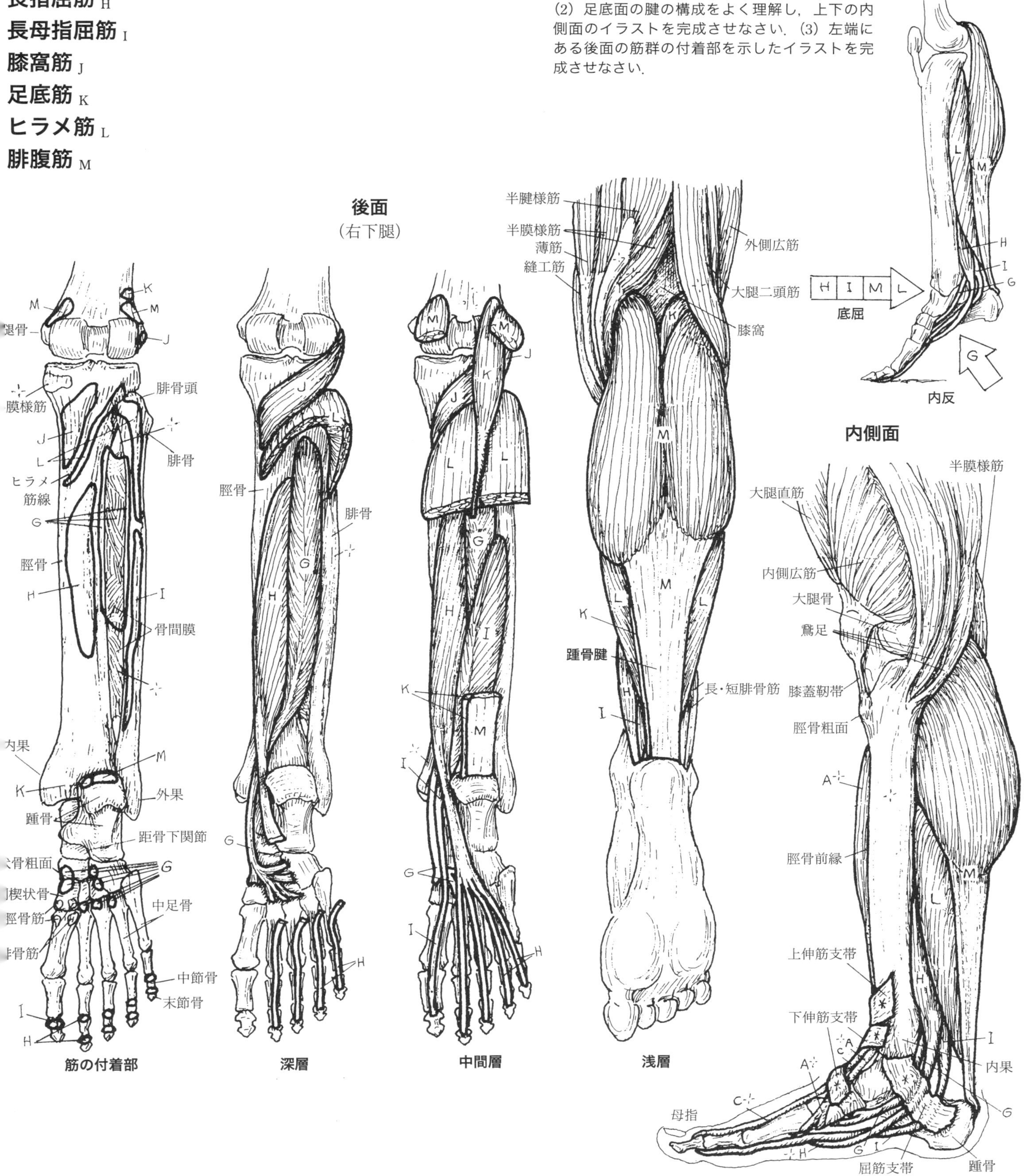

足背の固有筋（足の骨から起こり，足の骨に停止する）は，右図に図解した２個の小さな伸筋（**短指伸筋**と**短母指伸筋**）だけである．伸筋としての機能の大部分は，下腿の伸筋群が担っている．

足底の固有筋群は，４層に分けて示した．**底側骨間筋**は中足骨の側面を被い，最も深層（**第四層**）を構成する．この筋は，第３～５指の内転，第一中足指節関節（MP 関節）の屈曲，指節間関節（IP 関節）の伸展を担う．**背側骨間筋**は，第３～５指の外転と底側骨間筋の作用を補助する．

第三層の筋は，母指と小指に作用する．

第二層には**足底方形筋**がある．この筋は，長指屈筋（FDL）の腱（H）の外側に停止し，この筋の底屈作用を補助する．**虫様筋**は，各指に向かう FDL の腱から起こり，足背腱膜内側に停止する．この筋は，MP 関節を底屈し，足背腱膜を経由して第２～５指の IP 関節を背屈する

浅層（**第一層**）には，母指と小指の外転筋群（**母指外転筋**と**小指外転筋**）と**短指屈筋**がある．足底の筋は，厚い筋膜である足底腱膜に被われる．この腱膜は，踵骨から屈筋腱の腱鞘まで伸びる．

これらの筋の構成をひとまとめにして理解するには無理がある．あらゆる状況下で個々の層を構成する筋の共同作業によって，歩行ができる．全体の筋が正常に機能すれば，うまくいくが，機能しなければ，歩行ができなくなり，足の専門医や医療供給者のお世話になることになろう．

足の筋（固有筋）

CN：このページに示された筋群だけを着色しなさい．前ページの筋をここに示したのは，筋を区別するためである．同じ色を何回も使わなくてはいけないかもしれない．(1) 下腿の筋の付着部は，前の2ページで示した．(2) 第四層から作業を始め，各々の図を完成させてから次に移りなさい．

筋群

第四層
- **3個の底側骨間筋** P
- **4個の背側骨間筋** Q

第三層
- **短母指屈筋** R
- **母指内転筋** S
- **短小指屈筋** T

第二層
- **足底方形筋** U
- **4個の虫様筋** V

第一層
- **母指外転筋** W
- **小指外転筋** X
- **短小指屈筋** Y

足背
- **短指伸筋** N
- **短母指伸筋** O

足背
（右足）

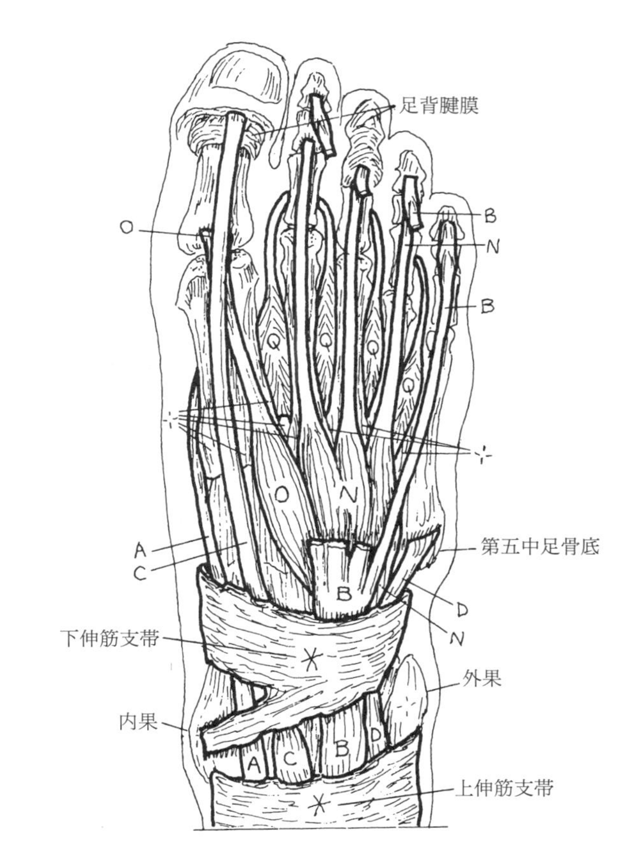

足底面
（右足）

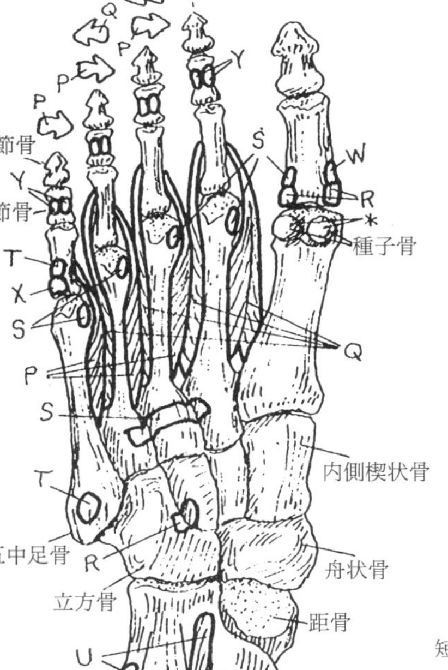

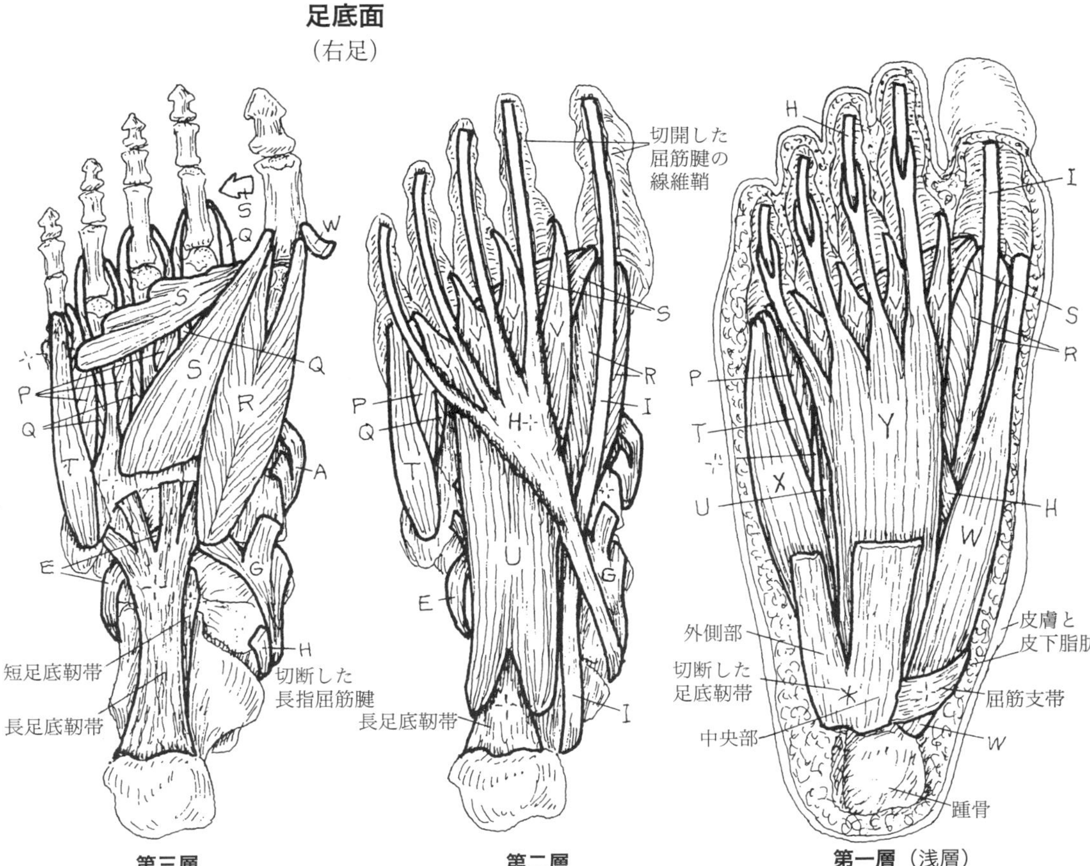

第四層　第三層　第二層　第一層（浅層）

筋のまとめ

CN：58ページと同じ要領で完成させなさい．4枚のイラスト全部で筋を確認してから名称を書き入れなさい．関節の主動筋によって筋を分類した．（解答は付録Aを参照）

股関節の主動筋

A ____________________

A^1 ____________________

A^2 ____________________

A^3 ____________________

A^4 ____________________

A^5 ____________________

A^6 ____________________

A^7 ____________________

膝関節の主動筋

B ____________________

B^1 ____________________

B^2 ____________________

B^3 ____________________

B^4 ____________________

B^5 ____________________

B^6 ____________________

B^7 ____________________

足関節の主動筋

C ____________________

C^1 ____________________

C^2 ____________________

C^3 ____________________

C^4 ____________________

C^5 ____________________

C^6 ____________________

C^7 ____________________

C^8 ____________________

足底に作用する筋

D ____________________

D^1 ____________________

足指に作用する筋

E ____________________

E^1 ____________________

E^2 ____________________

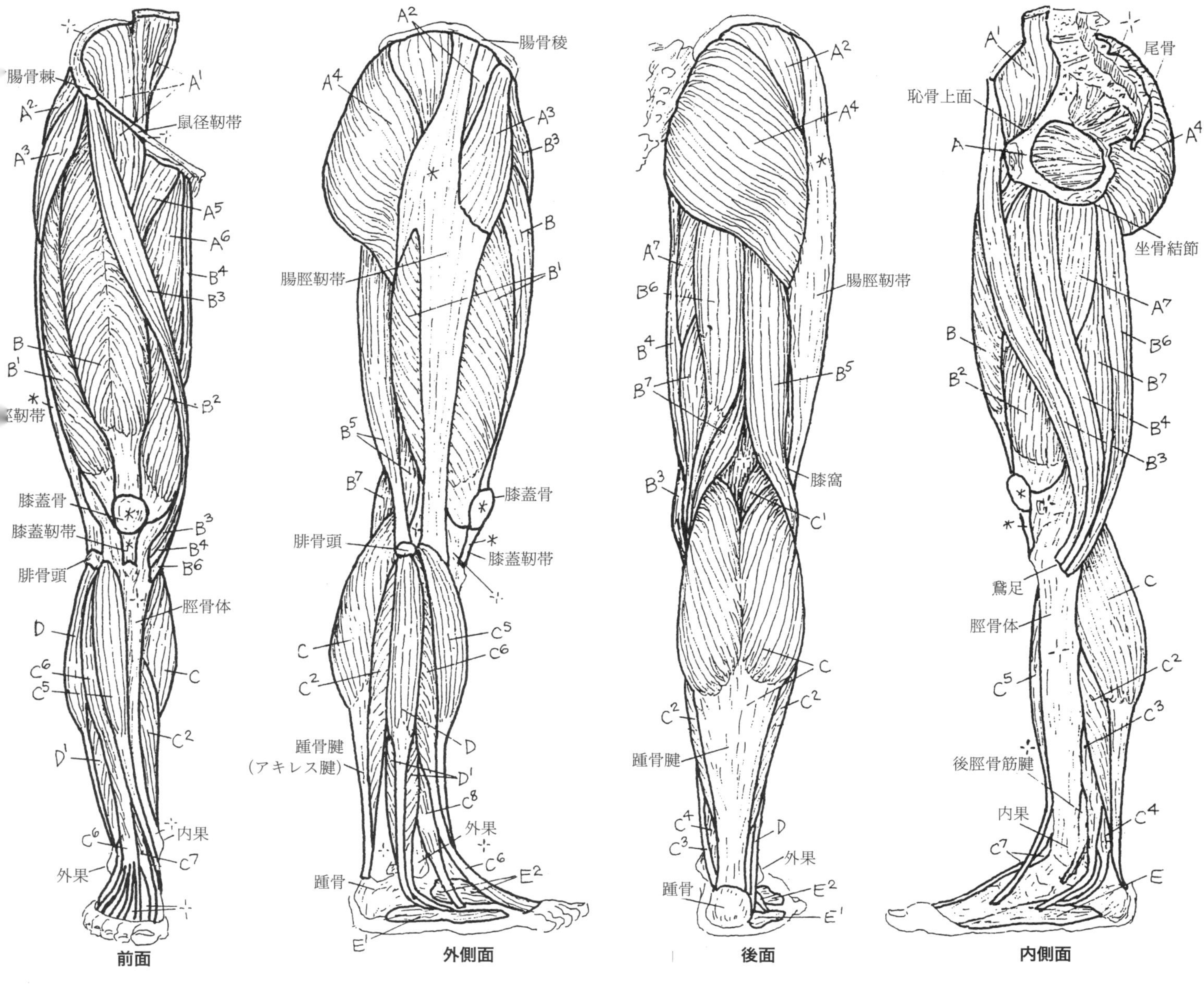

これまでの作業を思い起こし，3枚のイラストのAとBに分類された筋を着色しなさい.

上半身の**屈筋群**は，負荷に耐え，作業をする際に働く（曲げる・持ち上げる・押す・引くなど）. これらの筋群の構成は，手で物を持ち上げたり，運んだりするのに都合がよい. 上肢で行うどんな行為でも多くの関節の屈曲が関わっている. 屈曲した後，もとのまっすぐな状態に戻るには，拮抗する**伸筋群**の働きが必要である. これらの筋群の大部分は, この図では描かれていない. というのは, これらの筋群が脊柱を支えるための深層の筋群だからである. これらの筋群は，脊柱のどの位置にあるのだろうか？ 下図で「脊柱起立筋と深層の筋群」としてまとめられているのがこれらの筋群である. これらの伸筋群によって，直立姿勢が保たれ，上肢での作業を終えた後や作業を開始する前の伸展状態（直立姿勢）が維持されていることがわかる. もし，これらの伸筋群が機能しなくなると，重力の力で姿勢を維持できなくなってしまう. 腹壁の筋（A）は，腹腔に圧力が必要なとき，収縮する. また，体幹の強力な屈筋でもある. そして，収縮して固くなることで腹腔内へ加えられた外圧に抵抗し，腹部内臓を保護する.

つぎに**肩甲骨の安定に関わる筋群**（F）を着色しなさい. 6種類の筋群で肩甲骨の安全を確保し，同時に肩関節が機能した時には，肩甲骨-胸郭構造を可動させる.

つぎに**回旋筋**，**外転筋**および**内転筋**（C・D・E）を同様に着色しなさい. これらの筋群の働きで上肢や下肢を使った行為や運動を行うことができる. こうした運動では，回旋筋と外転筋が障害されることが多い.

足の**外反と内反に関わる筋群**は，このページの図ではよくわからない. これらの筋に関しては，40・63および64ページを参照しなさい.

最後に，負荷がかけられている関節を伸展することが，重力に抵抗するための機能を含んでいることを思い出しなさい. 体幹の屈筋と伸筋が，次々と取引をしてその役割を交代しているのである. 下のイラストで重心が通る線と脊柱・股関節・膝関節および足関節の関係を確認しなさい. ヒトが直立不動の姿勢で立っている時の重心の位置は，S1とS2の分節的運動単位のすぐ前にある. 頚や体幹を屈曲すると重心前方に移動する. この動きに頚部・胸部および腰部の脊柱起立筋が抵抗するため，これらに負荷がかかる.

機能面からみた概略

機能的な分類

屈筋 A　回旋筋 E
伸筋 B　肩甲骨を安定させる筋 F
外転筋 C　外反筋 G
内転筋 D　内反筋 H

CN：(1) 解説を読みなさい．左側の図でAが付けられている筋を着色しなさい．これを終えたら，反対側の同じ筋を塗りなさい．この作業をBからHまで繰り返しなさい．(2) 右側の図でも同じ方法で作業を行いなさい．(3) ページ下の図でAとBの筋を着色しなさい．

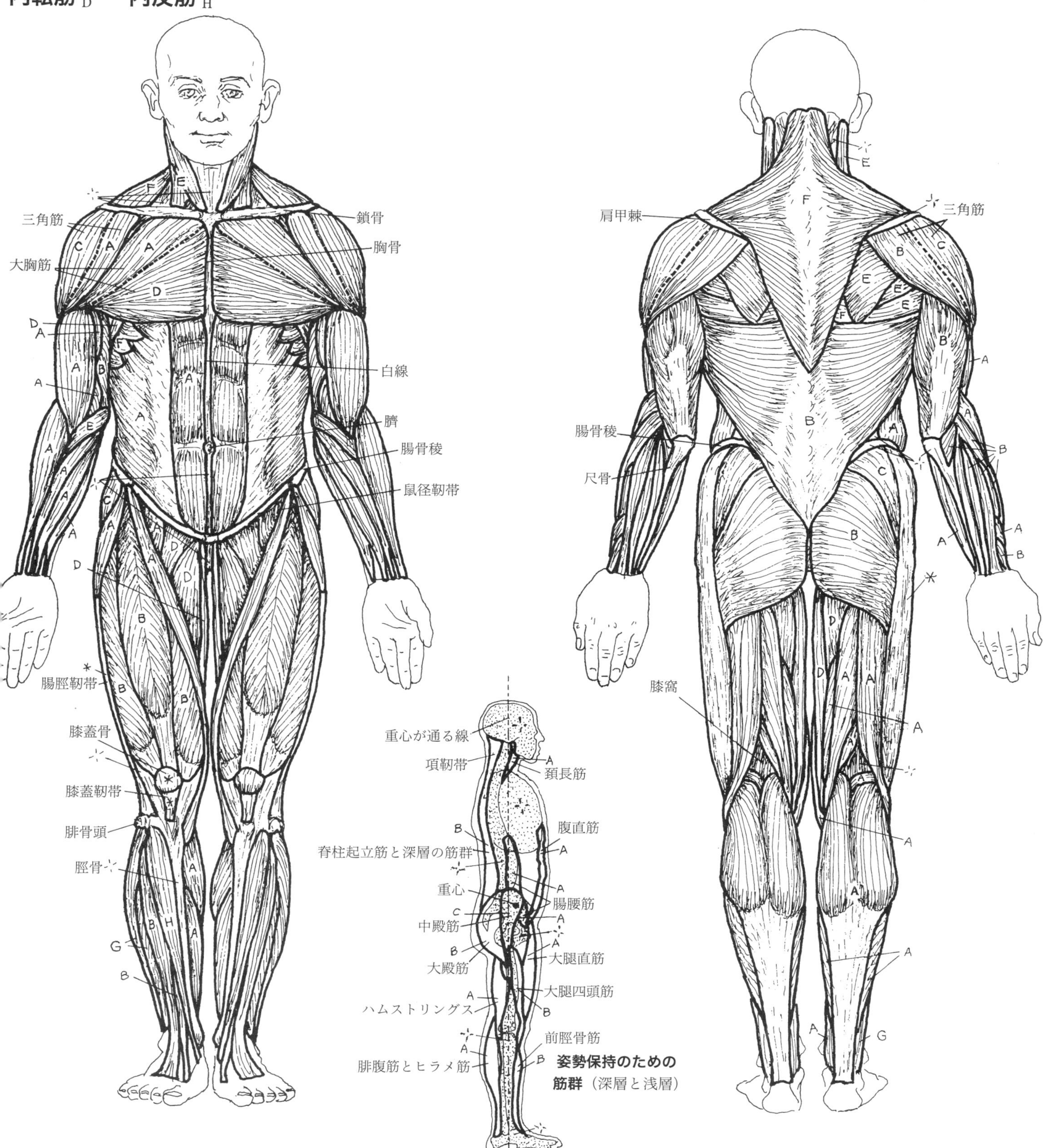

神経系は，刺激に反応するシステムであり，ニューロン（神経細胞体と神経突起）で構成される．神経系は，ニューロンが高度に統合された中枢部（**中枢神経系 CNS**）と全身に分散した**末梢神経系 PNS**に分けられる．CNS は，頭部の脳と脊柱の中の脊髄からなる．PNS は，神経突起の束の集合体（神経）であり，神経膠細胞（グリア）と同様，全身に広がっている．ニューロンは，神経伝導に関わらないグリアに支えられ，血液の供給を受けている．CNS のニューロンは，中枢部（核，灰白質）と軸索の束（神経路，白質）を構成している．脳と脊髄は，線維性の膜である髄膜（図示されていない）で被われる．

脳は，感覚・運動（脊髄反射は除く）・感情・理性的な思考と行動・予知や計画・記憶・スピーチ・言語・翻訳に関する中枢である．

脊髄は，脳に続く部分であり，頭蓋骨の大後頭孔付近から始まり，上行性と下行性伝導路を含み，脊髄反射の反射中枢である．ここには，頚部から下の骨格筋への運動指令が出力され，知覚刺激が入力される．

PNS は，感覚性と運動性の神経線維の束（神経）であり，脳につながるもの（**脳神経**）と脊髄につながるもの（**脊髄神経**）がある．脊髄神経は，身体の両側へ分節的に出ている．これらは，機能的に統合され，全身の体壁と内臓器官に分布する．脊髄神経の**枝**を末梢神経と呼ぶことがある．末梢神経は，身体で受容した感覚情報を脳や脊髄に伝導する．そして，全身の平滑筋と骨格筋への運動指令を伝導する．

自律神経，つまり **ANS** には，神経節があり，体腔に含まれる器官（内臓）の運動と分泌活動に関わる神経であり，PNS を構成する．すなわち，ここでの ANS は，運動性神経のみを意味し，内臓感覚は，体性感覚と同じシステムで脳あるいは脊髄に伝導される．ANS は 2 つに分けられる．つまり，（1）**交感神経系（胸腰系）**，これは「闘争か逃避か」の活動に関わる．これは，安全を確保し生存するための機能である．（2）**副交感神経系（頭仙系）**，これは呼吸・摂食と消化・排泄など，植物性機能に関わる．

神経系の構成

CN：濃い色を使うと細部の表現があいまいになるので，明るい色を用いなさい．(1) 左側のイラストで CNS の構造を着色しなさい．脊柱には色を塗ってはいけません．脊髄の領域を分割した図と脊髄神経にも着色しない．(2) ページ上の脳底の脳神経を塗りなさい．(3) ページ右側のイラストで，脊髄神経と自律神経系の構造に色を塗りなさい．

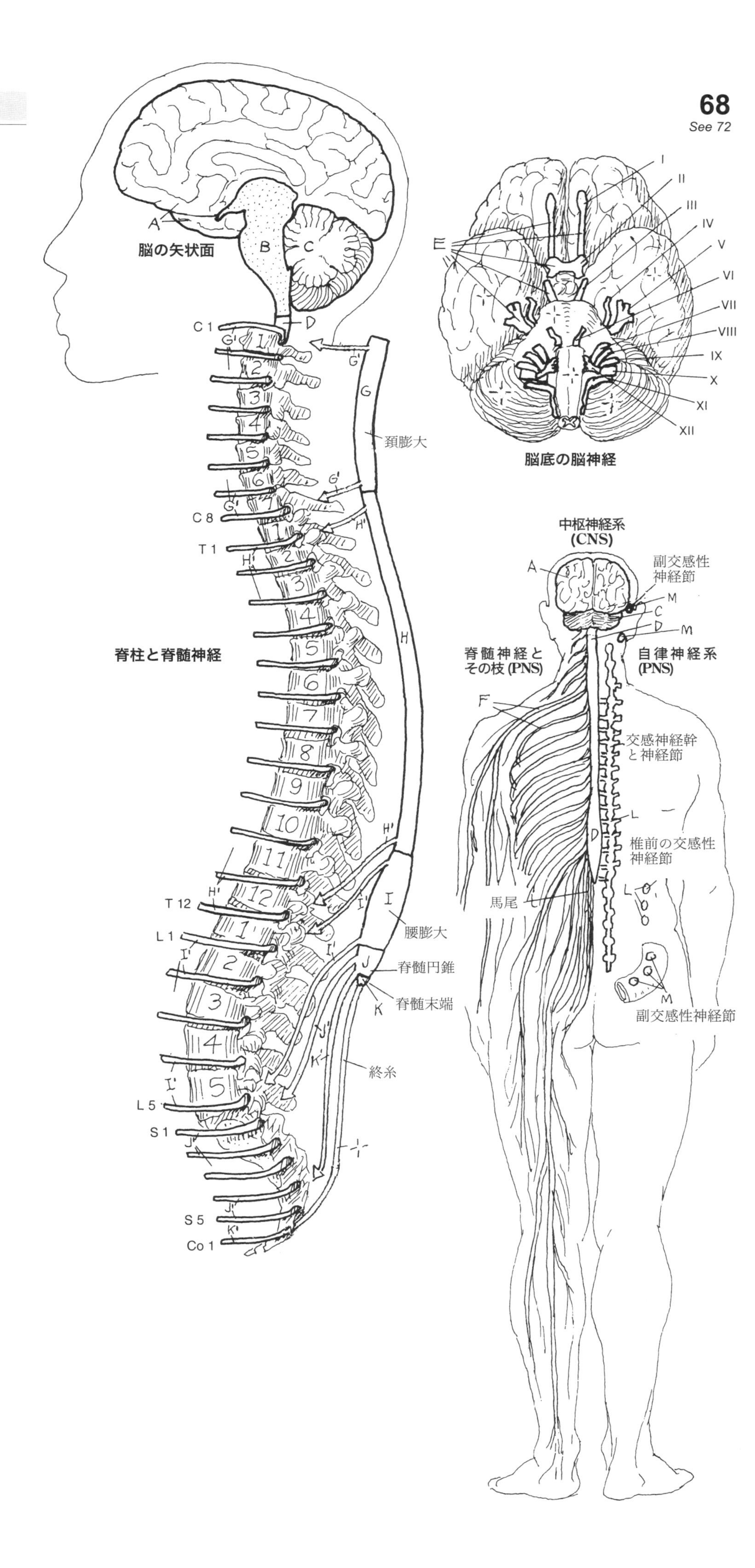

中枢神経系

脳-:-
- **大脳** A
- **脳幹** B
- **小脳** C

脊髄 D
- **頸髄** G
- **胸髄** H
- **腰髄** I
- **仙髄** J
- **尾髄** K

末梢神経系

脳神経(12 対) E

脊髄神経 F
- **頸神経(8 対)** G1
- **胸神経(12 対)** H1
- **腰神経(5 対)** I1
- **仙骨神経(5 対)** J1
- **尾骨神経(1 対)** K1

自律神経系-:-
- **交感神経系** L
- **副交感神経系** M

一般的に，ニューロンの機能は3種類に分類される．(1) 知覚性（**求心性**，中枢に神経刺激を伝導する機能を意味する）ニューロンは，身体の知覚受容器で電気信号を受容し，それを中枢神経系（CNS）に伝導する．(2) 運動性（**遠心性**，中枢から神経刺激を末梢に伝導する機能を意味する）ニューロンは，中枢神経系から全身の筋へ運動刺激を伝導する．(3) 介在性．CNS において，何十億もの神経細胞体とその突起で構成された神経回路網を構成するニューロンである．ここで**介在ニューロン**は，単純な知覚刺激と複雑な運動の間できめ細かな情報交換を行う．

感覚性あるいは運動性ニューロンが皮膚や筋膜（胎児期の体節から分化）・運動器官に関わっている場合は，体性ニューロンと呼ばれ，内臓，つまり，身体の体腔に含まれる器官に関わるニューロンとは区別される．とはいえ，体壁の感覚性ニューロンと内臓の感覚性ニューロンは，基本的に同じであるが，遠心性のニューロンは異なっている（体性遠心性に対する内臓性遠心性，つまり，自律神経）．

感覚性ニューロンは，求心的な神経機能に関わっている．これらのニューロンは，全身にある無数の**感覚受容器**，つまり，触覚・圧覚・痛覚・関節の位置・筋の緊張・化学物質の濃度および光や音の受容器，と関連している．どんな状況においても，これらの感覚受容器は，身体の内外の環境変化に関する情報を収集している．大部分の感覚性ニューロンは，その神経突起の数を基準にする限り，単極性か双極性のニューロンである．**末梢側の神経突起**は，細胞体に刺激を伝導し，**中枢側の神経突起**がそれを脊髄や脳に伝導する．

運動性ニューロンは，CNS にある**神経細胞体**からの刺激を軸索に伝導する．この**軸索**は，CNS を出ると分岐し，それぞれが筋細胞の細胞膜と結合部（**運動終板**）を形成する．神経筋結合部でニューロンは神経伝達物質を放出する．これによって筋細胞が収縮する．すべての骨格筋は，遠心性のニューロンとの結合を必要としているが，心筋や平滑筋は必要としていない．

自律神経の運動性ニューロンは，1組のニューロンが神経節でシナプスを形成することで機能する．最初のニューロン，つまり**節前ニューロン**は，CNS から始まり，その軸索は CNS から少し離れたところにある神経節に入る．ここで，節後ニューロンの樹状突起や神経細胞体とシナプスをつくる．**節後ニューロン**の軸索は，平滑筋・心筋あるいは分泌腺などの効果器に延びる．

介在ニューロンは，脳と脊髄にある莫大な容積のほとんどを占めている．神経解剖学者で Lawrence Hall of Science の director を勤めた Marian Cleeves Diamond 博士は，「**介在ニューロン**は，感覚性入力と運動性出力の間で情報の修飾・調整・統合・促進および抑制に関わっている．これらのニューロンによって，環境に対する応答が無限大に広がっているのであろう」[1] と説明している．

---

[1] *Source*: Reprinted by permission from Diamond, Marian C., Scheibel, Arnold B., and Elson, Lawrence M. *The Human Brain Coloring Book*. Harper Perennial, New York, 1985.

See 13

ニューロンの機能的分類

CN：このページは，中央（末梢神経系）から作業を始めなさい．(1) ニューロンと末梢神経系を着色しなさい．内臓性運動（遠心性）ニューロンでは，2 つのニューロンを着色しなさい．(2) ページ下のイラストで CNS の介在ニューロンを塗りなさい．(3) ページ上の神経系の概略図を完成させなさい．

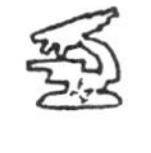

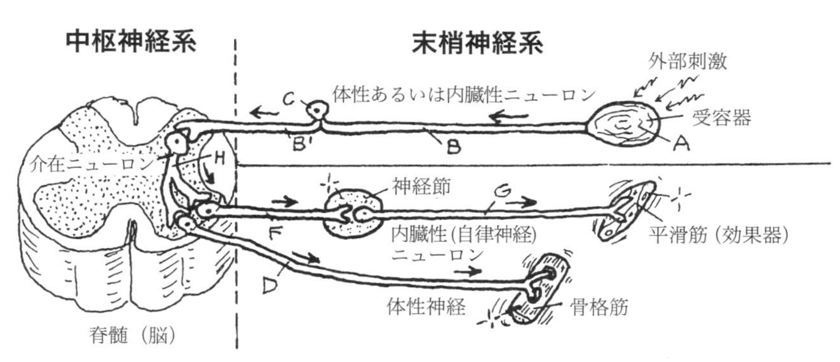

PNS（末梢神経系）

受容器 A
軸索（末梢性突起） B
細胞体 C
軸索（中枢性突起） B¹

感覚性（求心性）*ニューロン

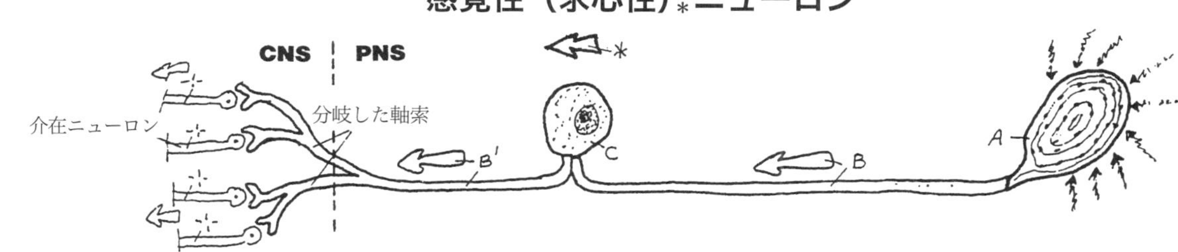

体性運動性（遠心性）*ニューロン

樹状突起 D
細胞体 C¹
軸索 B²
運動終板 E

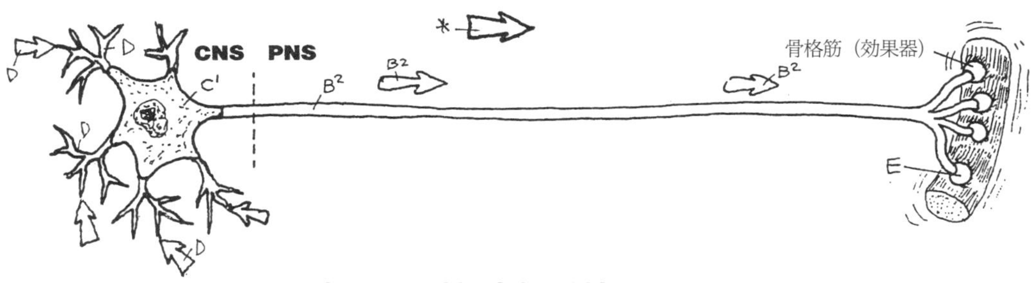

内臓運動性（遠心性）*ニューロン

節前ニューロン F
節後ニューロン G

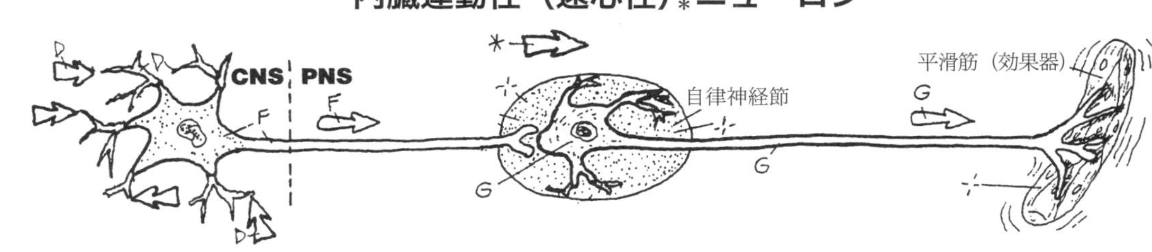

CNS（中枢神経系）

介在ニューロン H

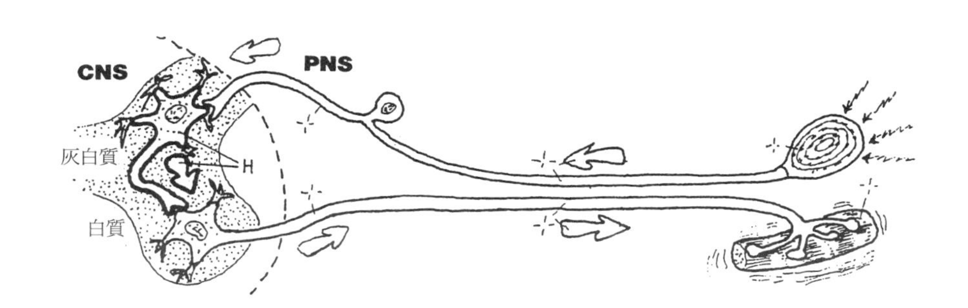

ニューロン間の結合を**シナプス**という．ほとんどのシナプスでは，ニューロンが接触しない．そのため，化学物質である**神経伝達物質**が刺激を次のニューロンに伝導する．電気的なシナプス（電気的に荷電した原子やイオンがニューロン間をタンパク質のチャネルを経て次のニューロンへ伝えられる．図示されていない）も脳や胎児の神経組織に存在しているが，非常にまれである．ほとんどのシナプスは，**軸索-樹状突起間のシナプス**である．つまり，あるニューロンの**軸索**と別のニューロンの**樹状突起**や樹状突起の棘とシナプスを形成するのである．シナプスに刺激を伝導するニューロンがシナプス前ニューロンであり，刺激を受容するニューロンをシナプス後ニューロンという．

ここでは，様々なシナプスの形態を示す．注意してほしいのは，髄鞘（13 ページ）で被われた 3 本の軸索が 1 箇所の樹状突起の棘がシナプスを形成するような複合構造（**糸球体**）がしばしば認められることである．

シナプスでは，電気信号が有髄神経に瞬時に伝えられる．シナプスの数が増えれば増えるほど，伝導の可能性は増加する．シナプスは，単純な反射弓を構成するものから脳や脊髄で数百万のシナプスで構成される神経回路まで多種にわたる．脊髄にある 1 個の運動性ニューロンは，その神経細胞体と樹状突起に 1 万個ほどもシナプスが！脳の中で電気信号の統合・調整・関連・修飾する能力は，神経回路におけるシナプスの数に関連する．神経学的な見地からは，単に知っているということ（神経の容量）よりも何を知っているのか（シナプスの数）の方が重要であろう．では，この問題に取り組んでいこう．

典型的な化学的シナプスでの活動を下の図の（1）から（6）で図示することにより，どのようにして軸索-樹状突起間のシナプスが機能しているのかがわかればよい．（1）**シナプス前ニューロンの軸索**がシナプスに電気信号を伝える．（2）電気信号が軸索末端に伝えられると，細胞膜にあるカルシウムイオン（Ca^{++}）チャネルが開き，細胞間隙から細胞外のカルシウムイオン（Ca^{++}）が軸索内に流入する．（3）神経伝達物質（アセチルコリン・ノルエピネフリン・グルタミンなど）を含んだ**シナプス小胞**がカルシウムイオンによる刺激で**シナプス前膜**に移動し，そこで融合する．（4）融合後，神経伝達物質はシナプス小胞から狭いシナプス間隙に放出される（エキソサイトーシス）．神経伝達物質の分子は，樹状突起の**シナプス後膜**（J）にある受容器のタンパク質（J^1）に結合する．イオンチャネルが開き，膜電位変化が樹状突起に伝導される．（5）不活性化した神経伝達物質の**遺残**は，シナプス前膜に取り込まれる（**エンドサイトーシス**）．（6）シナプス小胞に取り込まれ，細胞精される．

シナプス後膜の活動電位は，神経伝達物質によって促進されたり，抑制されたりする．興奮性のシナプスで興奮が促進される場合，シナプス後ニューロンは脱分極し，刺激を次のニューロンや効果器（筋細胞や腺細胞）に伝える．抑制性のシナプスで抑制される場合，脱分極は起こさず，刺激は伝導されない．

See 13, 69

シナプスと神経伝達物質

CN：A，B，Cには明るい色を使いなさい．(1) 上のイラストでは，記号が付けられている部分を塗り分けなさい．それぞれのシナプスは，2つの部分（シナプス前・シナプス後）に分けて着色しなさい．矢印（神経刺激を表している）に刺激的な色を塗りなさい．(2) 下のイラストで，化学的シナプスについて番号が付けられた順に作業を行いなさい．

軸索 A
細胞体 B
樹状突起 C

化学的シナプス

軸索 A **軸索** A **間シナプス**
軸索 A **細胞体** B **間シナプス**
軸索 A **樹状突起** C **間シナプス**
軸索 A **樹状突起棘** C1 **樹状突起** C **間シナプス**
樹状突起 C **樹状突起** C **間シナプス**
細胞体 B **細胞体** B **間シナプス**
糸球体

神経刺激 D

電気的シナプス（示されていない）

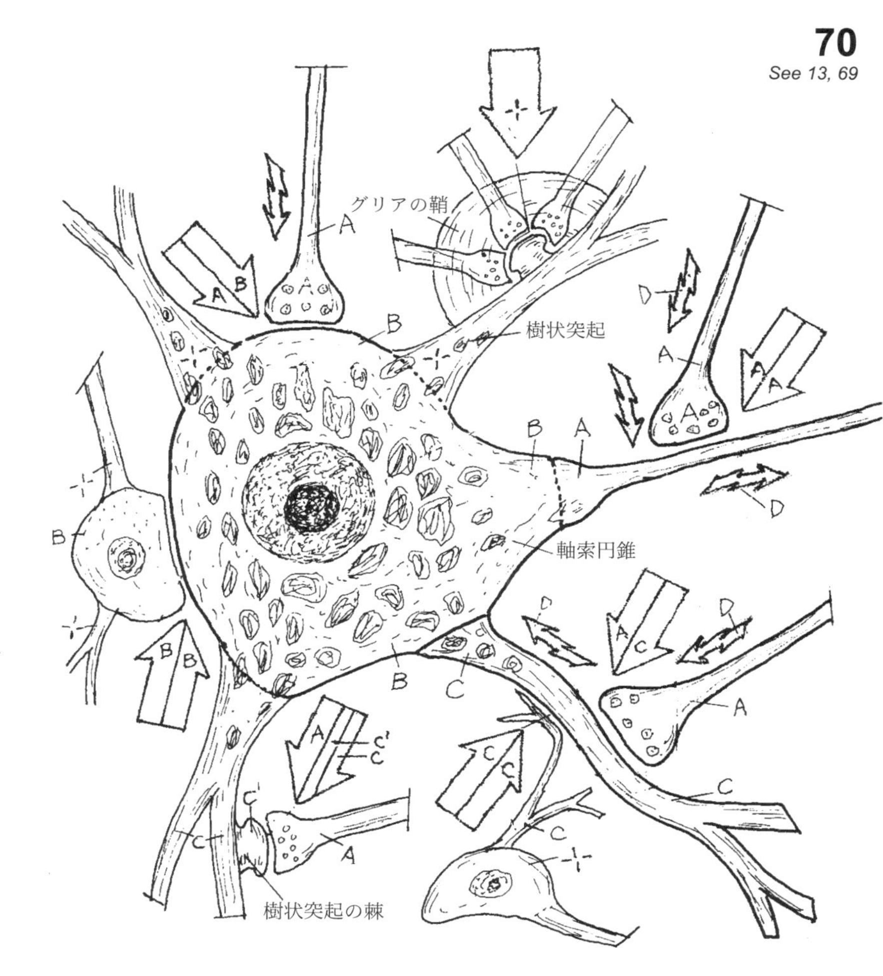

典型的なシナプス

シナプス前軸索 A
シナプス小胞 F
　神経伝達物質 G
シナプス前膜 E
　エキソサイトーシス H
シナプス間隙 I
シナプス後膜 J
　リセプター J1
遺残片 G1
　エンドサイトーシス K

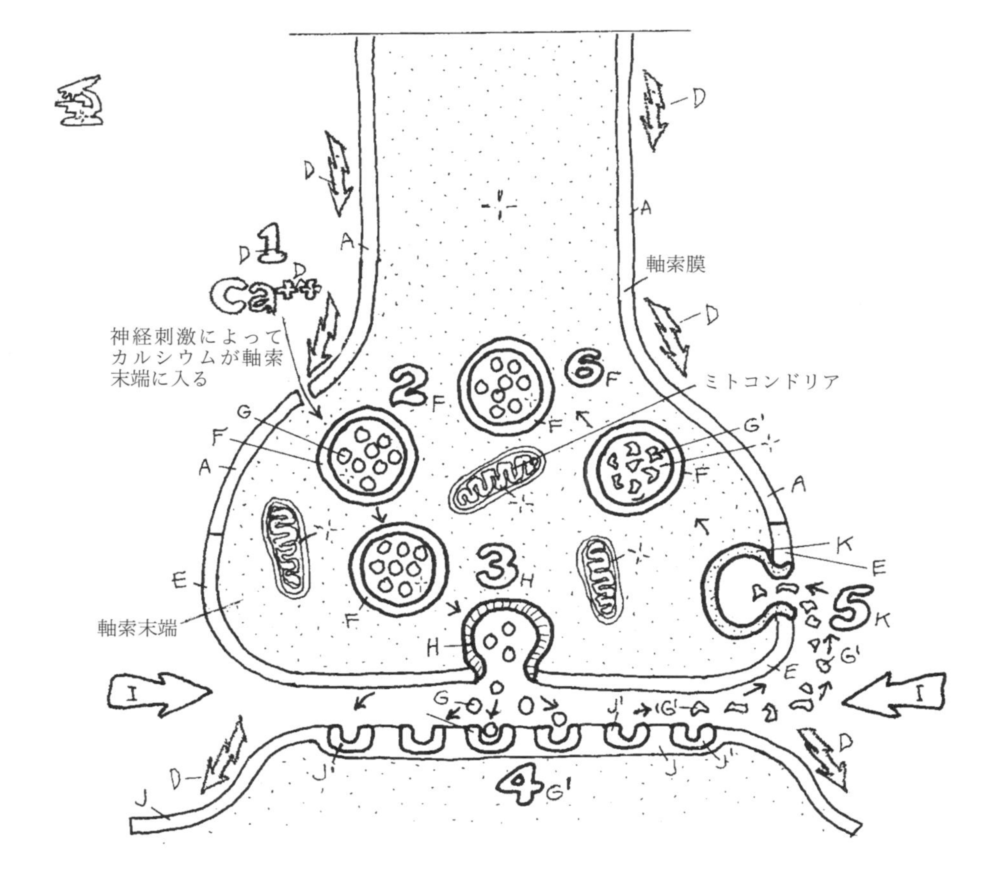

1つの運動性ニューロンにある1本の軸索，そこからたくさんの分枝が出る．その中の1本が骨格筋線維に結合して**運動単位**がつくられる．このような軸索と筋線維でつくる特殊な構造が**神経筋接合部**である．どんな骨格筋でも，1本のニューロンは多数の筋線維と結合しており，その結合がその筋の収縮性能をほぼ決定している．運動単位数が少なくなれば，選択的で微細な筋収縮が行われる．

骨格筋は，莫大な数の**筋線維**（細胞）で構成される．骨格筋が短くなる（収縮する）ためには，神経との結合が必要である（神経支配）．このような神経が運動神経であり，膨大な数の運動性ニューロンの**軸索**で構成される．**運動神経**は，単に筋線維を収縮させるためだけの役割を持つ．骨格筋の1本1本の筋線維は，**軸索の分枝**で支配される．軸索の分枝が筋線維と結合する微細な構造が神経筋接合部である．神経筋接合部は，**軸索末端**に隣接する渦巻状になった筋細胞膜の領域，**運動終板**で構成される．軸索末端と運動終板の間には隙間がある．骨格筋が刺激を受けるときには，軸索末端からアセチルコリンという神経伝達物質がこの間隙に放出される．アセチルコリンは，ナトリウム（Na^+）に対する筋細胞膜の透過性を変えるので，それが刺激となって筋収縮が起こる．筋線維は，最大限に収縮する（「全か無か」の法則）．1本の運動神経の軸索から分岐した枝で支配されているすべての筋線維は，最大限に収縮するのである．

それぞれの筋線維で「全か無か」の法則に従って筋収縮が起こるという事実は，**筋収縮の程度**を決めているのは，活性化された運動単位と活性化されない運動単位の数であろうと思われる（下図の「筋収縮の程度」を参照）．

ここで運動単位が活動していない**休止状態**が示されている．このような状態では，2つの例外がある．つまり，(1) 不随意的な収縮に関わる受容器があり，(2) 筋の緊張が大脳皮質が関与しないで不随意的に決められているときである．そのため，筋が休止状態にあるとき，筋が意識的に活動していないときでさえ，不特定の運動単位はある一定の間収縮しているのである．

限局的筋収縮の場合，限られた数の運動単位が活性化する．**最大筋収縮**の場合，全部の運動単位が活性化する．大殿筋では，神経と筋線維の割合は1：1000以上である．これでは筋収縮を調節することはほぼ不可能である．これに対し，顔面の表情筋の場合，神経と筋の割合は，1：10程度である．この状態では，わずかの筋単位で少数の筋線維しか収縮しないので，「モナリザの微笑み」のような微妙な効果（表情）を得るため，筋収縮を微妙にコントロールできる．

See 79, 85, 90

神経筋接合部

CN：最も明るい色をAとEに使いなさい．Fには鮮やかな色を用いなさい．(1)「踵(かかと)」を持ち上げている骨格筋Aから作業を開始しなさい．その後，運動単位と神経筋接合部の拡大図を完成させなさい．(2) ページの下にある運動単位とその機能状態を示すイラストについて，機能している運動単位(太い線)だけを塗りなさい．

骨格筋 A
- **筋線維** A¹
- **運動終板** B

運動神経 C
- **軸索** C¹
- **軸索の分枝** D
- **軸索の終末部** E

運動単位
- **軸索** C¹
- **軸索の分枝** D
- **神経筋接合部** F
- **筋線維** A¹

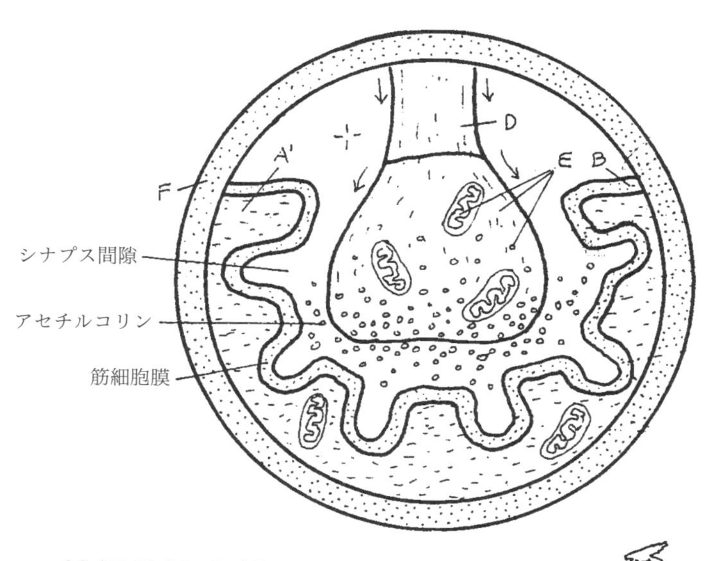

神経筋接合部
- **神経筋接合部** F
- **軸索の終末部** E
- **運動終板** B

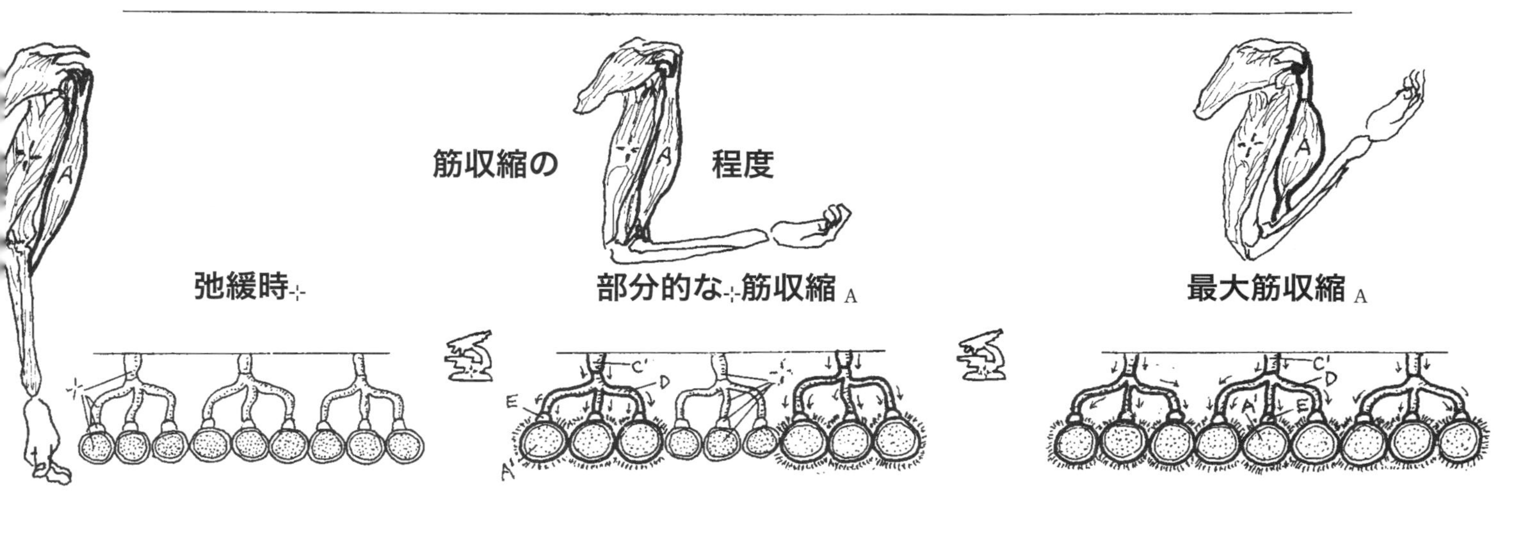

受精後**20日目**，胚子は羊膜腔の中にあり，腹側に卵黄囊が付着している．このページに描かれている図は，20～24日目ごろの羊膜腔の中でみられる胚子の後面（背側面）である．頭側は上になり，尾側は下である．三次元的な横断面では，1と2が20日目であり，3が**22日目**，そして4が**24日目**である．この時期には，2層性胚盤から3層性胚盤が形成される．外胚葉（背側の層）は表皮や爪，中枢および末梢神経系などに分化する．内胚葉（腹側の層）は胃腸の消化管，肝臓などに分化する．中胚葉は外胚葉と内胚葉の間にあり，筋・心臓・血液・真皮・結合組織などになる．神経提細胞（神経外胚葉）は，PNSとANSの神経節・髄膜などになる．

21～22日目ごろの**神経管の発生**では，神経系が胚子の背側面(外胚葉性の層板)から発生する．20日目から21日目の胚子では，縦方向の神経溝が厚い層板（**神経板**）を形成する．神経板の中央部で**神経溝**が深く落ちこみ，両側に**神経ヒダ**ができる．**神経提**の細胞が外胚葉から分離する．神経溝も頭側から尾側まで深くなっていく．22日目までに神経溝の背側面で中央部が癒合し，**神経管**となる．この過程で，神経管は外胚葉の層から分離する．

24日目までに神経管は，胚子の尾側末端まで延びる．神経管の大部分は，脊髄を形成し，頭側の末端部は脳になる．

3週目の終わりごろまでに脳の3つの領域が明瞭になる．つまり，**前脳胞・中脳胞・後脳胞**である．さらに発生すると（8週目），前脳胞は巨大化し，**終脳**（将来の大脳半球）とより正中側の**間脳**（脳の間，将来の脳幹の上部）となる．中脳胞は管状構造が残った状態で**中脳**（将来の脳幹の上部：中脳）となる．後脳胞は，上部の**後脳**（将来の脳幹中部）と背側部の大きな団塊（将来の小脳）と下部の**髄脳**（将来の脳幹の下部）となる．脳幹部は，頭蓋骨の大後頭孔の位置で細くなり，**脊髄**となる．

See 13, 68, 80

中枢神経系（CNS）の発生

CN：イラスト全体には，明るい色を用いなさい．一番上のイラストは，説明のための図である．着色しないように．(1) 20日目と22日目の胚子の背側面イラストでは，最初に右側3枚の横断面のイラストを着色し，その後で色を塗りなさい．(2) そして同時に，20，22および24日目の胚子に付けられた矢印を塗りなさい．ここで，神経溝の変化に着目しなさい．(3) 24日目の胚子の横断イラストと胚子の背側面を着色しなさい．(4) 神経管の頭端における脳の分化の各段階を塗り分けなさい．

神経管

神経板 A

神経ヒダ A^1

神経管 A^2

神経溝 B

神経提 C

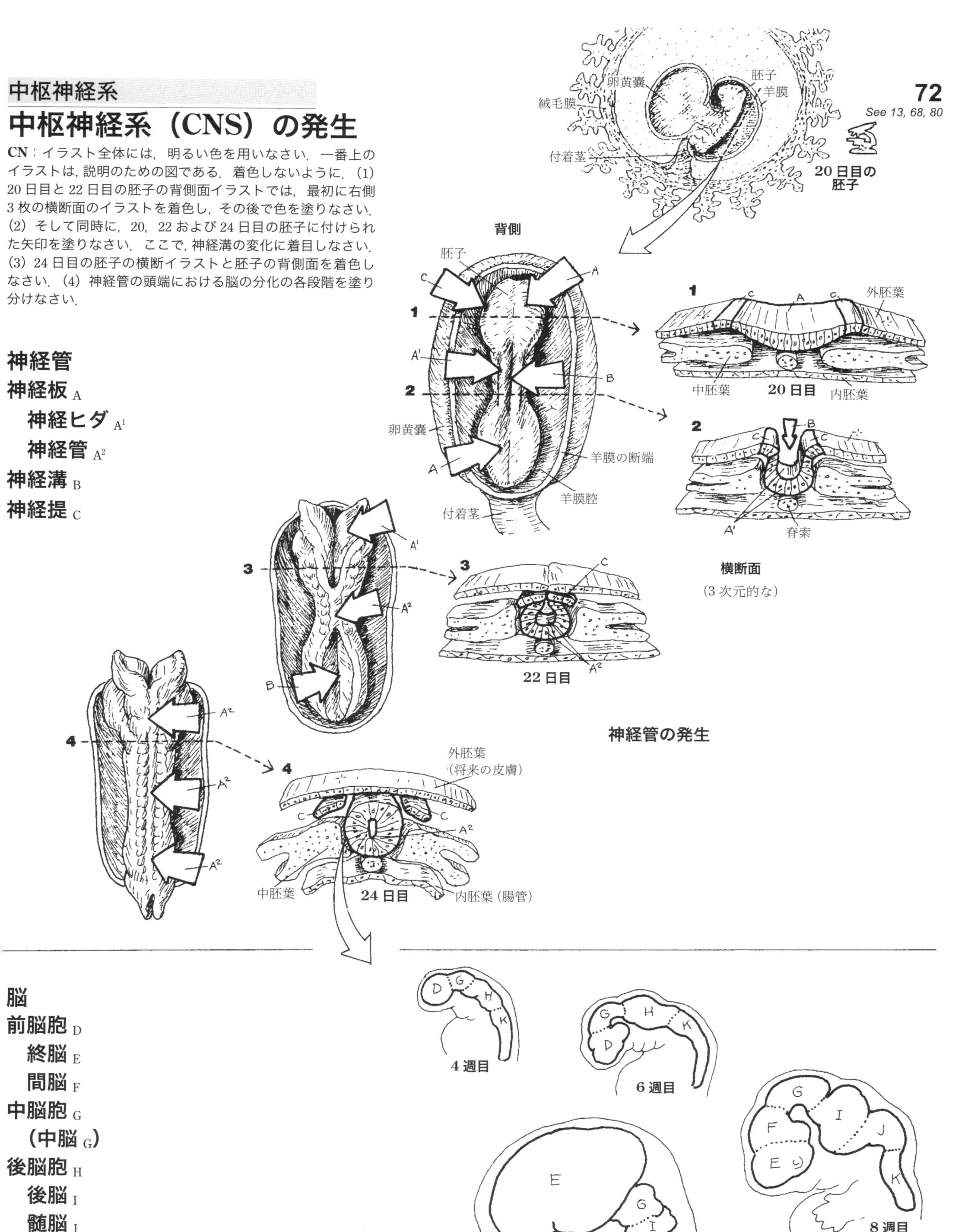

脳

前脳胞 D

終脳 E

間脳 F

中脳胞 G

(中脳 G**)**

後脳胞 H

後脳 I

髄脳 J

脊髄 K

1対の**大脳半球**は，大脳を形成しており，両側の4つの主要な構成要素から成り立っている（右上図を参照）．(1) 灰白質からなる**大脳皮質**．大脳溝（深い溝）・大脳回（隆起部）および溝（深いシワ），(2) 皮質の下層にある**白質**．(a) 電気信号を片側の大脳皮質から反対側の大脳皮質，あるいは他の領域の灰白質を伝導する神経路，(b) 脊髄や脳幹から大脳皮質への上行性伝導路（感覚性）と大脳皮質から脳幹や脊髄に至る下行性伝導路（運動性）からなる投射線維，(3) 大脳皮質の運動領域と関連する大脳の基底部にある団塊状の灰白質（**大脳核**），そして，(4) 両側の大脳半球内にある側脳室である．

大脳皮質は，脳の高次機能を司る領域である．大脳皮質は，2～4mm程度の厚さであり，はっきりとした大脳溝や裂によって4つの葉に分割される．これら4つの葉の中で3つの葉の一部は，系統発生的に古い部分があり，**大脳辺縁系**を構成している．すべての皮質は，程度の差はあるが，経験の貯蔵（記憶）に関わっている．**前頭葉**のニューロンは，知的機能（推理・抽象的思考），情動行動，嗅覚と記憶，意味のある音の発声（言語），そして随意運動（**中心前回**）に関わる．**頭頂葉の中心後回**は，全身の意識的な**感覚**に関わり，味覚・言語処理・概念の理解・身体イメージなども含まれる．**側頭葉**は，言葉の意味の理解・ヒアリングに関わる．この部分は，記憶の形成に関わる主要な部位（海馬での短期記憶の形成）に続いている．この大脳辺縁系では，情動に関わる感情表現を形成する重要な部分である．**後頭葉**は，視覚路から入力された**視覚**情報の受容・判断・識別に関わり，これらの視覚情報を他の皮質領域（記憶など）と関連させる．

大脳辺縁系（limbic system：ラテン語の“*limbus*”は，境界領域を意味する）は，感情表現（恐れ・怒り・愛など）を作り出す．右の大脳半球の基本的な大脳辺縁系（E）の部分は，大脳半球の拡大図で黒い点をつけた領域であり，前頭葉と側頭葉の内面・前面および前下面，後頭葉の一部に相当する．この領域は，大脳半球の内側面ではっきりとした境界がないため，このような名称がつけられている．この領域（図を参照）は，(1) 前頭前野の眼窩部と内側部，(2) 前頭葉内側の帯状回，(3) 側頭葉内側の海馬傍回，そして (4) 側頭葉の前内側（その先端）にある扁桃体（神経核の複合体）である（点で示した扁桃体の位置は，側頭葉の内側にあるように見える側頭葉を透視した）．

大脳半球は，構造的には左右対称的であるが，機能的には左右対称ではない．例えば，**ブローカの中枢**は左半球に存在する．左半球は，言語活動に優位に機能し，右半球は，視覚・空間認識・音楽表現に関わっている．

大脳半球

CN：全体的に明るい色で着色しなさい．(1) ページ右上の前頭断面を着色しなさい．(2) A～D の大脳半球を着色しなさい．その後，大脳半球 A，B，C の上から大脳辺縁系 E（濃い点で表されている部位）を鮮やかな色で塗りなさい．脳梁頭部の直下にある大脳基底核を灰色に塗り，A+E も着色しなさい．側頭葉の内側面で，F の矢印は円い扁桃体が C+E の位置にあることを示す．ここを灰色にしなさい．左の扁桃体は，「透視した状態」（点で表された範囲）で側頭葉の内側面の先端に存在することがわかる．

灰白質 ＊
白質 ⊹
大脳基底核 ＊[1]

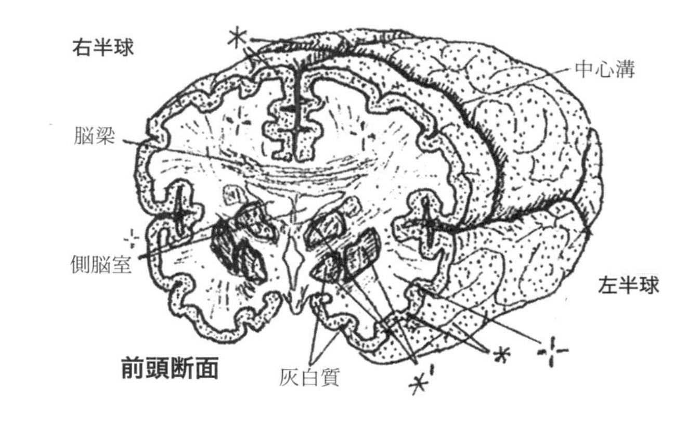

大脳皮質
前頭葉 A
中心前回（皮質運動野） A[1]
ブローカの運動性言語野 A[2]
頭頂葉 B
中心後回（皮質知覚野） B[1]
側頭葉 C
聴覚野 C[1]
ウェルニッケの中枢 C[2]
後頭葉 D
視覚野 D[1]
大脳辺縁系 E

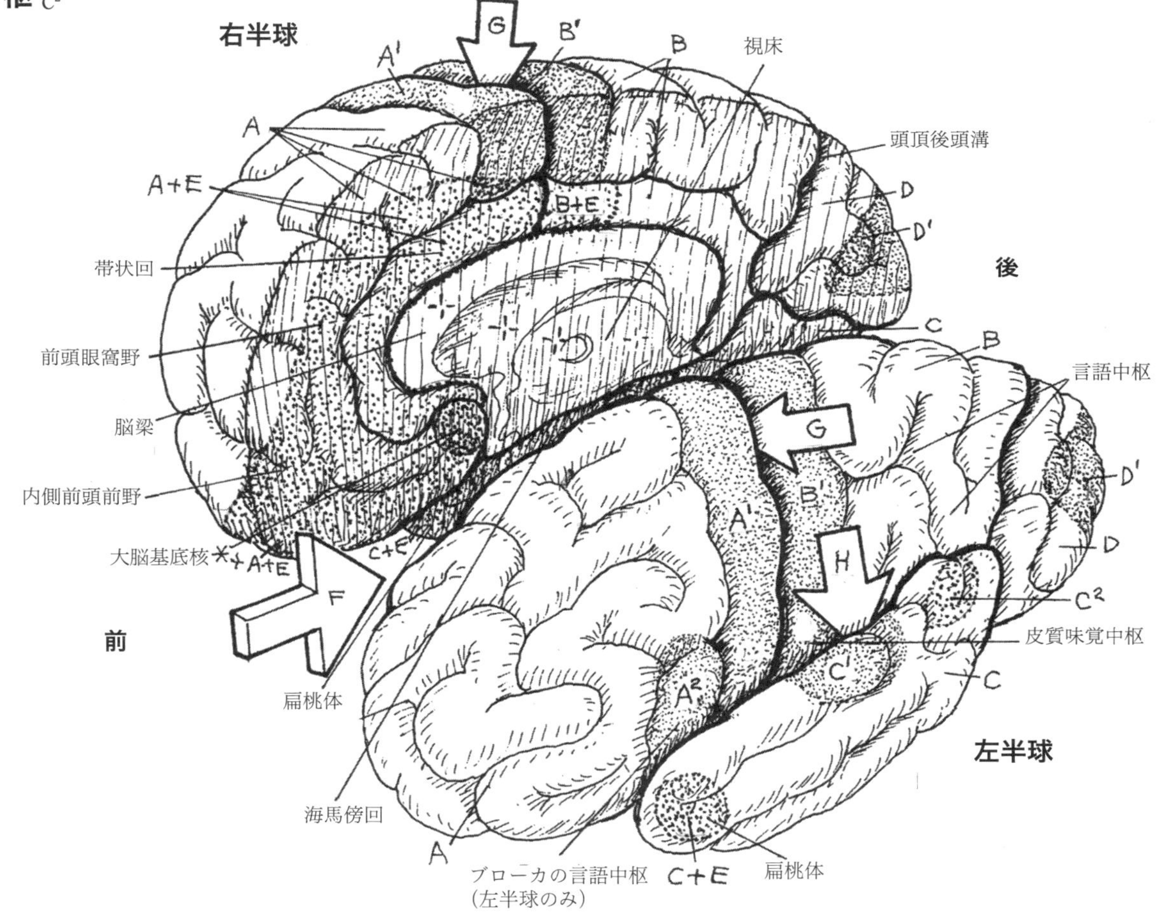

大脳縦裂 F
中心溝 G
外側溝 H

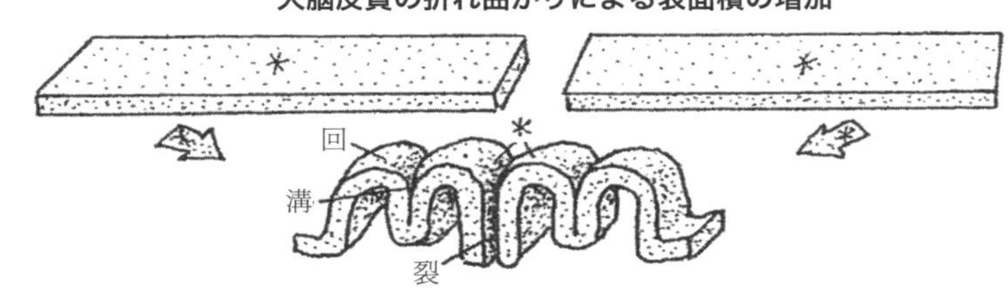

左右の**大脳半球**には，側脳室・基底部の灰白質の塊および皮質の下に広がる白質が含まれる．

大脳半球の基底部に存在する神経核が**大脳核**であり，これらは5つの神経核からなり，視床付近に配置されている（1～4の図を参照）．つまり，**尾状核・被殻・淡蒼球・黒質**および**視床下核**である．黒質と視床下核は中脳に存在しているが，大脳核と密接な関連性がある．被殻と淡蒼球は，レンズのような形をしているので，レンズ核ともいわれる．尾状核と被殻には線状構造があるが，これは，おそらく高密度に密集した内包の線維と近接しているためだと思われる．そのため，これらを線条体と呼ぶ場合もある．尾状核には，頭・体・尾がある．尾状核頭から尾の各部分が視床・内包およびレンズ核と関連していることを学習することで重要な現象を知ることができる．尾状核頭は前部と腹部で被殻と融合し，腹側線条体，つまり腹側基底核をつくる．これは，辺縁系の一部である（73ページ）．黒質と視床下核（1と2の図）は大脳核と密接に関連する構造である．黒質背側部はドーパミン作用性である．つまり，ここでは神経伝達物質としてドーパミンを産生し，ドーパミンは，正常な運動機能の発現に欠かせない．そのため，欠如すると，身体の硬直，じっとしている時の身体の震え，歩行の異常が進行する（パーキンソン症）．大脳核には，大脳核同士，大脳皮質，および間脳の神経核とも線維連絡がある．これらの線維連絡によって，筋の緊張や無意識的で自動的な姿勢維持の制御に関わっている．**大脳皮質**からの運動指令をモニターし調節しているのである．

大脳半球で皮質の下層にある**白質**は，そのほとんどが有髄性の神経線維（**神経線維束**）であり，基本的には3方向に向かっているが，大脳皮質の様々な領域に信号を伝導する役割をもつ．3つある**線維路**（2つは図示されていない）の中で，最も大きいものは**脳梁**である．脳梁を通り，左右の大脳半球の電気信号が相互に交換される．位置的には，大脳核の天井になっている（1と5の図を参照）．**連合線維**は，同じ大脳半球の中で皮質領域同士を連絡する（5と6の図を参照）．これらの線維には，短いものも長いものもある．

大脳の中で最も壮観な神経回路は，扇のように広がった**放線冠**と呼ばれる線維束である（「放射状の王冠」1と7の図を参照）．この神経路は，大脳皮質のすべての領域を連絡する上行性と下行性の線維で構成され，**内包**のところで狭く密集する（1の図を参照）．そして，神経線維は大脳核や間脳に出入りし，さらに中脳と連絡する．脊髄や脳幹からの上行性線維は，視床でシナプスを形成する．神経線維の中で長いものは，大脳皮質の運動野から始まり，腰髄でシナプスをつくるまで延びている．

大脳半球における神経回路 / 神経核

大脳皮質 A∗
　皮質下領域
大脳基底核
　尾状核 B
　被殻 C
　淡蒼球 D
　黒質 E
　視床下核 F
白質の神経回路
　交連線維 G
　　脳梁 G1
　　投射線維 H-
　　放線冠 H1
　　内包 H2
　連合線維 I

側脳室 J

CN：明るい色でFとGを着色しなさい．(1) 大脳皮質の表面ではなく断面を灰色に塗りなさい．前頭断面1から作業を始め，2～7の構造を着色して完成させなさい．

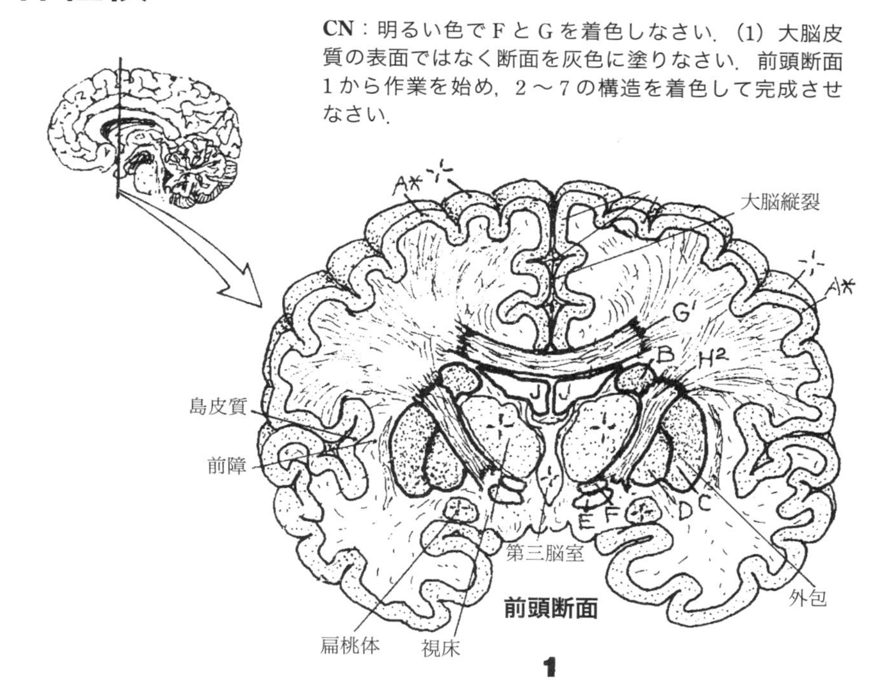

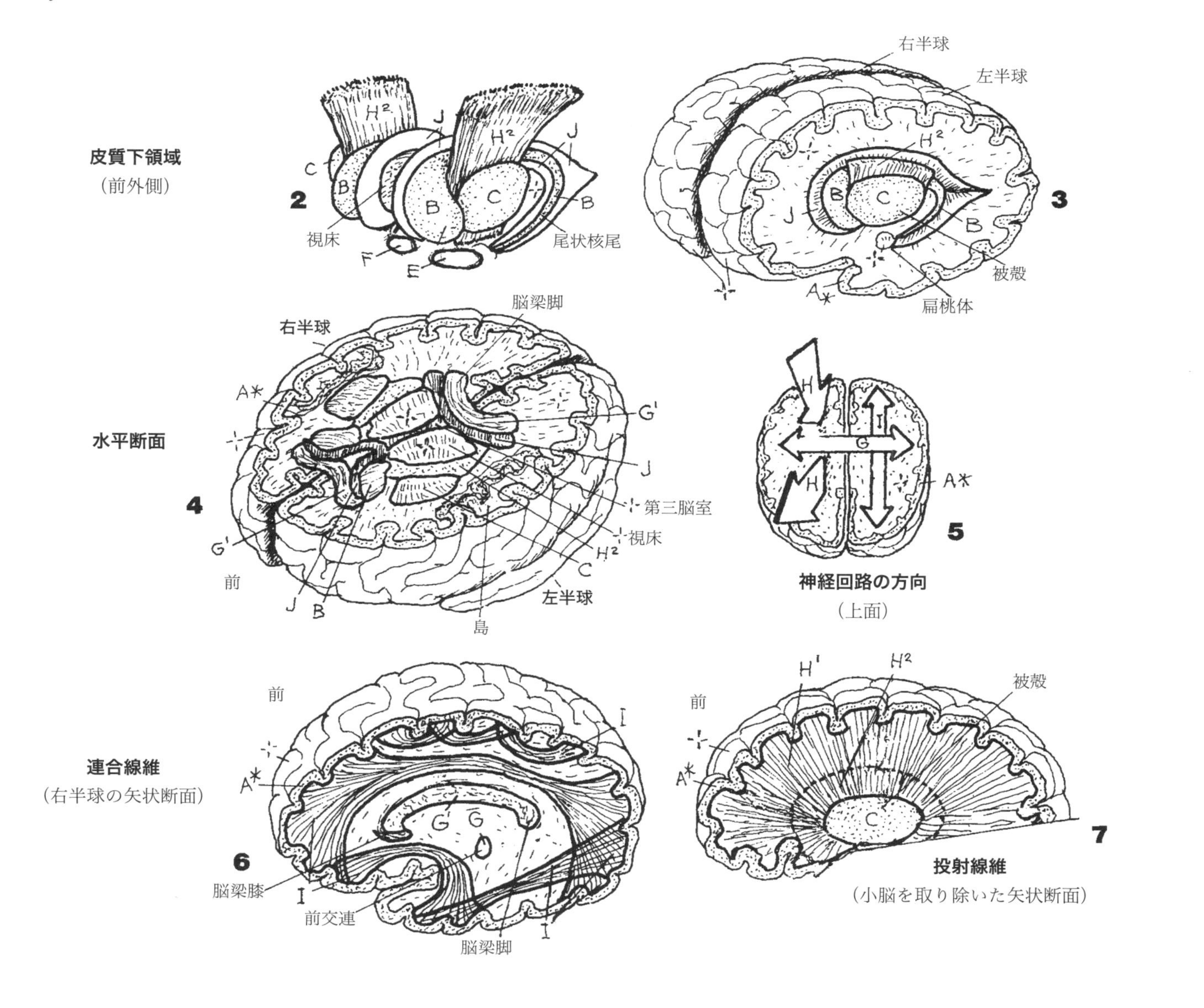

間脳は，発生初期の前脳胞から分化するが，大脳よりも小さい．大脳半球の間で大脳半球に囲まれているが，大脳半球とは区別される．間脳は，その大部分を占める神経核の集団と白質からなる神経線維で構成され，薄い財布のような第三脳室の周囲に位置している．

第三脳室の両側で，視床・視床下部および視床下核を確認しなさい．視床上部，つまり松果体は，正中部にあり，視床の後部から垂れ下がっている．間脳の神経核と大脳核や内包との関係について，着色しながら十分に学習し，その位置関係を確実に理解しなさい．

視床（1 ～ 4）は，数種類の神経細胞体とその神経突起で構成され，ある部分では，知覚性の情報（嗅覚以外の）が入力される．また，運動野・体性知覚野・視覚野・聴覚やおよび連合野とも広範な神経回路を形成している．驚くことではないが，皮質視床路（皮質から支障への伝導路）が放線冠を構成していることは重要である．他の神経核は，視床下部や脳幹の神経核と連絡している．視床の機能は，(1) 知覚情報を統合し，適切な運動を発現すること，(2) 特殊感覚を統合し，感情を表現すること（子供が空腹を表すために泣き叫ぶなど），(3) 大脳皮質から促進や抑制されやすいが，自覚状態（意識）を調節し，持続すること，である．3 種類の視床下核の神経核は，運動機能に関わり，大脳核との神経回路がある．

視床下部は，数種類の神経核とそれらに関連する神経路で構成され，**第三脳室**下方で両側の狭い領域に存在する．視床下部は，前頭葉・側頭葉・視床および脳幹との神経回路で結ばれている．視床下部の前部は，血圧・体温および自律神経系の調節に関わっている．ここでは，ホルモンを合成し，正中隆起にある毛細血管網に分泌する．これらのホルモンによって視床下部前葉ホルモン分泌が調節される．一方，視床下部後部にある分泌機能を持つニューロンは，抗利尿ホルモン（ADH：尿量を制限する）とオキシトシンを下垂体後葉の毛細血管に分泌する．視床下部によって，内臓の活動が感情に大きな影響を与えられる．満腹感を摂食に反映させるのである．つまり視床下部は，恒常性がうまく維持されるよう，自律神経系を通じ，様々な変化に対応している．

視床上部（松果体）は，松果体とこれに関連する神経核，および視床・視床下部・大脳核そして内側側頭葉の皮質と神経回路を形成する神経線維で構成される．ここでは，メラトニン（色素増強ホルモン）が産生され，その合成は日内周期や概日リズム（夜間に対する昼間の身体活動）と関連している．明らかに松果体は，脳の中で唯一不対性の器官である．

間　脳

CN：明るい色でAとBを着色し，鮮やかな色を使ってCを塗りなさい．(1) 表題に示されている構造を1つずつ着色し，完成させてから次に進みなさい．水平断面とそれに関連する内側面と前頭断面を着色しなさい．(2) ページ下の2枚の図で，視床下部の神経核を着色しなさい．(3) 右側の上のイラストで松果体Cを着色しなさい．

間脳
視床 A
視床下部 B
視床上部（松果体）C
第三脳室 D

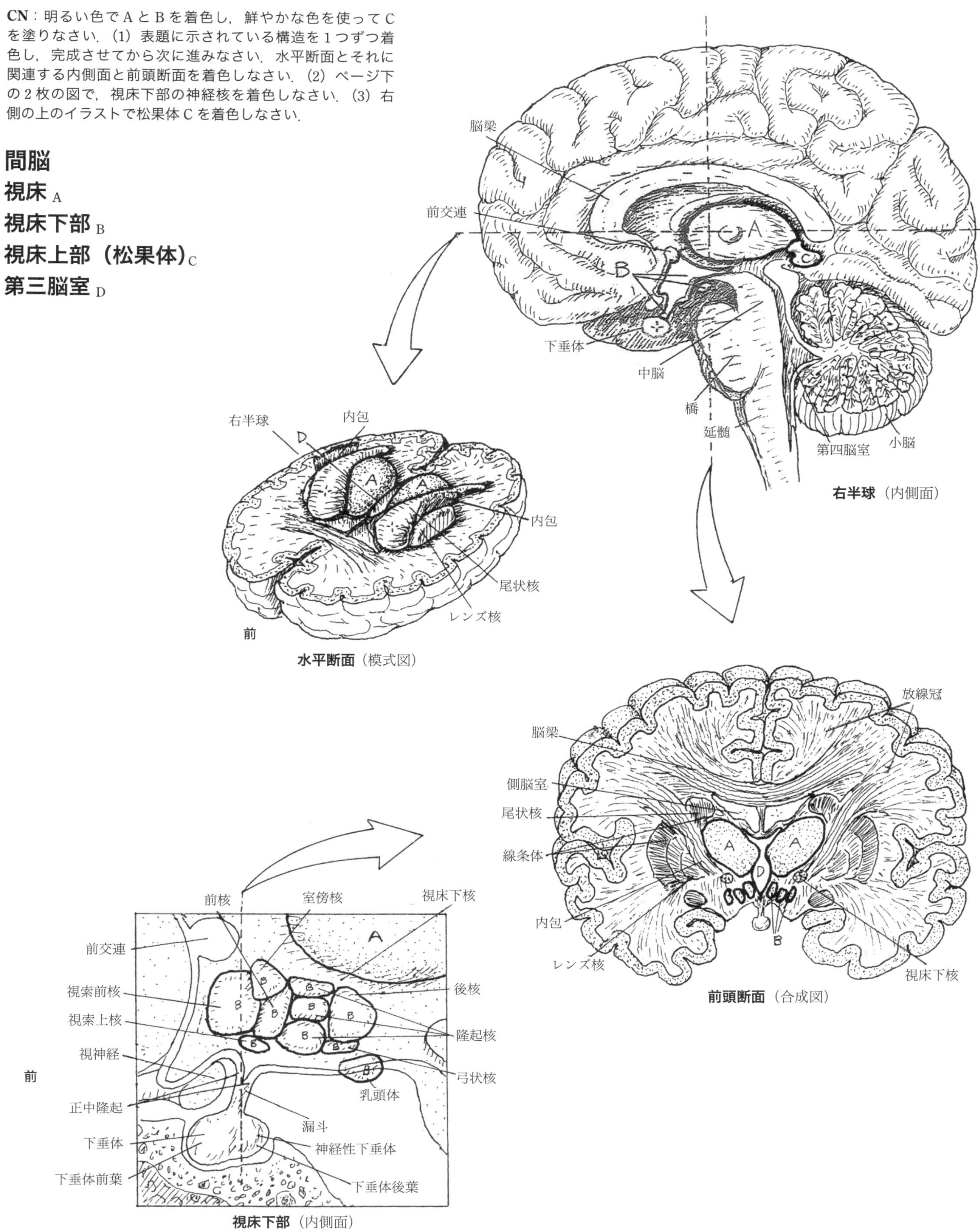

右半球（内側面）

水平断面（模式図）

前頭断面（合成図）

視床下部（内側面）

脳幹には，間脳・中脳・橋および延髄が含まれ，小脳は含まれない．脳幹からは脳神経核に関わる特殊機能が出力される．内部には，上位脳に向かう上行性伝導路と脊髄に向かう下行性伝導路が通過する（78・90・98ページ）．脳幹被蓋の中脳水道の両側で延髄まで，網様体といわれる構造があり，ここには短い軸索で高密度に神経回路を形成しているニューロン群が存在する．この複合的な神経回路は，脳の「官僚体制」をつくり，良心・警戒心に関わる情報が入力され，睡眠に関わる情報が出力される．ここには，呼吸・心臓機能などの「舞台裏での仕事」や無意識的な機能に関わっている．

網様体などの脳幹の神経核は，大脳核や大脳皮質の運動領からの「情報」を精査し，視床などに連絡する上行性の入力を修飾する．これらの脳幹神経核は，筋収縮や姿勢維持に関わる情報を統合することによって皮質脊髄路から下位運動ニューロンへ至る運動指令を支えている．これは，全身の筋に対する「最終的な神経路」である．これによって，必要なときに訓練された連続的な運動を実行できる．オリンピック選手などの卓越した身体活動を見るとき，このような動きが最もよく現れている．

中脳の**大脳脚**には，下行性の長い伝導路（皮質脊髄路）と短い伝導路（皮質橋路）が含まれる．中脳の被蓋には，網様体・脳神経（Ⅲ・Ⅳ）および様々な伝導路が含まれる．**上小脳脚**は，脊髄小脳路とこれに付随する上行性伝導路で構成される．**上丘**は，視覚反射に関わり，**下丘**は聴覚反射に関わる（視覚や聴覚刺激に対する敏速で不随意的な反応）．

橋の腹側にある大きな隆起部には，白質の神経線維束がある．これらは**中小脳脚**として**第四脳室**をまたいで小脳への連絡橋となっており，橋小脳路を構成する神経線維を含んでいる．橋には，脳神経のⅤ・Ⅵ・Ⅶおよび Ⅷの神経核がある．

延髄は，呼吸・心拍動および血管運動をコントロールする．ここには，脳神経のⅧ・Ⅸ・Ⅹ・Ⅺ およびⅫの神経核がある．**下小脳脚**によって，知覚や運動に関する信号が脊髄や脳幹へ送られる．橋と延髄によって第四脳室が囲まれる．

小脳は，2つの半球で構成される．ここには，**小脳皮質**・中央部の運動性の神経核（**小脳核**）および三次元的に木の枝のように分岐した白質（活樹）がある．小脳は，平衡覚・位置感覚・精密な運動・筋の緊張度調節，および固有感覚受容器からの入力と上位中枢からの下行路による入力を受けて筋活動の調節を行う．

See 72, 78, 79, 90, 98

脳幹 / 小脳

CN：C，E，M には暗い色，K には明るい色を使いなさい．(1) 個々の構造をすべての図で着色してから次の構造を着色しなさい．(2) それぞれの構造を着色するときには，他の脳幹のイラストでの位置を関連させなさい．

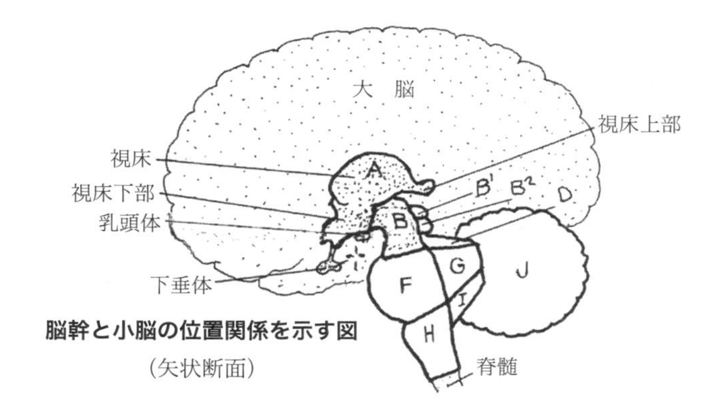

脳幹と小脳の位置関係を示す図
（矢状断面）

脳幹

間脳 A

中脳 B

- **中脳水道** C
- **上丘** B¹
- **下丘** B²
- **大脳脚** B³
- **上小脳脚** D

後脳 -¦-

- **第四脳室** E
- **橋** F
    - **中小脳脚** G
- **延髄** H
    - **下小脳脚** I

小脳 J

- **活樹** K
- **小脳皮質** L*
- **小脳核** M

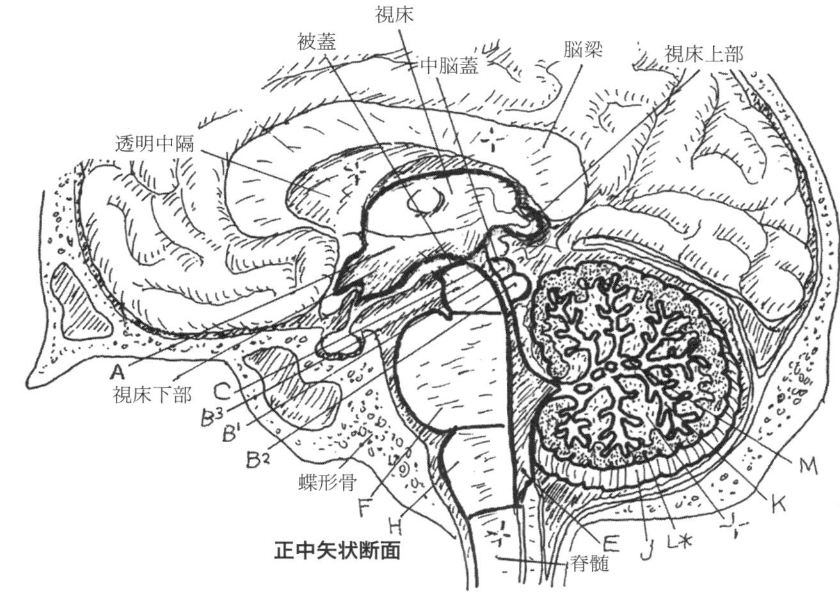

正中矢状断面

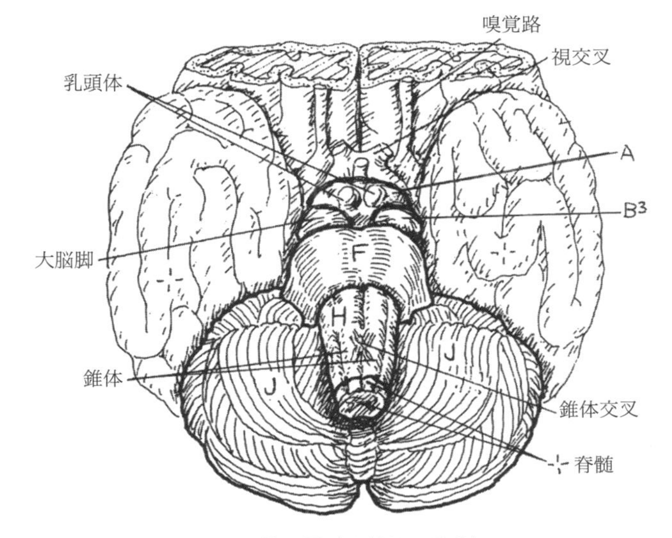

前下面（脳神経は除去）

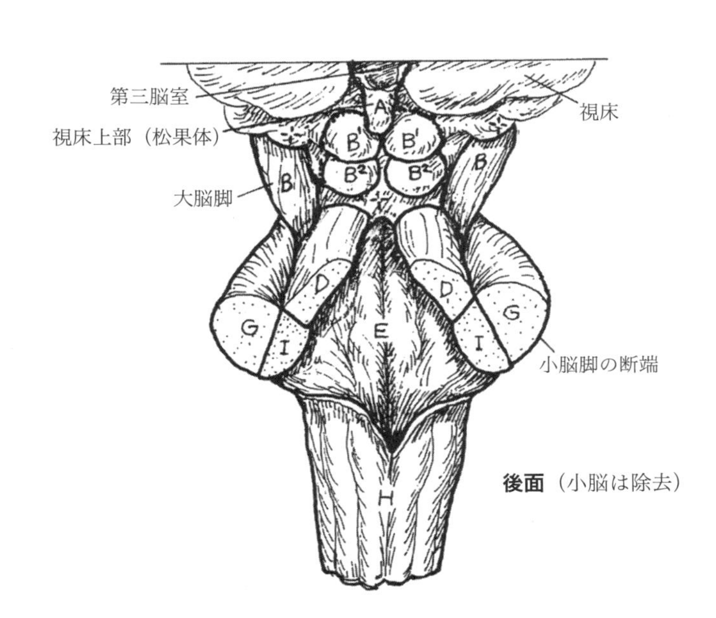

後面（小脳は除去）

脊髄は，中枢神経系の下位の構成要素である．頭蓋骨の大後頭孔付近で延髄に続いている．頚髄の下部と腰部で膨らみ（頚膨大・腰膨大），それぞれ上肢と下肢への脊髄神経に対応している．脊髄の末端部である脊髄円錐は，第二腰椎の高さにある．脊髄も脳と同様，3 枚の被膜（**髄膜**）で被われる．つまり，脊髄に密着し，薄くて血管に富む軟膜・硬膜に張り付き，軟膜とは**クモ膜下腔**で隔てられているクモの巣ような**クモ膜**，クモ膜下腔には疎性結合組織の微細な支柱（クモ膜下柱）がクモ膜から突出し，軟膜に密着している．外層の線維性の**脊髄硬膜**は，脳硬膜に続いている．

軟膜は，2 つの神経根の間に向かって三角形状の薄い膜を突出する．この膜（歯状靭帯）は，脊髄を安定化させるのに役立っていると考えられる（左下の図）．脊髄は，第二腰椎あたりで脊髄円錐となって終わる．軟膜は，下方まで延び，薄いひも状の**脊髄軟膜糸**となる．これは，第二仙骨の高さで硬膜嚢とともに終わる．ここの空所が，腰髄槽であり，脳脊髄液（CFS）が含まれる．硬膜嚢は下部まで延び，**硬膜硬膜糸**となり，尾骨に結合する．

硬膜の外側は**硬膜外腔**であり，左下の図の脊髄水平断面図で，疎性結合組織・脂肪組織および静脈が含まれていることが示されている．ステロイド療法による硬膜外腔への穿刺は，疼痛コントロールのための一般的な療法である．硬膜上腔の静脈は，外椎骨静脈叢と内椎骨静脈叢の一部となり，脊柱全体で脊柱管の内部と周囲で静脈網を形成している．

脊髄全体で中心部には，H 字形の灰白質があり，白質（索）で囲まれる「4 つの角」をつくっている．**灰白質**は，神経細胞体・グリアおよび無髄線維を含んでいる．白質は，その大部分が上行性と下行性の伝導路を構成する軸索であり，脂肪を含んだミエリンに包まれているため白くなっている．**白質**の領域は，脊髄の下部の方で減少する．この現象は，仙髄の横断面でよくわかる．**後角**には，知覚性ニューロンの中枢側の神経突起が入力し，その神経刺激を上位の脊髄や中枢に伝導するため，隣接する白質につながっている．**前角**は，介在ニューロンと下位運動性ニューロンからなり，骨格筋への運動指令の最終的な伝導路となる．**側角**は，胸髄と上位腰髄だけに存在し，血管・内臓・分泌腺などの平滑筋に分布する自律神経系の運動性ニューロンを含んでいる．内臓反射は，上位中枢からの興奮性あるいは抑制性の刺激と側角の灰白質が一緒になって発生する．

See 81

脊　髄

CN：(1) 右のイラストの脊髄Aだけを着色しなさい．(2) 下の図では，各構造に色を付けなさい．(3) 4枚の脊髄横断面のイラストで脊髄の外縁Aと灰白質D*を着色しなさい．白質には何もしない．(4) 右のイラストでは，脊髄A，クモ膜下腔Bおよび脊髄硬膜の断端Cを明らかにするため，椎骨の椎弓の後方を除去してある．軟膜A^1とクモ膜B^1は，それぞれ硬膜と脊髄に密着しているので，ここでは色を塗らない．A，C，A^2およびC^1に着色しなさい．

脊髄 A
髄膜 -¦-
　軟膜 A^1
　　終糸 A^2
　　クモ膜下腔 B-¦-
　クモ膜 B^1
　脊髄硬膜 C
　　脊髄硬膜糸 C^1
　　硬膜外腔 C^2-¦-
灰白質 D*
　後角 E
　前角 F
　側角 (T1-L2) G
　中間質 H
　灰白交連 I
白質 J-¦-
　後索 K
　側索 L
　前索 M

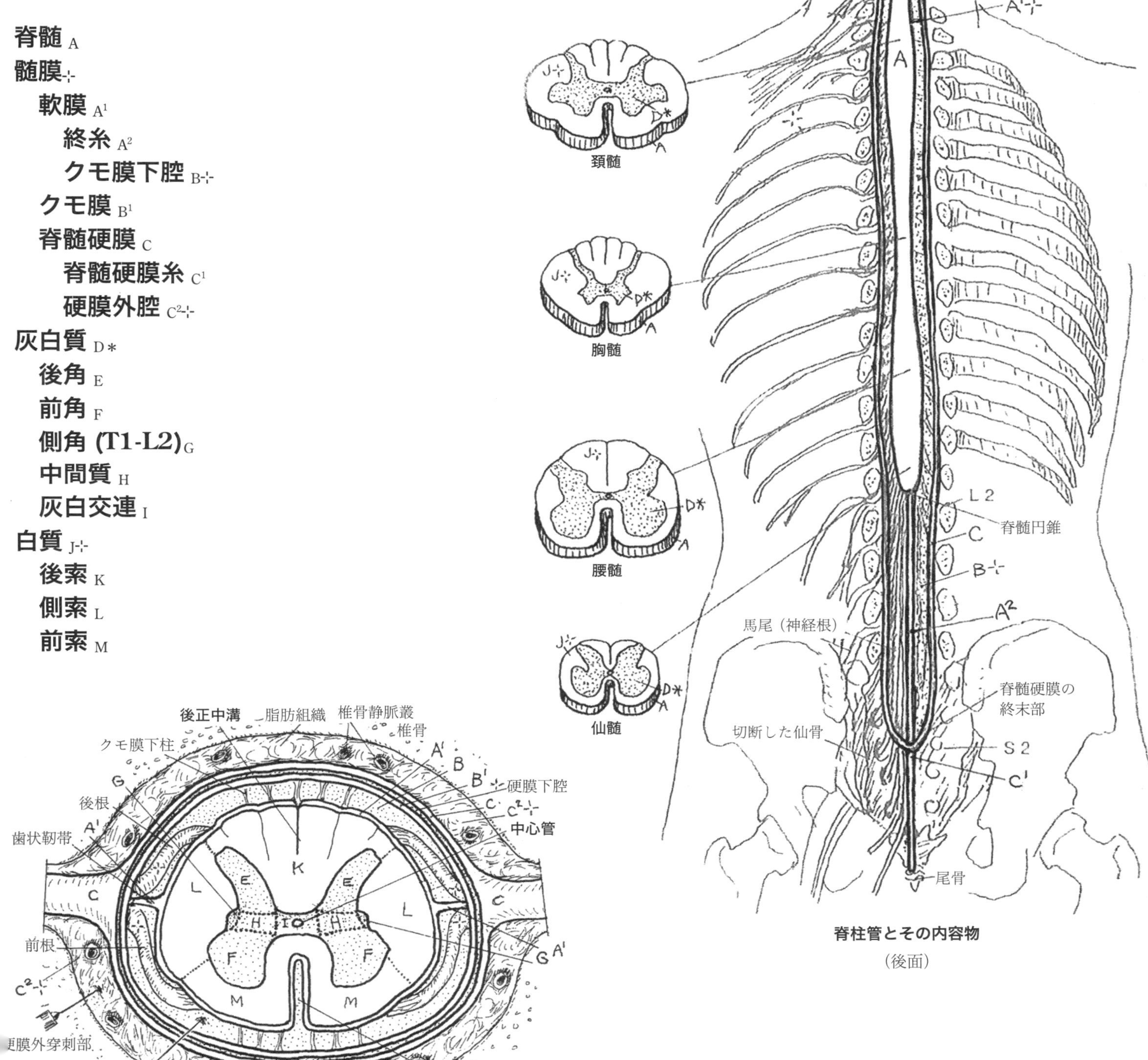

脊柱管とその内容物（後面）

脊髄と髄膜（前面）

上行性伝導路は，視床・大脳皮質あるいは小脳に電気信号を伝導する神経線維束（神経路）であり，ライン状に配列されたニューロンから出た軸索がその役割を担っている．ここに示した例では，個々の伝導路は，知覚性ニューロンから始まる．これらの知覚性伝導路は，皮膚知覚と筋や腱の緊張度（頚から下）に関する情報を大脳皮質・視床・小脳および脳幹に送ってその反応を発生させ，大脳皮質で認識させている．

頚部から下の皮膚などにある**痛覚と温度覚の受容器**は，刺激を受容すると**知覚性ニューロン**（第１次ニューロン）の軸索は，それを脊髄に伝導する．つまり，知覚性ニューロンの中枢側の神経突起（軸索）は，後角に入り，第２次ニューロンとシナプスを形成する．このニューロンの軸索は，脊髄を横断して反対側に移り（交叉性），そこで側索に入る．さらに，**外側脊髄視床路**として上行する．これが**視床**に到達すると，そこで次のニューロン（第３次ニューロン）とシナプスする．このニューロンの軸索が内包と放線冠（**視床皮質路**）となって大脳皮質の中心後回（**皮質知覚中枢**）に達する．

頚部から下の**触覚と圧覚の受容器**から発生した電気化学的な刺激は，感覚性ニューロンによって脊髄に伝導されて後角に入り，後索を上行して延髄に至る．ここで**薄束核**や**楔状束核**にある第２次ニューロンとシナプスする．このニューロンの軸索は反対側へ走り（**内側弓状線維**として），脳幹内で上行性の線維束（**内側毛帯**）を形成して視床に到達する．ここで第３次ニューロンとシナプスし，この軸索は視床皮質路となって大脳皮質の中心後回に投射する．

筋紡錘などの固有受容器（**筋伸張**や負荷に反応する受容器）で受容された刺激は，感覚性ニューロンによって脊髄に伝導される．個々の受容器が感知した刺激は，同側の側索を上行する第２次ニューロン（**後脊髄小脳路**）によって**下小脳脚**から小脳に運ばれる．もっと一般的な固有感覚情報は，反対側の側索にある**前脊髄小脳路**を上行して**上小脳脚**から小脳へ入る．このような単純な伝導路が非意識型の感覚伝導に関わり，小脳によって身体の位置感覚・筋の緊張度・筋の過負荷や動きなどが日常的に絶えず監視されている．小脳には，大脳皮質や大脳皮質以外の中枢から運動ニューロンの機能に関する情報が入力され，これらを統合する．

See 69

上行性伝導路

CN：A～Cには鮮やかな色，Fには明るい色を用いなさい．(1) 上のイラストで3種類の伝導路の概略から作業を始めなさい．(2) 痛覚/温度覚の伝導路Aについて，関係する構造のリストの下にある小さな略図から始めなさい．それから，脊髄のイラストで左下にある知覚神経 A[1] を着色し，大脳皮質までのルートを完成させなさい．(3)同じ要領でBの伝導路を完成させなさい．(4) Cの伝導路も同じ手順で着色しなさい．

上行性伝導路

痛覚 / 温度覚の伝導路 A

感覚性ニューロン A[1]
外側脊髄視床路 A[2]
視床 *[1]
視床皮質路 A[3]
皮質感覚領 *[2]

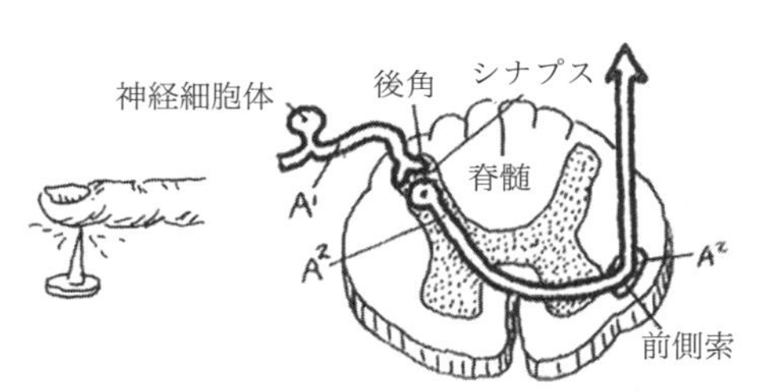

触覚 / 圧覚の伝導路 B

感覚性ニューロン B[1]
薄束核と楔状束核 B[2]
内側弓状線維 B[3]
内側毛帯 B[4]
視床 *[1]
視床皮質路 B[5]
皮質感覚野 *[2]

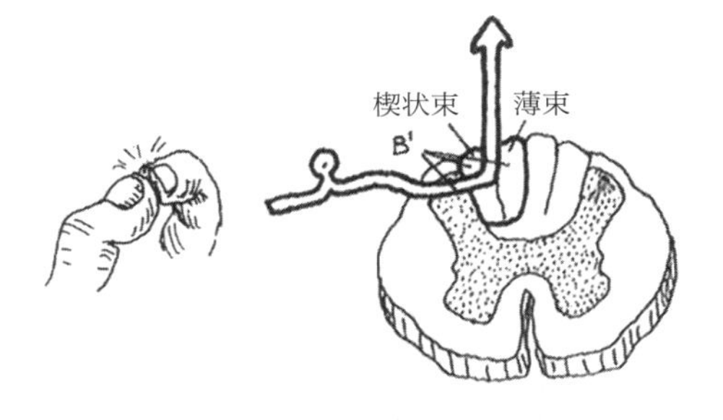

筋の緊張度 / 位置覚の伝導路 C

感覚性ニューロン C[1]
後脊髄小脳路 C[2]
下小脳脚 D
前脊髄小脳路 C[3]
上小脳脚 E
小脳皮質 F

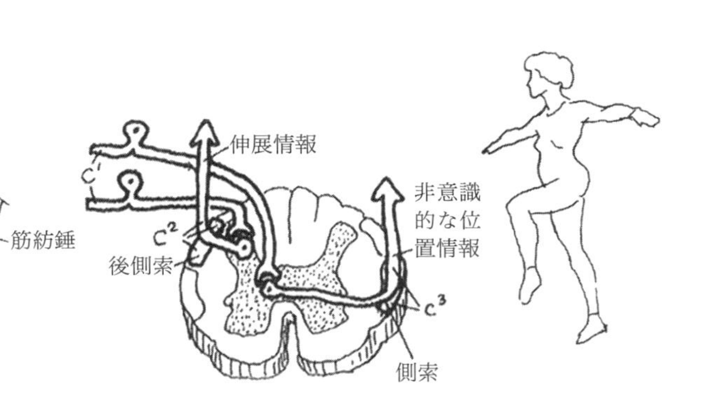

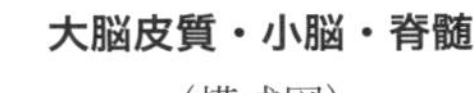

大脳皮質・小脳・脊髄
（模式図）

随意運動のための神経回路は，**皮質脊髄路**である．その神経細胞体は左右の前頭葉の中心前回（**皮質運動中枢**）にある．ここから出た軸索は，放線冠・内包・大脳脚・橋，そして延髄を通ってシナプスをつくらずに脊髄まで下行する．神経回路の名称は，回路の起点と終点を基につけられ，そのため，皮質脊髄路（corticospinal tract）とは英語名の cortico-（皮質を表す cortex に由来）と spinal（脊髄 spinal cord を意味）から名付けられた．皮質脊髄路によって，延髄の前面に錐体という隆起部が形成され，そのため**錐体路**ともいう．この回路を通過する線維の 80％は，延髄で交叉して反対側に移動するが，20％はそのまま残る．皮質脊髄路を通るほとんどの神経線維は，後角の基部（図示されていない）にある介在ニューロン（71 ページ）に至り，さらに前角の運動ニューロンとシナプスを形成する．介在ニューロンは，多様性が追加されるので大切である．皮質脊髄路から下位運動性ニューロン（脊髄前角）への入力は，随意運動のための唯一のものである．

１つ１つの**下位運動性ニューロン**は，多様な下行路からの軸索とシナプスをつくる．入力情報の多くは，身体の位置や記憶，および必要な時にはいつでも運動できるために大事な司令などである．これらの情報は，大脳皮質・基底核・小脳などに由来し，様々な神経回路を通って脊髄の運動ニューロンに至るが，どのルートも延髄にある**錐体**を通らない（そのため，**錐体外路**という）．ここには，主要な２つの錐体外路系を示した．脳幹の網様体から始まる**網様体脊髄路**と脳幹の前庭核から始まる**前庭脊髄路**である．他には赤核脊髄路や視蓋脊髄路などがある（図示されていないが，用語集を参照）．図では，これらを構成する線維の神経核は，中脳と橋に存在する．これらの神経核は，大脳核からの白抜きで示された軸索とシナプスをつくる．これらの白抜きで示されたニューロンは，延髄には至らない．そのため，錐体外路系には含まれない．錐体外路系の軸索と脊髄の下位運動性ニューロンとのシナプスは数千個に及ぶ（介在ニューロン経由のものも）．中枢側のシナプス前ニューロンからの神経伝達物質によって，下位運動性ニューロンからの興奮性の刺激の産生が促進されるか抑制されるかが決まる．個々の下位運動性ニューロンが，電位変化を起こすか起こさないか．それは，このニューロンに与えられる興奮性と抑制性の刺激の総和で決まる．いったん電位変化が発生すると，運動ニューロンの軸索を走る電気化学的な刺激は，そのまま効果器に到達する．こうして，脊髄前角運動ニューロンは**最終的な神経回路**を形成し，実際の神経活動，つまり筋収縮となって現れる．

See 76

下行性伝導路

CN：明るい色を用いなさい．(1) 矢状断面の錐体路Aを塗りなさい．(2) 右上の前頭断面のイラストで錐体路（A, A^1）を皮質運動中枢から着色しなさい．パーセントの数字B，Cを着色しなさい．(3) 下のイラストで2つの錐体外路と最終的な伝導路DとEを完成させなさい．

錐体路
（模式図）

放線冠
内包
大脳脚
橋
小脳
延髄
A^1
A^4
錐体交叉
B 80%
20% C
A^2
A^3
B
C
脊髄
骨格筋
E
D
G

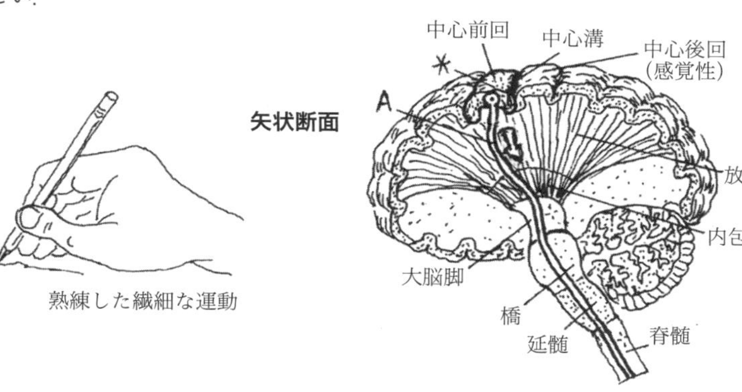

錐体路とその関連領域

運動野 *
錐体路 A
- **皮質脊髄路** A^1
  - **外側皮質脊髄路** A^2
  - **前皮質脊髄路** A^3
  - **延髄の錐体** A^4
- **側索** B
- **前索** C

最終的な回路

- **下位運動ニューロン** D
- **効果器** E

錐体外路

橋網様体脊髄路 F
前庭脊髄路 G
介在ニューロン H

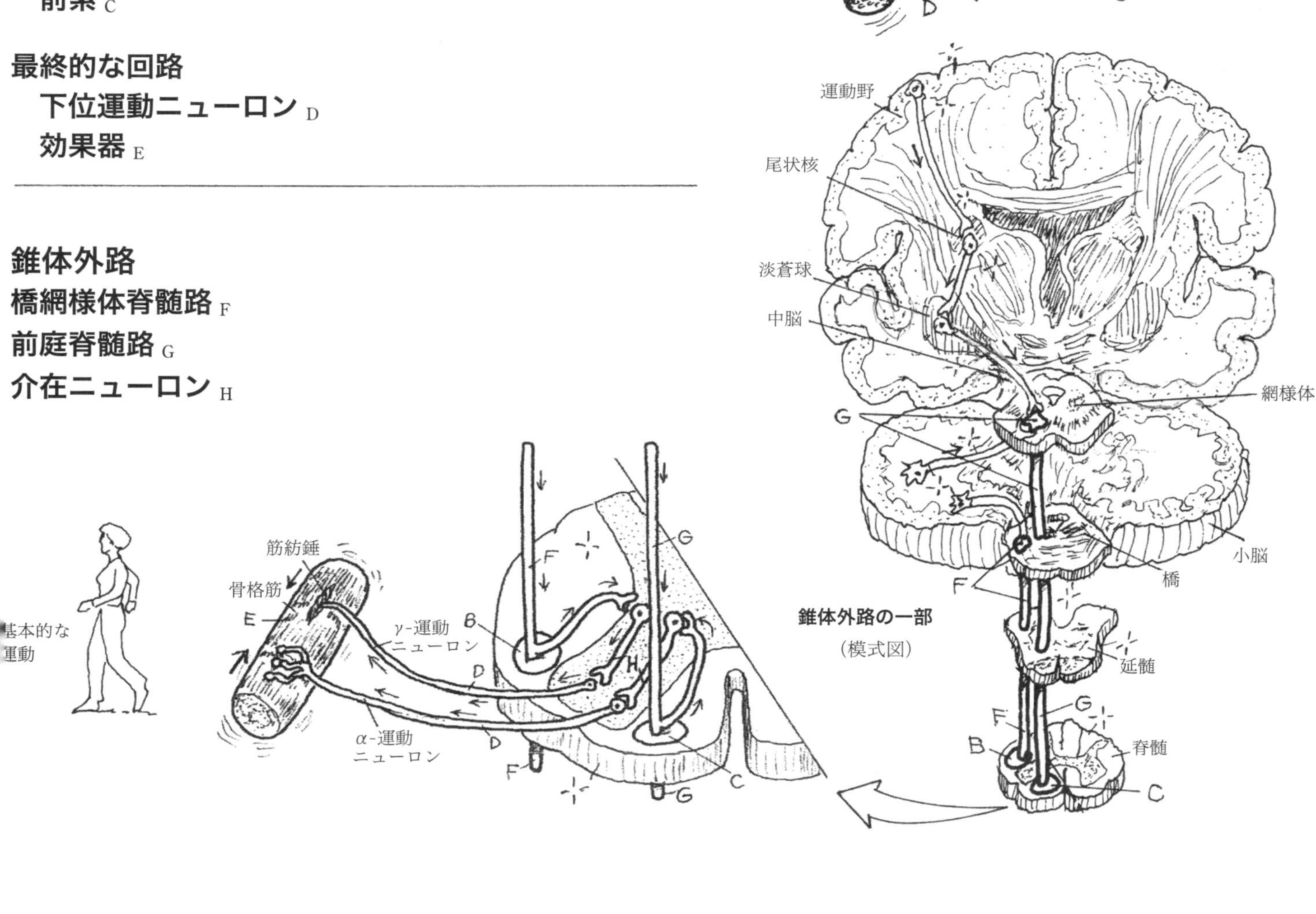

このページでは，神経管の中にある単純な空間が分化し，互いに関連する空間（**脳室**）として中枢神経系（CNS）の中で多様な形態に変わることに着目しよう．脳室の中で吻側（上方）の前脳（**終脳**）のものが最も大きくなる．これらが**側脳室**であり，上図の最も右側の図と側面・上面を描いた下の図で確認しなさい．左右の大脳半球が前の方に成長すると，その中の脳室も大きくなり，側脳室の中で前角をつくる（1番目と2番目の脳室）（側面と上面の図を参照）．大脳半球が後方にも大きくなると，その中の側脳室も発達し，後角ができる．側頭葉が発達すると非常に面白い形になる．つまり，脳室の構成要素が外側と下方に移動して前方に向かってカーブし，前頭葉と後頭葉の側面に位置する．こうして側脳室の一部が引っ張られ，下角が形成される．

脳室には，番号がつけられている．ローマ数字の（Ⅰ・Ⅱ・Ⅲ・Ⅳなど），またはアラビア数字の（1・2・3・4）である．

神経管の中の**間脳**部分では，脳室は大脳半球と視床の神経核が発達するため，薄い財布のような形の**第三脳室**となる．第三脳室の前方は，前に引き伸ばされ，後方では視床下部の領域で漏斗陥凹となる（75ページ）．後外側では，隣接する松果体によって引っ張られ，松果体陥凹がつくられる．

中脳部分の脳室は，発生の過程でほとんど変化せず，**中脳水道**として管状構造の状態を維持する．

菱脳領域の脳室が第四脳室である．菱脳の中で最も吻側にあるのが**後脳**であり，最も尾側にあるのが**髄脳**である．後脳に相当する部位では，小脳が発達して大きくなるため，外側と後方に拡大する．小脳の中には第四脳室は入らない．菱脳梁域で第四脳室の天井となるのは，薄い板（上髄帆）である．

側脳室の内側面と第三脳室・第四脳室の天井部分では，軟膜が一層のグリア細胞由来の細胞と密着して脳室の表面を被う（上衣細胞（層））．これらは，血管が豊富で**脈絡叢**を形成し，脳室内に脳脊髄液（CSF）を分泌する．

脳 室

脳室の発生
- 神経管腔 $_*$
- 前脳 $_A$
  - 終脳 $_B$
  - 間脳 $_C$
- 中脳 $_D$
- 菱脳 $_E$
  - 後脳 $_F$
  - 髄脳 $_G$
- 脊髄 $_H$

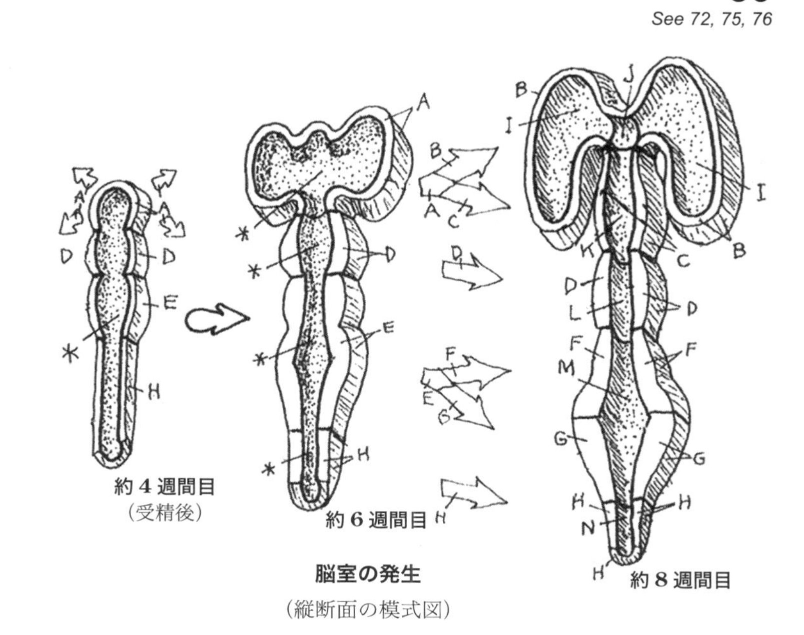

脳室の発生
（縦断面の模式図）

脳室に関連した構造物
- 側脳室（右と左）$_I$
  - 室間孔 $_J$
- 第三脳室 $_K$
- 中脳水道 $_L$
- 第四脳室 $_M$
- 中心管 $_N$
- 脈絡叢 $_O$

CN：A を明るい色で塗りなさい.（1）脳室の発生を示した 3 枚のイラストを塗りなさい. 最初の 2 枚のイラストにある神経管腔は，灰色にしなさい. 3 枚目のイラストでの神経管腔は，前段階から派生している.（2）下のイラストで I から N を塗りなさい. 矢状断面では, 脳の領域を示した D, F, G および H も同じように着色しなさい. 下の 2 枚のイラストで脈絡叢 O に着色しなさい.

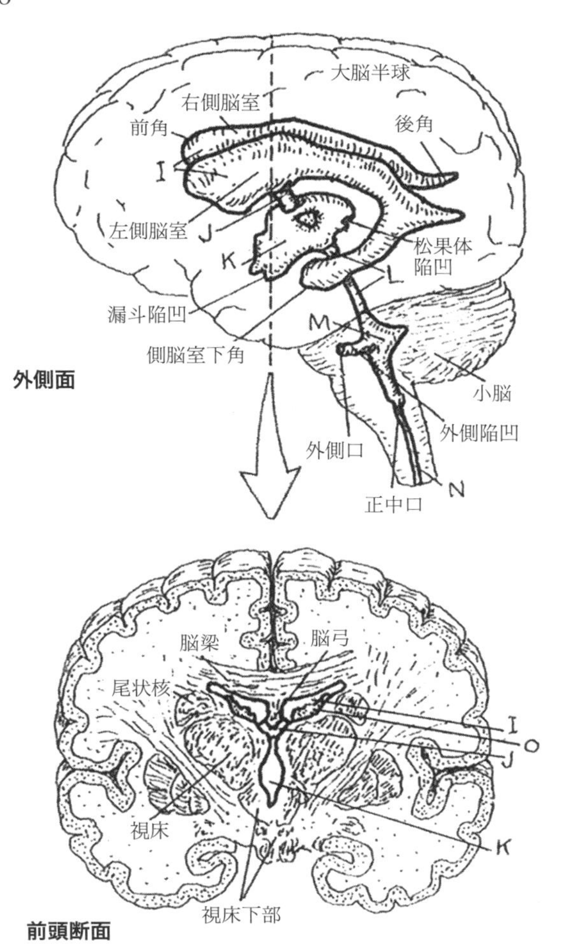

外側面

前頭断面

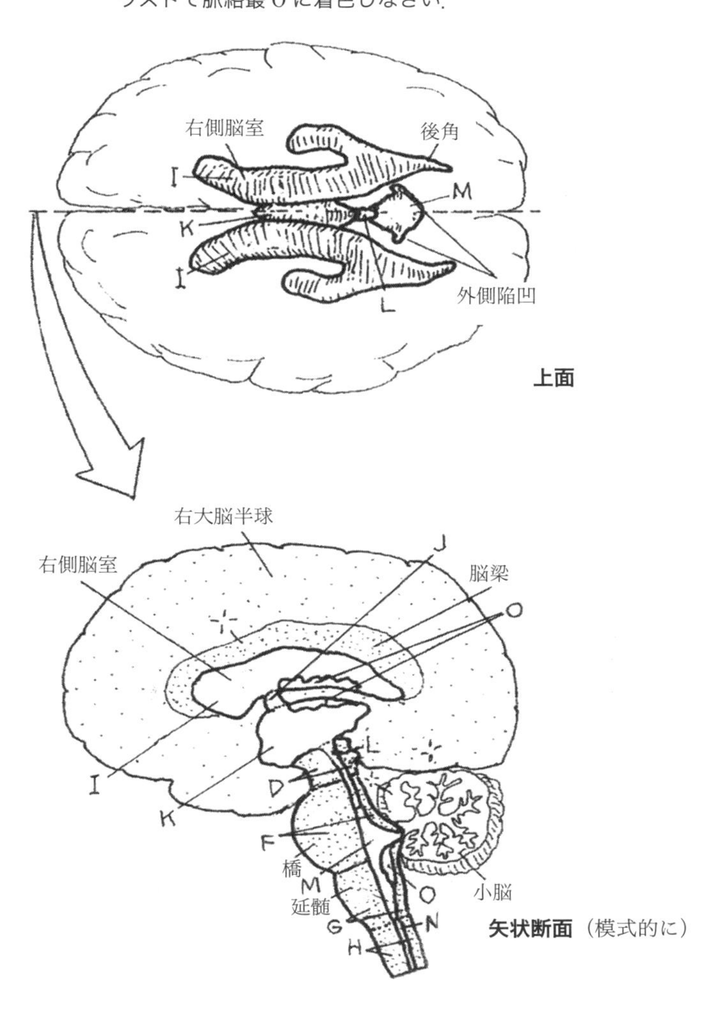

上面

矢状断面（模式的に）

髄膜とは，線維性の被膜であり，脳と脊髄を被っている．脊髄部分の髄膜（77 ページ）とは，脳の領域の髄膜が下方に延びた部分である．

硬膜は，脳と脊髄（脊髄硬膜）を被う最外層の髄膜である．硬膜は，2 層からなる．**外層**の骨膜性硬膜は，頭蓋骨と脊柱管の内面を被い（**骨内膜**），**内層，**つまり**髄膜性硬膜**は，脳全体を被う（脳硬膜）．ここには，脳の各部を区切る板状に突出した部分がある．

正中部の仕切り板である**大脳鎌**は，脳硬膜の 2 層が密着してつくられる．大脳鎌の上部で 2 層が分離し，その中が**上矢状静脈洞**となる．大脳鎌は，左右の大脳半球の間にある大脳縦裂に鋭い刃のように入り込む（次ページ上の解説図で確認）．大脳鎌の下縁は，移動性のある自由縁となりカーブし，下矢状静脈洞を含み，脳梁の上面の高さになる．大脳鎌前部の底面は，前頭蓋窩を被う骨膜性硬膜となり，後部では両側に広がったテントのような小脳テントに続く．**小脳テント**は，後頭葉を支え，後頭葉とその下にある小脳を分割し，後頭蓋窩の深部に入り込む．小脳テントの先端は，脳幹，とくに中脳を収容するために切れている（切痕）．前方では，鞍背（蝶形骨のトルコ鞍の後壁：トルコ鞍の中には下垂体が入る）へ続く．トルコ鞍の天井を構成する硬膜（鞍隔膜）には，下垂体漏斗が通過するための穴が開いている（152 ページ参照）．小脳テントの正中部からは，硬膜が垂直に下がる（図示されていないが，想像できる）．これによって左右の小脳半球が分割され，ここに後頭部の静脈洞が収容される．

薄い膜状の**クモ膜**は，硬膜の下層にあり，物理的には硬膜下の空間で隔てられている．クモ膜は，深層の軟膜とクモ膜下腔で隔てられ，ここに脳脊髄液がある．この空間の容積は，部位によって異なる（槽，82 ページ）．**軟膜**は，血管が豊富な疎性結合組織である．ここには，軟膜とクモ膜の間の**クモ膜下腔**にある微細な小柱を経た血液が入り，脳や脊髄の血液供給をまかなっている．軟膜は，脳や脊髄の表面から剥がすことはできない．脳室の壁には，軟膜からの血管が上衣細胞と一緒になって分泌性の構造を形成する．これが脈絡叢であり，脳脊髄液を産生する．

髄　膜

脳硬膜

硬膜 A

骨膜性硬膜（外板） A1

髄膜性硬膜（内板） B

大脳鎌 C

小脳テント D

小脳鎌 E⊹(示されていない)

クモ膜 F

クモ膜絨毛 F1

クモ膜下腔 F2⊹

軟膜 G

CN：A～Dにコントラストのある明るい色を使いなさい．(1) ページ上のイラストは，解説のためのものであり，着色しない．(2) 前頭断面の拡大図で，脳の髄膜を着色しなさい．上矢状静脈洞を灰色にしなさい．(3) 下のイラストで硬膜の突出部B～Dを着色しなさい．左半分の硬膜Bを示した図には，脳など内部の構造を取り除いてある．

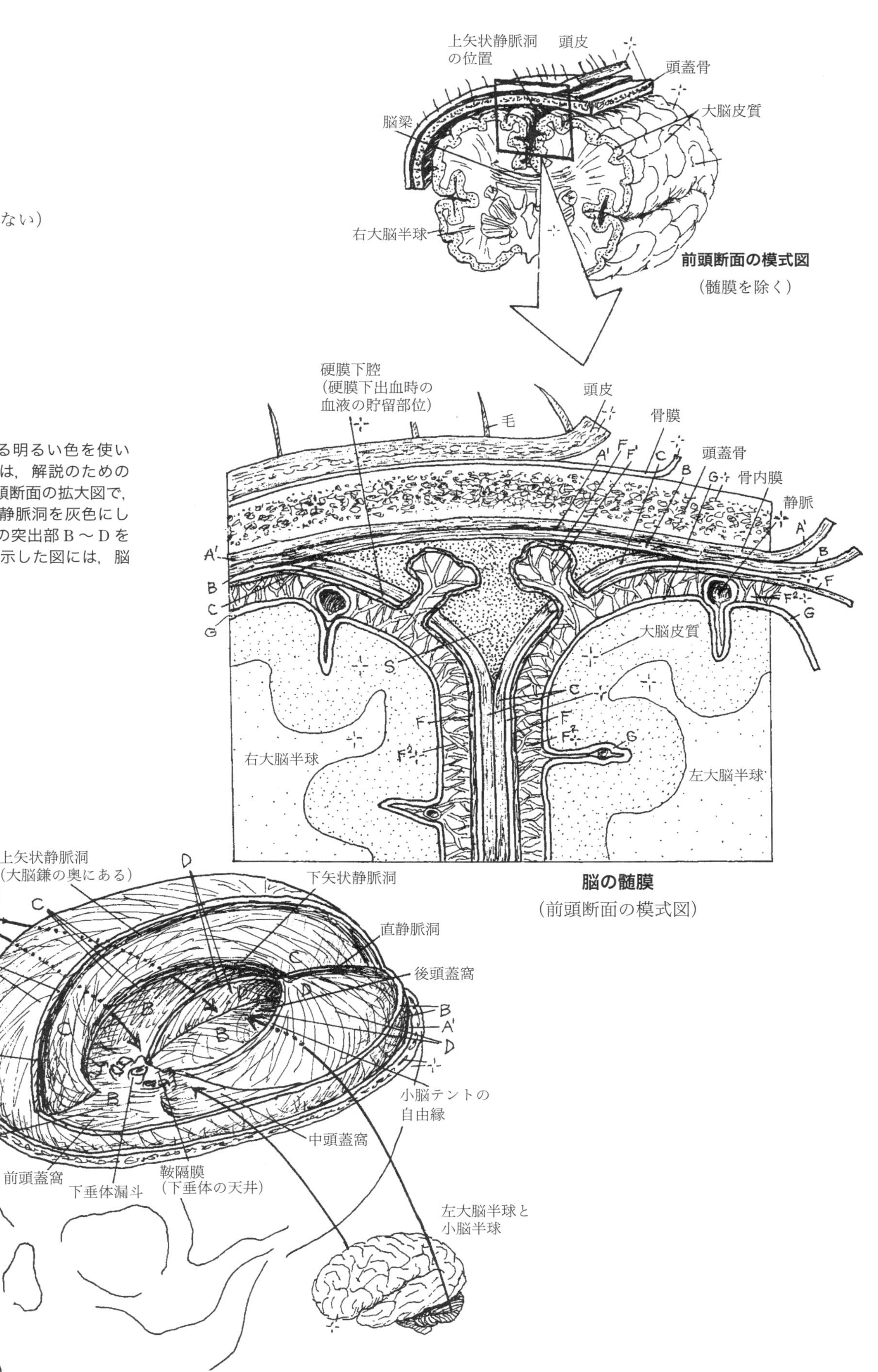

前頭断面の模式図
(髄膜を除く)

脳の髄膜
(前頭断面の模式図)

硬膜の板状突出
(脳と頭蓋骨は除去)

脳脊髄液（CSF）は，脳の周囲にある透明で細胞を含まない血漿のような液体である．脳脊髄液は，脳と脊髄を**硬膜**内に浮かべ，負荷や重力がかからない状態にし，完全な構造に保っている．この液体は，圧縮されず，流れている．硬膜内の緩衝材として，頭に衝撃が加えられても，脳脊髄液によって脳の動きが抑制される．脳脊髄液は，**脈絡叢**や側脳室・**第三脳室**および**第四脳室**の壁の近くにある毛細血管から分泌される．1日あたり約150 mLの脳脊髄液が脳室とクモ膜下腔（槽を含め）を流れている．

このページのイラストを着色すると，脳室とクモ膜下腔での**脳脊髄液の循環**を明らかにでき，脳脊髄液の産生組織と「その最終的な行き先」，上矢状静脈洞，を知ることができる．脳脊髄液を含む脳室系の構成は，次ページの索引のリストにある．これらの構造には，着色しないで脳脊髄液の循環に注目しなさい．

このページで特に注目すべき点は，以下の項目である．

（1）4つの脳室にある脈絡叢の位置．脳脊髄液の供給源として適切な色（赤色）で着色した構造．

（2）脳室内の脳脊髄液（A）が第四脳室の**正中口**と**外側口**（IとI^1）からクモ膜下腔に流れ出ること．ここで，脳室内を流れる脳脊髄液とクモ膜下腔のもの（B）を区別できる．とはいえ，両者は同じである．

（3）脳と脊髄の周囲にある**クモ膜下腔**の構成．**クモ膜下槽**（B^2）と呼ばれる広くなった部位がある．どのようにして脳の周囲で脳脊髄液が緩衝液として機能しているのかがわかる．

（4）脳脊髄液が上矢状静脈洞へ運ばれること．**クモ膜顆粒**が静脈洞の正中線に並び，硬膜の直下で顆粒状になっている．クモ膜顆粒はたくさんあり，上矢状静脈洞に突出したクモ膜下腔である（硬膜はない）．ここで静脈系に脳脊髄液が流入する．

（5）**上矢状静脈洞**は，脳硬膜の骨膜性（外板）の部分と髄膜性の部分の間にある空間である．大脳静脈は，クモ膜下腔から直接硬膜を貫き，硬膜静脈洞に入る．

See 80, 81, 115

脳脊髄液 (CSF) の循環

CN：脈絡叢 C ～ C^2 には，鮮やかな赤色を使いなさい．脳室内の CSF の A と脳と脊髄周囲のクモ膜下腔にある CSF の B は，コントラストがある明るい色で塗りなさい．J は青色に塗りなさい．(1) 側脳室，第三脳室および第四脳室の脈絡叢から始めなさい．(2) CSF の A を塗りなさい．側脳室から開始し，矢印に従って第四脳室の正中口と外側口 I と I^1 まで着色しなさい．(3) CFS の B の色を選んだら，流れる方向に沿ってクモ膜下腔 B^1 と B^2，およびクモ膜絨毛 AM^1 を塗りなさい．(4) 脳と脊髄を被う髄膜，DM，AM，および PM を慎重に着色しなさい．(5) ページの上にある前頭断面で上矢状静脈洞 J とクモ膜絨毛 AM^1 を塗りなさい．(6) 腰椎槽の構造に着色しなさい．

頭皮
頭蓋骨
右大脳皮質
左大脳皮質
大脳鎌

前頭断面

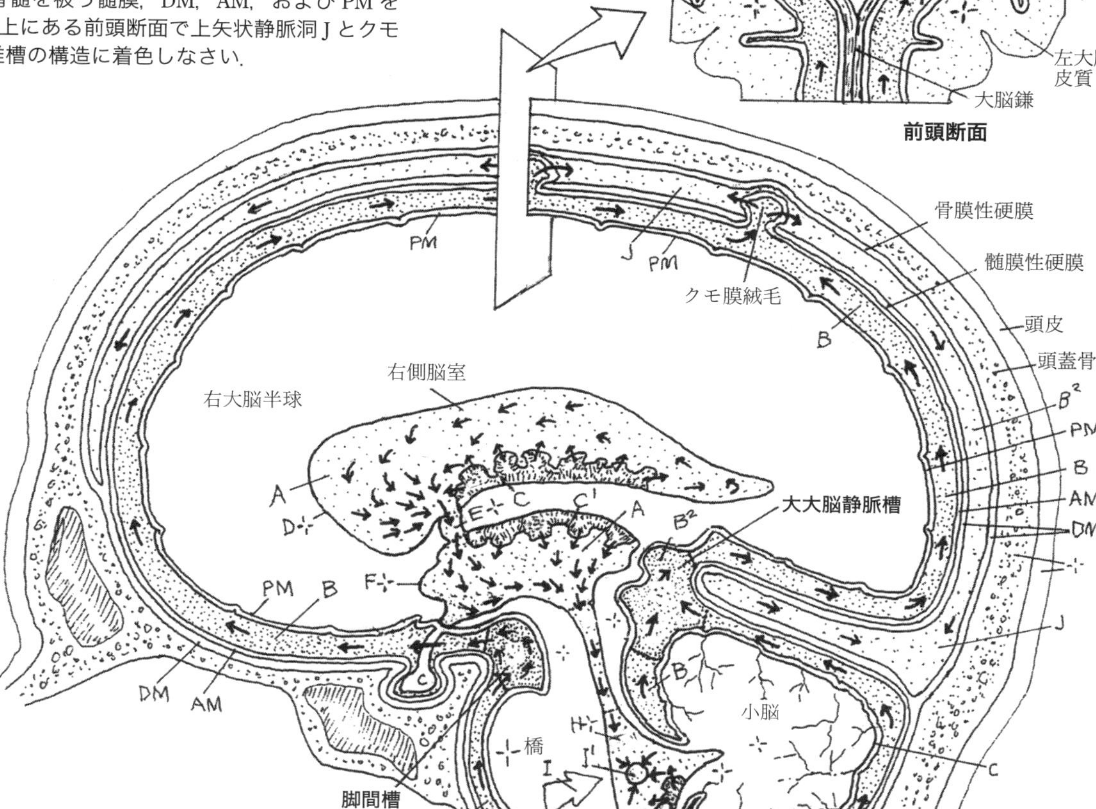

CSF の循環模式図

（矢状断面）

脊髄

腰椎穿刺
脊髄末端
終糸
仙骨
硬膜脊髄糸
L 2
S 2

腰椎槽

（馬尾を除去）

髄膜

硬膜 DM

クモ膜 AM

軟膜 PM

CSF の脳室内での循環 A

側脳室 D

脈絡叢 C

室間孔 E

第三脳室 F

脈絡叢 C^1

中脳水道 G

第四脳室 H

脈絡叢 C^2

外側口 I / 正中口 I^1

中心管 A^1

CSF のクモ膜下腔での循環 B

クモ膜下腔 B^1 / クモ膜下槽 B^2

クモ膜絨毛 AM^1

上矢状静脈洞 J

12 対の**脳神経**は，ローマ数字で表記される（Ⅰ～XII）．Ⅰ番目は，最も頭側にあり，XII 番目は最も尾側にある．脳神経のⅠとⅡは，直接前脳につながる．第 XI 脳神経は，脳神経の中に含まれていたが，その後の研究で明らかに脊髄神経であるとわかっている．第Ⅱ脳神経は，終脳が分化したものである．つまり，視神経は脳から派生した構造である．脳神経は，発生的な由来から機能的に分類される．これらに関する説明と分類は，用語集を参照しなさい（脳神経の機能的分類）．

列記したすべての運動性神経には，固有感覚受容器（筋・腱および関節の感覚受容器）からの求心性線維が含まれる．

Ⅰ **SVA**： 特殊内臓性感覚神経．鼻腔の上壁と側壁にある匂いの感覚受容器（**嗅覚**）からの神経線維．

Ⅱ **SSA**： 特殊体性感覚神経．眼球の網膜にある光受容器（視覚）からの神経線維．

Ⅲ **GSE**： 体性運動神経．外眼筋の運動(外側直筋と上斜筋以外)．**GVE**：内臓性運動神経．眼窩内の毛様体神経節を経て毛様体筋と瞳孔括約筋を支配する．副交感性神経．

Ⅳ **GSE**： 体性運動神経．眼球の上斜筋の支配．

Ⅴ **GSA**： 体性感覚神経．3 本の分枝（V_1，V_2，V_3）に分かれて顔面から．**SVE**：特殊内臓性運動神経．V_3 に入り，咀嚼筋・鼓膜張筋・口蓋帆張筋・顎舌骨筋および顎二腹筋（胎生期の鰓弓から分化した筋）を支配．

Ⅵ **GSE**： 眼球の外側直筋の支配．

Ⅶ **SVA**： 舌の前半部分からの味覚．**GSA**：外耳から．**SVE**：表情筋・アブミ骨筋（中耳）・茎突舌骨筋・顎二腹筋後腹へ．**GVE**：鼻腔や口腔の副交感性の分泌腺・涙腺（翼口蓋神経節を経て）・顎下腺と舌下腺（顎下神経節を経て）．

Ⅷ **SSA**： 聴覚に関わる蝸牛神経と頭部のバランス（平衡覚）に関わる前庭神経．

Ⅸ **GSA**： 外耳と外耳道から．**SVA**：舌の後半 1/3 の味覚受容器，口腔後壁・咽頭・耳管および中耳の粘膜から．**GVA**：頚動脈小体と総頚動脈の血圧と化学受容器から．**SVE**：上咽頭収縮筋と茎突咽頭筋へ．**GVE**：耳下腺への副交感性神経（側頭下窩にある耳神経節を経て）．

Ⅹ **SVA**： 舌根部と喉頭蓋の味覚受容器から．**GSA**：外耳と外耳道から．**GVA**：咽頭・喉頭および胸腹部の内臓から．**SVE**：口蓋・咽頭および喉頭の筋へ．**GVE**：胸腹部内臓の筋への副交感性の支配（壁内神経節を経て）．

XI **GSE**： 脊髄根（C1 ～ C5）は上行して大後頭孔を通り，頚静脈孔から出る．僧帽筋と胸鎖乳突筋へ．未分類の筋．

XII **GSE**： 外舌筋と内舌筋へ．

See 70

脳神経

CN：明るい色を使いなさい．（1）第1脳神経から始めなさい．脳幹の腹側面とそこに示された矢印，および右の上の図でローマ数字とそれぞれの脳神経と関連する構造．（2）左の図で脳神経の機能の方向を示す矢印（感覚性/上行性は入力；運動性/下行性は出力）に注意しなさい．

脳神経
嗅神経（Ⅰ）I
視神経（Ⅱ）II
動眼神経（Ⅲ）III
滑車神経（Ⅳ）IV
三叉神経（Ⅴ）V
外転神経（Ⅵ）VI
顔面神経（Ⅶ）VII
内耳神経（Ⅷ）VIII
舌咽神経（Ⅸ）IX
迷走神経（Ⅹ）X
副神経（XI）XI
舌下神経（XII）XII

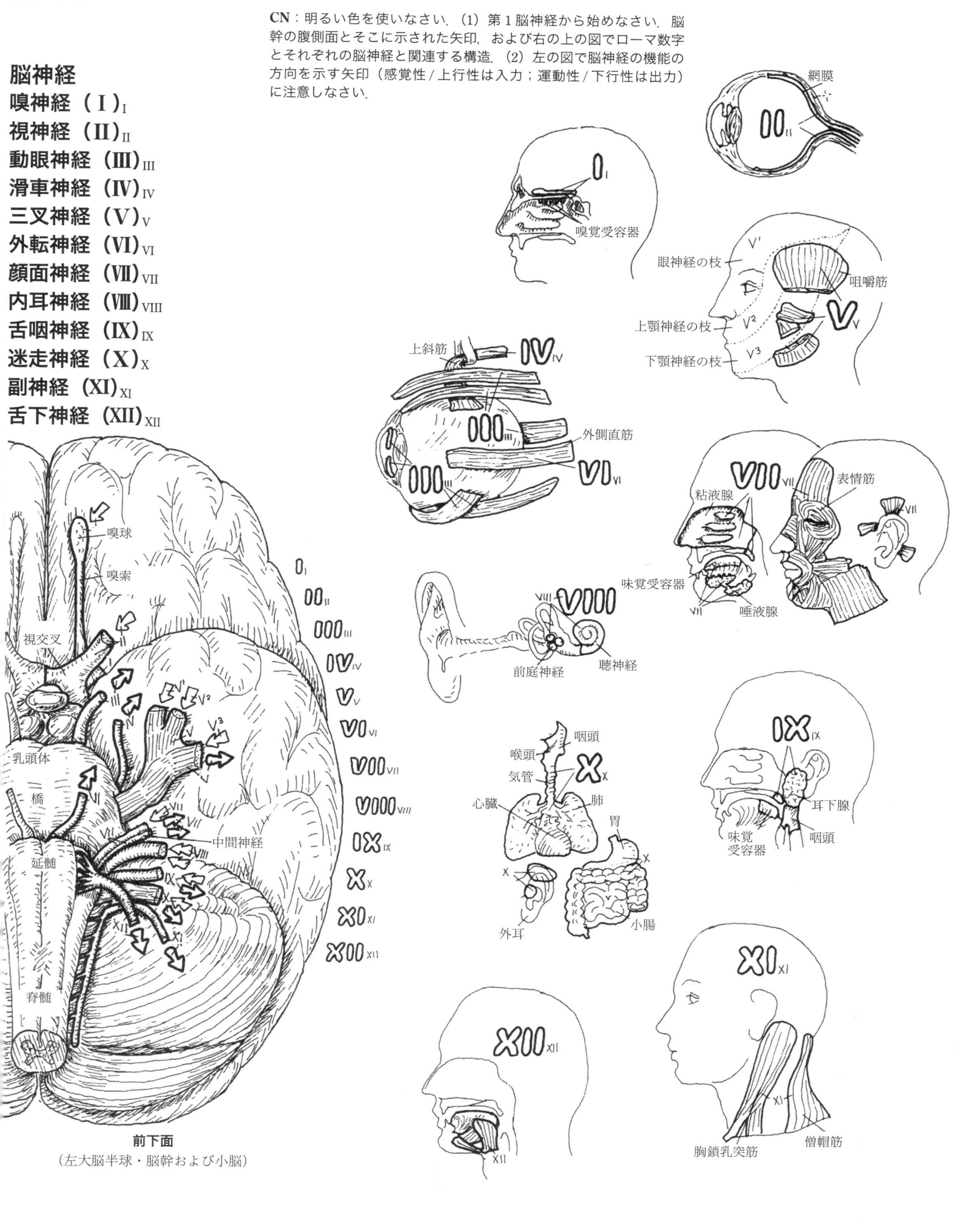

前下面
（左大脳半球・脳幹および小脳）

脊髄神経は，知覚性と運動性の神経線維の集合体である（左下図を参照）．知覚性ニューロンは，脊髄の後角へ神経刺激を伝導する．ここでニューロンは，脊髄の中にある上行性あるいは下行性の長短の伝導路とシナプスする．偽単極性の知覚性ニューロンの神経細胞体は，脊髄神経の後根で膨らんだ領域をつくる．これが**脊髄神経節**である．神経細胞体から脊髄側の軸索を中枢性突起と呼び，**神経細胞体**から末梢側の軸索を末梢性突起と呼ぶ．多極性の運動性ニューロンは脊髄の灰白質の前角にある．ここから出た軸索は，脊髄神経の**前根**の線維束となる．前根と後根の線維が**椎間孔**を出て合流し，**脊髄神経**となる（「第九胸椎での横断面」の図を参照）．

脊髄神経とその神経根は，分節的に配列され（頚椎から尾骨まで），脊髄に沿って両側性に並ぶ（86ページ）．脊髄神経と神経根について中枢神経系との関係を78と79ページを振り返って確認しなさい．脊髄神経して1つになると，すぐに**前枝**と**後枝**に分かれる．

脊髄神経とその根は，**脊柱管**と**外側陥凹部**および椎間孔というかなり窮屈な領域に存在する．これらの神経と神経根の関係は，右の2枚の図で理解するのが一番である．神経根は外側の陥凹部での肥厚性骨（変性関節疾患）からの刺激（神経根炎），椎間円板の膨隆（変性椎間板疾患），嚢腫や髄膜腫などによって障害されやすい．軸索への圧迫や軸索に分布する血管への圧迫が起こると，機能的な障害が起こる（神経根障害・感覚麻痺・運動麻痺・瞼反射異常）．

脊髄神経には，脳神経のような機能的な分類（83ページ）はない．とはいえ，知覚性ニューロンの軸索は，求心性（脊髄やその上の中枢に向かうという意味）である．また，運動性ニューロンの軸索は，遠心性（運動中枢などから来るという意味）である．知覚性ニューロンの軸索は，体性であれ内臓性であれ同じである．体性運動性ニューロンの軸索は，構造的にも機能的にも内臓性運動ニューロンとは異なっている．このことについては，自律神経系で解説する（91～93ページ）．

See 68, 71, 77, 86

脊髄神経と脊髄神経根

脊髄神経根
後根 A
感覚線維 B
神経細胞体 C
脊髄神経節 D
前根 E
運動線維 F
神経細胞体 G

脊髄神経 H
前枝 H1
後枝 H2

神経根と関連する構造物
椎骨-:-
椎体 I
椎弓板 J
関節突起 K
神経管 L
外側陥凹部 L1
椎間孔 M

CN：ページ下のイラストで椎骨のI，JおよびKには，明るい色を塗りなさい．(1) 左下のイラストから始め，伝導方向を示す矢印を最後に着色しなさい．(2) 右下の第九胸椎を通る横断面のイラストを着色しなさい．(3) 右上にあるイラストで，3対の脊髄神経と椎間孔に出入りするそれらの神経根を塗りなさい．

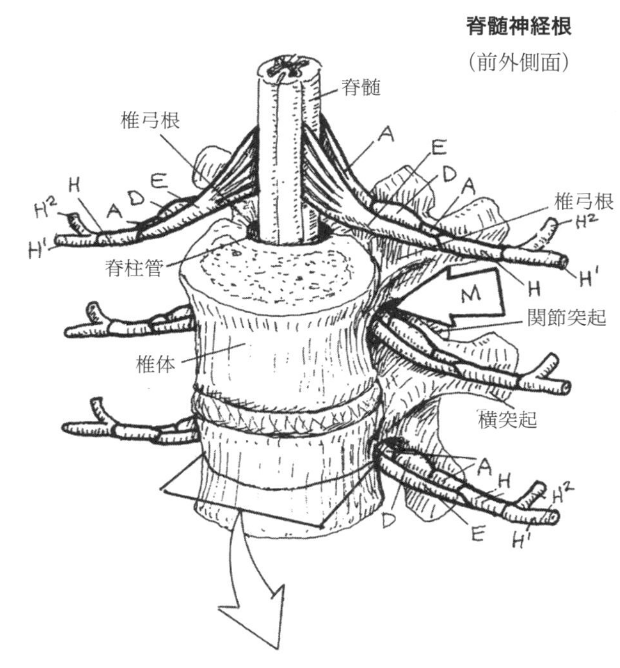

脊髄神経根
(前外側面)

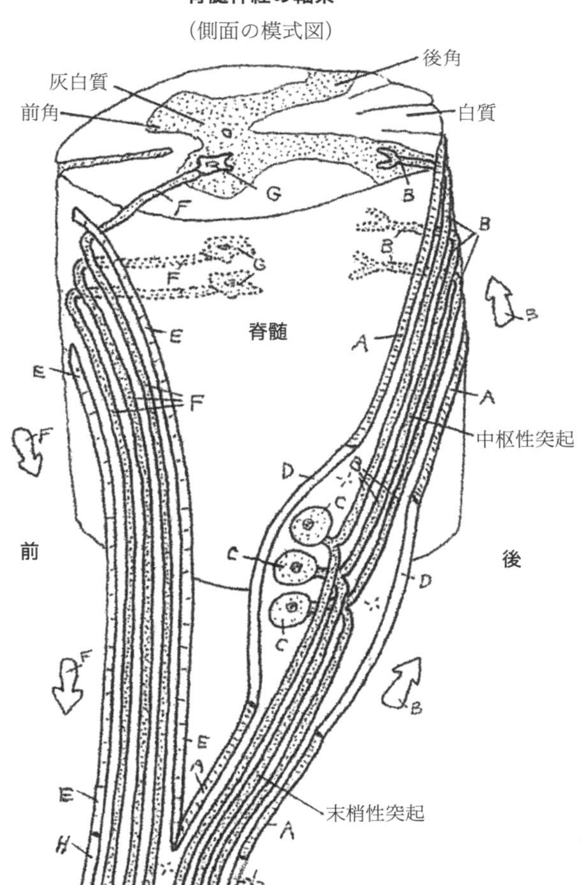

脊髄神経の軸索
(側面の模式図)

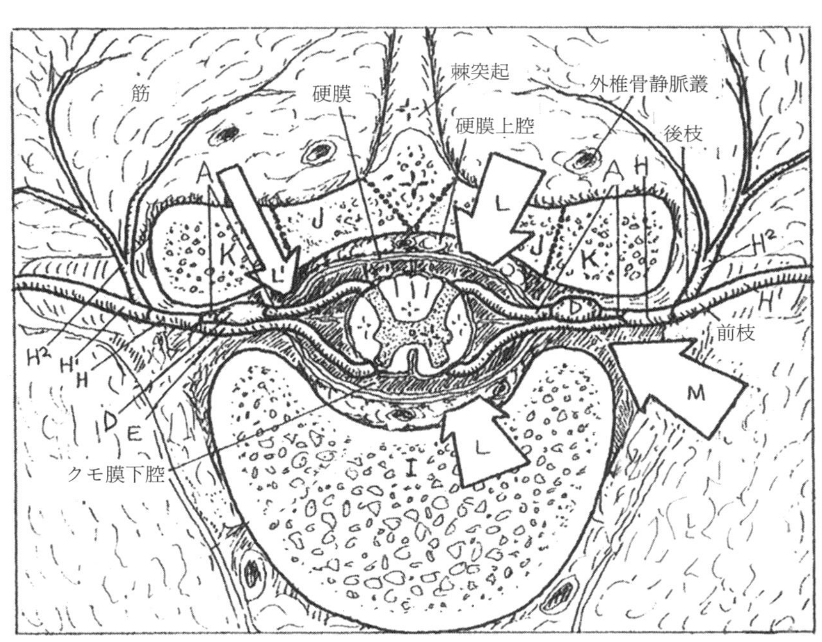

第九胸椎での横断面
(上面から見る)

反射とは，刺激に対する不随意的な筋の反応である．刺激とは，知覚性ニューロンの反応によって伝導される現象である．膝の膝蓋靭帯に痛くないように反射ハンマーの尖った先を当てると奇妙な現象が起こる．何も考えなくても膝関節を伸展する筋が適当な力で反射的に収縮し，膝が「持ち上がる」（伸展する）．この現象は，基本的に神経系の活動である．内臓活動を含めたほとんどの身体の動きは，反射的である（心臓の拍動・呼吸数・胃腸管系の蠕動運動など）．こうした有益な現象は，緻密な思考に集中しているときにも「自動的」に遂行される．**脊髄反射**は，知覚受容器・知覚性ニューロン・脊髄の介在ニューロン・運動性ニューロンおよび効果器（筋）で構成される．

最も単純な脊髄反射による伸展（**単一性シナプス反射**，筋固有**反射**）は，２個のニューロンと１つのシナプスでつくられる．膝の大腿四頭筋腱のように，骨格筋腱が伸展（木槌の打診器で軽く叩く）することで出現する．この反射に関わる受容器とは，(1) 膝蓋靭帯にある腱紡錘と (2) 大腿四頭筋の筋束にある筋紡錘である．**腱紡錘**とは，ねじれや伸展を受容する特殊な腱である．筋紡錘とは，筋束内にある膜に包まれた特殊な筋線維であり，その中には筋の伸展を受容する神経終末を含んでいる．最上部のイラストでは，(1) 刺激によって受容器から電気刺激が発生し，(2) **感覚性ニューロン**がそれを，(3) **脊髄**まで伝導し，(4) 脊髄前角の**運動ニューロン**とシナプスを形成する．(5) 運動ニューロンは**骨格筋**の**運動終板**へ刺激を伝導する（この刺激に反応する筋で）．(6) 直ちに筋収縮が起こり，その結果，膝蓋腱反射のように膝関節が伸展する．

多シナプス性反射には，２個以上のニューロンが関わっている．この反射では，単一シナプス反射が放棄され，脊髄の数個の分節や脳を含む複雑な反射が構築される（下図）．多シナプス反射は，反射に関わる介在ニューロンの数，および刺激とその受容の間に介在するシナプスの種類の数によってその反射は複雑になる．この場合では，温度覚の受容器（示されていない）と**痛覚の受容器**が急激な熱の上昇を感知する．そして，これを**知覚性ニューロン**が脊髄に伝導する．そこで**介在ニューロン**がこの刺激を受け取る．介在ニューロンの側枝によって２個の介在ニューロンが興奮する．１つは**促進性のニューロン**であり，もう１つは**抑制性のニューロン**である．促進性のニューロンは，運動性ニューロンを活動を促進し（＋），その刺激によって伸筋が収縮し，炎より上に指を持ち上げる．同時に，抑制性のニューロンは，もう１つのニューロン (C3) の興奮を抑制し (－)，拮抗する屈筋を収縮せずに引き伸ばす．その結果，指を炎から引き離すことができる．

See 69, 70

脊髄反射

CN：D には明るい色を使いなさい．脊髄神経根には，前のページで使った色と同じ色を使いなさい．(1) 上 2 枚のイラストの着色は，1 〜 5 の順に矢印と一緒に同時進行しなさい．筋節にある小さな矢印は，筋の収縮（互いに接近する方向）あるいは，筋の伸展（互いに離れる方向）を示す．(2) 下 2 枚のイラストの着色も同時に行いなさい．抑制性の介在ニューロンと運動ニューロンのシナプス，および抑制的な効果器には着色しないように気をつけなさい．

単一性シナプス反射

伸展受容器 A
伸展受容器（筋紡錘） A^1
感覚性ニューロン A^2
脊髄 B
運動ニューロン C
　運動終板 C^1
効果器 D

脊髄神経 / 神経根

脊髄神経 E
　分枝 E^1
後根 F
　脊髄神経節 F^1
前根 G

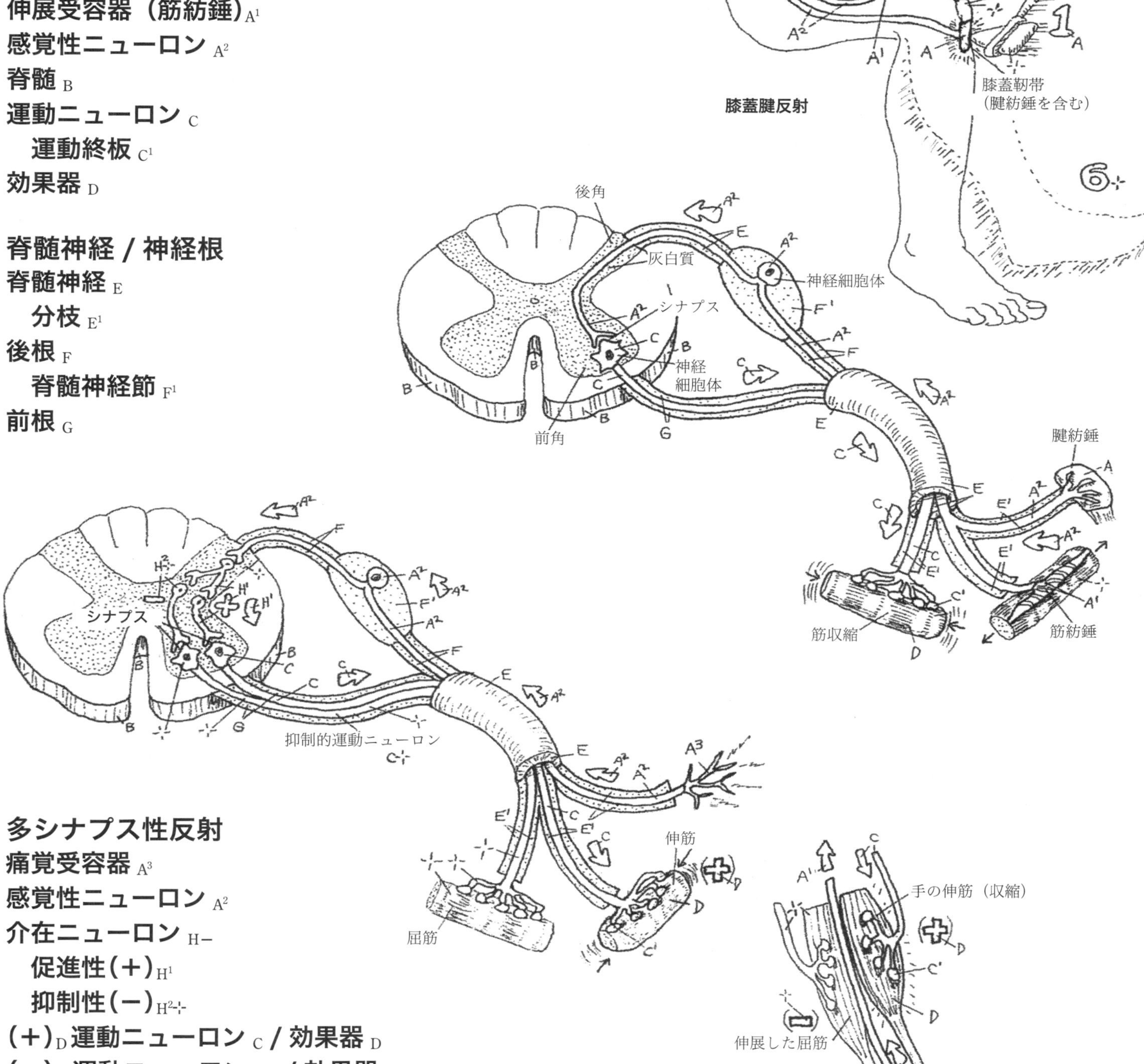

多シナプス性反射

痛覚受容器 A^3
感覚性ニューロン A^2
介在ニューロン H−
　促進性（＋） H^1
　抑制性（−） H^2-:-
（＋）D **運動ニューロン** C **/ 効果器** D
（−）-:- **運動ニューロン** C-:- **/ 効果器** D-:-

31 対の**脊髄神経**は，**脊髄**の前根（運動性）と後根（知覚性）から始まり，頚から足先までの知覚刺激を受容し，骨格筋に運動指令を送る．

8 対の**頚神経（C1-C8）**は，前根（運動性と一部の知覚性）と後根（知覚性）で形成される．前根と後根は，C1 を除く椎間孔を通過する．C1 は，後頭骨と第一頚椎（Co-C1）の間を通る．上位 4 対の頚神経の前枝は，**頚神経叢**をつくる．この神経叢に含まれるほとんどの神経は，知覚性であり，後頭部・頚部の外側および肩の皮神経となって終わる．注目すべき神経は，横隔膜の運動神経である横隔神経（C3-C5）である．下位の頚神経（C5-C8）のほとんどの部分は，**腕神経叢**（87 ページ）を構成する．

8 対の頚神経に対して頚椎は 7 個である．C1-C7 の脊髄神経は，関連する頚椎（同じ位置の頚椎）のすぐ上の椎間孔に存在する．C8 とそれ以下の脊髄神経は，関連する椎骨（同じ位置の椎骨）のすぐ下の椎間孔を通過する．腰神経の神経根の椎間板ヘルニアなどによる圧迫による徴候を判断する際，この基本的な事実を忘れてはならない．

12 対の**胸神経**は，神経叢をつくらない．**前枝**と**後枝**に分岐すると，前枝は，**肋間神経**となり（12 番目以外），各肋間を肋間動静脈とともに走り，肋間筋を支配する．外側で肋間神経は，**外側皮枝**を分岐する．これらは，前後 2 枝の皮神経となる．後枝は，背部の筋に入り，最終的には**外側皮枝**と**内側皮枝**になる．第一胸神経（T1）は胸神経の中で最大の神経であり，腕神経叢を構成する重要な要素である．第十二胸神経（肋下神経）は，第十二肋骨の下を走る（このため，肋間神経とは呼ばない）．そして，腹壁を斜めに横切り，皮神経となって終わる．

5 対の腰神経の中の 4 対のものは，**腰神経叢**を構成し，大腿の前面と内側面の筋群の支配神経となる．

胸神経と腰神経（T1 から L2）には，脊柱の両側にある交感神経幹に入る節前線維も含まれている（91 ページ）．第四と第五腰神経によって**腰仙骨神経幹**がつくられる．これは，5 対の仙骨神経と一緒になり（**仙骨神経叢**），その中の神経が坐骨神経（L4，L5，S1-S3）となる．仙骨神経叢は，上殿神経・下殿神経・外側大腿皮神経・外旋筋群への枝を出す．

神経の横断面で神経被膜が筋の被膜（42 ページ）と同様の構成であることを示す．

脊髄神経の分布

See 48, 84

CN：上のイラストから始めなさい．このページでは，特に細い筆記用具を使って脊髄神経とその枝を着色しなさい．(1) 脊髄神経とその神経叢をリストに従って上から下に作業を進めなさい．頸神経根，頸神経叢，腕神経叢，および頸神経には，同じ色を使いなさい．(2) 胸神経（肋間神経）と第十二胸神経（肋下神経）を塗りなさい．(3) 腰神経，腰神経叢，および腰仙骨神経幹を着色しなさい．(4) 仙骨神経叢を着色しなさい．(5) 右下のイラストで胸壁へ分布する典型的な胸神経（前枝，後枝）を塗りなさい．(6) 一番下にあるイラストで示されている外側皮枝 G の被膜を塗りなさい．

頸神経（C1-C8）$_{A}$

頸神経叢（C1-C4）$_{A^1}$

腕神経叢（C5-T1）$_{A^2}$

胸神経（T1-T12）$_{B}$

肋間神経（T1-T11）$_{B^1}$

腰神経 $_{C}$

腰神経叢（L1-L4）$_{C^1}$

腰仙骨神経幹（L4, L5）$_{C^2}$

仙骨神経叢 $_{D}$

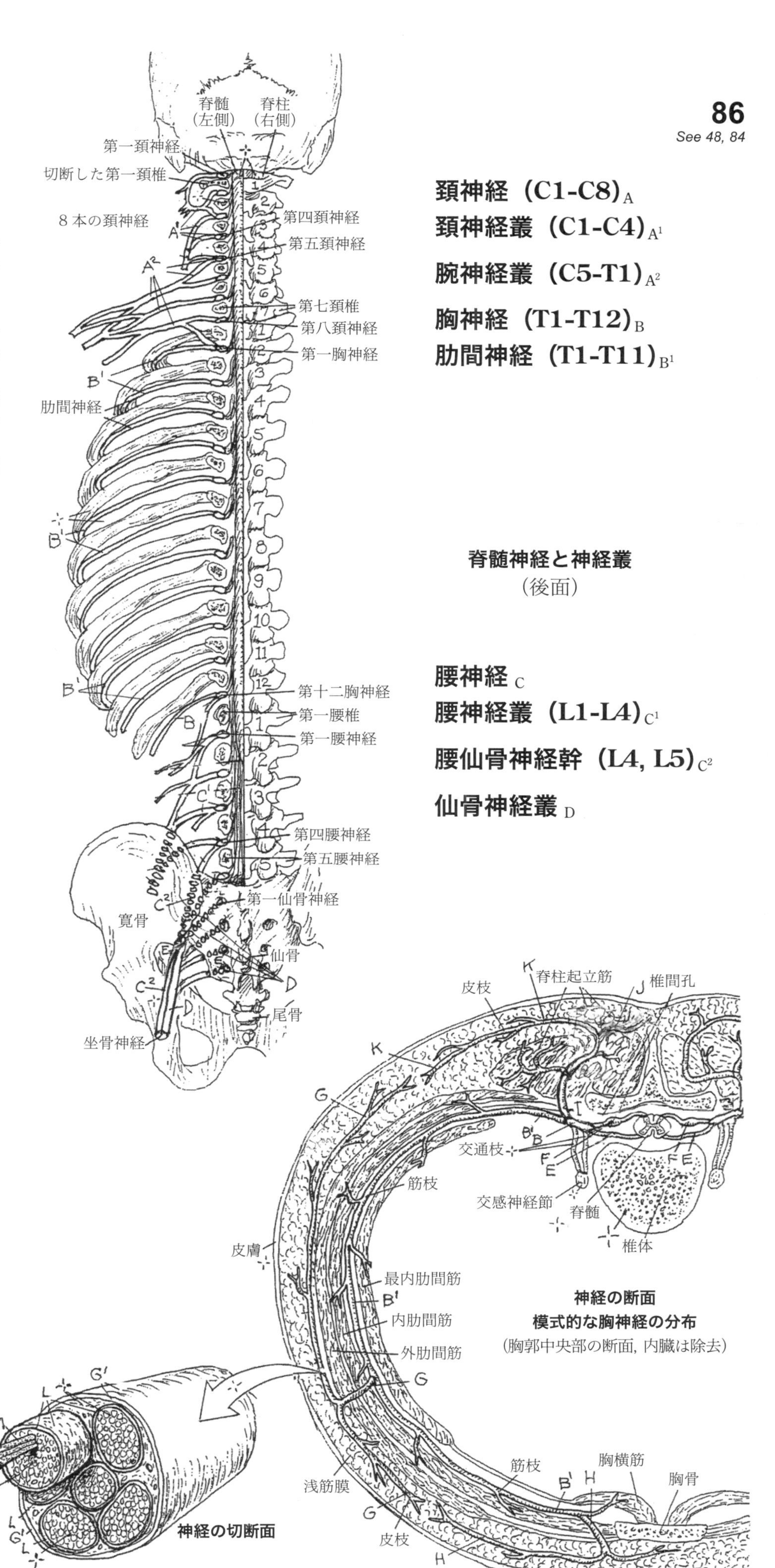

脊髄と神経叢
（後面）

神経の断面
模式的な胸神経の分布
（胸郭中央部の断面，内臓は除去）

神経の切断面

脊髄
- **前根 $_{E}$**
- **後根 $_{F}$**

胸神経 $_{B}$
- **前枝 / 肋間神経 $_{B^1}$**
  - **外側皮枝 $_{G}$**
  - **前皮枝 $_{H}$**
- **後枝 $_{I}$**
  - **内側皮枝 $_{J}$**
  - **外側皮枝 $_{K}$**

神経被膜
- **神経上膜 $_{G^1}$**
- **神経周膜 $_{L}$**
- **神経内膜 $_{M}$**

上肢の末梢神経は，C5-T1 の脊髄神経の**神経根**，まれには C4 と T2 が含まれるが，これらの前枝に由来する腕神経叢から分岐する．上位 2 本の前枝と下位 2 本の前枝は，中間の前枝（C7）とともに 3 本の**神経幹**をつくる．これらの神経幹で軸索を**分割**し，3 本の**神経束**をつくる．これら 3 本の神経束から，上肢に分布する 5 つの主要な末梢神経が分岐する．その中で後神経束には，他の神経束よりも広範囲の領域の神経根（C5-T1）が含まれる．外側神経束と内側神経束から分岐した神経線維によって M 字形の構造が後神経束の腋窩神経と橈骨神経の前につくられる．

腕神経叢は過剰な伸展や牽引（上肢を急激に強く引っ張るなど），圧迫（松葉杖のクッションを腋窩にあてて長時間体重をかけるなど）によって障害される（神経叢障害）ことがある．このような障害を受けた場合，障害の程度や徴候，症状などは極めて多様である．

外側神経束から分岐する**筋皮神経 (C5-C7)** は，上腕部の小さな神経である．この神経は，上腕筋・上腕二頭筋および烏口腕筋を支配し，前腕の皮神経となる．神経線維が筋群で囲まれているため，神経全体が障害されることは少ない．とはいえ，C5 や C6 の神経根が圧迫されると前腕屈筋群の機能低下が起こる．

正中神経 (C5-C8，T1)，つまり「大工の神経」は，内側神経束と外側神経束に由来し，上腕では枝を分岐せず，前腕屈筋群と母指球筋群を支配する．この神経が手根管（33 ページ）で圧迫されると，第 1 ～ 3 指の感覚の減弱と母指の運動低下が起きる（手根管症候群）．C6 の神経根の圧迫でも似たような徴候が起きる．

尺骨神経 (C8-T1)，つまり「音楽家の神経」は，内側神経束から出て，前腕の屈筋の一部と大部分の手の固有筋を支配する．この神経は肘トンネルを通っているので障害されやすく，障害されると尺骨側の指の痛み・手の筋力低下・小指の位置異常が起こる．C8 の神経根の圧迫でも似たような症状が起きる．

後神経束に由来する**腋窩神経 (C5-C6)** は，上腕骨頚を回り，小円筋と三角筋に分布する．この神経は上腕骨頚部の骨折で障害されやすく，三角筋の筋力低下や麻痺が起きる．

橈骨神経 (C5-C8，T1) は，上腕の後面を走り，上腕三頭筋に分布する．上腕骨の中部で上腕骨に沿って回り込み，腕橈骨筋に分岐する．さらに深部を走り，前腕にある手根部と指の伸筋群を支配する．表層部の分枝は手背の皮神経となる．上腕骨の骨幹を骨折すると，橈骨神経麻痺（「下垂手」）が起こる．下垂手を体験するには，手根関節を最大限に屈曲しなさい．この状態で手指を動かしてみなさい．

See 29, 84, 86, 89

腕神経叢と上肢に分布する神経

CN：A～Dには明るい色を使いなさい.（1）上の図で腕神経叢を構成する5本の神経根を表す記号と数字に着色しなさい．しかし，神経叢の細い枝には色をつけないようにしなさい．下の図で神経叢全体を灰色にしなさい．（2）神経叢から分岐した神経を着色するとき，下の図も同時に作業しなさい．神経を着色する際，自分の上肢で神経がどこを走っているか思いながら作業しなさい．

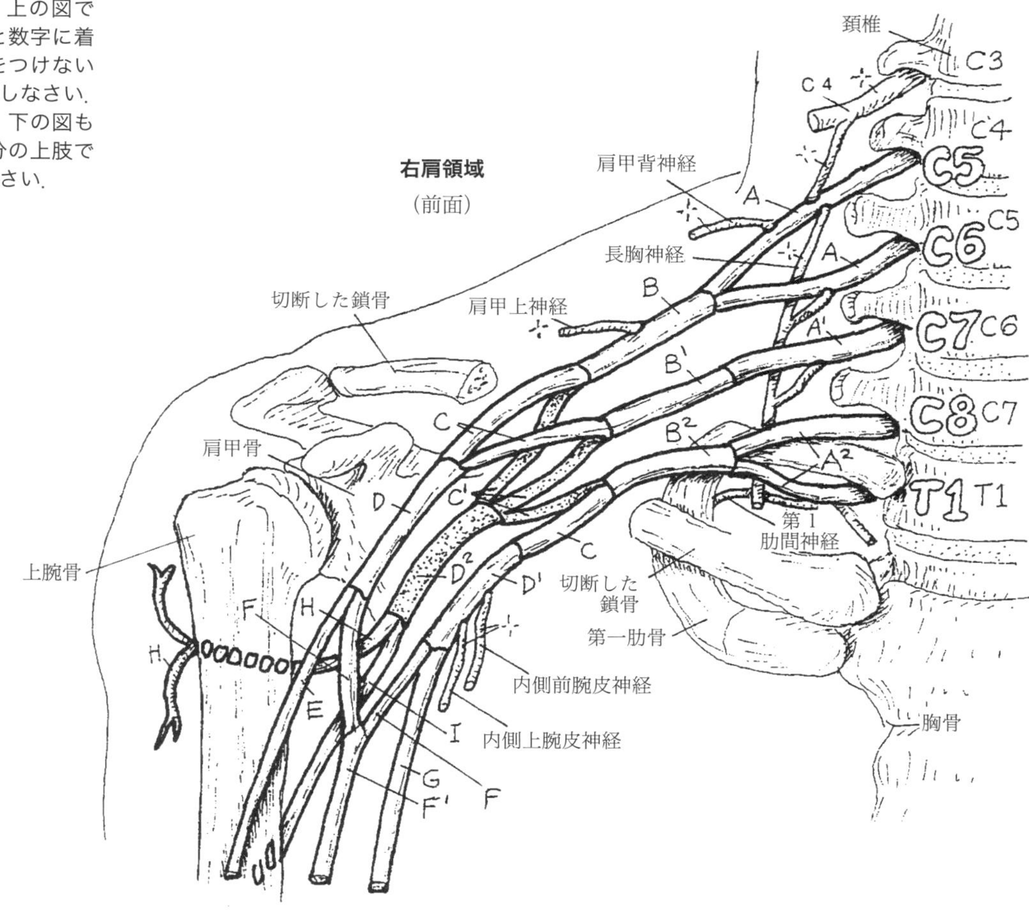

腕神経叢

神経根 C5，C6 A

上神経幹 B

神経根 C7 A¹

中神経幹 B¹

神経根 C8，T1 A²

下神経幹 B²

主要な枝

前分画 C

外側神経束（C5-C7） D

筋皮神経 E

正中神経への枝 F

内側神経束（C8-T1） D¹

正中神経への枝 F

正中神経 F¹

尺骨神経 G

後分画（C5-T1） C¹

後神経束 D²

腋窩神経（C5-C6） H

橈骨神経（C5-T1） I

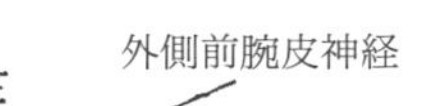
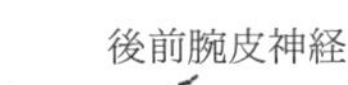
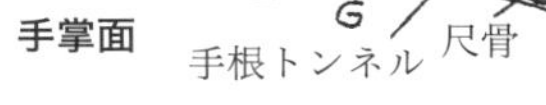

腰神経叢は，脊髄神経前枝の **L1-L4** で構成されるが，T12 からの枝が加わることもあり，後腹壁上部の大腰筋の中に認められる．**大腿神経（L2-L4）**は大腰筋とともに下降し，骨盤内で大腰筋の外側縁にある．この位置で腸腰筋の上に血腫があると，大腿神経は閉鎖神経と同様に障害を受けやすい．大腿神経は，鼠径靭帯の下を通過し，腸腰筋の前面に位置する．大腿神経は大腿の近位部で分岐し，大腿四頭筋と縫工筋に枝を出す．大腿内側では皮神経として**伏在神経**が膝の内側から足関節を超えて下降する．大腿中央部では内転筋管（61 ページ）を大腿動静脈と共に通過して大腿後面の構造に分布する．

閉鎖神経 (L2-L4) は骨盤の側壁で内閉鎖筋の上を通過する．そして，閉鎖孔を通過して大腿内側に入り，内転筋群に分布する．大腿神経が失われると，股関節の屈曲と外転（歩行時に足を外側に移動する）運動が減退し，膝関節の伸展ができなくなる．でも，大内転筋は坐骨神経の支配も受けているので，股関節の外転運動の減退は，軽減できる．

腰仙骨神経幹 (L4-L5) は仙骨神経と合流し，**仙骨神経叢 (S1-S4)** を構成する．この神経叢から**上殿神経**（L4，L5，S1）が大坐骨孔（50 ページ）を梨状筋の上から出て中殿筋（小殿筋に分布することも）に分布する（59 ページ）．**下殿神経**（L5, S1, S2）は梨状筋の下から殿部に入り，大殿筋に分布する（59 ページ）．

坐骨神経（L4-L5, S1-S3）は後大腿皮神経や下殿神経と一緒になり，大坐骨孔を梨状筋の下から出て大殿筋の深部を通過する（大殿筋には分布しない）．さらに，坐骨結節と大転子の間を下降する．大腿後側の膝関節の上で，坐骨神経は脛骨神経と総腓骨神経に分岐する．**脛骨神経**は下腿後面の筋群と足底の筋群に分布する．**総腓骨神経**は下腿外側面の筋群（**浅腓骨神経**）と前外側面の筋群（**深腓骨神経**）に分布する．少数ではあるが，坐骨神経の一部あるいは全体が梨状筋を貫くことがあり，お尻が痛くなる（梨状筋症候群）．**陰部神経（S2-S4）**は，会陰に分布する．

変形性関節炎や椎間板ヘルニアの圧力によって，L4-S1（およびその前後）の椎間孔が狭くなると，坐骨神経根が障害される．この痛みは，下肢から足まで広がっていく．

See 86, 89

腰神経叢と下肢の神経

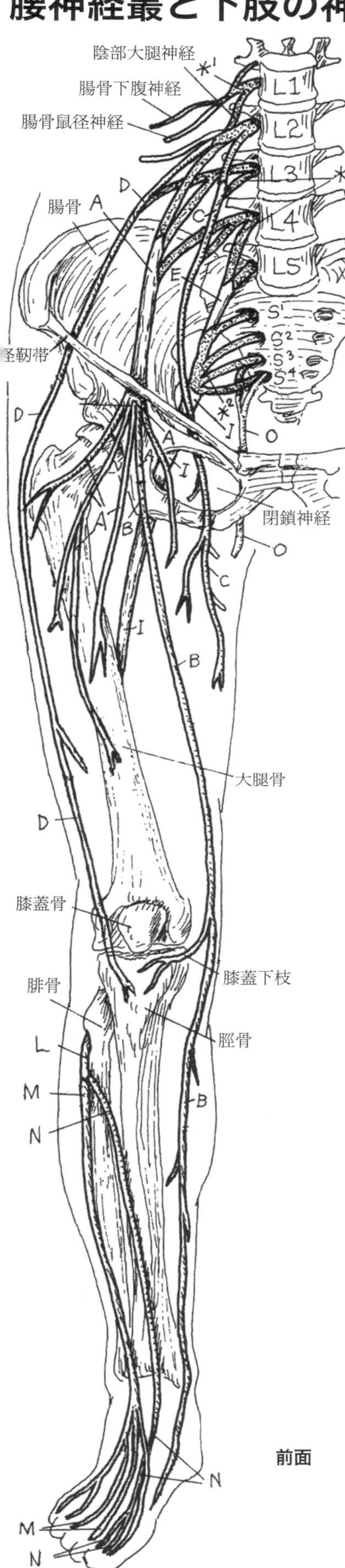

CN：(1) 前面図を最初に塗りなさい．腰神経叢と仙骨神経叢を灰色にしなさい．わかりやすいように神経叢には点をつけてある．(2) 大腿神経 A とその枝を着色しなさい．この神経から分岐する最も長い枝が伏在神経 B である．(3)閉鎖神経を塗りなさい．(4) 外側大腿皮神経を着色しなさい．(5) 後面の神経を着色しなさい．足底の神経を明らかにするために踵を上に挙げている．

腰神経叢（L1-L4） *[1]
- **大腿神経** A
  - **伏在神経** B
- **閉鎖神経** C
- **外側大腿皮神経** D

腰仙骨神経幹（L4-L5） E

仙骨神経叢（L4-S4） *[2]
- **後大腿皮神経** F
- **上殿神経** G
- **下殿神経** H

坐骨神経（L4-S3） I
- **脛骨神経（L4-S3）** J
  - **内側足底神経** K
  - **外側足底神経** K'
- **総腓骨神経（L4-S2）** L
  - **浅腓骨神経** M
  - **深腓骨神経** N
- **陰部神経（S2-S4）** O

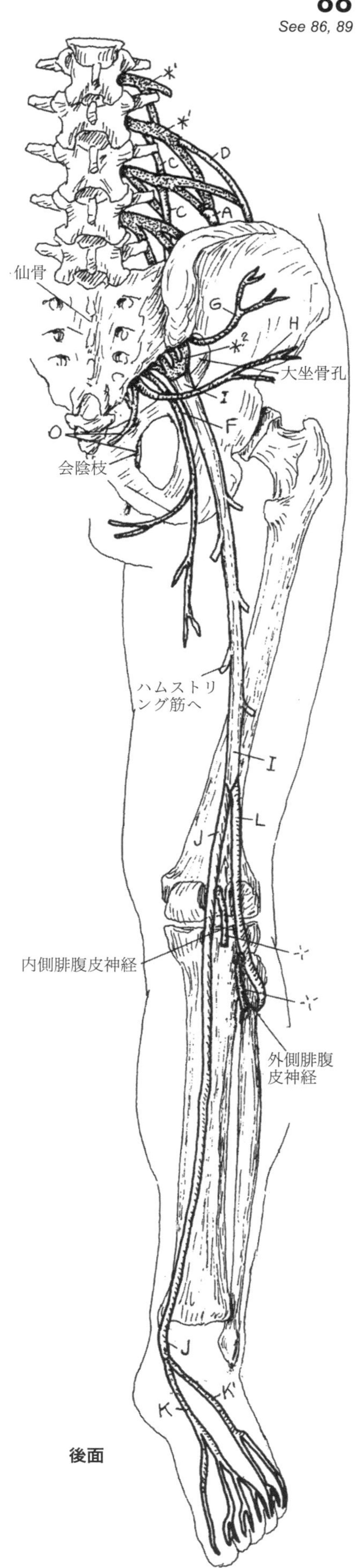

内転筋群

CN：(1) 5枚の図に描かれている筋を1種類ごとに着色していきなさい. (2) 左端の図の点線は, 大腿骨後面のA, B, C, Dの停止部（粗線）を示す.

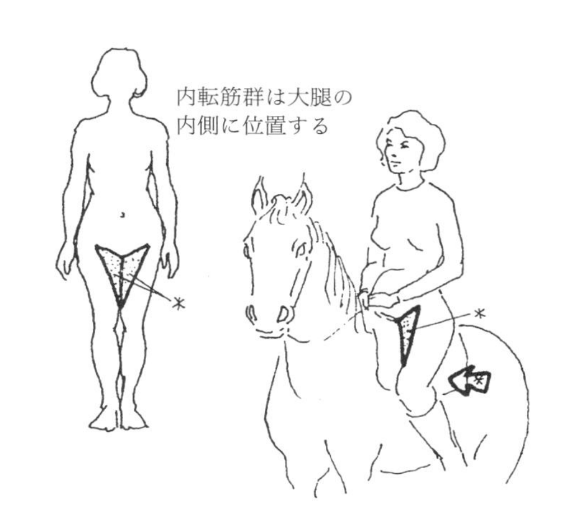

筋群

恥骨筋 A

短内転筋 B

長内転筋 C

大内転筋 D

薄筋 E

外閉鎖筋 F

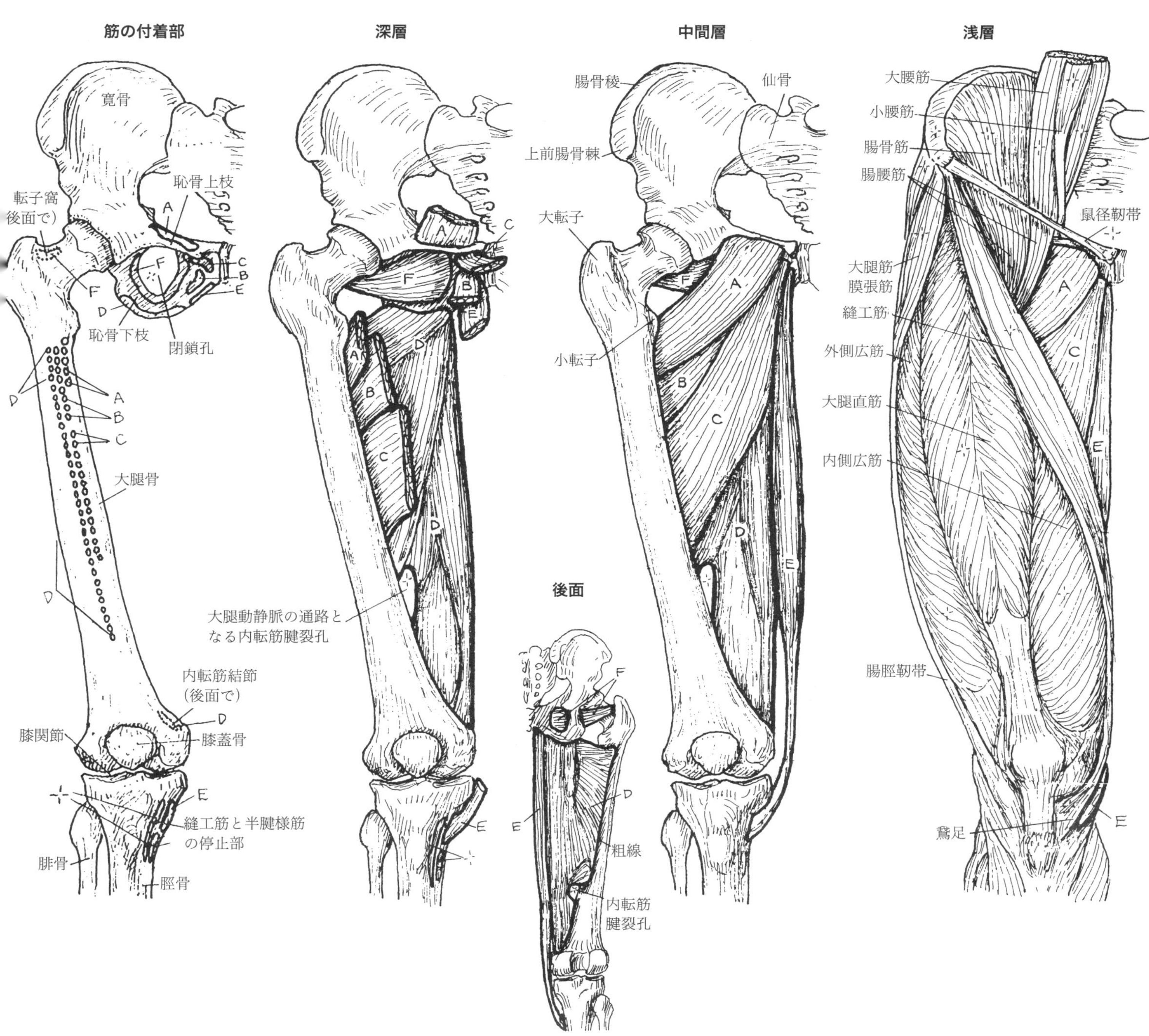

83ページの脳神経の機能的分類を思い出しなさい．**脊髄神経**の分類も同様であるが，特殊感覚性と運動性が含まれない（SSA, SVAなど）．脳神経の用語集で確認しなさい．

皮節（dermatome）とは，単一の脊髄神経の知覚線維が分布する皮膚の領域のことである（dermaは皮膚を意味し，tomeは切断することを意味する）．全身の体表面は，脊髄神経と**三叉神経**（第五脳神経）の知覚線維（体性知覚性神経；GSA）が分節的に分布することを基礎として，皮節の分割が規定されている．脊髄神経のGSA線維は，知覚情報を直接的に脊髄に伝導するのに対し，三叉神経のGSA線維は，顔面の皮膚の知覚情報を中脳から延髄にある神経核（図示されていない）に伝導している．

それぞれの皮節から，体性知覚性神経線維は，触覚・温度覚・圧覚・痛覚に関わる受容器からの情報を脊髄に伝導する．皮節は，領域ごとに独立しており，その番号は脊髄神経の番号と同じである．例えば，**第五頚神経（C5）の皮節**という．

木綿の布を使って体性知覚を調べると，特定の皮節の知覚欠損を見つけることができるが，できないこともある．このような皮節は，脊髄神経や椎骨の脊柱管や外側陥凹あるいは椎間孔などで神経根に相関関係があるためである．正確に皮節を確認できるのは，脊髄神経の知覚根の機能が衰えたとき，三叉神経が障害されたとき，あるいは脊髄の機能低下（脊髄障害）のときである．神経根の圧迫や障害と関わっている最も一般的な知覚欠損は，手や足で認められる．これらの場所には，知覚神経の密度（知覚受容器の密度）が大きいので，知覚欠損が発見されやすい．例えば，C6による知覚欠損は，母指と第2指の知覚欠損が最も多いが，これは，手根管症候群やC5-6の椎間板ヘルニアによる神経根の圧迫が原因である．C8による知覚欠損は，小指の知覚欠損が起こりやすい．これは，肘トンネルでの尺骨神経（C8-T1）の圧迫による．L5とS1の知覚欠損では，足の母指と小指の知覚欠損が起こり，L4-5あるいはL5-S1の間の椎間板ヘルニアで起こりやすい．

神経根の障害とその診断を説明するには，皮節間での重複性（左下図を参照）にも配慮した方がよい．ここでは，重複した皮神経の枝が調べられても，異なる神経根の領域が重複しているので，疑いのある神経根の皮節領域を特定することができない．

皮節での痛みは，皮膚の痛みの場合と皮膚以外の痛み（内臓性）の場合がある．胸膜の感染症の痛み（胸膜炎）では，肩の領域が痛むことがある．その理由は，両者（肩の皮膚と胸膜）がC3-C5の脊髄神経（横隔神経）によって支配されているためである．

C1には，知覚根がない．そのため，皮節はない．皮膚知覚は，C2で伝導される．C4とT2の皮節は，胸壁で重複する．C5-T1の脊髄神経が，上肢に関わっているためである．L3とS3の皮節は，殿部で重複する．L4-S1の脊髄神経が，下肢に関わっているためである．

皮　節

CN：説明を読みなさい．左下の図は，ある領域における感覚神経の分布（皮膚分節）とそこに隣接する領域への神経分布，および分布する皮神経の重複を示す図である．(1) 3本の脊髄神経とこれらが分布する長方形の領域を灰色にしなさい．分布が重複していることに気をつけなさい．(2) 5つの皮膚分節を薄くて明るい色に着色しなさい．Vの領域は1色で塗りなさい．Cの領域，T，LやSの領域には別の色を使いなさい．上手く完成させるための“こつ”は，丁寧にCの領域の輪郭線を描き，その後で領域内に着色しなさい．隣接する脊髄神経が分布することを念頭において．同様にしてT，LおよびSの皮節の作業をしなさい．

皮節
三叉神経 V
V1-V3 V
頸神経 C
C2-C8 C
胸神経 T
T1-T12 T
腰神経 L
L1-L5 L
仙骨神経 S
S1-S5 S

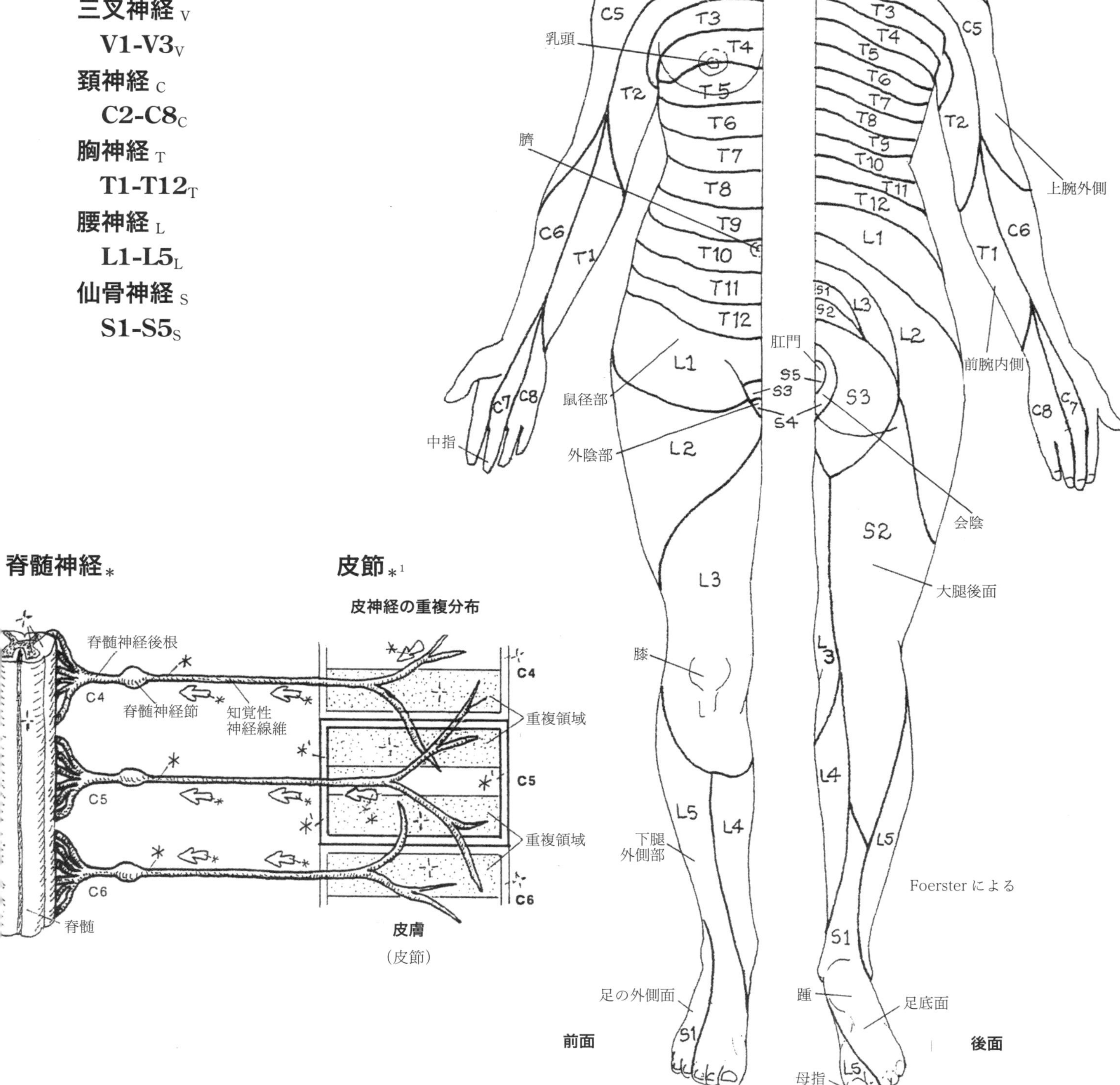

感覚受容器の役割は体内および外部環境の情報を脳に伝えることである．これらの受容器のほとんどは，変換器としての役割を持っている．つまり，機械的な刺激・化学的な刺激・電気的な刺激あるいは光の刺激を電気化学的な興奮に変換し，それを神経系によって伝導できるようにする．一旦，刺激が発生すると，情報，つまり感覚性興奮は，感覚性ニューロンによって中枢神経系，最終的に視床まで運ばれる．ここで興奮は，大脳皮質感覚中枢（意識的な解釈）に伝導される．また，適切に（反射的な）反応するため，運動中枢に伝えられる．

知覚性の**外受容器**は，体表の近くに分布している．特殊感覚受容器（図示されていない）とは，網膜にある光受容器（光刺激，94 ページ），味覚受容器（化学刺激，99 ページ），および聴覚受容器（音刺激，98 ページ）である．体性知覚受容器とは，皮神経の感覚性神経終末であり，自由神経終末と被包性神経終末がある．**自由神経終末**（皮膚の拡大図の D）は，単一あるいは網状構造を構成し，全身の表皮と結合組織中に認められる．これらは温度覚（温覚 / 冷覚），触覚，あるいは痛覚に関わる．毛包周囲を囲むラセン状の受容器は，毛の動きを感知する．樹状性の突起がある**メルケル細胞**は，表皮（15 ページ）の基底層にある自由神経終末と関連している．メルケル細胞には，神経分泌機能があると思われる神経伝達物質が含まれ，触覚に敏感である（精細な触覚）．**マイスナー小体**は，真皮にある被包性神経終末であり，触覚刺激に反応する．**ルフィニ小体**は，被包性神経終末である．厚い皮膚にあり，機械的な刺激（ひっぱりやねじれ）に感受性がある．

固有受容器は深部にある骨格筋系器官（筋膜・腱・靭帯・骨格筋・関節包など）の組織中に認められる．これらの受容器は伸展・運動・圧力および位置変化に対する感覚を受容する．**パチニ小体**は大きな層板状の構造であり，機械的刺激の受容器として働き，位置の変化や圧力に反応し，電気化学的刺激を発生する．**筋紡錘**，つまり筋の伸展受容器は 2 種類の特殊な筋線維（核袋線維・核鎖線維）から構成され，これらにラセン状あるいは花弁状の神経終末が絡まっている．筋紡錘の筋線維は，γ 運動ニューロンにだけ反応して収縮する．それに続いて感覚性神経終末の興奮が起こり，求心性線維で小脳に伝導される．そして，反射的な運動性の刺激が起こって筋紡錘が緊張し，伸展に対する骨格筋の抵抗性が増加する．筋紡錘の働きによって CNS は骨格筋の緊張度と収縮をコントロールするのである．**腱紡錘**（ゴルジ腱器）は被包性神経終末であり，筋腱結合部や腱に存在する．ここでは腱の変位（伸展）に反応して電気化学的な興奮が発生する．

内受容器（図示されていない）には，自由終末のものと被包性終末のものがあり，脈管や器官の壁（皮膚にはない）にある特殊な上皮細胞と関連している．内受容器には，化学受容器（末梢血中の酸素や二酸化炭素濃度）・圧受容器（血圧や呼吸）・侵害受容器（痛覚）がある．

See 13, 15, 16, 78

感覚受容器

CN：(1) 右上の知覚伝導路の概略図を完成させなさい．感覚受容器 A，知覚性神経線維 B，視床に至る上行路＊を塗りなさい．視床 C，視床から出る上行路＊および皮質知覚中枢を灰色にしなさい．(2) 枠内のものも含め，D ～ E^2 までの受容器とそれらの神経線維を着色しなさい．(3) 固有受容器 F^1 ～ F^3 を着色しなさい．パチニ小体 F^1 は，右側の皮膚のイラストで深層にある．(4) 筋紡錘 F^2 の全体を着色しなさい．筋紡錘を被う筋線維は塗らないようにしなさい．ページ下の小さな枠内にある神経筋接合部と軸索 F^3 を塗りなさい．

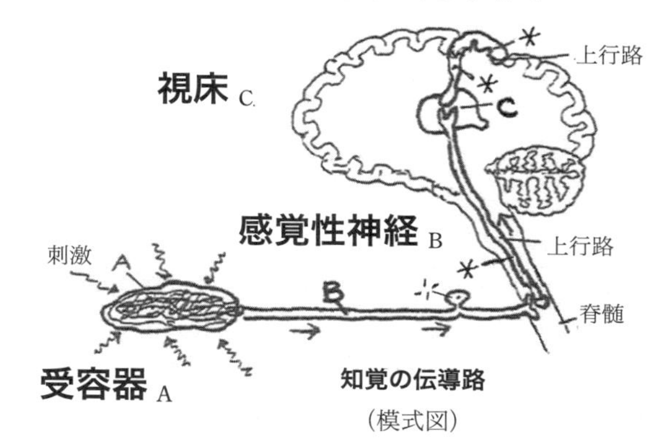

知覚の伝導路
（模式図）

知覚受容器

外受容器

自由神経終末 / 軸索 D

メルケル触覚小体 / 軸索 D^1

被包性神経終末 E–

マイスナー触覚小体 / 軸索 E^1

ルフィニ小体 / 軸索 E^2

固有受容器

パチニ小体 / 軸索 F^1

筋紡錘 / 軸索 F^2

腱紡錘 / 軸索 F^3

内受容器（図示されていない）

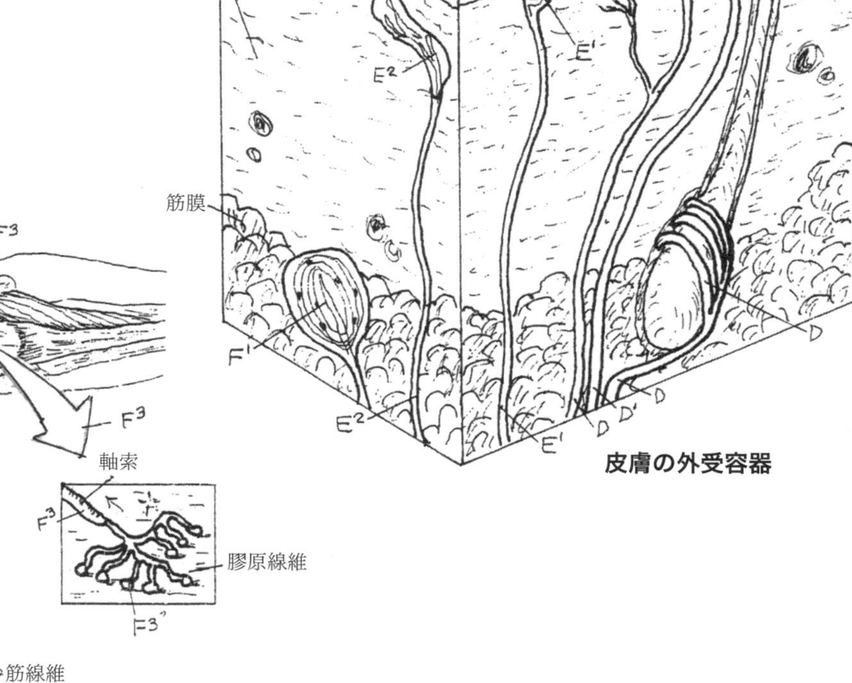

皮膚の外受容器

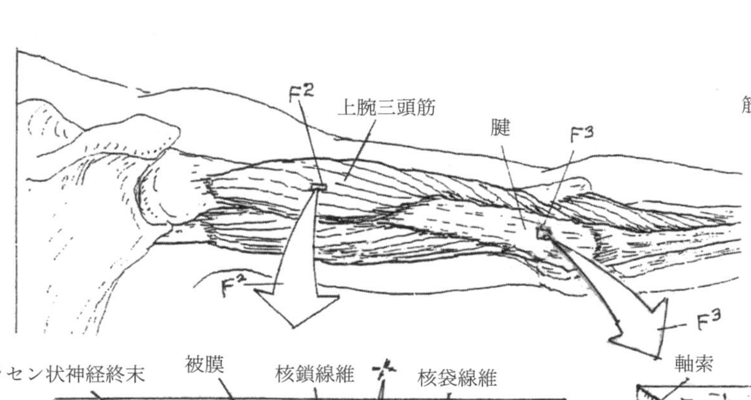

深部組織における
固有受容器

2本のニューロンの連携が，**自律神経系（ANS）**の特徴を決めている．この神経系とは，平滑筋・心筋収縮の調節および分泌腺（効果器）を機能させるためのシステムであり，節前ニューロンと節後ニューロンと呼ばれるニューロンが主役である．

自律神経系，つまり内臓神経系（VNS）は，末梢神経系（PNS）の構成要素であり，交感神経と副交感神経系からなる．**交感神経系（胸腰系）**とは，刺激に対して「闘争か逃避か」という反応に関連しており，瞳孔の散大・心拍数や呼吸数の増加・脳や骨格筋への血液供給の増加・排尿と排便に関わる括約筋の収縮・皮膚の汗腺以外の分泌腺での分泌抑制が発生する．**副交感神経系（頭仙系）**とは，内臓活動（腸管の運動・分泌腺の分泌活動など，93ページ参照）を引き起こす「植物的」要素を担当する．これら2系統が協調して機能し，生命活動全体の安定性を保っている（ホメオスタシス）．

内臓からの感覚情報は，体性知覚ニューロン（GSA）と同様，内臓性感覚ニューロン（GVA）によって伝導される．この感覚ニューロンはANSの運動システムとは異なる（用語集の脳神経，GVA・GSAなどに関連する項目など）．交感神経系の2つの構成要素で伝導される刺激は，**節前ニューロン**から始まる．このニューロンの細胞体は，脊髄のT1-L2で側角に存在する（84ページAと右ページの上図を参照）．節前ニューロンの軸索（有髄性）は，脊髄の前根を経て脊髄から出ると，少しの間脊髄神経の中に入った後，**白交通枝**となって分岐し，有髄性の神経線維を脊柱の両側を縦に走る**交感神経幹**に送る（84ページA，右下図の前面，前外側面，神経路の図を参照）．交感神経幹に入った**節前ニューロンの軸索**は，次の4経路に分かれる．(1) 交感神経幹に入った位置で**節後ニューロン**とシナプスをつくる．(2) 2個か3個ほど上，あるいは，(3) 2個か3個ほど下の交感神経節でシナプスをつくる．節後ニューロンの軸索は，シナプスを形成した神経節の位置で**灰白交通枝**となって交感神経幹から出て脊髄神経に合流する．これらの**節後ニューロンの軸索**は，脊髄神経の分岐に従って動脈（一部の静脈）の平滑筋を支配する．また，皮膚の汗腺・立毛筋・動脈の平滑筋にも分布する．(4) 節前ニューロンの軸索が交感神経幹の中を通過した後，交感神経幹の前面で集合し，無髄性の**大内臓神経**となって腹大動脈の前壁にある交感および副交感神経ニューロンでつくられる神経節と神経叢に向かう．大内臓神経の行き先については，次ページで解説する．

交感神経系 (1)

CN：91 ～ 93 ページの作業は，同時に行うようにするとよい．節前ニューロン（B, B[1]）と節後ニューロン（G, G[1]）には，特によく目立つ色を使いなさい．(1) ページ右上の A で境界された範囲内，脊髄髄節の T1 ～ L2 までにある節前ニューロン細胞体 B から始まる刺激伝導の経路を塗りなさい．(2) ページ左上のイラストで D, E, F を着色しなさい．そして次に，矢印で示された枠内の拡大図を塗りなさい．(3)「節前ニューロンと節後ニューロンの神経路」を着色しなさい．神経路の 1 から始め，その後，2，3，4 へと続けなさい．(4) ページ下のイラストで A と H* を着色して完成させなさい．

ANS：交感神経系（1）

脊髄髄節 T1-L2 A
　節前ニューロン細胞体 B
　　節前ニューロン軸索 B[1]
白交通枝 C-¦-
内臓神経 D
椎骨前神経節と神経叢 E
交感神経幹（神経節）F
　節後ニューロン細胞体 G
　　節後ニューロン軸索 G[1]
灰白交通枝 H*
脊髄神経 I

脊髄髄節
(模式図)
節前ニューロンの細胞体も示す

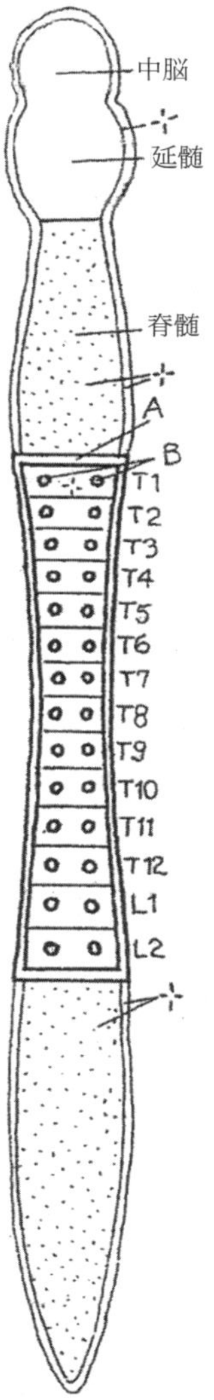

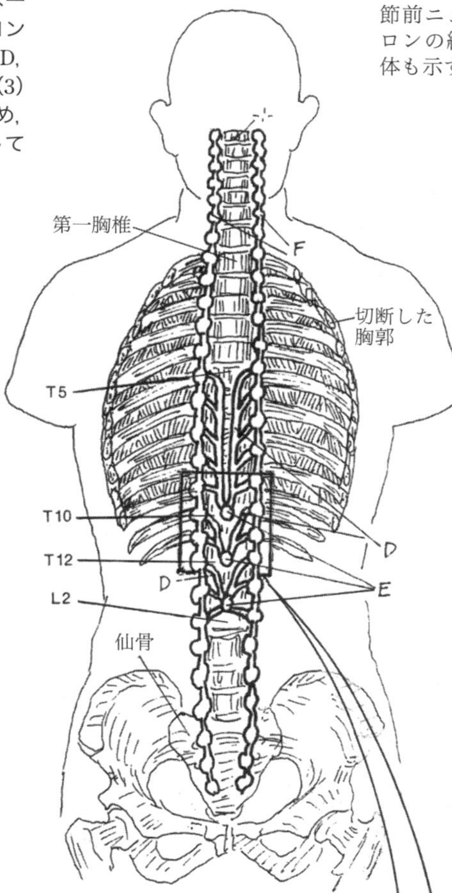

前面
(模式図)

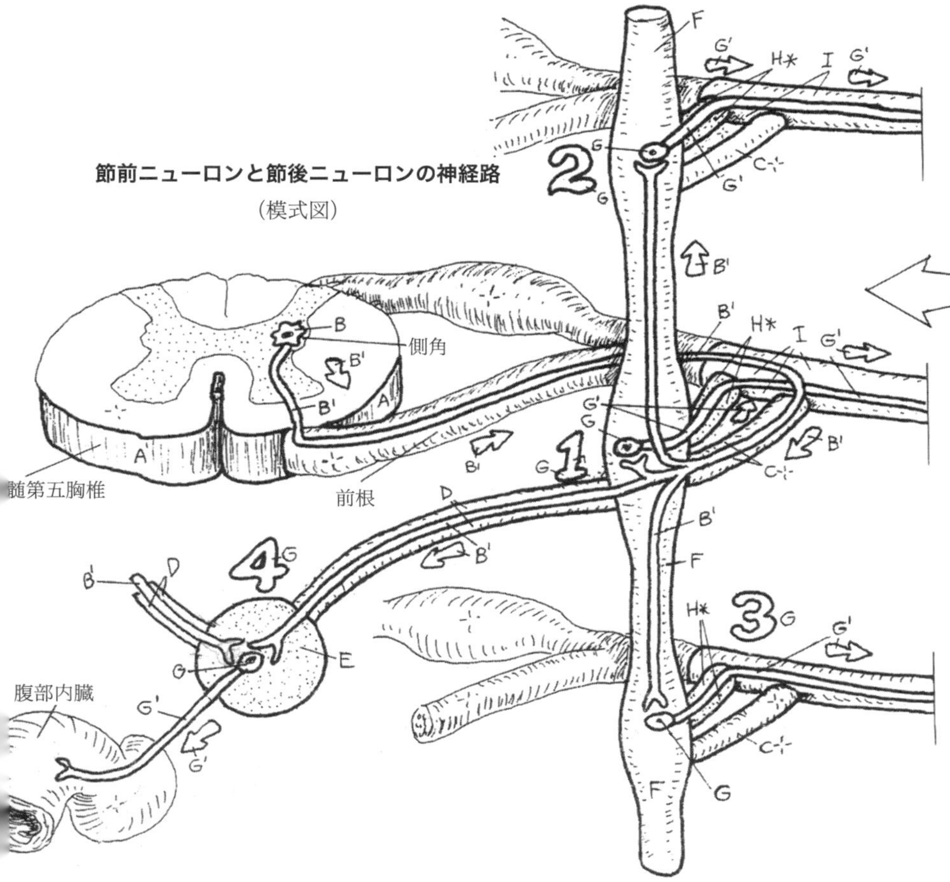

節前ニューロンと節後ニューロンの神経路
(模式図)

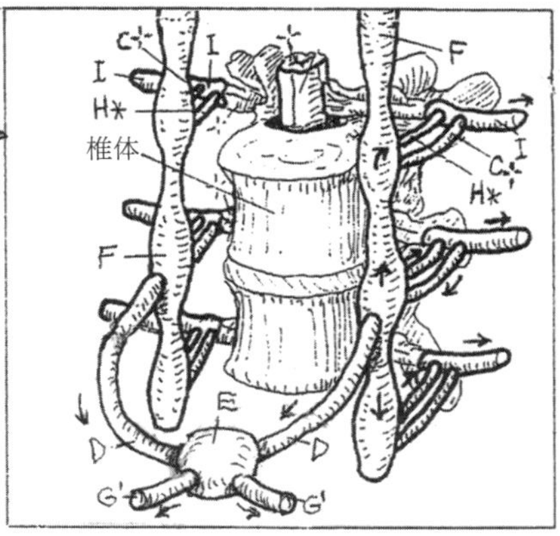

交感神経幹の構成
(前面の一部を拡大し，少し外側に回転させた)

皮膚（と内臓）に分布する交感神経系の神経は，脊髄の胸髄と腰髄のL1-2の節前ニューロンから始まる．左の脊髄の模式図を見てください．節前ニューロンは，脊髄を出て脊髄神経の前枝を経て，少しの距離を脊髄神経に合流した後，白交通枝となって分岐して交感神経幹に入る．

節前ニューロンの軸索は，上行したり，下行したり，また，その位置に留まったりして節後ニューロンとシナプスを形成し，皮膚に向かう．これらの節後ニューロンは，灰白交通枝を形成して交感神経幹から分かれ，C1からCo1までの脊髄神経に合流し，皮神経の中に入って皮膚に到達する．これらは，汗腺の分泌活動を促進（他の分泌腺の活動には無関係）するとともに，立毛筋を収縮し，心臓と脳以外の末梢動脈を収縮する．皮膚には，競合する副交感神経は分布しない．血管に分布する神経は，脊髄神経に含まれ，神経叢を構成して血管に到達する．要するに，交感神経系は身体を「逃避」に備えるか，そうでなければ「闘争」に向かわせる．交感神経系による活動とは，このような基本的な戦略のもとにつくられている．

頭部（血管と分泌腺）への**節後ニューロン**は，上頚神経節から出た後，動脈の周囲にまつわりついて（脊髄神経がないので）標的器官に至る．心臓と肺へ分布する節後ニューロンは上位の神経節から出て，心臓神経や神経叢，肺神経叢を構成する．心筋に作用して血管を拡張し，心拍数を増加させ，局所的にカテコールアミン（エピネフリン・ノルエピネフリンなど）を分泌させて気管支を拡張させる．

腹部と骨盤内臓に分布する節前ニューロンは，T5-L2のレベルで脊髄から出て白交通枝に入る．そして，シナプスをつくらずに交感神経幹を出る．これらは交感神経幹と大動脈にある椎骨前神経節の間で3対の**内臓神経**（大内臓神経・小内臓神経・最下内臓神経）を形成する．これらの軸索は，椎骨前神経節および神経叢で節後ニューロンとシナプスを形成する．こうして，腸管の活動性を抑制し，括約筋を収縮させ，分泌腺からの分泌を低下させる（「闘争か逃避か」を思い出しなさい）．また，副腎髄質を刺激してエピネフリンやある種のノルエピネフリンを分泌させる．最下部の交感神経節からの節後ニューロンは，灰白交通枝から出る（T1レベル以上とL2レベル以下に白交通枝がない）．これらの軸索は，脊髄神経と一緒になり，骨盤神経叢（あるいはその近傍の神経叢）に入り，そこから節後ニューロンとなって下位結腸・直腸・肛門管・肛門・骨盤内と会陰部の尿路系・前立腺・子宮および関連する生殖器官に分布し，括約筋を収縮させ，腸管の活動を抑制し，膀胱壁の筋を弛緩させ，内肛門括約筋や尿道括約筋を収縮させ，男女の生殖腺の活動を刺激し，子宮筋を収縮させ，会陰や尿道の筋を収縮させて射精させる．

See 84

交感神経系 (2)

CN：B，D および G には，91 ページと同じ色を使いなさい．(1) 左側の節前ニューロン B から皮膚 G，および皮膚での効果器 G^3 から始めなさい．(2) 右側の節前ニューロン B と内臓に向かう内臓神経 D を着色しなさい．(3) 頭部と胸部へ至る節後ニューロン（G，G^1，G^2）を着色しなさい．椎前神経節から腹部内臓や骨盤 / 会陰器官へ至る節後ニューロン（G^4，G^5）を着色しなさい．

交感神経幹

交感神経系を表した **1** と **2** についての説明

1. 左側で，節前ニューロンが灰白交通枝から脊髄神経を経て皮膚へ至る節後ニューロン経路を示す．
2. 右側で，節前ニューロン，腹部内臓に至る内臓神経，頭部・胸部・骨盤および骨盤神経叢を経て標的器官に分布する節後ニューロンの経路を示す．

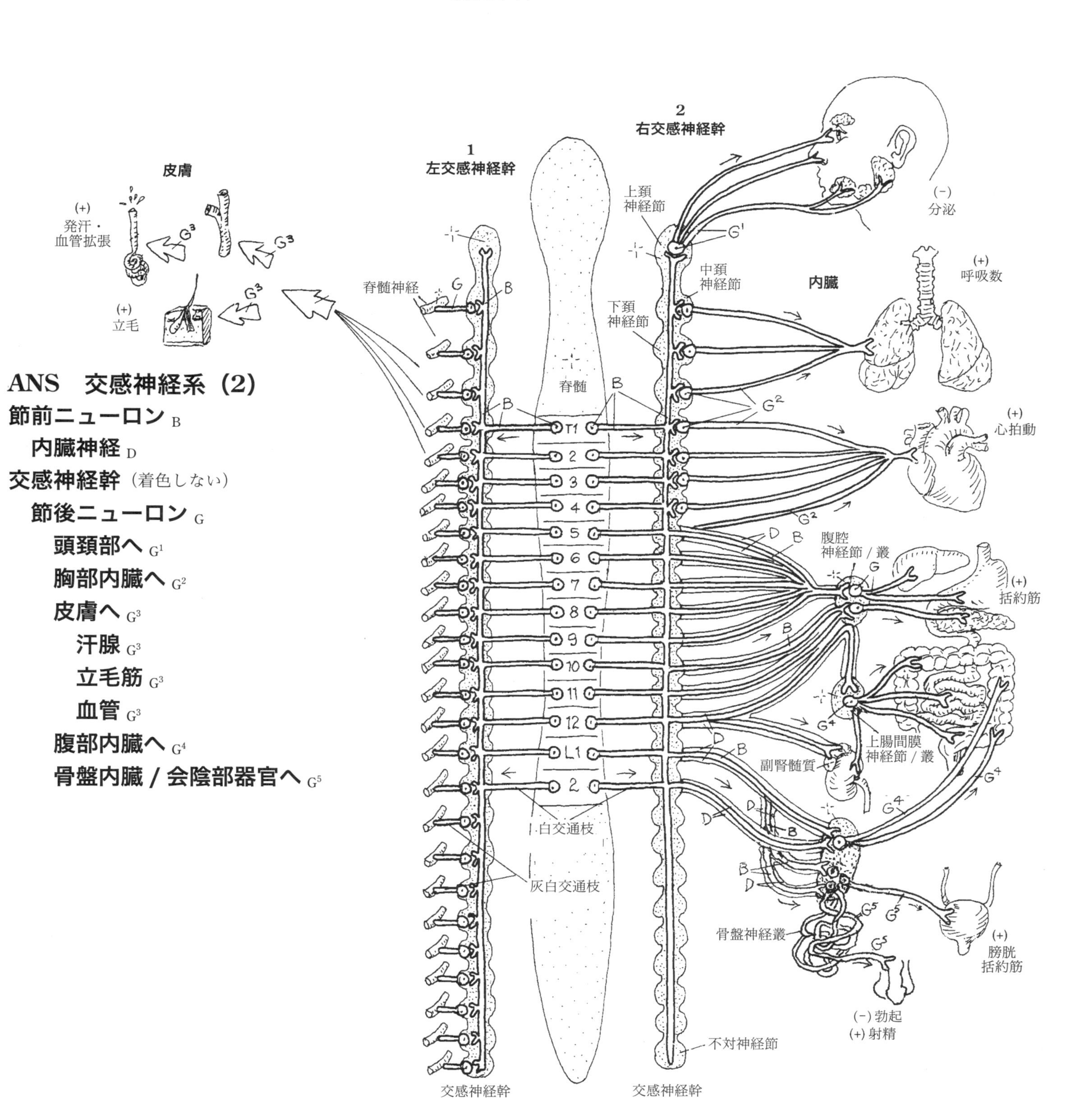

ANS の**副交感神経系**，つまり脳仙系は植物性機能に関わっている（粘液腺や消化腺の分泌機能の促進，括約筋の弛緩など）．機能的には，ANS の 2 系統の機能は，両極であるように思われる．全体的には，これらは一緒に働き，一方が他方に比べ少しだけ機能が上回っているのであろう．おなかの調子がよい時に美味しい食事を食べた後の満足感や長時間ドライブの後でトイレに行ったときの開放感などは，へとへとに疲れて走り最初にゴールしたのと同じくらいの喜びであろう．**節前ニューロン**（GVE）は，脳幹から出る．その中には，**動眼神経**（Ⅲ）(B[1]) と合流し，上眼窩裂を通って眼窩に入り，**毛様体神経節**（E[1]）で節後ニューロンとシナプスをつくる（94・96 ページ）ものがある．この節後線維（G[1]）は，眼球に入り，虹彩に達するとここで瞳孔括約筋を支配する．また，節前ニューロンが脳幹の橋と延髄の間にある顔面神経（B[2]）に入るものがある．その中には，翼口蓋窩（鼻腔後部と鼻咽頭の外側壁の部分）に向かうものがあり，これらはここで**翼口蓋神経節**（E[2]）をつくって節後ニューロンとシナプスする．ここから出た節後線維（G[2]）は，眼窩の上外側壁にある涙腺や口腔と鼻腔の粘液に分布する．さらに，節前ニューロン（B[3]，GVE）は延髄の上部後側にある舌咽神経（Ⅸ）と合流し，**耳神経節**（E[4]）に到達するものがある．この節前線維のルートはとても奇妙である．つまり，頚静脈孔から出て，その後，上行すると鼓室を通り，その上壁を貫いて顔面神経の線維と合流し，側頭下窩へ下行して耳神経節の節後ニューロンとシナプスするのである．節後線維（G[3]）は，耳下腺（耳介の前にある）に分布する．迷走神経（Ⅹ）の GVE 線維は，胸腔から骨盤まで分布する．節前線維は長く，延髄下部から頚部に下行し，総頚動脈と内頚静脈と一緒に走行した後，縦隔後部を通って横隔膜の食道裂孔を通り抜けると胃と腸，下行結腸まで分布する．この節前線維がシナプスをつくる神経節(**壁内神経節**)は，それぞれの器官の筋層にある．そのため，節後線維は非常に短く，平滑筋や分泌腺に至る．

仙髄の節前ニューロンの細胞体は，第二, 三および四仙髄の側角に存在する．軸索は脊髄前角から出るが，脊髄神経とは別に**骨盤内臓神経**をつくる．この神経は骨盤神経叢からの節後ニューロンと合流して骨盤に入り，標的器官に分布する．そして，その器官の壁内にある神経節で節後ニューロンとシナプスを形成する．節後線維は，直腸や膀胱の筋収縮や陰茎や陰核の血管拡張（勃起）を促進する．

副交感神経系

CN：B，D，G には 91 と 92 ページで使った色と同じ色を使いなさい．E には鮮やかな色を使いなさい．図では片側だけで副交感神経系を示す（実際の神経分布は両側である）．(1) B^1 ～ B^3 の神経核と軸索，それぞれの神経節 E^1 ～ E^4，G^1 ～ G^3 の標的器官までの節後ニューロンを着色しなさい．(2) B^4 とその神経節 E^5，標的器官までの節後線維 G^4 と G^5 についても同様の作業を繰り返しなさい．(3) 仙髄の節前ニューロン・神経節および標的器官 G^4 と G^5 に至る節後ニューロンを着色しなさい．

ANS の神経節の位置

交感神経系
（動的機能）

副交感神経系
（静的機能）

脊髄
B
E
G
神経節
（効果器の外部）
G
効果器：
平滑筋・心筋・腺
E
B
神経節
（効果器の内部）

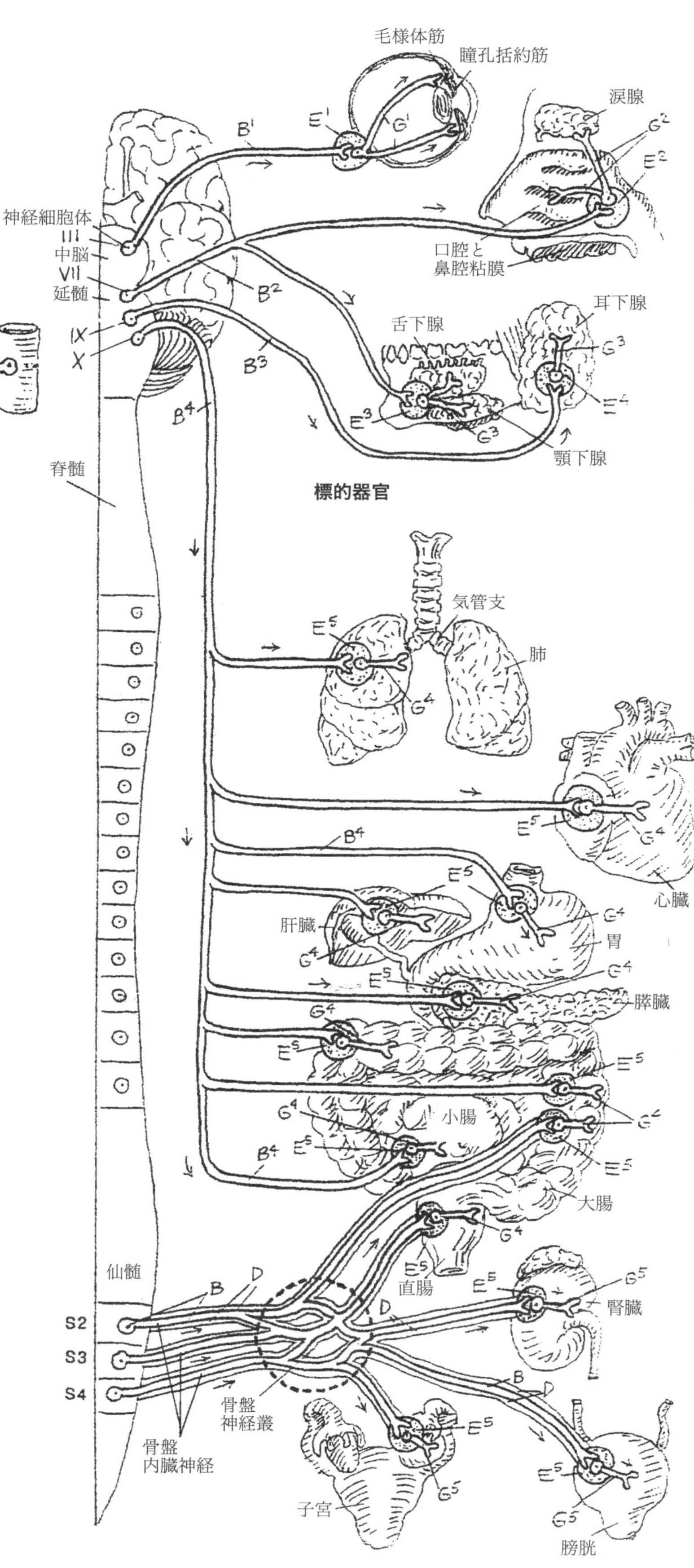

副交感神経系

節前ニューロン B−
- **第三脳神経** B^1
- **第七脳神経** B^2
- **第九脳神経** B^3
- **第十脳神経** B^4
- **骨盤内臓神経** D

神経節 E
- **毛様体神経節** E^1
- **翼口蓋神経節** E^2
- **顎下神経節** E^3
- **耳神経節** E^4
- **壁内神経節** E^5

節後ニューロン G
- **眼球** G^1
- **鼻腔 / 口腔** G^2
- **唾液腺** G^3
- **胸腹部内臓** G^4
- **骨盤 / 会陰部器官** G^5

眼球とは，光受容細胞とその刺激を伝導するニューロン（網膜）が，白い線維性のゴム状の保護膜（**強膜**），前面は透明膜（角膜），のなかに収容される器官である．**角膜**は上皮組織と線維組織の5層構造であり，眼球の主要な屈折媒体となって網膜上に焦点を合わせる．**水晶体**（緻密で弾性のない水晶体線維であり，上皮細胞に由来する）も光の屈折に関わり，中年になると形態が変化する（屈折率も）．前眼房と後眼房の中にある**眼房水**（細胞外液）と眼球重量の80％を占めるゼラチン状の**硝子体**も屈折媒体である．強膜の後2/3の内面には，血管に富む色素層（**脈絡膜**）が裏打ちし，光を吸収して散乱を防いでいる．脈絡膜は前方で厚くなり，色素に富み線維と筋を含む**毛様体**となって水晶体を囲んでいる．毛様体からの突出物（毛様体突起）があり，水晶体を支える**小帯線維**が付着する．毛様体の前面では，薄くて色素性の上皮組織に線維と筋組織を含む層（**虹彩**）が水晶体の前面で瞳孔の周囲を囲む．

網膜は眼球の後半部分の内面を被うが，終末部はやや前方にある鋸状縁である．視軸（視野の中心から網膜上に至る線）を仮定すると，網膜上の黄色の色素領域（**黄斑**）に至る．黄斑の中には，窪んだ領域が含まれる（**中心窩**）．ここは，色や形を最もよく認識できる領域である．これは，ここに色覚を受容する細胞（錐状体）が密集していることによる．黄斑から3 mmほど鼻側では，神経細胞層を構成する軸索が視神経円板を通過し，視神経となる．**視神経円板**には，光を受容する細胞がない．そのため，ここが盲点になる．網膜の**色素細胞層**（隣接する杆体細胞と錐体細胞に視物質を補給する）は，脈絡膜に接着する．

視細胞層は，色覚に関与する**錐体細胞**と光の感受性が高い**杆体細胞**からなる．杆体細胞は色覚には関与しない．このことを調べるには，夜に外出し，光がほとんどないか全くの暗闇を見るとよい．かろうじて木や何かの構造物の形がわかる．そうしてそれを正面に見る．それから，それを視野の周辺に入れるように視野をずらす．杆体細胞を働かせて．さらに，再び正面に戻す．見えていたものは，どこへ？　杆体細胞は，暗闇での視覚に有用である．双極細胞は，杆体細胞と錐体細胞から入力を受け，それを調整し，その結果でき上がった情報を視神経細胞に出力する．この2層以上の細胞層には，多くの水平細胞（コントラストの調整に関わるが，ここでは示されていない）が含まれる．視神経細胞の軸索は，網膜の活動を伝導する最終的な伝導路となり，視神経を構成する．

See 95, 96

視覚系（1）

CN：Eを橙色，Gを黄色，MとM^1を赤色，NとN^1を青色に塗り，C，H，I，JおよびKにはとくに明るい色を使いなさい．杆状体O^1には色覚がないので灰色にしなさい．水晶体には色を塗らない．(1) 眼球の矢状断面を着色し，同時に右上の図を完成させなさい．(2) 網膜の断面を着色する時には，神経刺激伝導を示す矢印（太い線）を灰色にしなさい．無色の矢印には着色しない．

眼球の層構造

強膜 A / 角膜 A¹-:-
脈絡膜 B
毛様体 C
　毛様体突起 C¹
　虹彩 D

網膜 E
　視神経円板 F
　黄斑 G
　　中心窩 G¹

液体構造

硝子体 H
眼房水 I

その他の構造

水晶体 J-:-
　小帯線維 K
視神経 L
網膜中心動脈 M とその枝 M¹
網膜中心静脈 N とその枝 N¹

網膜の構成

軸索 L¹ / 神経線維層 L¹
神経細胞 L² / 神経細胞層 L²
双極細胞 L³ / 内顆粒層 L³
杆体錐体層 O–
　杆状体 O¹*
　錐体 O²
色素上皮層 P

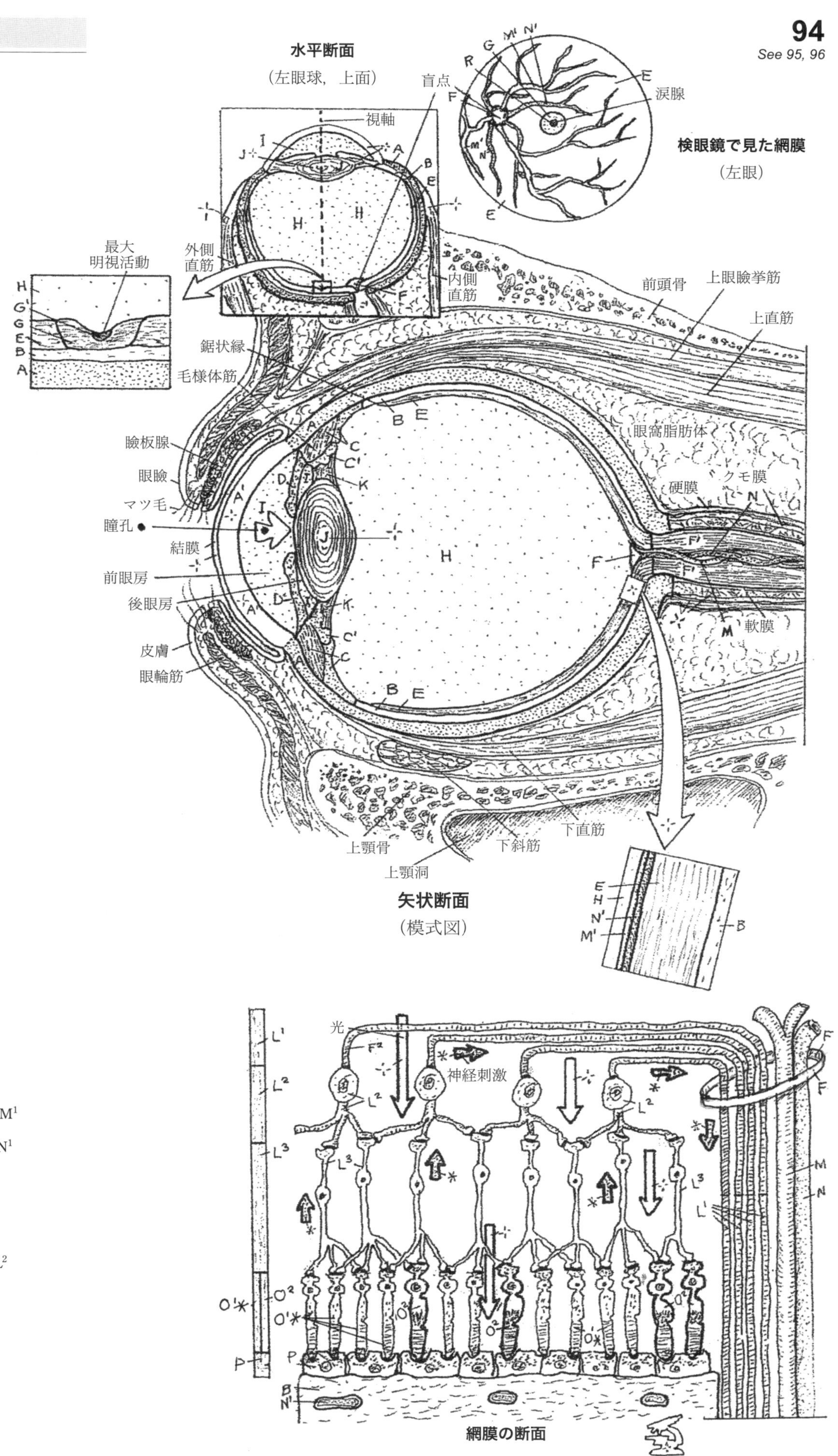

液体（**涙**）があることよって，眼瞼**結膜**と角膜の間に緩衝層ができ，摩擦を起こさずに**角膜**の上を眼瞼がスムーズに動くことができる．瞬きすることによって分泌腺に圧力が加わり，その圧力で角膜表面に液体（涙）が導管から流れ出る．これは異物を取り除く役割がある．涙は，上皮細胞の破片や微生物を角膜上や眼瞼結膜から**涙器**を経由して鼻腔に運ぶ媒体でもある．これが，大泣きした後に鼻をかむことの構造的な背景となっている．涙がなくなると，激しい痛みが起こり，失明さえする．涙を分泌する主要な分泌腺は，**涙腺**である．涙腺は，眼窩の前上面で外側部（側頭壁）にある．結膜の分泌細胞（杯細胞）や眼瞼の**瞼板腺**も涙の分泌源である．瞬き（眼瞼の急速な開閉）によって，結膜上に涙の薄い膜がつくられ，ドライアイを防止する．瞼を普通に閉じるには眼輪筋は弛緩しているが，強くしっかりと閉じるには眼輪筋が収縮することが必要である．瞼を開くには，平滑筋線維（ミュラーの瞼板筋，交感神経支配）と上眼瞼挙筋が関わる．

眼房水は，眼球の**前眼房**と**後眼房**にある透明で血漿のような液体であり，**毛様体突起**（下図を参照）の細胞によって後眼房に分泌される．眼房水と電解質は**毛様体**から拡散する．循環して前眼房に入った後，眼房水は**シュレム管**（強膜静脈洞）でろ過される．これは，静脈が変化したものであり，線維性の小柱で満たされ，角膜と強膜の移行部にある．シュレム管の中に入った眼房水は，直ぐ近くの静脈に入る．眼房水が吸収されないと，前眼房と後眼房の**眼内圧（IOP）**が上昇する原因となる．眼内圧が増加すると，水晶体が圧迫され，さらにそれが**硝子体**（水分が 99%）を圧迫する．水分は圧縮されないので，圧力は網膜に加わる．こうした圧力がどんどんと増加することによって，血管を網膜にある軸索やニューロンが圧迫されるので，ニューロンが障害され，失明する（緑内障）．

See 94

視覚系（2）

CN：J，K，L，M，N[1] および O の構造（記号は異なっているが）には前のプレートで使った色と同じ色を使いなさい．A，G，および H には明るい色を使いなさい．中央に示されたたくさんの構造は，その下の拡大図にも示されていることに注意しなさい．

副眼器

涙器

- 涙腺 A
  - 涙 A[1]
    - 排出管 B
- 涙点 C
  - 涙小管 D
    - 涙嚢 E
- 鼻涙管 F

下鼻道 G

- 瞼板 / 眼瞼腺 H

結膜 I

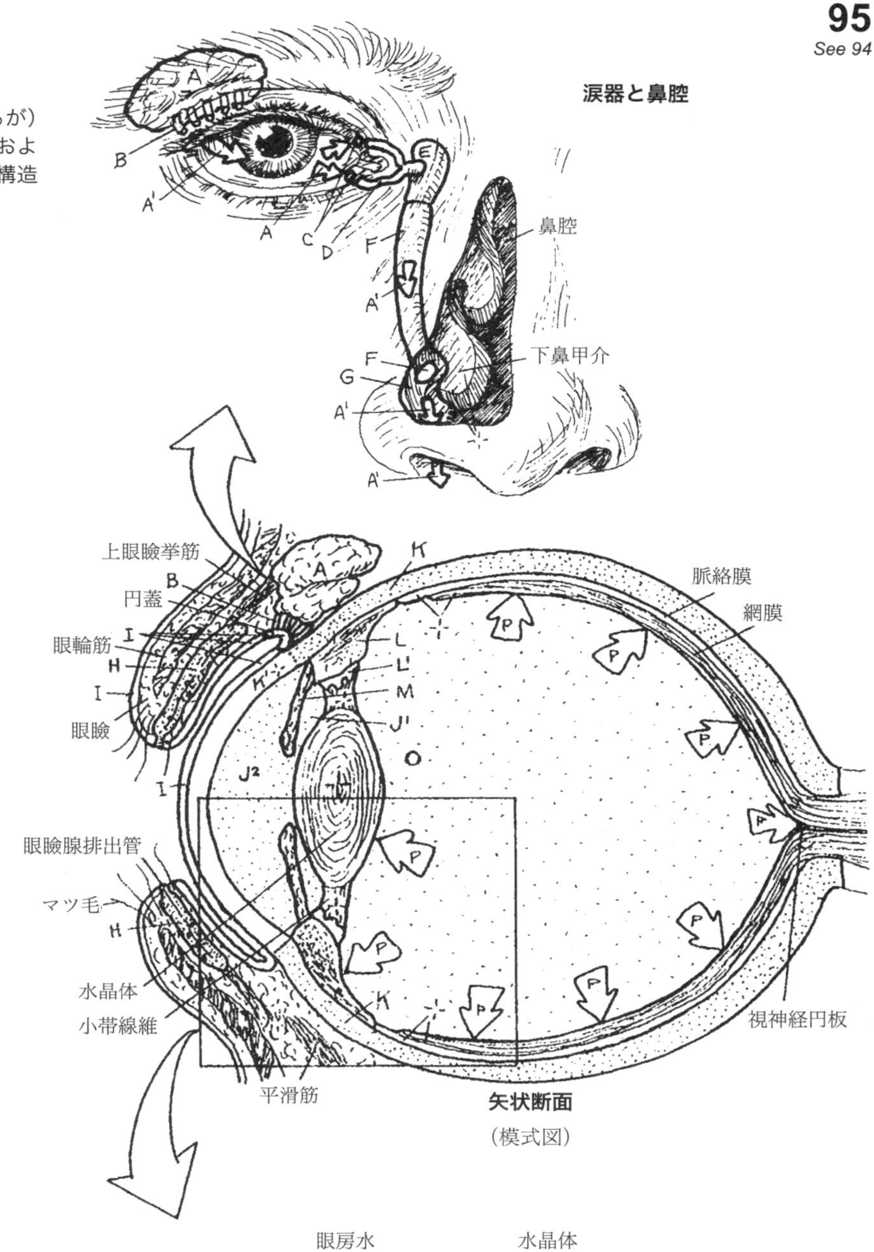

矢状断面
（模式図）

眼房水の分泌と排出

眼房水の流れ J

- 強膜 K
  - 角膜 K[1]
- 毛様体 L
  - 毛様体突起 L[1]
- 後眼房 J[1]
- 虹彩 M
- 前眼房 J[2]
- シュレム管 N
  - 静脈 N[1]

硝子体 O

眼内圧（IOP）P

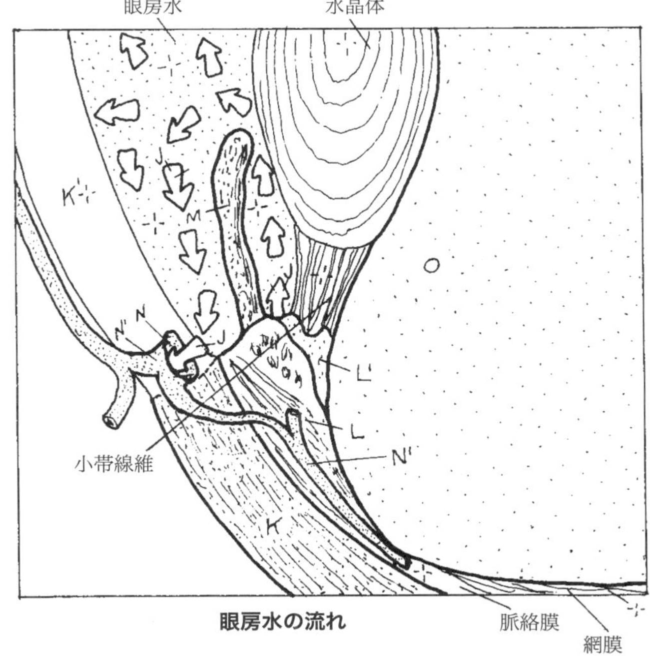

眼房水の流れ

外眼筋（眼球付属筋）は，眼球の卓越した運動能力の基盤を形成している．両眼の共役運動は，CNS（中枢神経系）の機能によって支えられる．外眼筋には，6 種類あり，そのうちの 2 種類は斜走する筋である．これらの筋は，脳神経のⅢ・ⅣおよびⅥで支配される（83 ページ）．これらの筋の働きは，見た目よりもはるかに複雑である．その理由は，眼球の回転や回旋には，複数の筋の収縮が必要であるためである．眼球が同じ方向に向かない状態が斜視である．

固有眼筋は毛様体（**毛様体筋**）と虹彩（瞳孔括約筋と瞳孔散大筋）に存在する．図で毛様体筋の働きを確認しなさい．(1) 毛様体筋が収縮する．(2) 毛様体にヒダができ，毛様体突起が弛緩して水晶体を支える小帯線維がたるむ．(3) その結果，小帯線維の緊張が元に戻り，水晶体は丸くなる．近くを見るときには，大きな屈折率が必要になり，副交感神経の支配によって毛様体筋が収縮する．**瞳孔散大筋**は筋上皮細胞からなり，虹彩を毛様体の方に引き，瞳孔を開く働きがある．この動作によって，光量が増え，視力が増強する．この瞳孔散大筋は，交感神経で支配される．**瞳孔括約筋**は虹彩の内側をリング状に取り囲む．この筋は副交感性の支配を受け，虹彩が収縮するので，瞳孔が小さくなる．右上図で筋の動きを確認しなさい．

自分自身で着色するとき，視軸の側頭側の網膜からの軸索（K^2）が**視交叉**で交叉しないことに注意しなさい．視交叉と下垂体との位置関係を注意しなさい．なぜ，下垂体腫瘍が進むと側頭側の視野が障害される（視野狭窄）ようになるのかわかりますか？ 視床（**外側膝状体**）は，視覚の中継核であり，記憶に関わる中枢などに視覚情報を伝導する．**上丘**は視覚反射の中枢であり，恐怖を感じるものを見ると頭や身体を素早く反応させる働きがある．最後に，**皮質視覚中枢**（K と J）への画像が，実際の画像（J と K）とは逆になっていることにも注意しなさい．視覚中枢で視覚情報と記憶を統合することによって実際に眼で見た像（J と K）が実像だと認識されるのである．

視覚系 (3)

CN：A～F，HおよびIには明るい色を使いなさい．(1) 眼筋をすべて着色した後，右のイラストで眼球運動を示す矢印を塗りなさい．(2)「毛様体の機能」を示すイラストでは，毛様体筋Gだけを着色しなさい．(3) 視覚路を着色しなさい．(a) 2つの視野，JとKを対照的な色で塗りなさい．(b) 光の進入路は直線で示される．2本の直線K^1，視野Kから入力される側頭側の網膜K^2と反対側の鼻側の網膜K^2を着色しなさい．(c)まだ，名称を参照しないで2つの視覚路K^3～K^9を着色しなさい．(d)「視覚路」の項でリストアップされている構造をJとKから着色しなさい．JとKは，視覚野を塗った色にし，それ以外の構造は灰色にしなさい．

眼筋

上直筋 (ELEV)$_A$
下直筋 (DEPR)$_B$
外側直筋 (ABD)$_C$
内側直筋 (ADD)$_D$
上斜筋 (ROT. R)$_E$
下斜筋 (ROT. L)$_F$

固有眼筋

毛様体筋 $_G$
瞳孔括約筋 $_H$
瞳孔散大筋 $_I$

視覚路

視野 $_J$ **/ 視野** $_K$
光線 ∗ (J^1, K^1)
網膜 ∗ (J^2, K^2)
視神経 ∗ (J^3, K^3)
視交叉 ∗ (J^4, K^4)
視索 ∗ (J^5, K^5)
外側膝状体 ∗ (J^6, K^6)
上丘 ∗ (J^7, K^7)
視放線 ∗ (J^8, K^8)
皮質視覚中枢 ∗ (J^9, K^9)

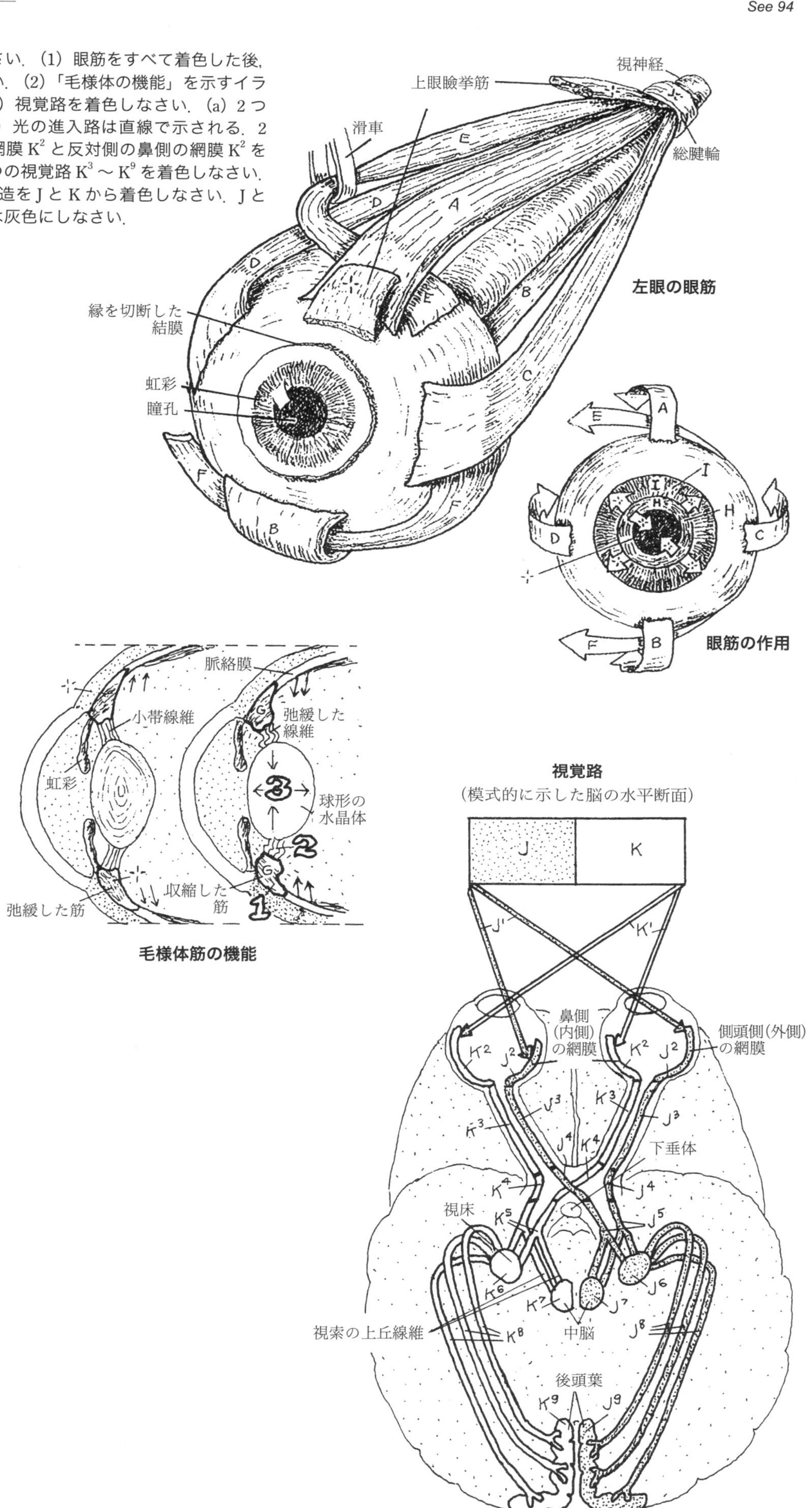

耳とは聴覚と平衡覚（**聴覚系**と**平衡覚系**）の器官であり，外耳・中耳・内耳で構成される．**外耳**は，**耳介**（集音板）と**外耳道**（**鼓膜**へ音を伝導する狭い通路）からなる．鼓膜の外側は皮膚で被われ，内側は粘膜で被われる．ここに到達した音波に対して鼓膜が共鳴し，それを機械的エネルギーに変換する．

中耳は，小さな空間であり，3 個の小さい骨（耳小骨：**ツチ骨・キヌタ骨・アブミ骨**）が滑膜性結合で連結する．これらの骨は，鼓膜の振動によって振動する．そして，そのエネルギーを増幅し，**卵円窓**（中耳と内耳の境界）に伝導する．卵円窓は柔軟で液体を通さず，ここから振動は，内耳のリンパ液へ伝導される．中耳の前内側部には**耳管**があり，鼻咽頭に開口し，中耳の気圧と鼻腔（外界）の大気圧とを平衡に保つ．

内耳は，側頭骨の岩様部（23 ページ）の中で分割される．つまり，骨で囲まれた部屋とそれをつなぐ通路（**骨迷路：前庭・骨半規管・蝸牛**）であり，外リンパ（細胞外液様）が入っている．骨迷路の中には，膜でつくられた部屋とそれをつなぐ膜性の通路（**膜迷路：球形嚢・卵形嚢・蝸牛管・膜半規管**）があり，内リンパと呼ばれる細胞内液様の体液が入っている．**内リンパ管**は，内耳道近くの脳硬膜の下で球形嚢から分かれ，袋状の盲端となる（25 ページ参照）．ここで内リンパは排出され，硬膜にある静脈に入る．ラセン状で膜性の**蝸牛管**の内部は，骨と**線維性基底膜**で支えられ，特殊化した受容細胞（**有毛細胞**）が**支持細胞**の中に存在する．両者は柔らかい線維性の糖タンパク質性の天蓋（**蓋膜**）で被われる．この装置（**コルチ器**）は，有毛細胞が蓋膜にこすれて振動することで生まれた機械的エネルギーを電気的エネルギーに変換する．発生した電気エネルギーは，**第八脳神経**の双極性ニューロン（聴覚ニューロン）で伝導される．（以下，次ページに続く）

See 23, 98

聴覚と前庭系（1）

CN：Zを黄色にしなさい．A，B，G，I，M，N，WおよびXには明るい色を使いなさい．上手に着色するため，2種類の色を用意し，塗り分けなさい．(1) ページの上にある図から始めなさい．その後，下に描かれたイラストへ進みなさい．(2) 次のページへ進みなさい．

外耳

耳介 A

外耳道 B

鼓膜 C

中耳

ツチ骨 D

キヌタ骨 E

アブミ骨 F

耳管 G

内耳

骨迷路 H

- 前庭 I
  - 卵円窓 J
- 半規管 K
- 蝸牛 L
  - 前庭階 M
  - 蝸牛階 N
    - 正円窓 O

膜迷路 P

- 球形嚢 Q / 卵形嚢 Q[1]
  - 内リンパ管 R
  - 膜半規管 S
- 蝸牛管 T
  - 蓋膜 U
  - コルチ器 V
    - 有毛細胞 W
    - 支持細胞 X
- 基底膜 Y
- 第八脳神経 Z

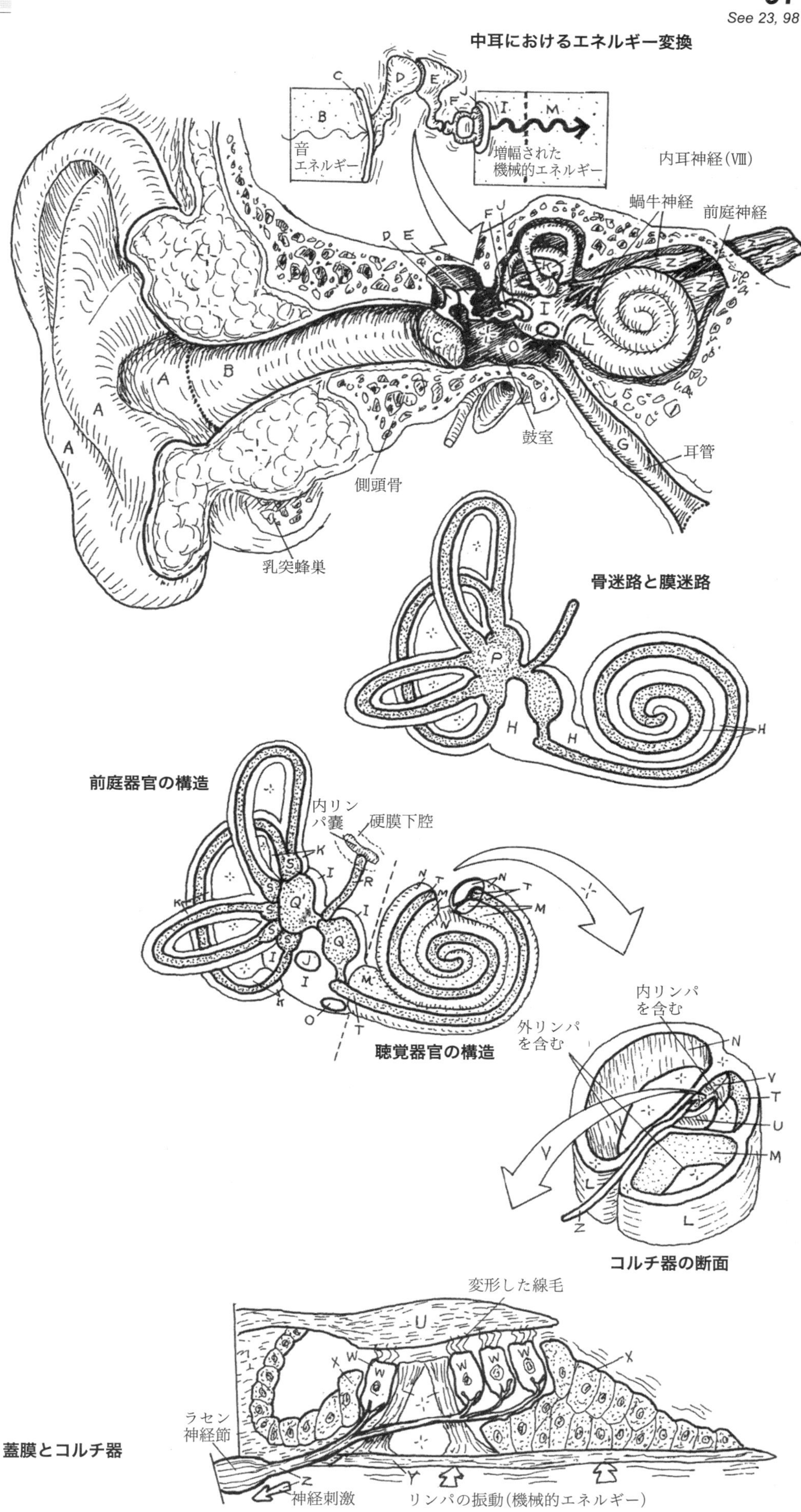

聴覚系

概略：(1) 外耳は音波を集め，それを鼓膜に伝える．鼓膜は，音のエネルギーを機械エネルギーに変換する．(2) 耳小骨が連結することでエネルギーを増幅し，内耳の骨迷路である卵円窓に伝導する．(3) ここでアブミ骨の振動が骨迷路の外リンパに伝えられ，リンパの振動が発生する．(4) これらの振動は，**前庭**を通過して伝わり，蝸牛の**前庭階**を通過し蝸牛の頂点である蝸牛孔に到達する（2 回転半して）．(5) その後，**蝸牛階**を回る．(6) 最後は，**正円窓**で終わる．ここでリンパの振動は終了する．

ここで，97 ページの右下の図を見てください．この図は，蓋膜とコルチ器のイラストである．前庭階の外リンパの振動は，蝸牛管の天井をつくる膜構造を振動させる．そして，これによって蝸牛管の内リンパの振動を発生させる．この動きが蓋膜を揺らし，**受容細胞（有毛細胞）**の毛状突起を擦って曲げる．これによって脱分極が発生し，電気化学的な興奮が誘発される．これが電気信号となって，第 8 脳神経の蝸牛神経を構成する感覚性ニューロンによって伝導される．

前庭系 / 平衡覚

概略：前庭器官系は内耳にある．**骨半規管**は互いに直交し，その中に**膜半規管**が収容されている．これらは一方の端で直接，前庭の骨迷路の中にある卵形嚢と結合し，もう一方で**膨大部**につながる．**球形嚢**もまた前庭にあり，蝸牛管に連続している．球形嚢/卵形嚢および膨大部の内部には，感覚受容器があり，体液（内リンパ）の動きに反応する．膨大部には細胞の集団でつくられた隆起部（**稜**）があり，そこには感覚受容細胞（有毛細胞）と支持細胞がある．感覚受容細胞の毛状突起は，先端部が重くなったゼラチン状の**頂**（**小帽**）の中に埋まっている（小帽は茶碗をひっくり返したような形をしている）．頭を回転するとそれに応じて内リンパが動き，小帽に力が加わり有毛細胞がたわむ．それが脱分極を起こして電気化学的な興奮を誘発する．この興奮は第 8 脳神経の中の前庭神経で伝導され，下位脳幹部にある前庭神経核に至る．身体が急激に回転すると，眼球が水平に揺れる運動が起こる（眼球震盪）．これは膨大部で受容された刺激が，脳幹に伝導されることによって発生する．このような反応は，頭や身体が回転した時にも方向感覚を失わないようにするように脳が働くからである（瞬間的に視野を固定しようとして）．身体が回転していないにもかかわらず回転したような感覚がめまいである．

卵形嚢 / 球形嚢の内部で有毛細胞と**支持細胞**は**ゼラチン様物質**で被われる．この中には石灰質（**平衡砂**）が含まれる．内リンパの動きによって，有毛細胞に対するゼラチン様物質の移動が発生する．これは膨大部の受容器の反応と同じである．卵形嚢 / 球形嚢での反応は直線的な加速度でも起きる（水平方向と垂直方向で）．

聴覚と前庭系（2）

See 23, 76, 97

CN：聴覚系のイラストに付けられている名称は，前のページで挙げられている．ここは，97ページの続きである．着色する際には，前ページを参照しなさい．(1) 上のイラストでは，連続的につながる機能を1～6で示した．この簡単なイラストで示された聴覚の伝導経路を適切な色を使って番号順に着色しなさい．前ページの詳しい解剖学的な構造を復習しなさい．(2)動的平衡と静的平衡に関する前庭系の構造を着色しなさい．前庭系に3つの新規の構造，1，2，3が加えられている．

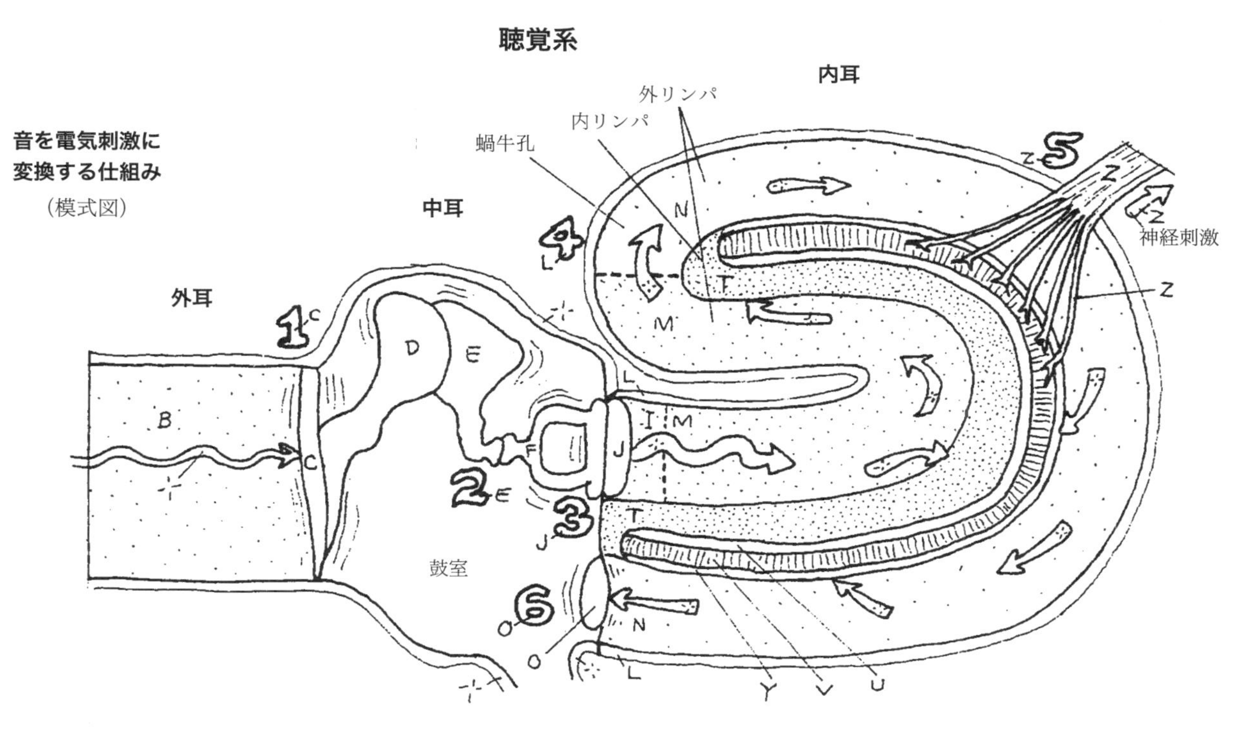

前庭系 / 平衡覚

（膜）膨大部 $_{1}$

膨大部稜

ゼラチン頂（小帽）$_{2}$

有毛細胞 $_{W^{1}}$

神経線維 $_{Z^{1}}$

支持細胞 $_{X^{1}}$

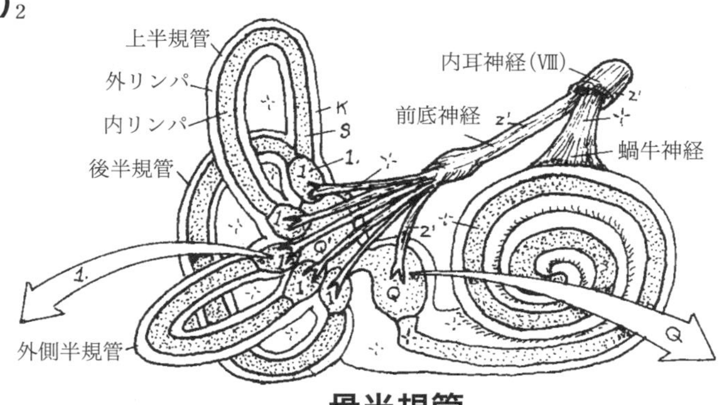

骨半規管 $_{K}$

膜半規管 $_{S}$

球形嚢 $_{Q}$

平衡斑

ゼラチン様物質層 $_{2}$

耳石 $_{3}$

有毛細胞 $_{W^{1}}$

神経線維 $_{Z^{1}}$

支持細胞 $_{X^{1}}$

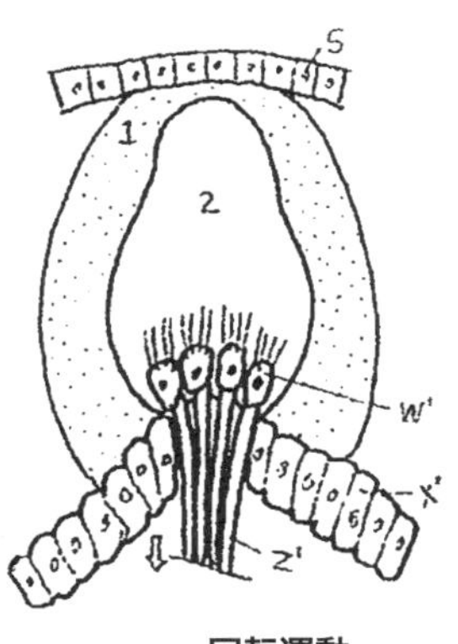

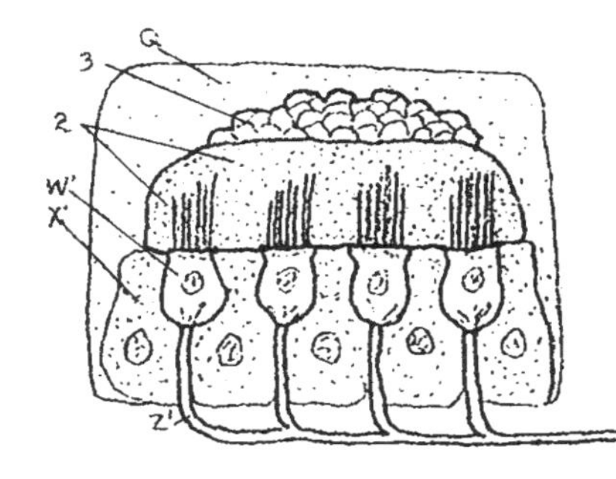

回転運動
（動的平衡）

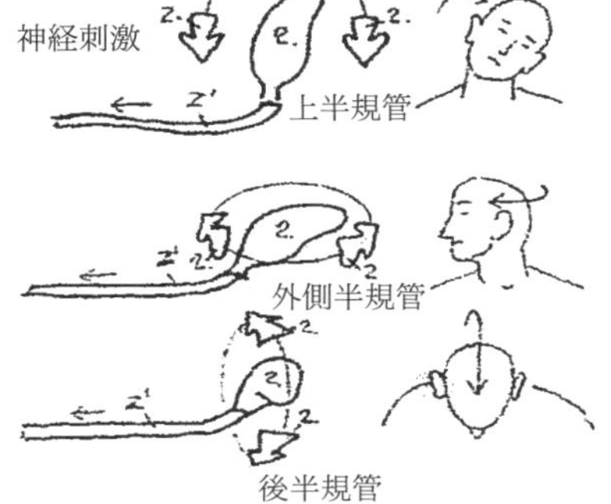

姿勢

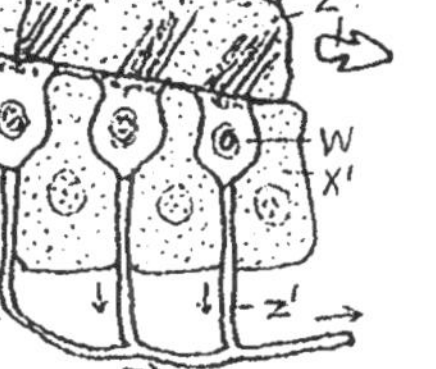

直線運動
（静的平衡）

味覚

舌は，その大部分が骨格筋で構成されている可動性の器官であり，骨格筋は内舌筋（舌の形を変える）と外舌筋（舌骨・下顎骨・口蓋などから両側性に起こる）からなる．舌の背側面は重層扁平上皮で被われている．V字形の溝（分界溝：V字の頂点は後方にある）によって，舌は前部と後部に分けられる．後部は，その大部分が舌扁頭で占められ，前部はきめが粗く，小さな**糸状乳頭**で被われている．分界溝の前部に並ぶのは，V字形に配列された**有郭乳頭**である．この乳頭には，深い溝があるのが特徴である（右上図を参照）．

味覚受容器（味蕾）は，舌の有郭乳頭・葉状乳頭（図示されていない）・**茸状乳頭**をつくっている重層扁平上皮の側面（溝）に存在する．数は少ないが，味蕾は，軟口蓋や喉頭蓋の外側面にも認められるが，糸状乳頭にはない．味蕾は多数の**味覚受容細胞**（F）と**支持細胞**（G）で構成される．この細胞集団は，丸くボール状になり，その先端が乳頭の溝に面している．ここに**味孔**（E）があり，これによって乳頭表面に開口する．分解された物質がこの小孔に入ると，化学（味覚）受容細胞が刺激される．味覚刺激は，感覚性ニューロンに伝えられ，第七，九，および十脳神経（83ページ）を経て脳幹に入る．基本的な味覚は，甘味・酸味・塩辛さ・苦みであるが，味覚を識別する際には，味蕾の感受性と共に食物の匂い・食感・温度が関わっている．舌の前方の味覚は，顔面神経（Ⅶ），後方の味覚は舌咽神経（Ⅸ）によって伝導される．軟口蓋や喉頭蓋および咽頭の味覚は，迷走神経（Ⅹ）で伝導される．

嗅覚

嗅覚受容器は，鼻腔の天井部分の鼻粘膜嗅部に分布する双極性の感覚神経（受容細胞）の末梢性突起（**軸索**）が分化したものである．鼻粘膜嗅部は，鼻腔の上壁表面にあり（前頭蓋窩に隣接する），気道の粘膜を構成する呼吸部の粘膜上皮とは異なる．鼻粘膜嗅部には，管状胞状腺である**嗅腺**があり，嗅小毛をクリーニングする．また，鼻粘膜嗅部の分泌物と合同で嗅覚刺激物質を分解する．嗅神経の中枢性軸索は，鼻腔の天井を上行し，篩骨篩板の小孔を通過する．そして，**嗅球**にある第2ニューロンとシナプスを形成する．第2ニューロンの軸索は嗅球を離れ，3本の**嗅索**（嗅条）となって嗅覚路を形成し，前頭葉下部や側頭葉内側に達する．ここには，嗅覚と記憶・食欲・生命維持本能・性欲などと関連させる仕組みがある．

See 83, 135

味覚と嗅覚

CN：Hには黄色，A，B，C，GおよびIには明るい色を使いなさい．(1) 右側の模式図で有郭乳頭の味蕾には着色しないこと．(2)一番下の図で嗅球の中のニューロンを塗りつぶしなさい．

味覚

乳頭

- **有郭乳頭** A
- **茸状乳頭** B
- **糸状乳頭** C

味蕾 D-∴

- **味孔** E
- **受容細胞** F
- **支持細胞** G
- **神経線維** H

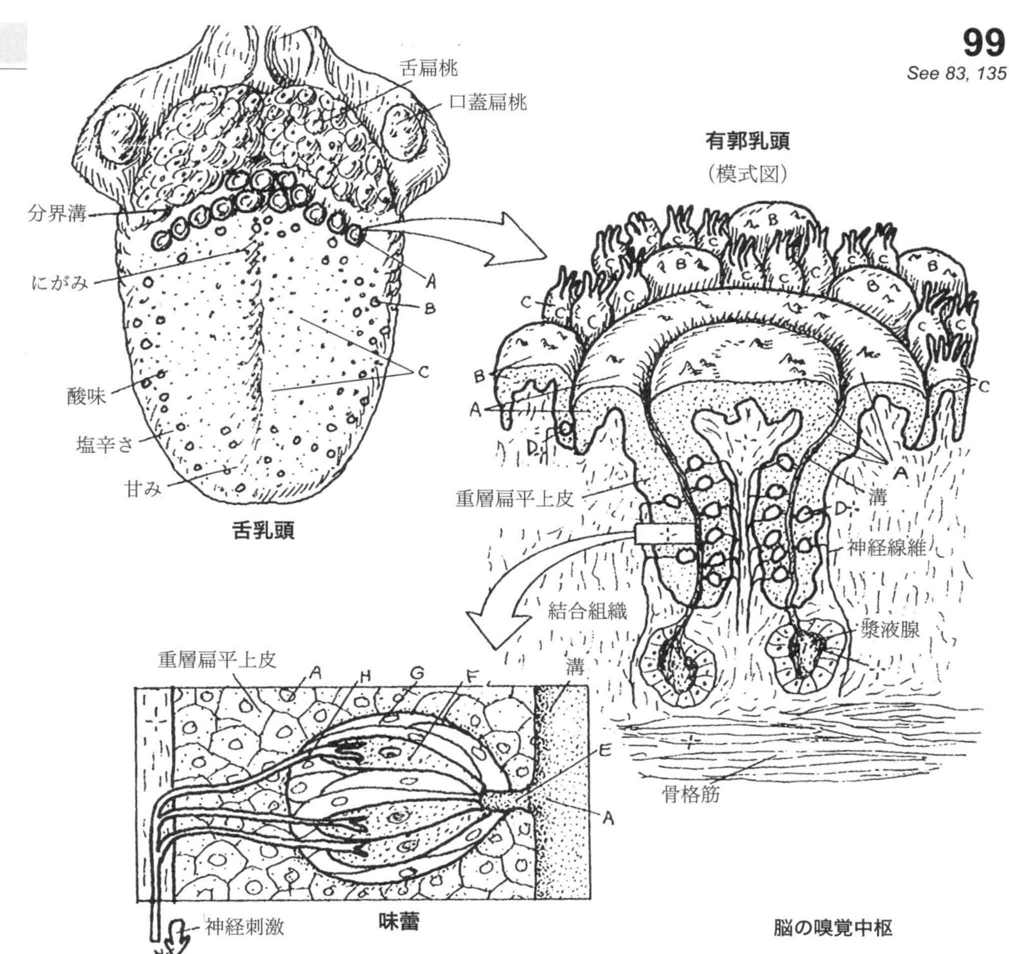

嗅覚

鼻粘膜嗅部 I

- **嗅腺** J
  - **嗅神経** K
    - **嗅小毛（線毛）** K^1
    - **軸索** K^2
  - **支持細胞** G^1

嗅球 H^1

- **嗅索** H^2

大気の流れ *

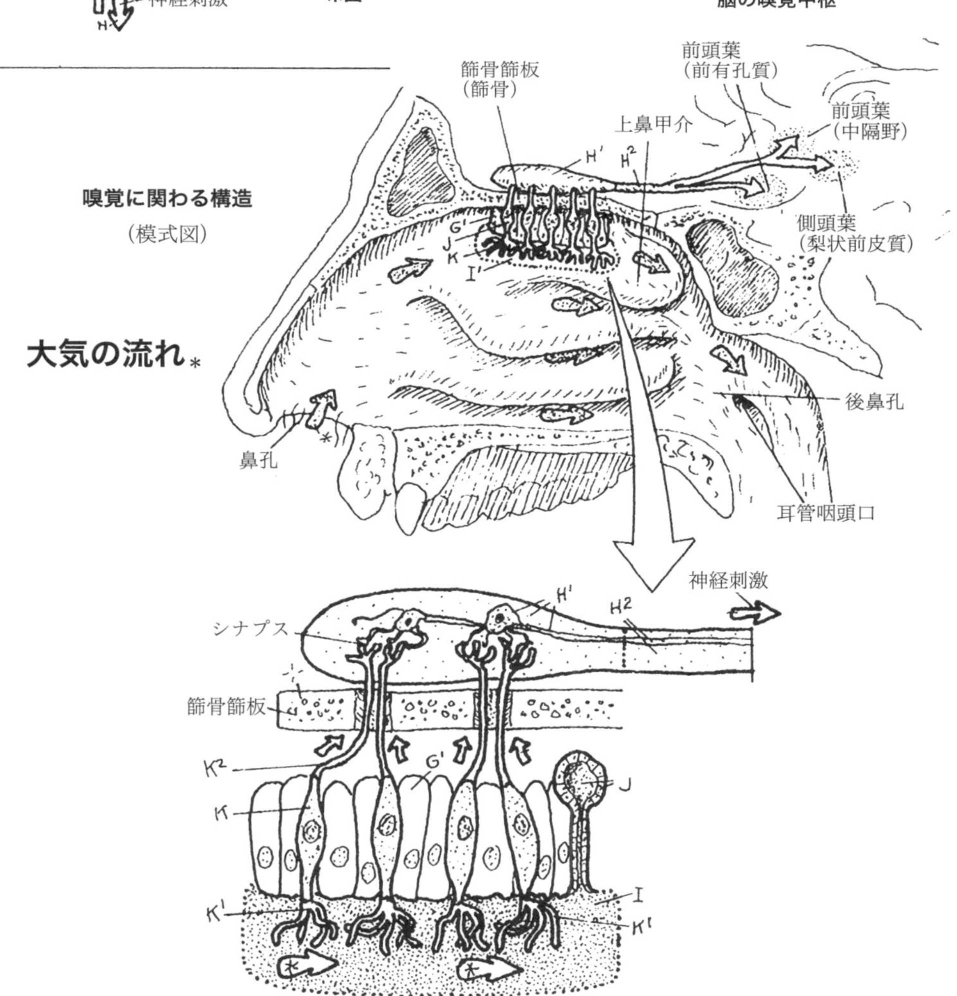

血液は，液性成分である**血漿**と**固形成分**（細胞と血小板）で構成される．血液を入れた試験管を遠心した結果を見ると，血液は血漿（重量の 55%）と固形成分（重量の 45%）に分割される．血漿を他の容器に移すと，赤血球は残りの重量の 99%を占め，残り 1%を白血球と血小板が表面部分を占める．臨床検査では，赤血球の分画をヘマトクリットと呼び，通常では，男性の方が女性よりも若干高い（男性が 45 ～ 49%，女性が 37 ～ 47%）．有意にヘマトクリット値が低くなると，貧血や出血などの異常が疑われる．

赤血球（erythrocyte：***erythro-***；赤い，***-cyte***；細胞：red blood cell 赤血球，RBCs）は，男性の血液 1 mm^3 中に約 450 万～ 620 万個，女性では約 400 万～ 550 万個含まれる．赤血球は，骨髄で通常の細胞（核を持つ）としてつくられる．その後，成熟すると末梢血中に放出される前に核と大部分の細胞内小器官が消失する．未熟な赤血球（網状赤血球）には，細胞質中にリボゾーム RNA が残される．そのため，染色すると，この顆粒が濃い紫色の網状構造として認められる（網状赤血球）．血液中を循環する赤血球は，柔軟性を持つ円盤状のヘモグロビンを含む袋である．ヘモグロビンは，鉄を含むタンパク質であり，酸素に対する親和性があり，赤血球の赤い色の基になっている．ヘモグロビンは，酸素運搬の主役であり，血漿は脇役である．赤血球は肺で酸素を取り込み，毛細血管から身体各部の組織や細胞に放出する．約 120 日間循環した後，古くなった赤血球は，脾臓で血液中から取り除かれる．

血小板（血液 1 mL 中に 15 万～ 40 万個，直径 2 ～ 5 μm）は，骨髄にある巨核球の細胞質の破片である．血小板は，止血するために重要な役割を担っている．つまり，血小板が凝集し，トロンボプラスチンを放出する．これが血の塊を形成する（凝血）．血液の凝血が必要な時，血液細胞が分解し（溶血），濃い黄色の溶液がつくられる．これが膿である（図示されていない）．膿とは，凝血成分から取り除かれた血漿成分である．

白血球とは，白く見える血液細胞のことであり，生体防御に関わっている細胞である．赤血球には，**顆粒球**（好中球・好酸球・好塩基球などの顆粒球）と**無顆粒球**（リンパ球・単球）がある．

好中球は，骨髄でつくられ，分葉核を持つ．血液中や結合組織中での寿命は短い（数時間から 4 日間）．未熟な好中球（帯状核の好中球）も血液中に認められ，その数は急性の感染症で増加する．好中球は異物や細胞の残滓を分解する．

好酸球には，染色するとカラフルな顆粒が認められる．好中球は，アレルギー性物質や寄生虫に特異的に反応し，食作用による免疫反応を発揮する．

好塩基球は，濃染する顆粒を含んでいる．これは，アレルギー反応や寄生虫感染時の反応に関わっている．

リンパ球（白血球の 20 ～ 45%）は，骨髄で産生され，血液中とリンパ組織に存在する．リンパ球は，免疫機能と関わっている（120 ページ）．

単球（白血球の 2 ～ 8%）は，骨髄で産生され，血液中で成熟する．その後，血管外に出て**マクロファージ**となる．

See 120, 121, 122

血液と血液成分

CN：左側の試験管の中で A と B の領域を塗り分けなさい．(2) 中央の長方形を示している矢印 B を塗りなさい．長方形の枠 B と主要な成分である B^1 を着色しなさい．C+D の領域は，塗らないようにしなさい．(3) ページ中央にある血小板 C の破片を塗りなさい．(4) 6 種類の白血球をカラーコードに従って色分けしなさい．B を青色，LB を明るい青色，O をオレンジ色，LO を明るいオレンジ色，P を紫色，DP を濃い紫色，LP を明るい紫色にしなさい．小さな点は，最も濃い色で着色しなさい．(5) ページ左上の長方形で末梢血中に含まれる白血球の割合を示した 5 つの分画を塗り分けなさい．

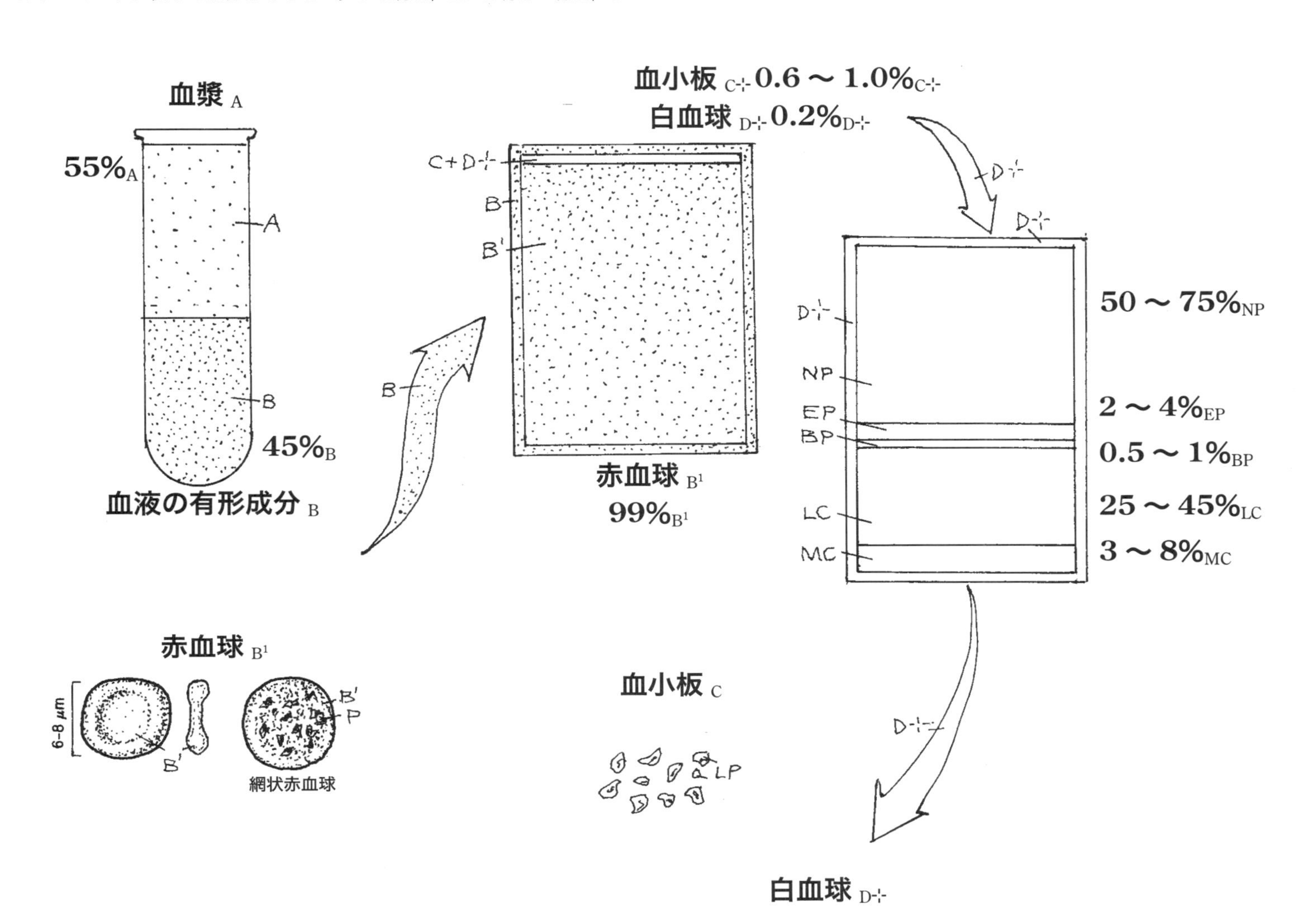

顆粒球

好中球 NP

12-15 μm

顆粒
細胞質
核
P
LP
DP

分葉性好中球（成熟）

帯状性好中球（未熟）

好酸球 EP

O
LO
P

12-15 μm

好塩基球 BP

LP
DP
P

無顆粒球

リンパ球 LC

LO
P

6-18 μm

単球 MC

LP
P

12-20 μm

血液循環は心臓から始まる．心臓は血液を動脈に送り出し，静脈から血液を受け入れる．どちらの血管も血液中に含まれる酸素量とは無関係に，動脈は心臓から血液を運び出し，静脈は心臓に血液を運び込む．毛細血管とは薄い壁の血管のネットワークであり全身に存在する．そこでは，毛細血管の内部（管腔内）と外部（細胞間隙）との間で血液ガスと栄養分の交換が行われる．毛細血管には小動脈から血液が流入し，小静脈へ血液が流出する．

血流には２種類の循環系がある：(1) **肺循環系**．心臓の右側部分（右心房と右心室）の血液を肺に送り出し，二酸化炭素を排出して酸素を取り込み，肺からの新鮮な血液を左側部分（左心房と左心室）へ戻す．(2) **体循環系**．心臓の左側部分（左心房と左心室）から**酸素を豊富に含む血液**を全身に送り出し，**酸素の少ない血液**を心臓の右側部分（右心房と右心室）へ戻す．

毛細血管の血液は，両者の血液が混合している．つまり，毛細血管網の動脈側では酸素量が多いが，静脈側では酸素量が少ない．これは組織に酸素を供給し，二酸化炭素を回収した結果である．

毛細血管網は，動脈と静脈の間に存在する．しかし，例外もある．例えば，肝臓の門脈系では動脈と静脈の間に２つの毛細血管網が存在する（このページで，門脈と門脈に続く毛細血管が，腸管の毛細血管網と心臓の間にあることを確認しなさい）．もっと詳しく知るには，118 ページを参考にしなさい．同様な門脈系は，視床下部と下垂体の間にも存在する（下垂体門脈系，150 ページ）．さらに，腎臓では，糸球体と尿細管周囲で毛細血管網が存在する（148 ページ）．

血液循環の模式図

CN：(1) A を青色，B を紫色，C を赤色，そして D と E には A～C に類似する色にしなさい．(2) 体循環系 D，肺循環系 E の文字とそれぞれのイラストを塗りなさい．毛細血管 B は紫色にしなさい．(3)四角い枠(D, E) で示された循環系を着色しなさい．心臓の右心房（ここから開始）から塗り始め，酸素をあまり含まない血流に従って作業し，肺を塗りなさい．肺で酸素の供給を受ける．B から C へ．(4) 酸素を多く含んだ血液 C は，心臓の左側に戻る．そして，体循環系に押し出され，全身の毛細血管網へ運ばれる．酸素が少なくなった血液は，再び体循環系によって心臓に戻るというサイクルが繰り返される．

酸素をあまり含まない血液（静脈血）A
毛細血管の血液 B
酸素を多く含む血液（動脈血）C

体循環系 D

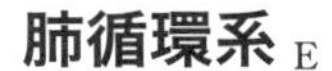

肺循環系 E

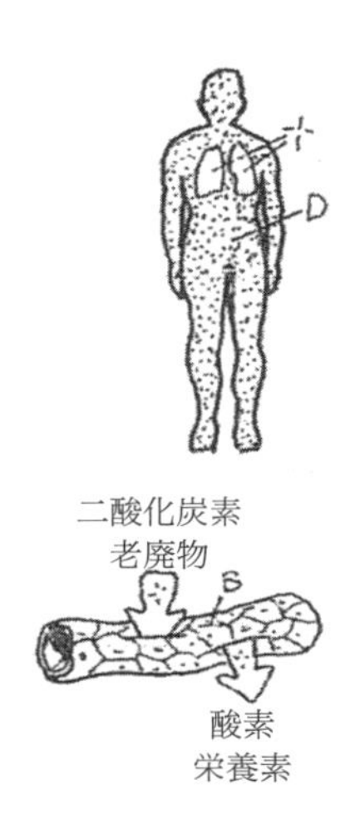

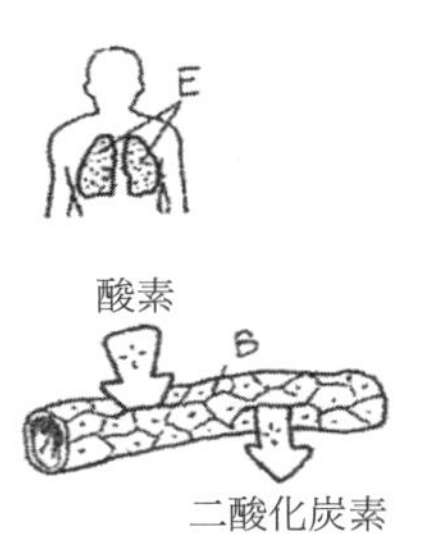

血液循環の模式図

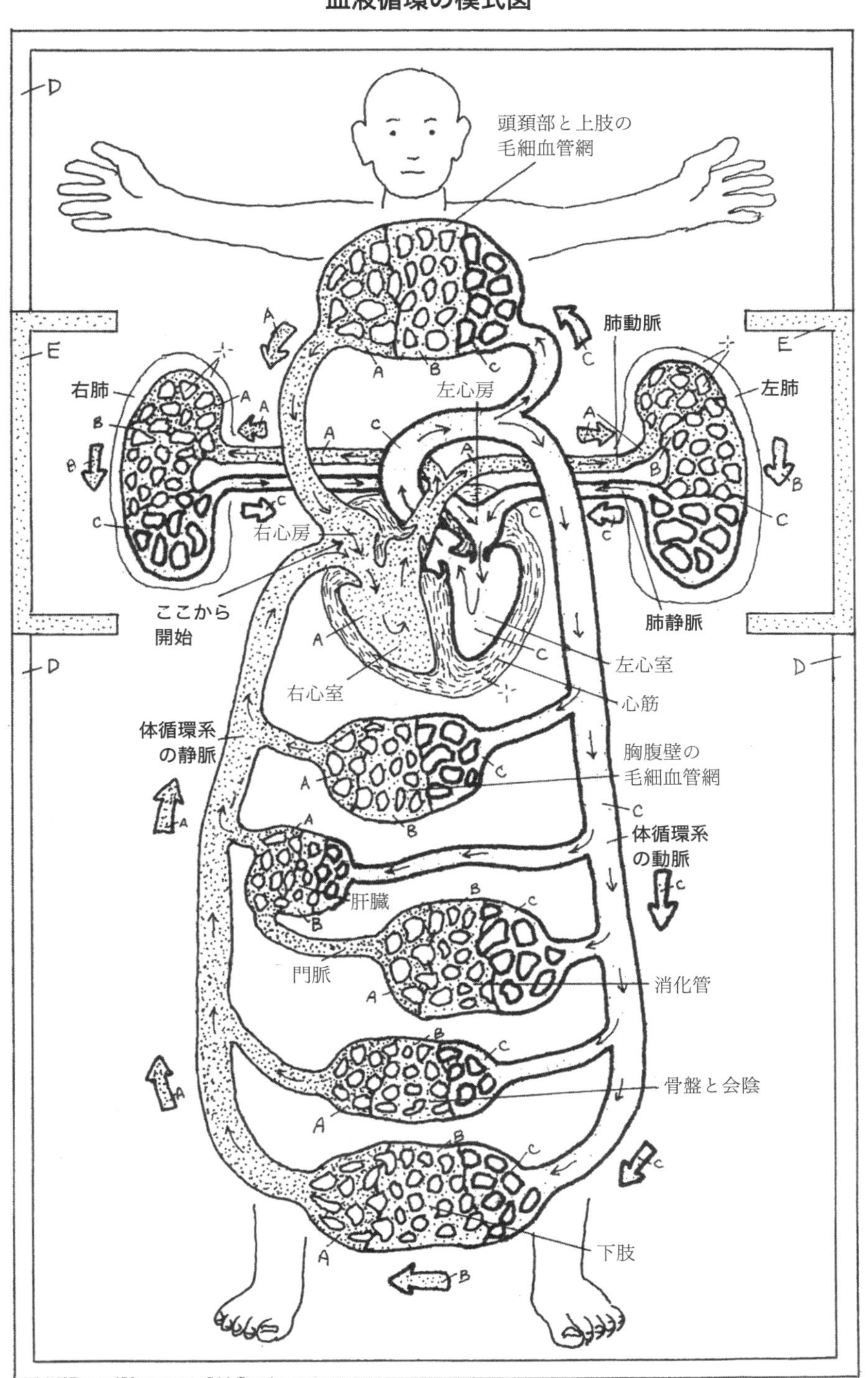

脈管系とは，全身の**血管**とリンパ管を総称した名前である．動脈は，心臓（ポンプ）から血液を運び出し，それを毛細血管網に分配し，細胞や組織に供給する．静脈は，毛細血管網から血液を回収し，心臓に戻す．リンパ管については，120 ページで確認しなさい．

動脈の特徴は，その壁に平滑筋と１～２層の弾性板を持つことである．動脈壁の層構造は，最も太い動脈（弾性型動脈）と最も細い動脈（最小動脈）を除くと特徴的な構造を持っている．細動脈（**小動脈**，抵抗血管）は，毛細血管網への血流量を調節する．**中型の動脈**は，分岐して方向を変え，必要な部位に血液を供給する．**太い動脈**は，弾性型の特徴を示し，心臓や大動脈から送り出された大量の血液を離れた部位（頭部や下肢など）に供給する．すべての動脈には線維性の外層（**外膜**）がある．この中には，多数の栄養血管（脈管の脈管）と運動神経と感覚神経（脈管神経）が含まれる．

動脈は，血管の拡張による血流量の増加と血圧の低下，血管の収縮による血流量の低下と血圧の上昇，分岐と方向転換による血流の変化，局所的に発生した循環障害（例えば，ショック時における毛細血管の血液減少，外傷による四肢の切断による血流停止など）に対応する能力がある．

静脈の壁には，平滑筋と弾性組織がない．静脈の機能とは，負荷がかかったときに血液を運ぶ管としての能力を増加させることである．大静脈は，とくに血液を蓄える容量が大きい（静脈洞，115 ページを参照）．**小静脈**（細い静脈）は，毛細血管に続く部分であり，毛細血管とほぼ同じ構造である，静脈は，心臓に向かうにつれて徐々に太くなる．川と同じように，静脈は，分岐するものではなく，合流するものである（門脈は例外である）．頸部や四肢にある中程度の静脈には，ポケット状の構造がある．これを静脈弁といい，内膜でつくられている．静脈弁は，１対の膜で構成され，血流の方向に向かい，とくに四肢で発達している．静脈弁は，血流に抵抗するものではなく，弁を閉じることによって（静脈を閉鎖し）逆流を防いでいる．下肢での静脈血の流れは，骨格筋の収縮によって促進される．筋束が膨らむことで血液が重力に逆らって運ばれるのである．

毛細血管は，最小の血管であり，かつ最も数の多い血管である．この壁は薄く，少量の線維を含んで所々に穴が開いている内皮細胞性の管である．平滑筋や弾性線維がないため，毛細血管では，栄養素・酸素あるいは血漿が周囲の組織に流出し，二酸化炭素などの不要な血液ガスや微小な粒子を取り込む．毛細血管の中には，内皮細胞の間を通過して細胞につながる通路が存在するものがある．このような特殊な性質を持つ毛細血管を洞様毛細血管と呼ぶ（124 ページ）．

血　管

CN：A には赤色，B には紫色，C には青色を使いなさい（前ページと同じ）.（1）最初に大きな血管を着色し，左上の図を完成させなさい.（2）「血管の構造」で示された血管の特徴的な構造を着色しなさい. D, F および H には，明るい色を使いなさい.（3）動脈壁の線維組織 H にある脈管と神経に注意し，これらを塗らないようにしなさい.（4）もっとも右端にある 2 つの静脈 C^1 のイラストは，下の図は静脈弁が閉じた状態，上の図では静脈弁の機能を示したものである. 上の図では，静脈壁の構造と間違えないようにするため，2 つの静脈弁の間にある血液は灰色にしなさい.

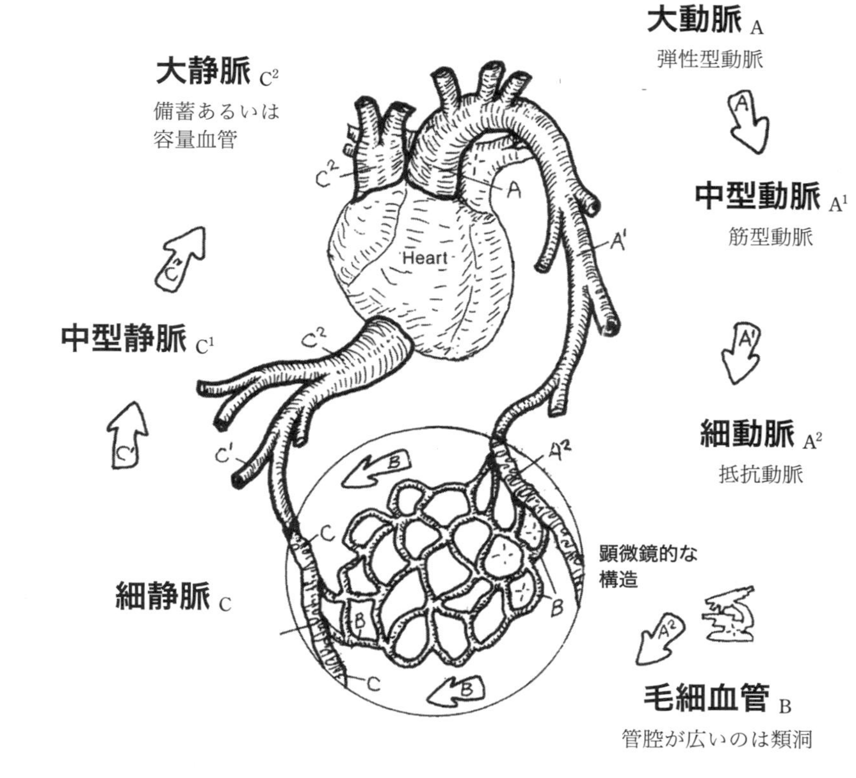

血管の構造

内膜

- **内皮** D
- **内弾性板** E

中膜

- **平滑筋** F
- **外弾性板** G

外膜

- **線維性組織** H

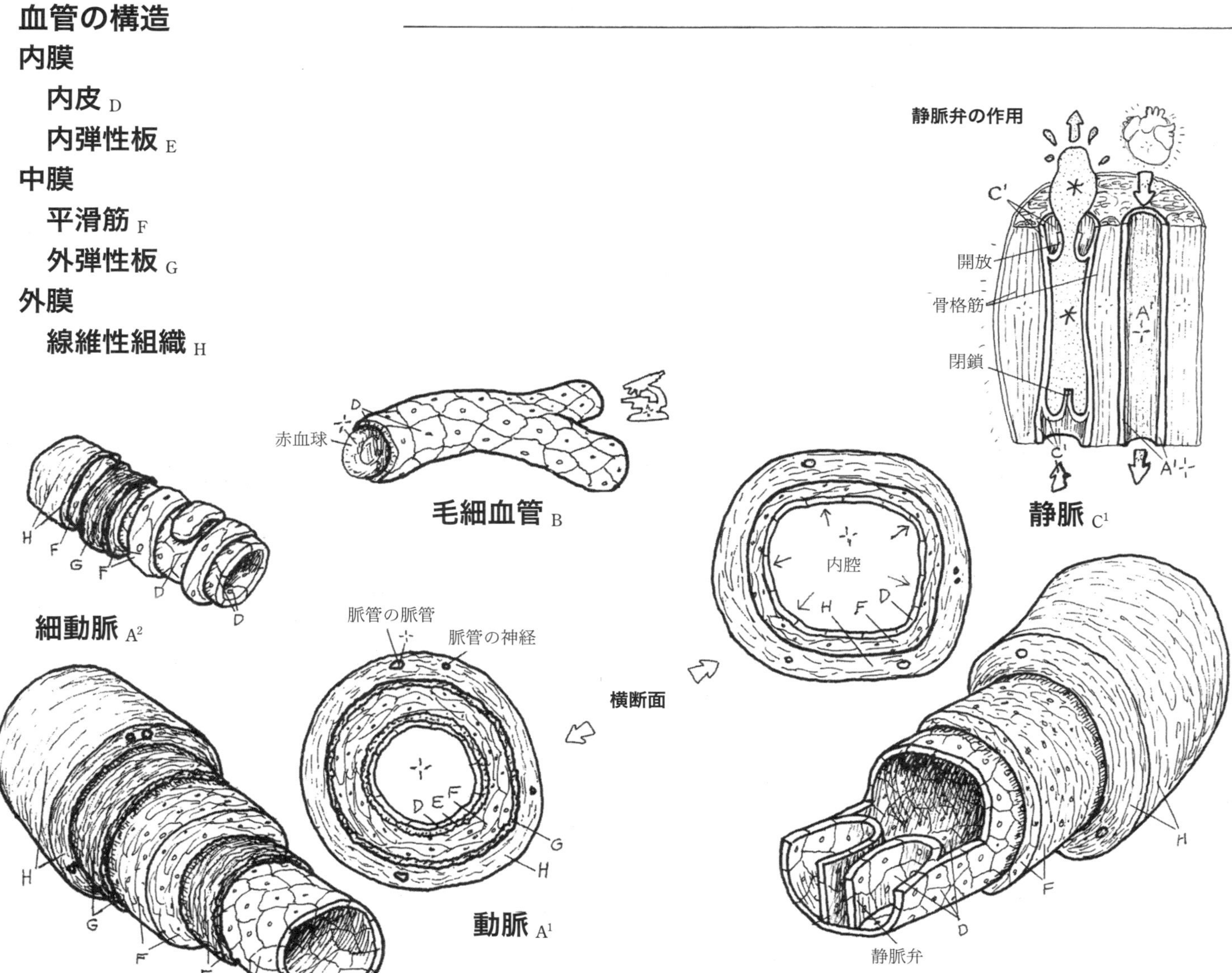

縦隔（中央部にある）とは，胸郭で左右の肺に挟まれた領域であり，多くの器官が存在する部位である．心臓に出入りする血管が胸郭内の構造を分割しているので，縦隔は胸郭内で広い領域を占める．縦隔を分割してその中に含まれる器官を学習することは，この場所を学術的に理解するための基本的な方法である．なぜなら，非常に活動的な器官が密集している領域で，主要な器官の配置を知る手がかりを得る最もよい方法となるためである．上の2つのイラストで縦隔の底面となる横隔膜，筋膜で囲まれ縦隔の出入り口となる上面の**縦隔上部**，側面となる壁側胸膜，**後壁**となる胸椎の前面，**前壁**となる胸骨と肋軟骨を確認しなさい．縦隔は，分割される（矢状断面を参照）．分割された縦隔各部に含まれている大部分の器官・血管・神経（すべてではないが）の中の主要なものをページの左中央にリストアップした．これらの構造は，2枚のイラストで確認できる．これらの構造物を学習することで，**分割された縦隔**の位置とその中に含まれる主要な内容物の場所が明らかになる．

心臓壁（ページの下方）は，内部の空間に接している単層扁平上皮の層（**心内膜**），心内膜を被う厚い**心筋層**，心筋層の外層を構成する3層の袋（**心膜**）である．この袋の最内層が**臓側心膜**（心外膜）であり，心臓を被っている．大動脈弓の起始部でこの膜が外側に折れかえり（反転し），**壁側心膜**となり，心臓を取り囲み，**心膜腔**を形成する．

紙袋の端に拳があると想像してみよう．そして，この状態で拳を紙袋に押し付けると，拳の周りは紙袋の紙で被われ，2重になった紙袋の層とその間に変形した空所ができ上がる．紙袋は拳の周りにあるだけで紙袋の中には入っていない．拳と2重の紙袋との関係は，心臓と漿膜性心膜の臓側板と壁側板の関係と同じである．ただ，心膜腔には心臓の運動で生じる摩擦を防ぐため，漿液が含まれているが，それ以外は何も入っていない．

線維性心膜は，壁側心膜の外層をつくっている．これは，線維と脂肪を含み，胸骨・大血管・横隔膜にしっかりと接着する．この構造によって，心臓が縦隔中部でねじれ，収縮し，圧縮することができるのである．

See 107, 109, 111, 120

縦隔，心臓壁と心膜

縦隔の区分

上部 A
下部-¦-
　前部 B
　中部 C
　後部 D

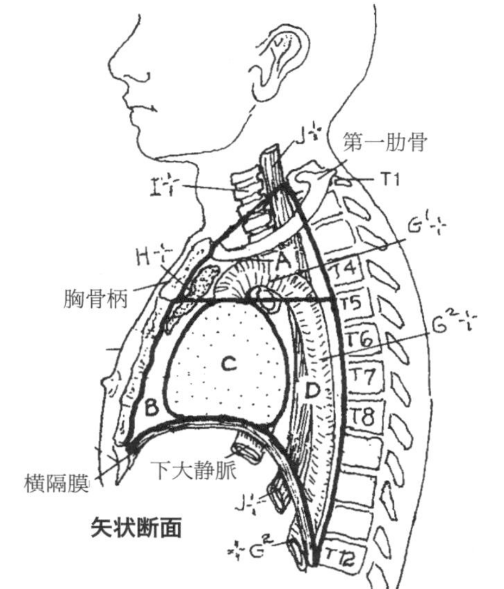

矢状断面

CN：A～Dには明るい色を使い，Fは青色，Gは赤色にしなさい．(1) 左の上の図で縦隔の各部の構造を塗り分けなさい．(2) 前面図で示された縦隔内の主要な構造を着色しなさい．肺は塗らないこと．胸腺は矢状断面で描かれているが，深層の大血管が見えるように取り除かれている．(3) 左下の図で心臓壁と心膜に着色しなさい．心膜腔は着色する上で誇大に拡張してあるが，実際は潜在的な空間である（体液によって隔てられている空間）．

縦隔を構成する器官

心膜に包まれた心臓 E
大血管
　上大静脈 F
　肺動脈幹 F^1
　肺動脈 F^2
　肺静脈 G
　大動脈弓 G^1
　胸大動脈 G^2-¦-
胸腺 H-¦-
気管 I
食道 J
迷走神経 K
横隔神経 L

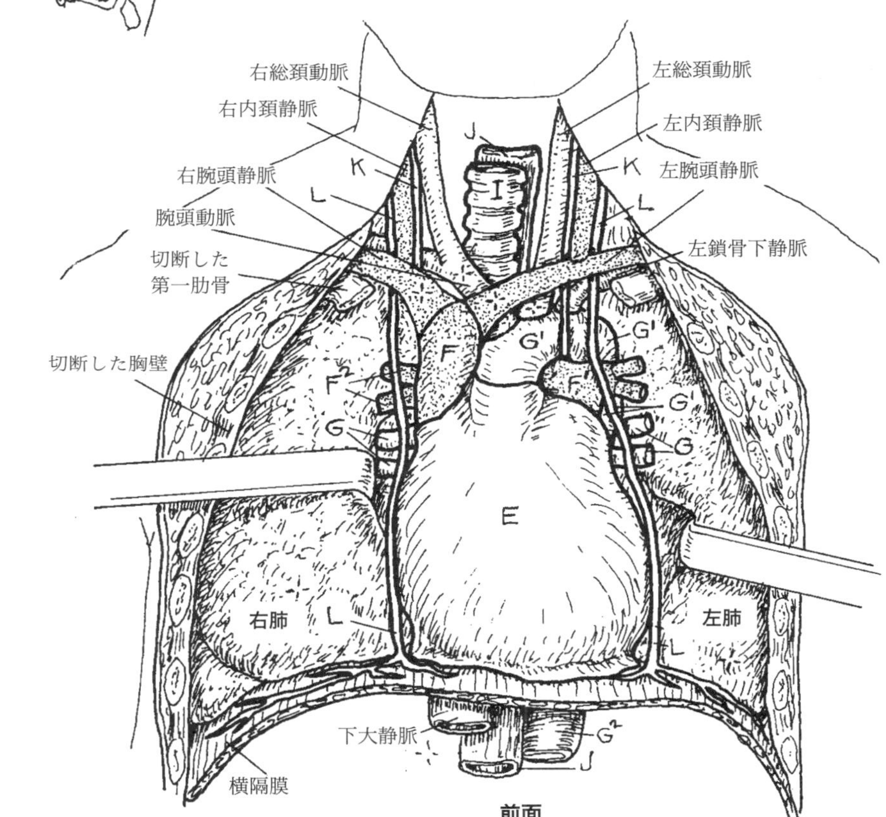

前面
（肺をよけて深部の構造を観察した状態）

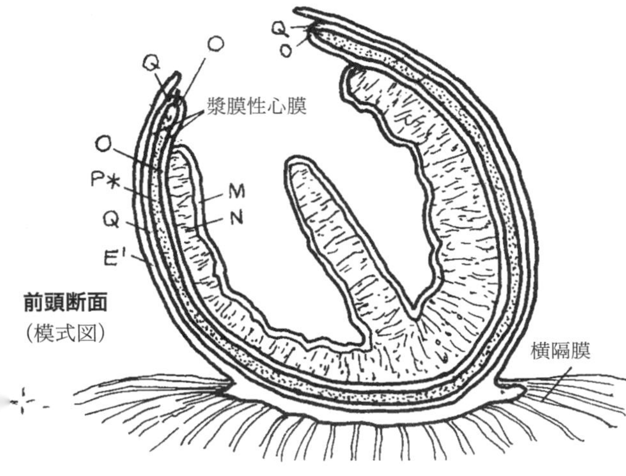

前頭断面
（模式図）

心室壁と心膜

心内膜 M
心筋 N
漿膜性心膜の臓側板 O
心膜腔 P*
漿膜性心膜の壁側板 Q
線維性心膜 E^1

心臓は血液循環系における筋性のポンプである．心臓には４つの空間（部屋）があり，右側に２つ（肺循環系），左側に２つ（体循環系）ある．

肺循環系の右側の部屋が，**右心房**と**右心室**である．右心房の壁は薄く，**上大静脈・下大静脈**および冠状静脈洞（心臓の静脈が流入する）から静脈血が流入する．**左心房**の壁も薄く，肺静脈から酸素の豊富な**動脈血**が流入する．心房に入った血液は，5 mmHg 程度の圧力で房室弁を経て**左心室**と**右心室**へ同時に送り込まれる．右の房室口は弁膜が３枚の**三尖弁**があり，左の房室口には弁膜が２枚の**僧帽弁**があり，血液の逆流を防いでいる．弁膜はパラシュートの傘に相当し，**腱索**によって心室の**乳頭筋**につながれている．乳頭筋は心室壁の筋と一緒に収縮し，腱索を緊張させる．そして，心室が収縮する際（収縮期）に血液の流れによって弁膜が反転するのを防いでいる．右心室は 25 mmHg の圧力で酸素分圧の低い血液を**肺動脈幹**から肺へ送り出す．同時に左心室は 120 mmHg の圧力で酸素分圧の高い血液を**上行大動脈**へ送り込む．左心室の壁の方が右心室よりも厚いため，圧力の違いが生まれる．ポケットのような形をした**肺動脈弁**と**大動脈弁**が肺動脈幹と上行大動脈からの逆流を防いでいる．休息期（弛緩期）に血液が肺動脈幹や上行大動脈から心室の方へ逆流しようとすると，ポケット状の弁膜には血液が充満し，動脈口が閉じられて心室への逆流が防止される．

心房と心室

CN：A～A^4 と静脈血の流れを示す点線の矢印には青色，H～H^4 と動脈血の流れを示す矢印には赤色を塗りなさい．心腔を示すB，C，IおよびJには明るい色で着色しなさい．(1) 右上のイラストで右心房Bの上下にあるA^4の矢印から開始しなさい．AとA¹を着色しなさい．A～H^3を着色なさい．(2) 右下図の血液循環を示す図で右心房に入る矢印A^4から色をつけなさい (1番)．1から4の番号と矢印に色をつけなさい．ただし，心房と心室および血管には着色しないように．

上大静脈 A
下大静脈 A^1
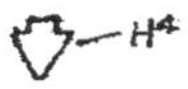
右心房 B

右心室 C
三尖弁 D
腱索 E
乳頭筋 F

肺動脈幹 A^2
肺動脈弁 G
肺動脈 A^3
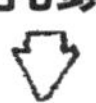
肺静脈 H
左心房 I

左心室 J
僧帽弁 D^1
腱索 E^1
乳頭筋 F^1

上行大動脈 H^1
大動脈弁 G^1
大動脈弓 H^2
胸大動脈 H^3

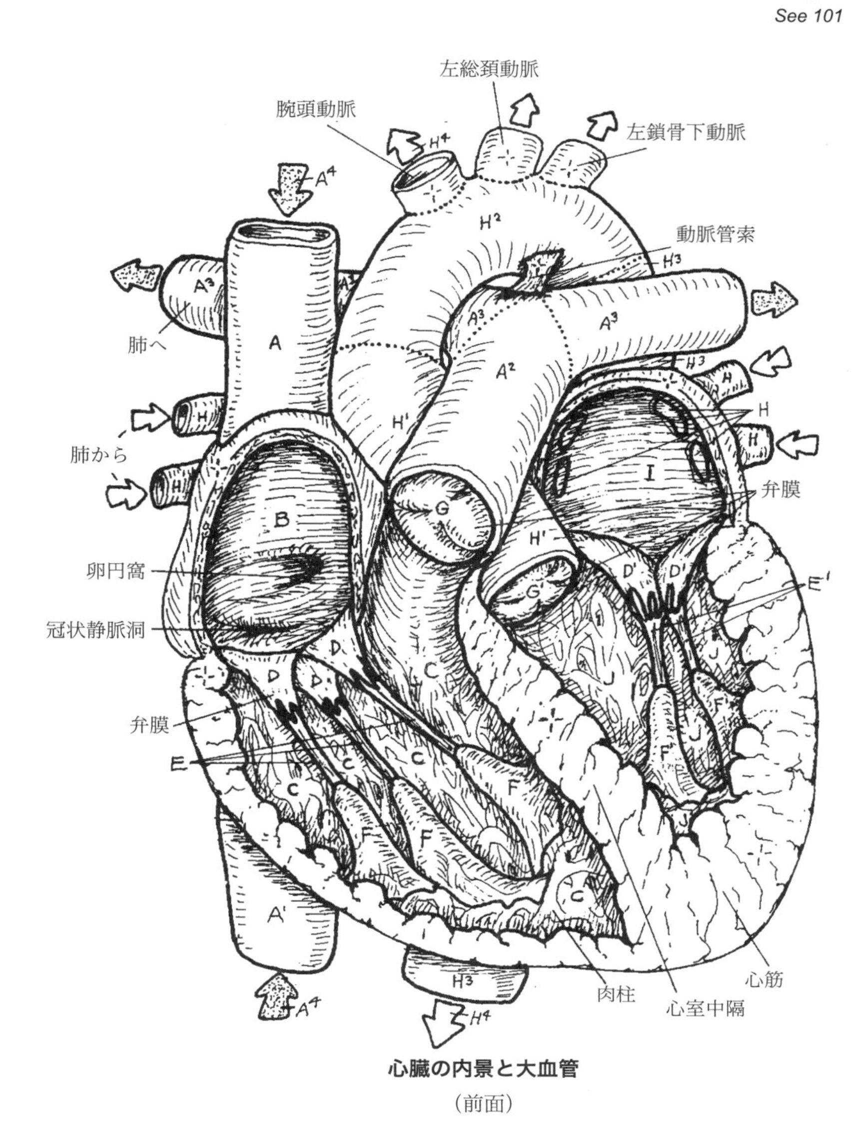

心臓の内景と大血管
(前面)

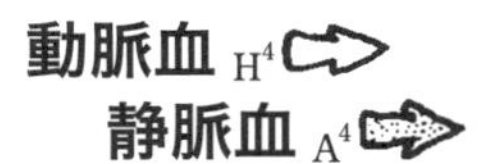

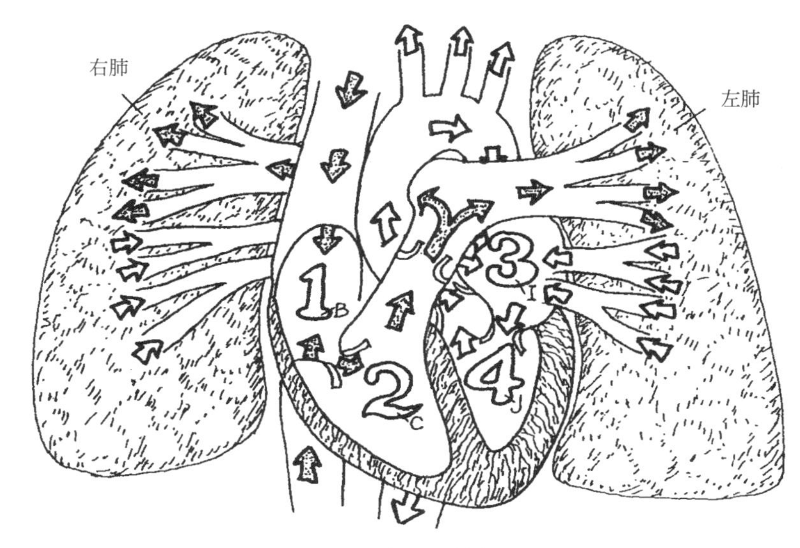

心臓内の血液循環
(模式図)

心筋細胞は自発的に収縮する．筋収縮のための運動ニューロンを必要としない．ところが心筋自体の収縮率では，心臓がポンプとして機能するには緩慢であり機能的でない．心筋細胞の中には興奮性に富むが収縮しない心筋細胞群があり，この細胞群によって心筋全体に電気化学的な刺激が誘導され伝導される．この細胞群は協調的なリズミカルな周期で心筋を収縮させ，その結果，適切な圧力で必要量の血液が心臓内を移動する．この細胞群が**刺激伝導系**を構成する細胞群である．刺激は**洞房結節（SA）**で発生し，心房内に伝導され，心房内の結節間経路を経て**房室結節（AV）**に伝えられる．AV 結節からの刺激は，**房室束**とその**右脚**と**左脚**に伝えられ，心室の心筋内にある**プルキンエ線維**に至る．

刺激伝導系によって心臓に電位変化が生じる．この変化は**心電図（ECG；aka EKG）**として測定し表示することができる．心電図とは基本的には電圧の変化を読むことであり，血行動態を測定するものではない．電極を皮膚の数か所のポイントに設置する．測定データ（電圧変化を示す様々な波形）はオシロスコープに表示され，記録テープにも描かれる．心電図に表示された波形や波形の方向に変位は，空間的に離れている体表面の電極との間の相関関係を反映する．

洞房結節が発火すると，心房壁の心筋の興奮と脱分極が広がる．この現象は水平な線の基線から上方への変化として心電図に現れる（**P 波**）．この変化が直ちに心房壁の心筋の収縮を引き起こし，心室へ伝導される．**P-Q 間隔**（Q 波がないときは，**P-R 間隔**）は，心房からの興奮の心室のプルキンエ線維への伝導を表している．この間隔が 0.2 秒以上長くなると，房室結節がブロックされていることを意味する．**QRS 間隔**は，心室壁の心筋の脱分極を表す．この間隔は，3 つの波（Q，R，S 波）で構成され，心室の収縮を引き起こすため，血液は力強く肺動脈と上行大動脈へ送り出される．**S-T 間隔**とは，心室壁の心筋の脱分極が継続している状態である．心室が虚血状態になると，水平な S-T 間隔の波形が変位する．**T 波**は，上方に変位した長い波形であり，心室の再分極を表す（回復期）．この間，大静脈と肺静脈からの血液で心房は一杯になる．Q-T 間隔とは，心室心筋の脱分極と再分極を表し，心拍動時間（QTc）を示す．この QT 間隔が延長すると，心室収縮リズムの異常が推測される（不整脈）．健康でゆっくりした拍動をする心臓の心電図では，P-Q，S-T および **T-P 間隔**は電位変化がなく平坦である．

刺激伝導系と心電図

CN：D を青色に，E を赤色にしなさい．B を明るい色で薄く塗りなさい．そうすれば，心電図の各間隔 (B ～ B^3) を示すパターンの違いが明瞭になる．QRS と S-T 期は同色系で塗りなさい．これらは，心室の脱分極を現している．(1) 心房 (A^2) と心室 (B^3) を示す 4 つの大きな矢印に色を付けなさい．心房と心室には着色しない．(2) 中央の図で，心臓を流れる血流の各段階とそれに関連する用語を着色しなさい．各段階は心電図の電位変化と対応する．(3) 右から左へ心電図の電位変化に色を付けなさい．(4) 時間経過を示すバーを着色しなさい．

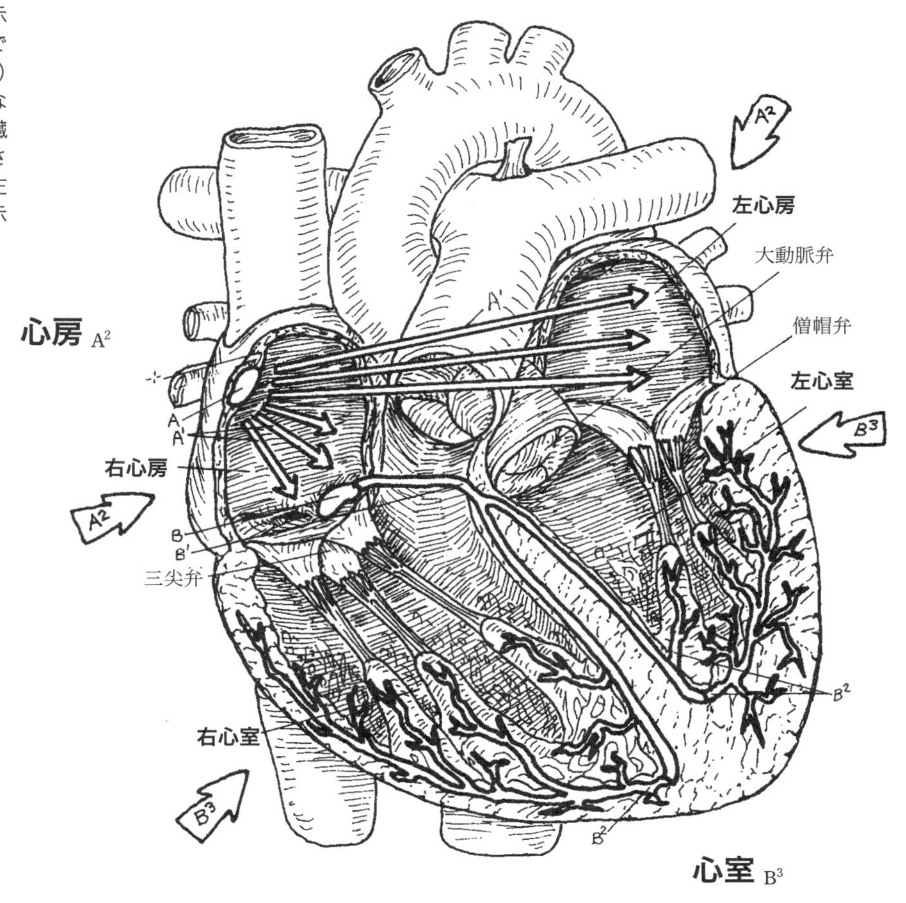

刺激伝導系
洞房結節 A
　結節間路 A^1
房室結節 B
　房室束 B^1
　　プルキンエ線維 B^2

血流
　静脈血 D
　動脈血 E

心電図 (ECG)
　P 波 A^3
　P-Q(P-R) 間隔 B-B^2
　QRS 間隔 B^3
　S-T 間隔 B^3
　T 波 B^3
　T-P 間隔 C

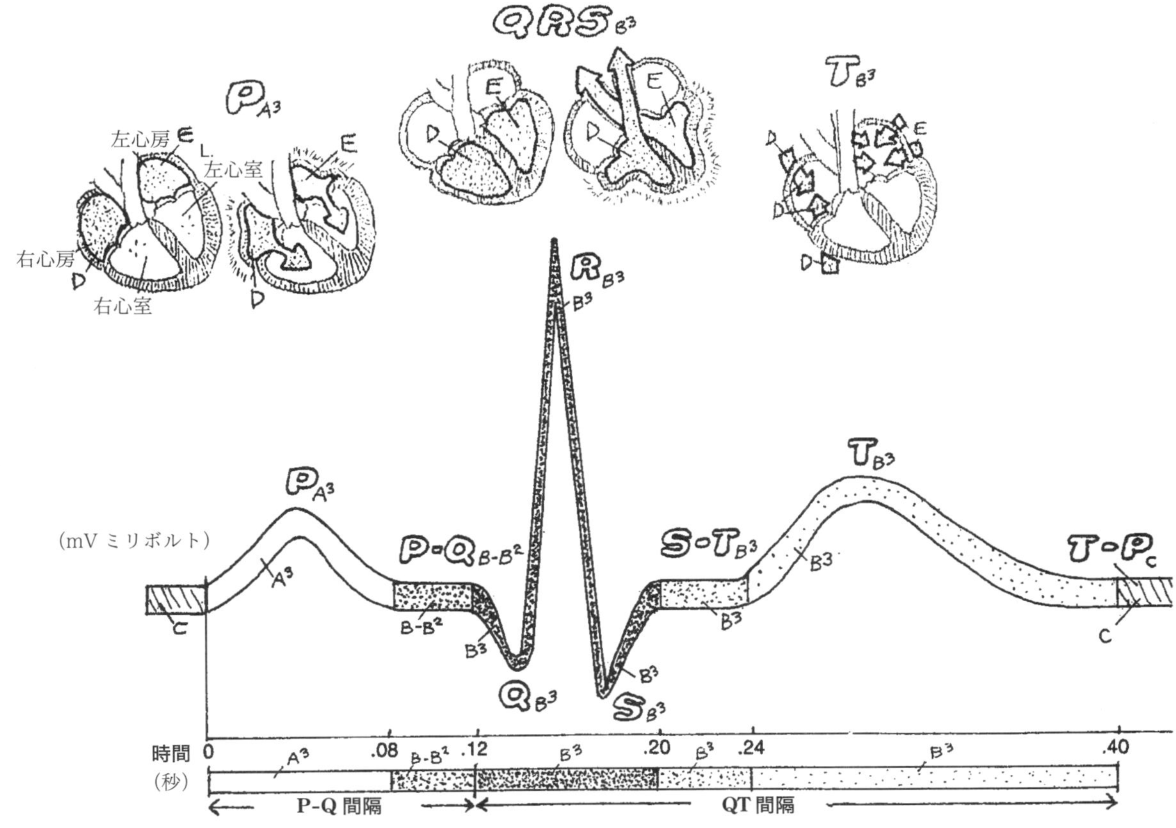

冠状動脈

左右の冠状動脈は心臓の表面下で王冠（ラテン語で *corona* とは王冠を意味する）を逆さにした形で分布し，心臓表面の溝に沿って走行するが，心外膜で被われている部位もある．

左右の冠状動脈は大動脈弁の弁膜のすぐ上にある小さな開口部（大動脈洞）から分岐する．左冠状動脈は右よりも太いのが一般的である．それは，心周期の間，左冠状動脈の血流量の方が右よりも多いことによる．左右の冠状動脈間の吻合には様々な変異がある．最終的に冠状動脈の枝は多くの細動脈となり，心筋線維の間で毛細血管網を形成する．左右の冠状動脈の間には，多数の吻合が認められているにもかかわらず，冠状動脈に大きな栓塞があると様々な血液循環障害が発生する．心臓に分布する動脈には，冠状動脈のほかに心外膜から分布するもの（内胸動脈）や大動脈にある脈管の脈管に由来するものがある．

脂質の沈着や炎症によって，冠状動脈の内膜が障害を受ける．このような部位で血小板が凝集すると，**プラーク**ができる（細胞の素材・脂質・血小板・フィブリンなど）．プラークは血管内で成長し，血栓ができると血管の閉塞が起こり，徐々に障害が大きくなる．心筋への血液供給が低下すると（虚血），鋭い痛みが胸部・背中・肩や腕に起こり（狭心症），**心筋**にも決定的な障害となり（**心筋梗塞**），意識不明となり死に至る．

心臓の静脈系

心臓の静脈系は，ほぼ動脈に沿って走行する．心筋層の中では広範囲に静脈の吻合が認められる．右心房に入る主要なルートは**冠状静脈洞**を経由する．**前心静脈**は直接右心房に入る．小さな静脈の中にも右心房に直接入るものもある．深部の静脈（動脈類洞静脈）の中には心房と心室に直接流入するものもある．なかには，上大静脈や下大静脈にある脈管の脈管を経て心臓外の静脈へ出るものもある．

冠状動脈と心臓の静脈

右冠状動脈 A
- **筋枝** A¹
- **辺縁枝** B
- **後室間枝（下行枝）** C

左冠状動脈 D
- **前室間枝（下行枝）** E
  - **筋枝** E¹
- **回旋枝** F

CN：動脈と静脈だけを塗りなさい．心臓には着色しないこと．A，DおよびLには鮮やかな色を使いなさい．（1）動脈は，破線で示された心臓の後面に分布する動脈も含めて着色しなさい．（2）静脈も同様に作業しなさい．（3）円で囲んだ血栓部の図で動脈を着色しなさい．

冠状動脈

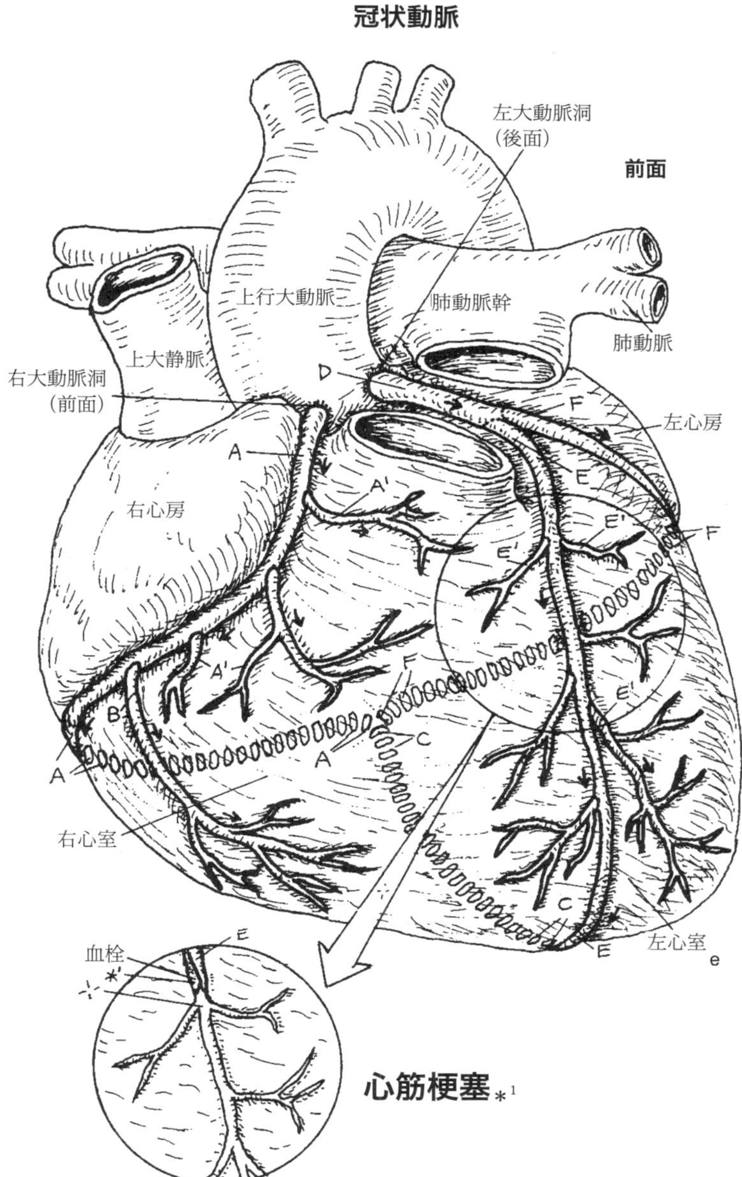

心筋梗塞 *¹

心臓の静脈

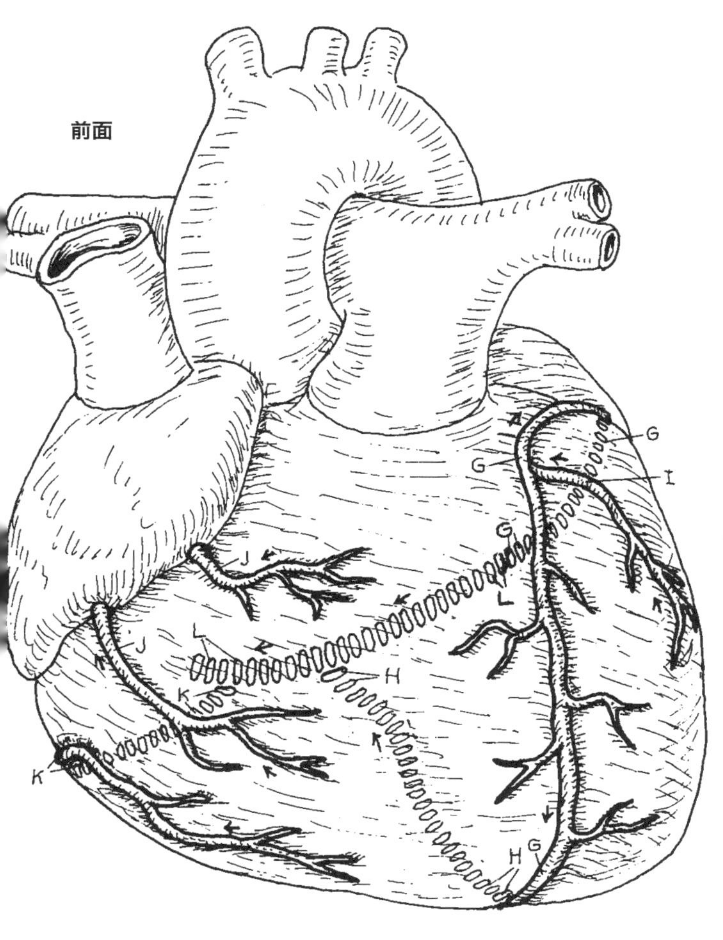

大心静脈 G
中心静脈 H
辺縁静脈 I
前心静脈 J
小心静脈 K
冠状静脈洞 L

頭頸部の動脈系は，**鎖骨下動脈**と**総頸動脈**の枝であるが，これらの動脈は右側では，**腕頭動脈**から分岐し，左側では大動脈弓から分岐する．このような違いは，発生が背景になっていて，右下の図で確認できる．脳への血液供給は，椎骨動脈と内頸動脈であるが，これらについては，108 ページで取り扱う．

左の図で**右鎖骨下動脈**（左側のものは，示されていないが，前面のイラストで確認できる）を注目しなさい．**左鎖骨下動脈**の枝も基本的には右と同じであり，腋窩動脈を経て上肢に血液を供給する（109 ページ）．

鎖骨下動脈の最初の枝は，**内胸動脈**である．この動脈は，上肢と下肢の間を結びつける重要な動脈である（114 ページ）．頸部の器官は，**甲状頸動脈**と**肋頸動脈**の枝で支配される．その中で特に重要なのは，**下甲状腺動脈**であり，この動脈は，甲状頸動脈から分岐し，甲状腺に分布する．

ここで，総頸動脈から分岐した**外頸動脈**の行方を追ってみよう．外頸動脈の最初の枝は，**上甲状腺動脈**であり，喉頭と甲状腺に分布する（152 ページ）．ついで舌への枝（**舌動脈**），顔面の筋への枝（**顔面動脈**），そして後頭部への枝（**後頭動脈**）が分岐する．これらの枝を分岐した後，**顎動脈**と**浅側頭動脈**が分岐し，外頸動脈はここで終わる．顎動脈の枝の中には，**中硬膜動脈**がある．この動脈は，側頭骨（23 ページ）の溝の中を通過して脳硬膜に分布する．この場所は，側頭部を強打した際，障害されやすい（硬膜外血腫）ところである．野球ファンなら，バッターのヘルメットのピッチャーに向かう面が大きくなっていることに疑問を持つかもしれない．でも，ピッチャーの投げたボールが側頭部（耳介の前や上）に当たると，中硬膜動脈が出血を起こす．もし，発見が遅れると，死に至る．顎動脈は，歯・下顎・翼突部・鼻腔と鼻・硬口蓋と軟口蓋そして顎関節にも分布する重要な動脈でもある．

頭頸部の動脈系

See 109, 112

CN：A には赤色，B と L には濃い色か鮮やかな色を使いなさい．(1) 最初にページ右下の前面図から始めなさい．(2) 左の外側面のイラストで腕頭動脈 A から塗り始めなさい．顔面の破線で示される動脈は，実線で表記される動脈よりも深部を走行している．(3) 4 か所の脈拍触知部位を示す矢印に色を付けなさい．

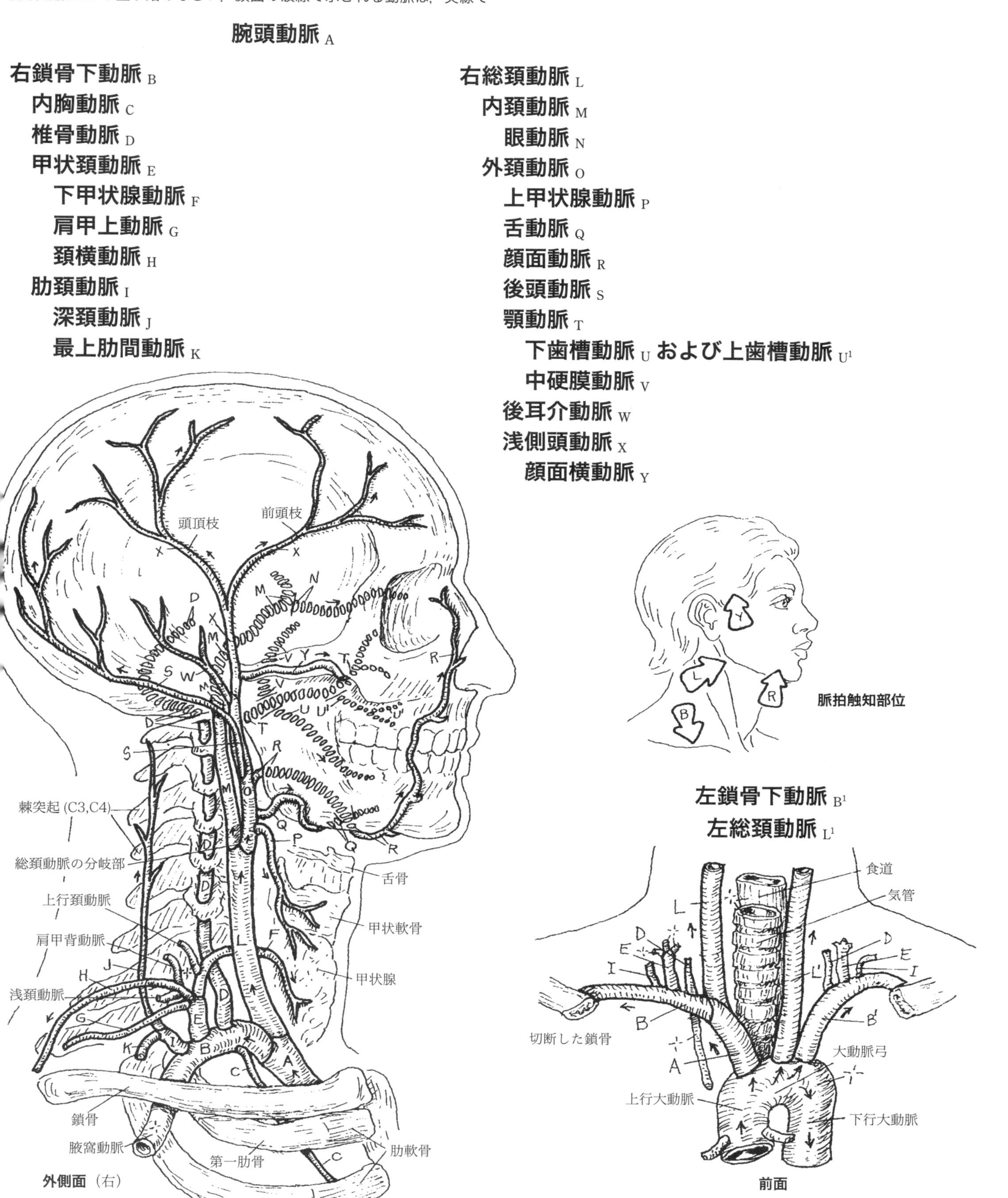

脳には，2対の動脈が血液を供給する．**内頚動脈**と**椎骨動脈**である（前のページを参照しなさい）．内頚動脈は，頚部を上行し，頭蓋底にある頚動脈管（23ページ）に到達するとそこを通り抜け，視神経交叉のすぐ外側で中頭蓋窩に出る．中央のイラストで，内頚動脈の切断面を見つけなさい．内頚動脈は，**前・中および後大脳動脈**を分岐する．また，これらの動脈が分岐する直前に眼動脈を分岐する．眼動脈は，上眼窩裂（図に示されていない）を通って眼窩に入る．

前大脳動脈は，前方で吻合する．つまり，**前交通動脈**で互いにつながる．前大脳動脈が分布する領域は，すべての動脈の分布図で確認できる．**中大脳動脈**は，側方に向かい，島と側頭葉の間にある外側溝に入る．そこで，細くて短い数本のレンズ核線条体動脈が直角に分岐し，大脳核に分布する．この動脈を“卒中動脈”と呼び，脳内出血を起こす原因となる動脈である．出血が起こると，出血した脳とは反対側の四肢の筋の麻痺が起こる．大脳表面での前・中および後大脳動脈の分布も確認しなさい．

中央のイラストで，どのような動脈が直接，あるいは間接的に椎骨動脈（F）から分岐し，脳幹に血液を供給するのか注意しなさい．**前脊髄動脈**は，後下小脳動脈（PICAs）と同様，**椎骨動脈**から分岐する．左右の椎骨動脈は，橋と延髄の結合部で**脳底動脈**となる．橋の洗面で，脳底動脈は小脳への枝，内耳への枝（迷路動脈），そして橋への枝を分岐した後，左右の**後大脳動脈**（大脳の動脈系の下方部分）を分岐して終わる．

後交通動脈は，椎骨動脈系と内頚動脈系を結ぶ唯一の連絡路となっている．しかし，血管造影を見る限り，この動脈輪には，変異や極端に細くなった部位も認められるなど，異常例が数多く認められる．

脳の動脈系

CN：(1) A〜Eの内頚動脈とその枝に着色しなさい．(2) 椎骨動脈系の動脈F〜Jを反対色で着色しなさい．(3) 右上の図を塗りなさい．(4) 左側の環状の動脈系を内頚動脈Aから着色していきなさい．(5) 大脳半球の外側面と内側面に分布する血管系を着色しなさい．

内頚動脈 A
前大脳動脈 B
前交通動脈 C
中大脳動脈 D
後交通動脈 E

椎骨動脈 F
脳底動脈 G
小脳動脈 (3本) H
後大脳動脈 I
前脊髄動脈 J

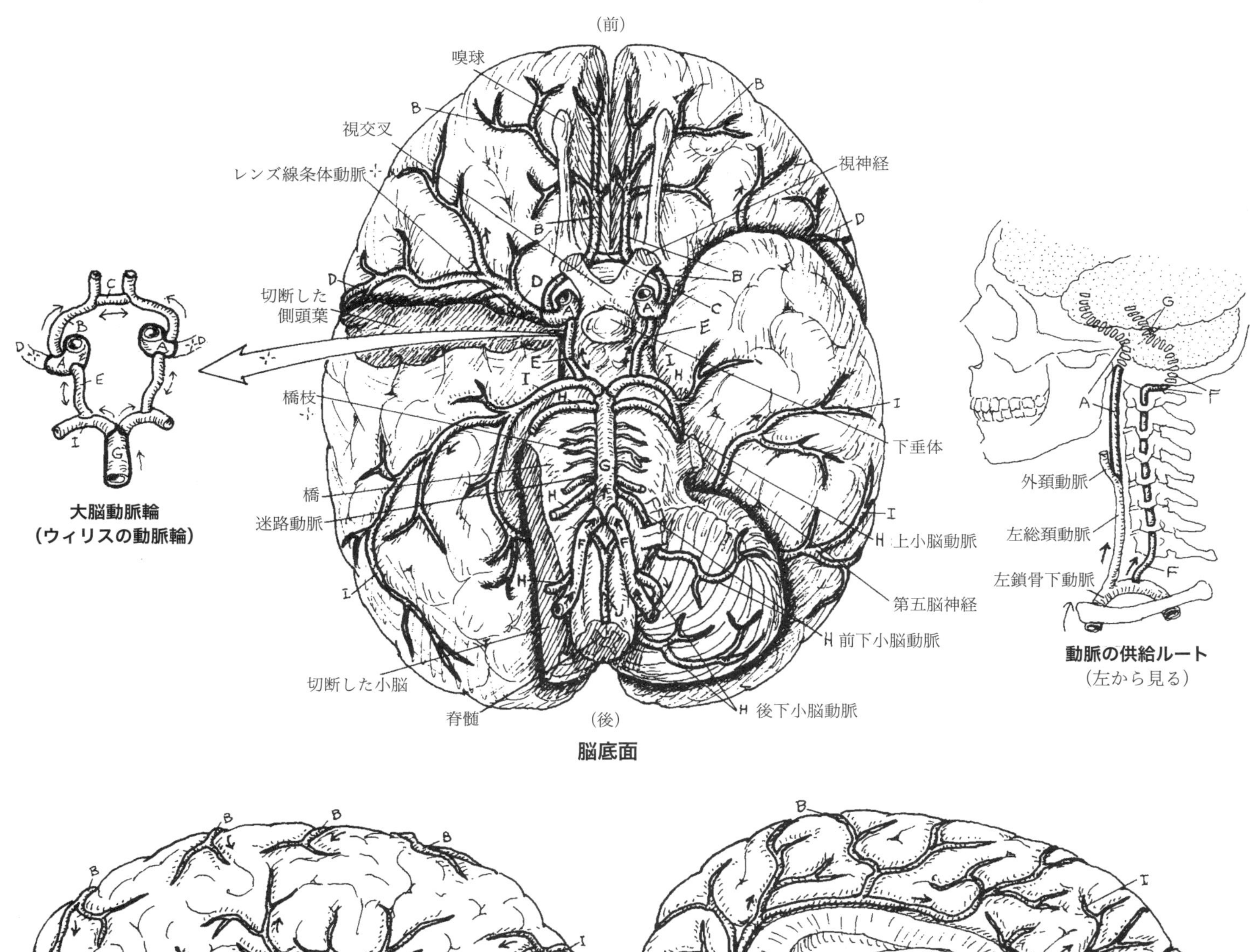

大脳動脈輪
(ウィリスの動脈輪)

脳底面

動脈の供給ルート
(左から見る)

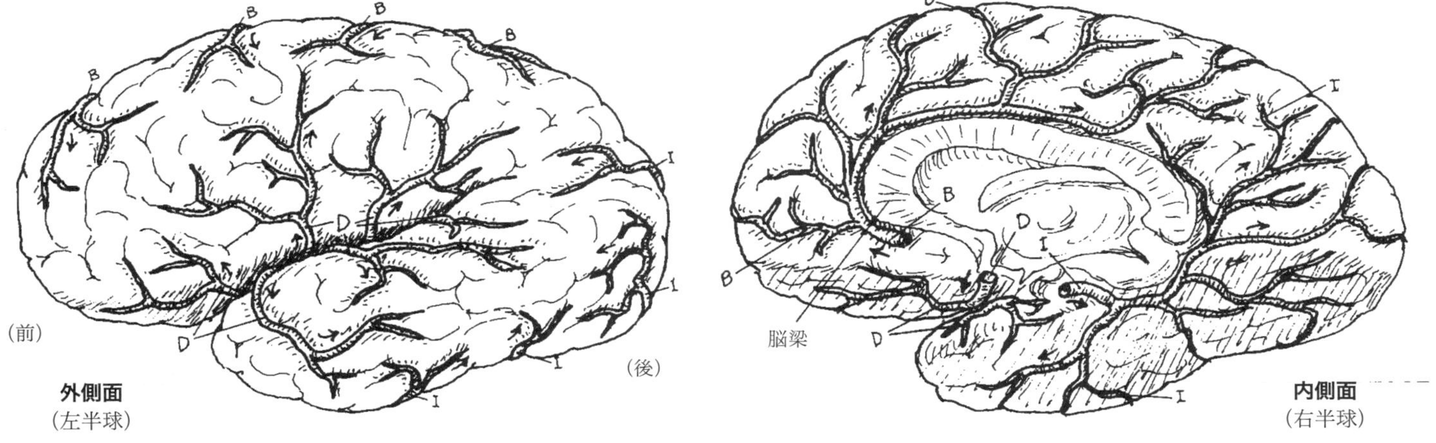

外側面
(左半球)

内側面
(右半球)

動脈

自由上肢の基本的な動脈は，**腕頭動脈・鎖骨下動脈**に続く動脈，つまり，鎖骨から上肢基部の深部にある**腋窩動脈**である．このページでは，動脈の分岐を見てみよう．1本の動脈（**上腕動脈**）が上腕の前面で内側をまっすぐに伸び，そこから枝（**上腕深動脈**）が上腕の後面から肘に下行する．複雑に交通する動脈系によって，肩甲骨の周囲（図示されていない）に，いわゆる側副路が形成される．これは，鎖骨下動脈・腋窩動脈および上腕動脈によって肩甲骨の取り囲む肩甲回旋動脈網であり，腋窩動脈の遠位部や上腕動脈の血流が遮断されたときに前腕へ血液を送るルートとて役立つ．肩関節周囲の動脈網には，(1) 肩峰と肩：**胸肩峰動脈・外側胸動脈**および肩甲上動脈の枝による動脈網，(2) 上腕骨頚：**肩甲回旋動脈**と**前・後上腕回旋動脈**による動脈網，(3) 肩：前・後上腕回旋動脈による動脈網，(4) 肘周囲：**上腕深動脈・上および下尺側側副動脈・橈骨動脈・橈側反回動脈・総**（前・後）**骨間動脈**による動脈網がある．

前腕の基本的な動脈は，**橈骨動脈**と**尺骨動脈**である．前腕骨間膜（靭帯）の両側を下行する動脈は，前・後骨間動脈である（図示されていないが，右の骨間膜を見なさい）．手根部で橈骨動脈と尺骨導脈は吻合し，手根部と手で**深掌動脈弓・浅掌動脈弓**といった動脈網を形成する．総掌側指動脈から背側と掌側指動脈が分岐する．

静脈

上肢の静脈は，下肢の静脈と同様，静脈の数や走行に変異が多い．ここには，深静脈と皮静脈という2系統の静脈系を持つ．深静脈は，動脈と伴行し，同じ名称を持つ（橈骨動脈に対して**橈骨静脈**，など）．これとは異なり，**尺側・橈側・肘正中皮静脈**（cubitalとは，elbow肘を意味する．肘窩にある静脈は，静脈注射に使われることが多い）などの皮静脈は，動脈と伴行していない．動脈と伴行している手・前腕・上腕遠位部の深静脈（伴行静脈）は，ここでは示されない．でも，動脈の走行を見るとわかるであろう．点線で示したルートは，前腕の後面を走る皮静脈を示している．肘の部分で，点線で囲まれた領域内は，採血や静脈内投与の場所として用いられる．

上肢の動脈系と静脈系

CN：(1) 左の図で動脈 A ～ F^2 を血液の流れに沿って着色しなさい．(2) 脈拍触知部位を灰色に塗りなさい．(3) 右の図で，指先の方向から静脈 G^1 ～ O までを塗りなさい．

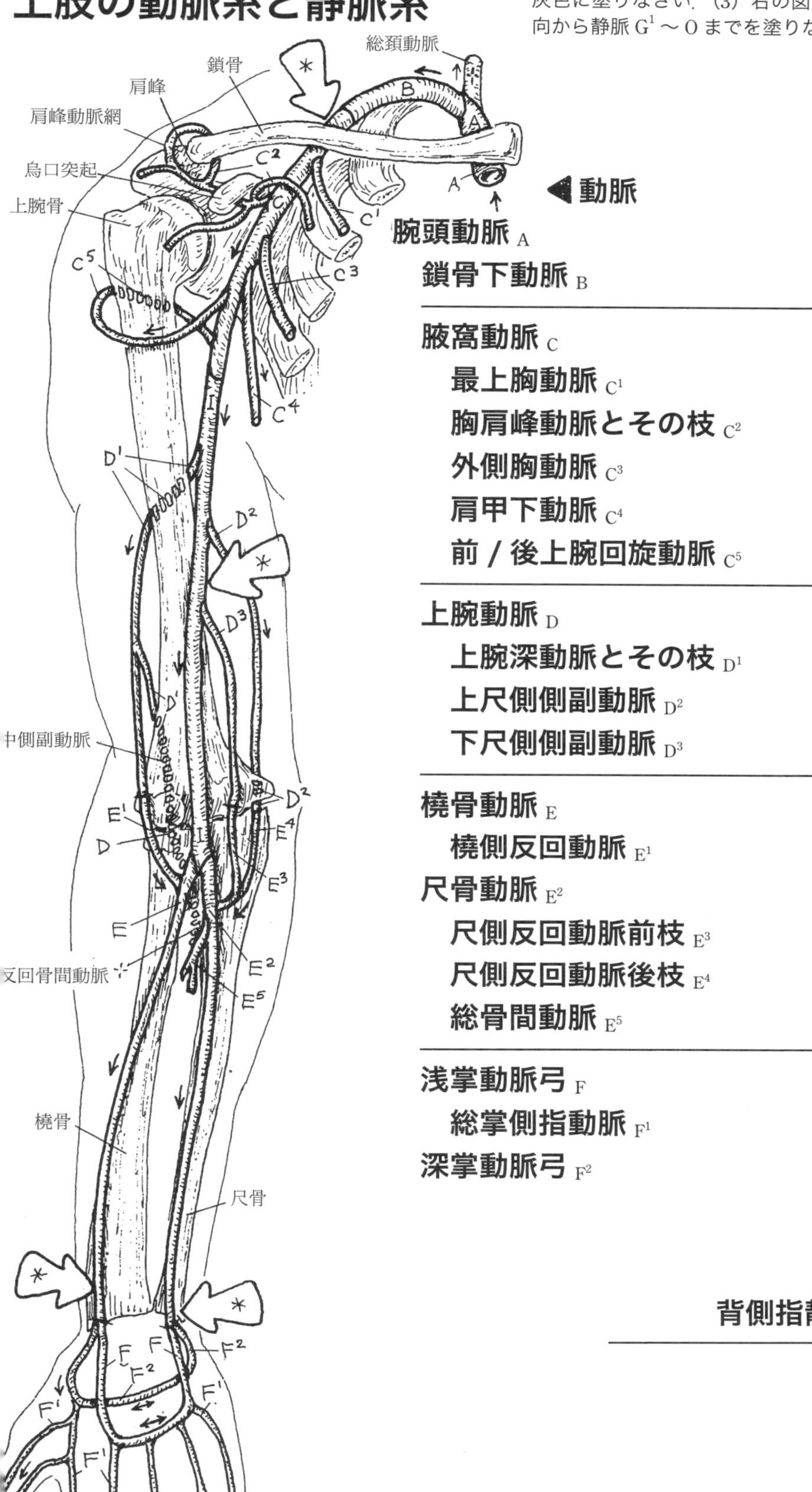

◀ **動脈**

腕頭動脈 $_A$

鎖骨下動脈 $_B$

腋窩動脈 $_C$

最上胸動脈 $_{C^1}$

胸肩峰動脈とその枝 $_{C^2}$

外側胸動脈 $_{C^3}$

肩甲下動脈 $_{C^4}$

前 / 後上腕回旋動脈 $_{C^5}$

上腕動脈 $_D$

上腕深動脈とその枝 $_{D^1}$

上尺側側副動脈 $_{D^2}$

下尺側側副動脈 $_{D^3}$

橈骨動脈 $_E$

橈側反回動脈 $_{E^1}$

尺骨動脈 $_{E^2}$

尺側反回動脈前枝 $_{E^3}$

尺側反回動脈後枝 $_{E^4}$

総骨間動脈 $_{E^5}$

浅掌動脈弓 $_F$

総掌側指動脈 $_{F^1}$

深掌動脈弓 $_{F^2}$

脈拍触知部位 $_*$

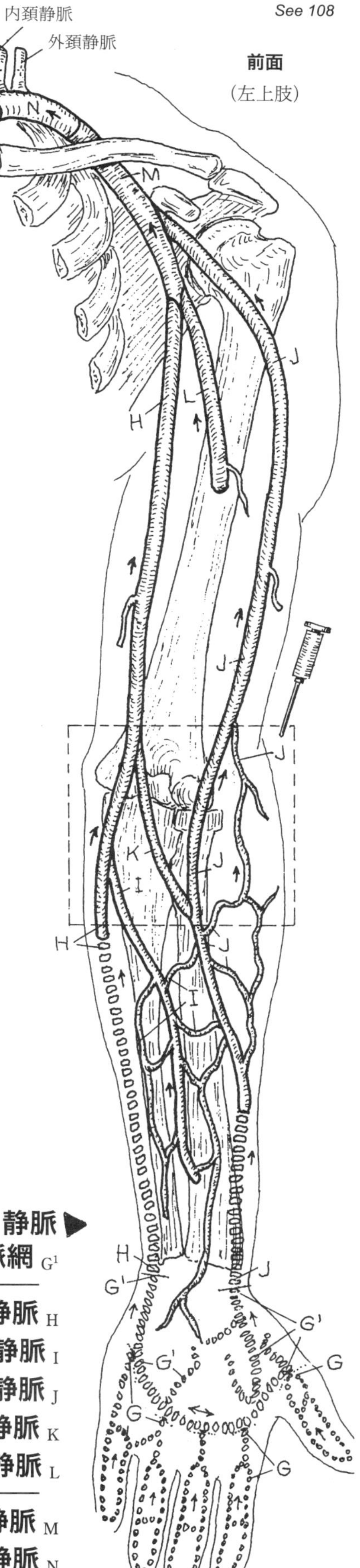

静脈 ▶

背側指静脈と手背静脈網 $_{G^1}$

尺側皮静脈 $_H$

前腕正中皮静脈 $_I$

橈側皮静脈 $_J$

肘正中皮静脈 $_K$

上腕静脈 $_L$

腋窩静脈 $_M$

鎖骨下静脈 $_N$

腕頭静脈 $_O$

下肢に分布する主要な動脈は，骨盤の側壁から始まる．ここにある**総腸骨動脈**は，腹大動脈から分岐した動脈（右図を参照）であり，骨盤壁と骨盤内臓に枝を送る内腸骨動脈が分かれる．**内腸骨動脈**の枝は，**上殿動脈・下殿動脈**を分岐する．これらの動脈は，梨状筋で上下に分割された大坐骨孔を通って骨盤から出ると中殿筋や小殿筋に分布する．閉鎖動脈と伴行する閉鎖神経は，閉鎖孔を通過する．**閉鎖動脈**は，股関節に分布する．下殿動脈が股関節周囲で動脈網を形成することに注意しなさい．

外腸骨動脈は，鼠径靭帯の直前で**下腹壁動脈**を分岐する．この動脈は，前腹壁の深層を上行し，腹膜筋鞘に入り，そこで上腹壁動脈（111 ページ）と吻合する．このルートは，腹大動脈の閉塞時に下肢に血液を供給する主要な側副路である．鼠径靭帯を過ぎると，外腸骨動脈は**大腿動脈**となり，大腿静脈・大腿神経と併走する．

大腿動脈は，まず**大腿深動脈**を分岐する．その後，縫工筋の深部に入り，内側の筋群による構造（内転筋管）を貫いて膝と下腿の後面に移る．大腿深動脈は，大腿後面にある相当数の筋群に分布する．このため，この動脈は太く，下行する**貫通枝**も広範囲に広がっている．ここで，**内側**と**外側大腿回旋動脈**がどのようにして大腿骨頭と頚，そして股関節で動脈網をつくっているのかを確認しなさい. 股関節領域への血液供給は, 数種類の方法で行われる.

膝窩の上部で大腿動脈は，**膝窩動脈**となる．この動脈は，比較的短く，すぐに**前脛骨動脈**と**後脛骨動脈**に分かれる．**膝関節動脈網**は，膝関節で**腓骨回旋枝**と**前脛骨反回動脈**の吻合によって様々なパターンがつくられる．これによって膝窩動脈の障害時に，膝の構造に血液供給が滞ることがないようになっている．**前脛骨動脈**は骨間膜に沿って下行する．腓骨動脈も同様に下行し，両者は下腿の外側と後面の構造に血液を供給する．**後脛骨動脈**と**腓骨動脈**は，腓骨筋とヒラメ筋の深部を走る．前脛骨動脈は，膝の直下で下腿後面に認められ，下腿骨間膜の前面を下行する．後脛骨動脈の閉塞が起こると，腓骨動脈による吻合によって代償される．

足背の主要な動脈は，**足背動脈**であり，距骨の上で脈拍を触知できる．足底の動脈は，後脛骨動脈である．

下肢の動脈

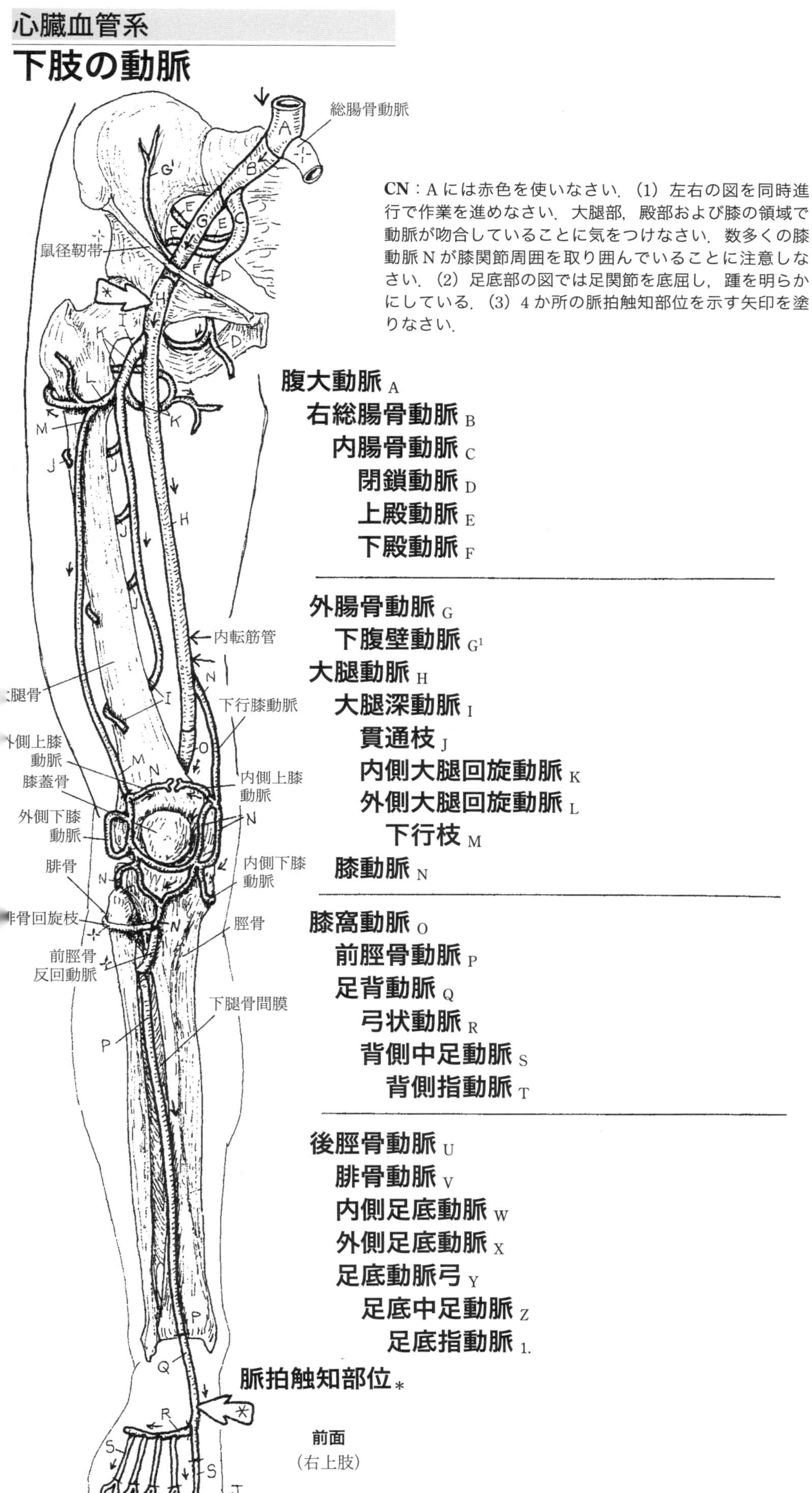

CN：Aには赤色を使いなさい．(1) 左右の図を同時進行で作業を進めなさい．大腿部，殿部および膝の領域で動脈が吻合していることに気をつけなさい．数多くの膝動脈Nが膝関節周囲を取り囲んでいることに注意しなさい．(2) 足底部の図では足関節を底屈し，踵を明らかにしている．(3) 4か所の脈拍触知部位を示す矢印を塗りなさい．

腹大動脈 A
右総腸骨動脈 B
内腸骨動脈 C
閉鎖動脈 D
上殿動脈 E
下殿動脈 F

外腸骨動脈 G
下腹壁動脈 G¹
大腿動脈 H
大腿深動脈 I
貫通枝 J
内側大腿回旋動脈 K
外側大腿回旋動脈 L
下行枝 M
膝動脈 N

膝窩動脈 O
前脛骨動脈 P
足背動脈 Q
弓状動脈 R
背側中足動脈 S
背側指動脈 T

後脛骨動脈 U
腓骨動脈 V
内側足底動脈 W
外側足底動脈 X
足底動脈弓 Y
足底中足動脈 Z
足底指動脈 1.

脈拍触知部位 *

前面
(右上肢)

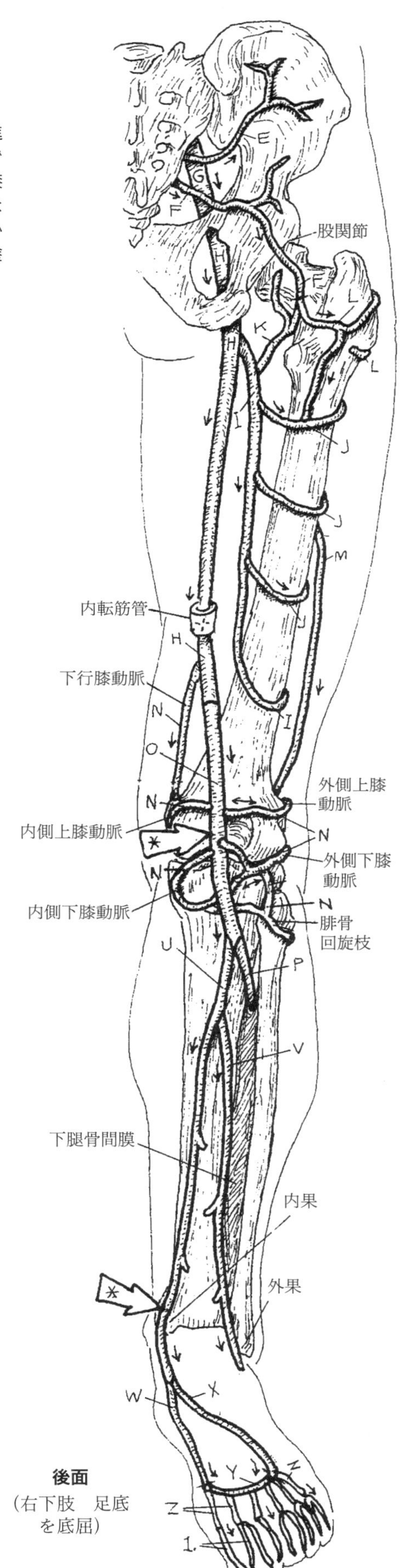

後面
(右下肢　足底
を底屈)

動脈は，左心室の上面から**上行大動脈**として始まる．そして，大動脈弓となる．この動脈は，その壁のほとんどが弾性線維で構成されているので，古くから「大動脈」に分類されている．上行大動脈は，その最初の部分に小さい開口部があり，ここから左右の**冠状動脈**が分岐する．この開口部は，3 枚の大動脈弁の弁膜のうち，2 枚の弁膜が壁に付着するところにある．収縮期になると，血液は高い血圧で左心室から送り出される．そして，大動脈の弁膜は，大動脈壁に押し付けられる．弛緩期では，上行大動脈の血液は，反対に流れ（逆流する），動脈弁の弁膜は広がり，左右の冠状動脈に血液が流れ込む．こうして心臓は，新鮮な血液の供給を受ける．大動脈弓は，第四胸椎の高さにある．

大動脈弓の右側から左側に向かって，**腕頭動脈・左総頚動脈・左鎖骨下動脈**が分岐する．下行大動脈は，第 3 肋骨（第五胸椎）の高さから始まり，後胸壁で正中線の左側に沿って下行する．小さな**枝**や**食道動脈**が胸大動脈の前面から分岐する．**肋頚動脈**の枝である最上肋間動脈（107 ページ）は，第一と第二肋間に枝を送る．胸大動脈は，9 対の肋間動脈を分岐する．12 本の肋骨とその間に 11 個の肋間がある．最初と 2 番目の肋間動脈は，どこから分岐するのだろうか？

左**内胸動脈**（F）が鎖骨下動脈の下面から分岐するのを確認しなさい．この動脈は，前胸壁で肋軟骨の深層を走る．ここから前肋間枝（示されていない）が分岐し，肋間隙で肋間動脈と吻合する．内胸動脈は，第 6 肋間で前肋間枝を分岐した後で**筋横隔動脈**（横隔膜に至る）と**上腹壁動脈**を分岐する．上腹壁動脈は，前腹壁を腹直筋鞘（49 ページの左上の深層図を参照）の深部を下行する．そして，その末端で外腸骨動脈から分岐して上行した下腹壁動脈（110 ページ）の末端と吻合する．この吻合は，重要な吻合の 1 つであり，これによって，腹大動脈の閉塞が起こっても下肢への血液が確保される．

腹大動脈の枝には，臓側枝と壁側枝がある．壁側枝は，細くて分節的（**腰動脈**）に分岐し，腹壁に分布する．これらの壁側枝には，脊髄へ血液を供給する役割が大きい．臓側枝は，1 対のもの（**左胃 / 右胃動脈・腎動脈・精巣 / 卵巣動脈**など）と不対のもの（**腹腔動脈・上および下腸間膜動脈**など）がある．腹大動脈の壁側枝と臓側枝が示されているので，注意して着色しなさい．これらは，それぞれが関連している系統でさらに詳しく解説する．

大動脈とその枝

CN：A，A^1 と A^2 には赤色を使いなさい．(1) 大動脈弓とそこから分岐する枝，A～E を着色しなさい．第一～第十一の肋間隙を走行する動脈を着色しなさい．(2) 気管と食道に分布する気管支動脈と食道動脈を着色しなさい．(3) 上腹壁動脈を着色しなさい．(4) 腹大動脈の枝を着色しなさい．参考のために下大静脈（点をつけてある）も示した．

大動脈弓 A
冠状動脈 B
腕頭動脈 C
左総頚動脈 D
左鎖骨下動脈 E
内胸動脈 F
筋横隔動脈 F^1
上腹壁動脈 F^2
肋頚動脈 G
最上肋間動脈 H

胸大動脈 A^1
気管支動脈 I
食道動脈 J
肋間動脈（9 対） K

腹大動脈 A^2
腹腔動脈 L
左胃動脈 M
脾動脈 N
総肝動脈 O
上腸間膜動脈 P
腎動脈 Q
精巣 / 卵巣動脈 R
腰動脈 S
下腸間膜動脈 T
総腸骨動脈 U

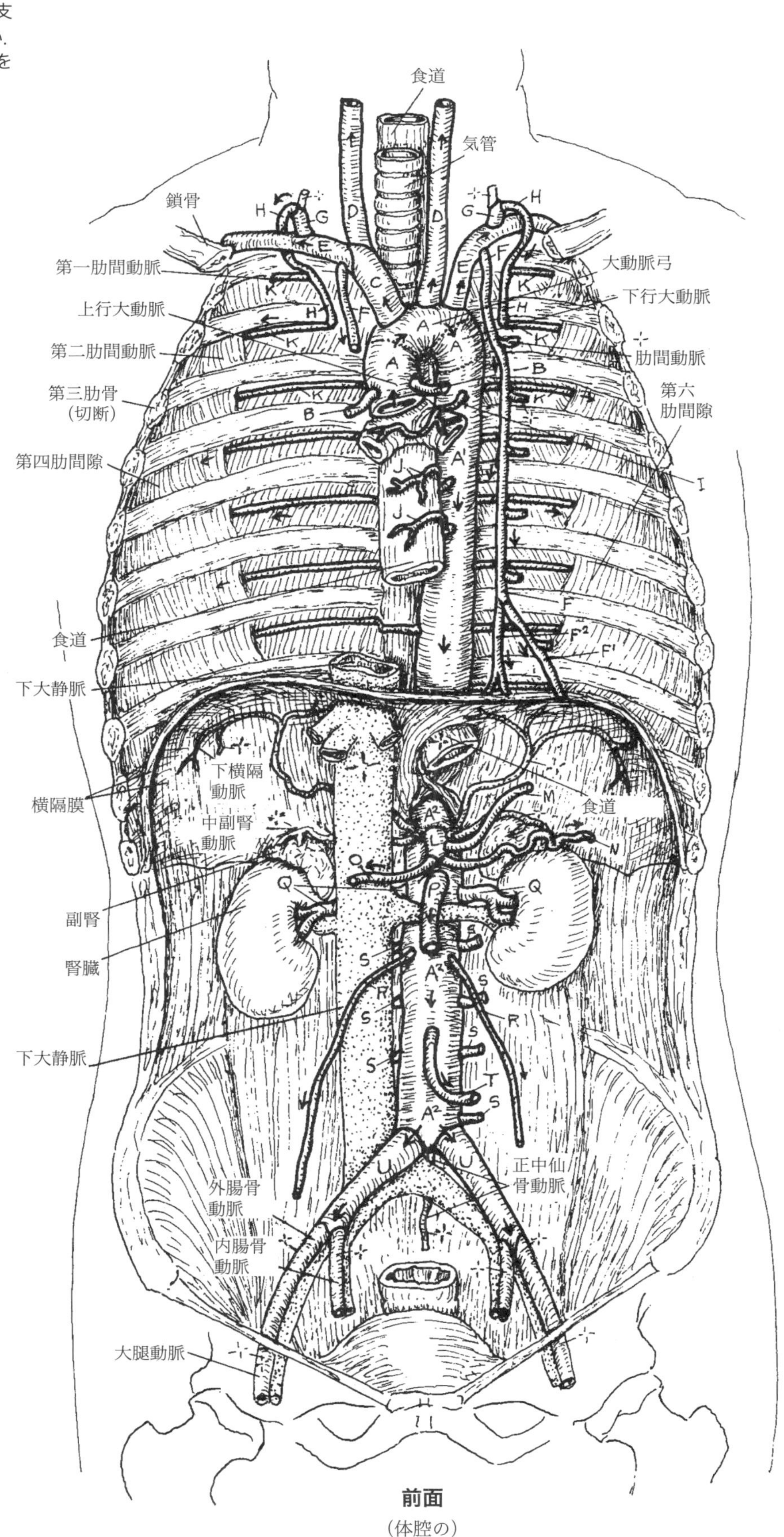

前面
（体腔の）

腹腔動脈は，腹大動脈から分岐する最初の不対性の臓側枝であり，横隔膜の大動脈裂孔の中にあるこの**大動脈**から分岐する．この動脈は，非常に短く，すぐに肝臓・脾臓・胃・十二指腸および膵臓に至る動脈を分岐する．胃では，動脈の吻合が多彩なパターンをつくっていることに注意しなさい．つまり，**左胃動脈**と**右胃動脈**は胃の小弯側に分布する．左胃動脈の枝は，食道下部にも分布する．*-epiploic* は，「網」を意味する．これには，胃と肝臓の間の空間にある腹膜（小網），胃と横行結腸との間にある腹膜（大網，138 ページ）がある．**胃大網動脈**は，胃の大弯側に分布し，大網内を走行する．

上腸間膜動脈は小腸の大部分・膵頭部・盲腸および上行結腸と横行結腸の一部に分布する．この動脈は後腹壁の壁側腹膜に続く腸間膜の中を走る．腹腔動脈と上腸間膜動脈は十二指腸の曲部で吻合する．上および下腸間膜動脈の間でも周辺部の動脈が吻合し，大腸に沿って走るこれらの血管で栄養供給を受ける．空腸と回腸（O, P）の動脈も腸間膜の中を走る．

下腸間膜動脈は横行結腸から直腸，そして肛門管に分布する．この動脈の枝は腹膜の背側部（腹膜後隙）を走る．しかし，S 状結腸では，左側の S 状結腸間膜の中を走る．**上直腸動脈**の枝（下腸間膜動脈の枝）と中直腸動脈および下直腸動脈の間，および内陰部動脈との間で吻合があることにも注意しなさい．

消化管と消化腺の動脈系

CN：Aを赤い色で塗りなさい．前ページの「腹大動脈」の記号とは異なっているが，そこで使用した色と同色でB，J，K，LおよびQを着色しなさい．(1) ページ右上の概略図から始めなさい．(2) 拡大図を着色しなさい．

下行大動脈 A
腹腔動脈 B
総肝動脈：固有肝動脈 C **/ 右肝動脈** C^{1} **/ 左肝動脈** C^{2}
右胃動脈 D
胃十二指腸動脈 E
右胃大網動脈 F
左胃大網動脈 G
(上)膵十二指腸動脈 H
胆嚢動脈 I
左胃動脈 J
脾動脈 K

上腸間膜動脈 L
(下)膵十二指腸動脈 H^{1}
中結腸動脈 M
右結腸動脈 N
回結腸動脈 O
小腸への枝 P

下腸間膜動脈 Q
左結腸動脈 R
S状結腸動脈 S
上直腸動脈 T

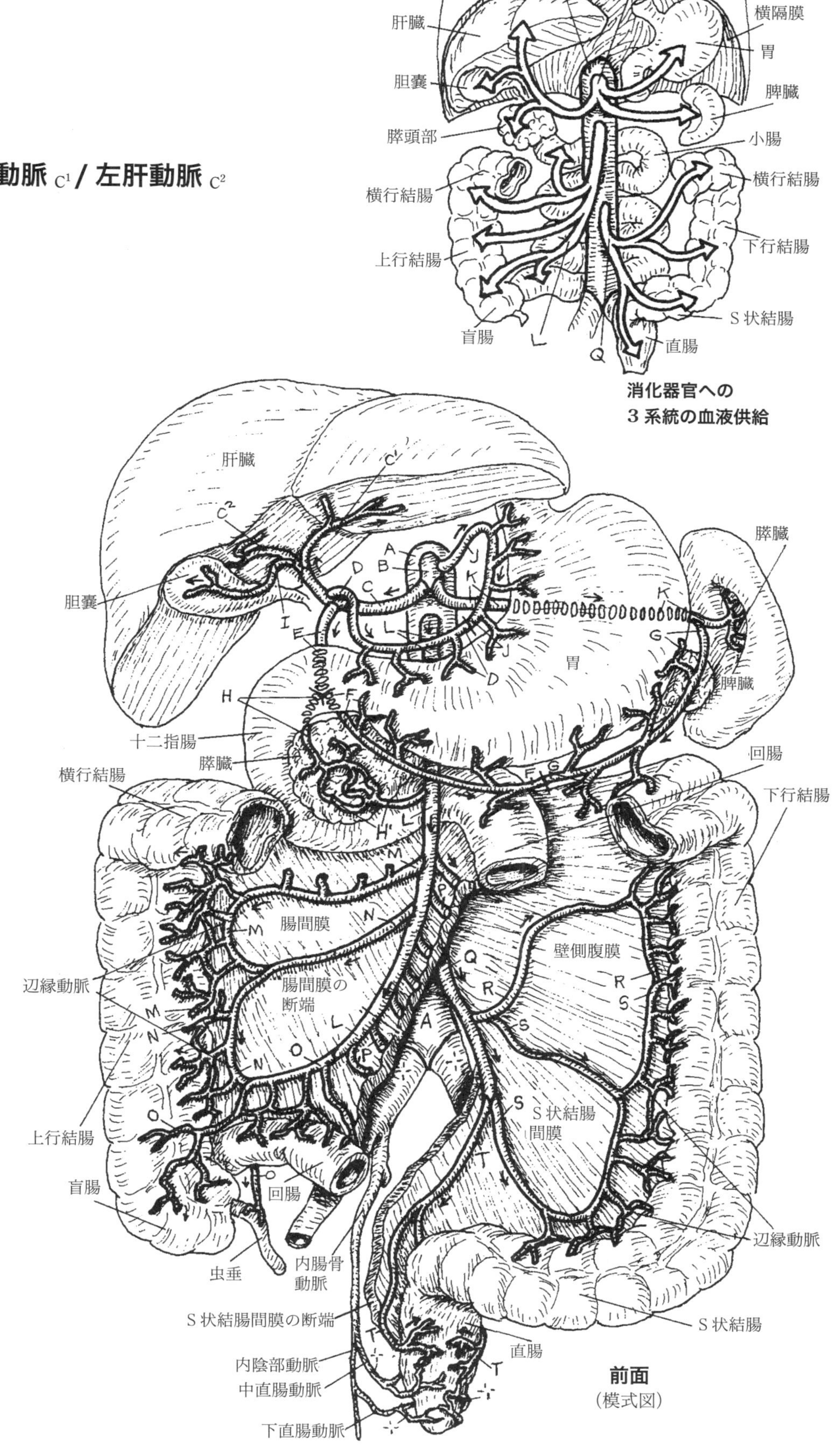

内腸骨動脈は，**骨盤**と**会陰**へ血液を供給する．この動脈の枝は，後分画（壁側）と前分画（臓側）に分割される．前分画からの分岐は，変異が大きいことがその特徴である．**後分画**の枝としては，**上殿動脈**がある．この動脈は梨状筋で分割された大坐骨孔の上を通過する．**下殿動脈**と**内陰部動脈**は，前分画から分岐する枝であり，梨状筋で分割された大坐骨孔の下を通過して骨盤の外に出る．下殿動脈は，殿部下部に分布し，股関節の動脈吻合に加わる．下殿動脈と内陰部動脈が分岐するまでの**前分画**からは，男女とも４本の枝が分岐する．(1) **上膀胱動脈**，この動脈は，**臍動脈**の近位部にあたる．臍帯が切断されると，臍動脈の遠位部は退化し，内側臍ヒダとなる．残った臍動脈が上膀胱動脈となり，膀胱上部と精管に分布する．(2) ２番目の枝は，**閉鎖動脈**であり，大腿の内側面に分布する．(3) ３番目の枝は，**子宮動脈**であり，男性では，**下膀胱動脈**に相当する．**腟動脈**は，子宮動脈から分岐する動脈である．前立腺や精嚢に分布する動脈は，下膀胱動脈の枝である．(4) ４番目の枝は，**中直腸動脈**であり，直腸と肛門の周囲（112 ページ）で直腸動脈網を形成する．

左右の**内陰部動脈**は，外陰部に血液を供給する．内陰部動脈と静脈（陰部神経）は，骨盤を小坐骨孔から出て，坐骨直腸窩の側面にある**陰部神経管**を通って恥骨下枝の内側面に沿って下行する．内陰部動脈は，会陰部の深層に入る．ここで**尿道球への枝**，**陰茎深動脈**，および陰茎背動脈を尿道球の後面，陰茎海綿体の後面，および陰茎の背側面からそれぞれ分岐する．男性では，これらの動脈は，尿道海綿体，より大きな陰茎海綿体，陰茎亀頭（陰茎背動脈）の勃起組織に含まれる血液の貯留空間に血液を供給する．陰茎海綿体の先端は，陰茎亀頭部である．陰茎深動脈と陰茎背動脈は，副交感神経の刺激で弛緩し，勃起組織への血液の流入を増加させ，陰茎を大きくし，勃起させ，硬くする．陰茎亀頭部の勃起組織は，陰茎海綿体よりも柔らかい．そのため，柔軟に腟へ挿入できる．

女性の内陰部動脈の分岐パターンは，前庭球と陰核海綿体に分布する枝があるが，男性と類似している．陰核背動脈は，陰核亀頭に分布する．

骨盤と会陰の動脈系

CN：右側の2枚のイラストにある下行大動脈には着色しないこと.（1）男女の骨盤内側面を描いた図を同時に着色していきなさい.（2）左右半分ずつで男女の会陰部を示した図（下から見た図）を着色しなさい.（3）「会陰」でリストアップされた構造は，3枚の図のどれかに描かれている.

骨盤

内腸骨動脈 A
- **後分画** A¹
  - **腸腰動脈** B
  - **上殿動脈** C
    - **外側仙骨動脈** D
- **前分画** A²
  - **臍動脈（胎児期）** E-‡-
    - **上膀胱動脈 / 精管動脈** F
  - **閉鎖動脈** G
  - **卵管動脈** H
    - **腟動脈** I
  - **下膀胱動脈** J
  - **中直腸動脈** K
  - **下殿動脈** L

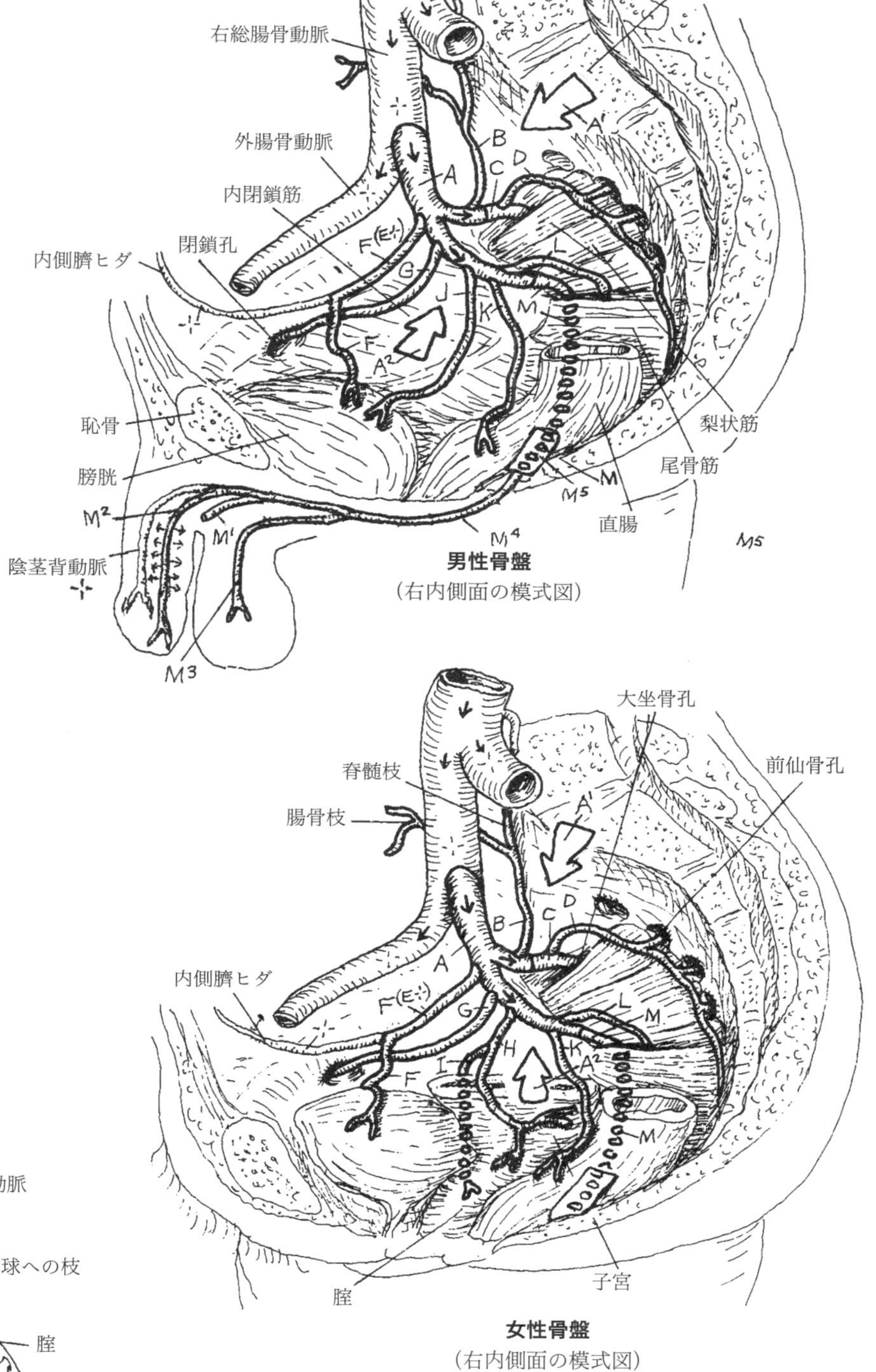

男性骨盤
（右内側面の模式図）

女性骨盤
（右内側面の模式図）

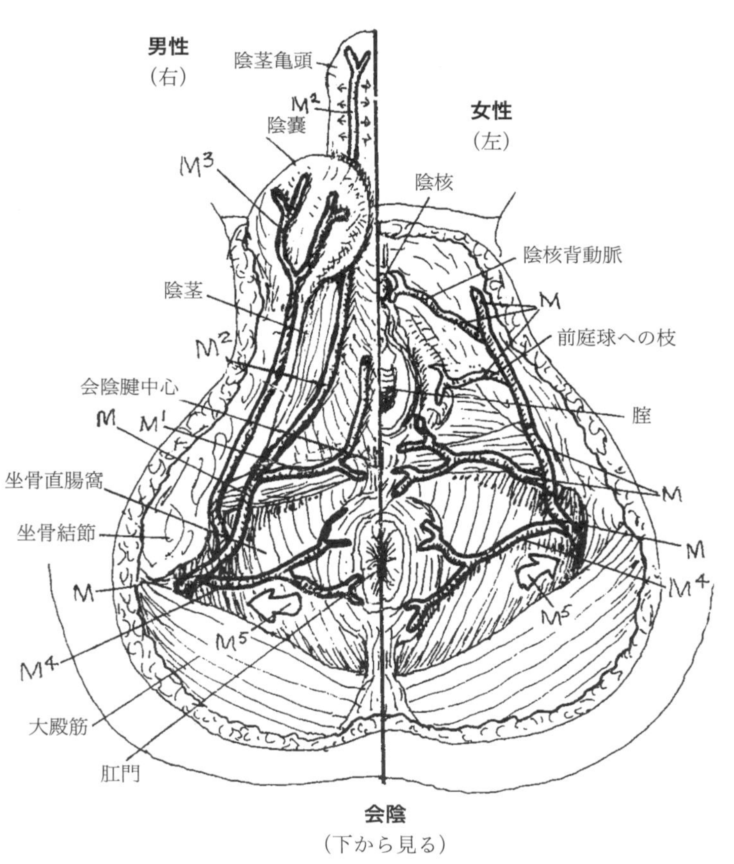

会陰
（下から見る）

会陰

内陰部動脈 M
- **尿道球動脈** M¹
- **陰茎背動脈** M²
- **後陰嚢枝** M³
- **下直腸動脈** M⁴

陰部神経管 M⁵

主要な動脈系のまとめ

CN：四肢の動脈系だけは両側で図示した．手は手掌部を前面に向けた位置である．(1) これまでの動脈系のページのイラストを参考にし，Aから順に始めなさい．動脈に着色する際，その動脈名を書き入れなさい．(後で変更することもあるかもしれないので) 鉛筆で記入しなさい．書き換えた場合には，下線部の始めにあるアルファベットに丸印を付けておきなさい．(付録Aに解答がある)

A

上肢の動脈系
B
C
D
E
F
G
H
I
J

頭頸部の動脈系
K
L
M

胸部の動脈系
A
A¹
N
O
P
Q
R
S

腹部と骨盤の動脈系
A²
T
U
V
W
X
Y
Z
1
2

下肢の動脈系
3
4
5
6
7
8
9
10
11
12
13
14

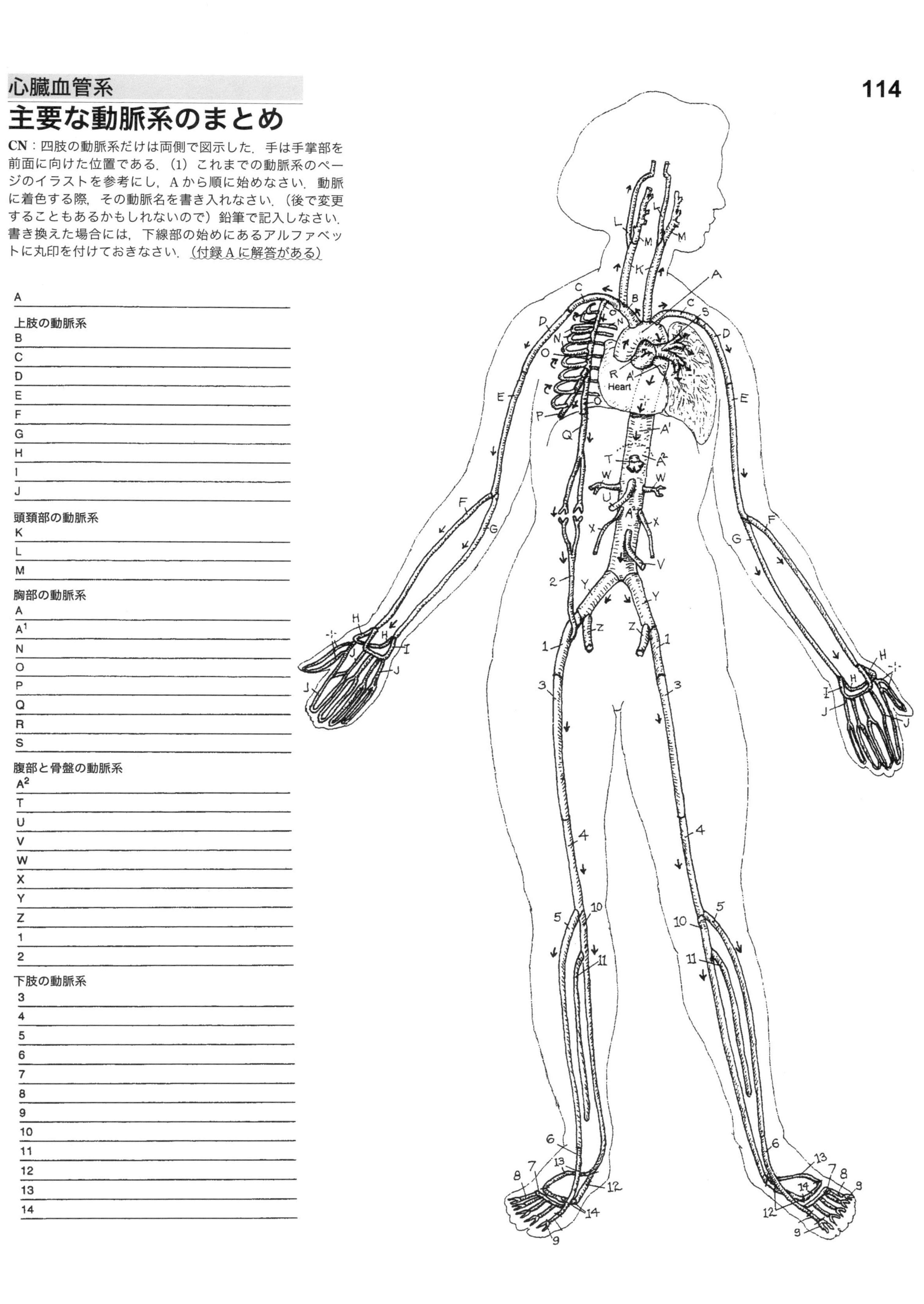

脳は，骨性の「天井」（頭蓋冠：calvaria）をもった骨性の空所（頭蓋腔：cranium）の中にある．頭蓋骨の天井が数種類の骨でつくられているので，用語としては単数形（-ium）ではなく複数形（-ia）でなければならない．骨で囲まれた空間の表面には，骨膜がある．これは，脳硬膜の外層に相当し，骨膜になっている．内層は，硬膜の袋となり，脳と脊髄を包み込んでいる．また，外層から分離し，線維性の隔壁を構成し，大脳と小脳を分割するとともに支えている（81 ページ）．

硬膜の外層と内層の間には，内皮細胞で裏打ちされた空間があり，ここを硬膜静脈洞という．硬膜静脈洞は，脳の静脈血を内頚静脈，顔面静脈そして翼突筋静脈叢に運ぶ．硬膜静脈洞は，平らな頭蓋骨の緻密質の間にある板間静脈，また，硬膜の静脈や導出静脈などからも血液を集め，頭蓋骨の穴から出て頭蓋骨の外にある静脈や静脈叢につながる．

深部の大脳動脈は，視床・大脳核および間脳からの静脈血を集め，脳梁膨大部の下方にある 2 本の内大脳静脈に合流する．そして，小脳（75 ページ参照）の上方で 1 本の**大大脳静脈**となる．ここで，大大脳静脈は，**直静脈洞**の前端に注ぐ．硬膜静脈洞（**後頭静脈洞・直静脈洞・横静脈洞・上および下矢状静脈洞**）は，後頭骨の近くで合流する．ここで，テントような形状をした小脳テントが大脳鎌の正中部と一緒になる（81 ページ）．集められた静脈血は，左右の**横静脈洞**に流れ，**S 状静脈洞**を経て内頚静脈に注ぐ．

前および中頭蓋窩からの静脈血と顔面静脈は，眼静脈を経て**海綿静脈洞**に流入する．海綿静脈洞の側壁には，動眼神経（Ⅲ）・滑車神経（Ⅳ）・眼神経（V^1）および上顎神経（V^2）がある．外転神経（Ⅵ）と内頚動脈は，海綿静脈洞を通り抜ける．海綿静脈洞の静脈血は，**上および下錐体静脈洞**に注ぎ，その後，**内頚静脈**に入る．

臨床的な症状の中で，鼻の周囲や頬の皮膚が赤みを帯びて盛り上がり先端に膿（膿胞）ができることがある．この吹き出物を指や爪で引っかくと危険であり，感染した破片が眼静脈で運ばれる．眼静脈に入った物質は，海綿静脈洞に入り，そこで閉塞を起こす．ひどくなると，海綿静脈洞血栓症，ラクーンアイズと呼ばれる重篤な状態に陥ることもある．消毒法を十分に考慮すること．

See 23, 81

頭頸部の静脈系

CN：静脈の順序に注意しなさい．つまり，段落から下がっている静脈はその上の静脈に注ぎ込む静脈である．これによって静脈血の流れがわかる．静脈を示すプレートはすべてこの方法を採用した．明るい色で静脈洞A～Kを塗りなさい．側面図では，静脈洞を破線で示す．(1) ページ上の硬膜静脈洞から作業を開始しなさい．大脳鎌と小脳テントを灰色にする時，その中を走る静脈洞，A, B, DおよびEの部分は薄く塗りなさい．上矢状静脈洞Aに注ぐ上大脳静脈には着色しない．後頭静脈洞Kは側面図でのみ示す．(2) ページ左下のイラストで頭頸部の静脈系を着色しなさい．

硬膜静脈洞

上矢状静脈洞 A
　下矢状静脈洞 B
　大大脳静脈 C
直静脈洞 D
横静脈洞 E
S状静脈洞 F
　上眼静脈 G
海綿静脈洞 H
上錐体静脈洞 I
下錐体静脈洞 J
後頭静脈洞 K

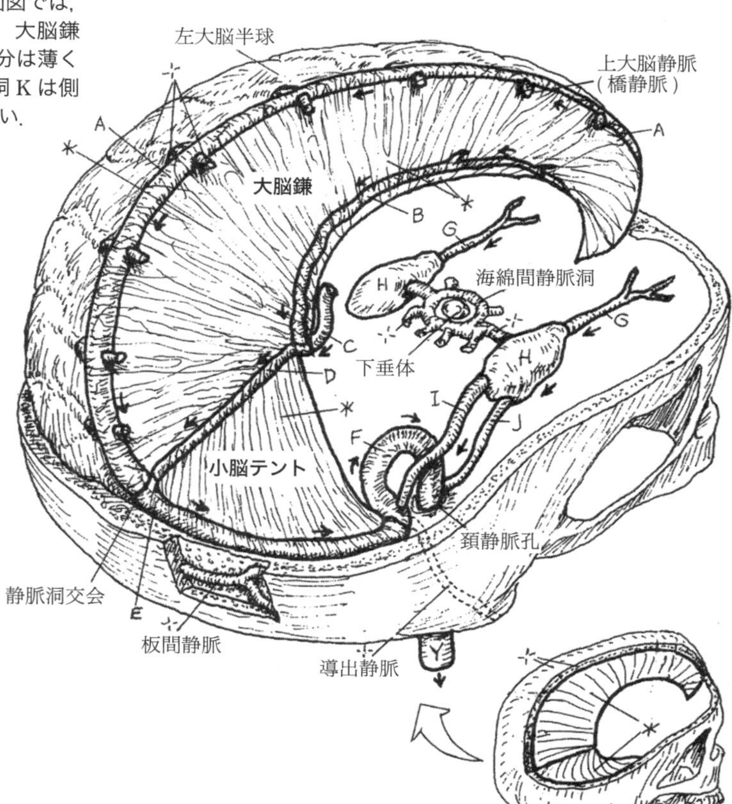

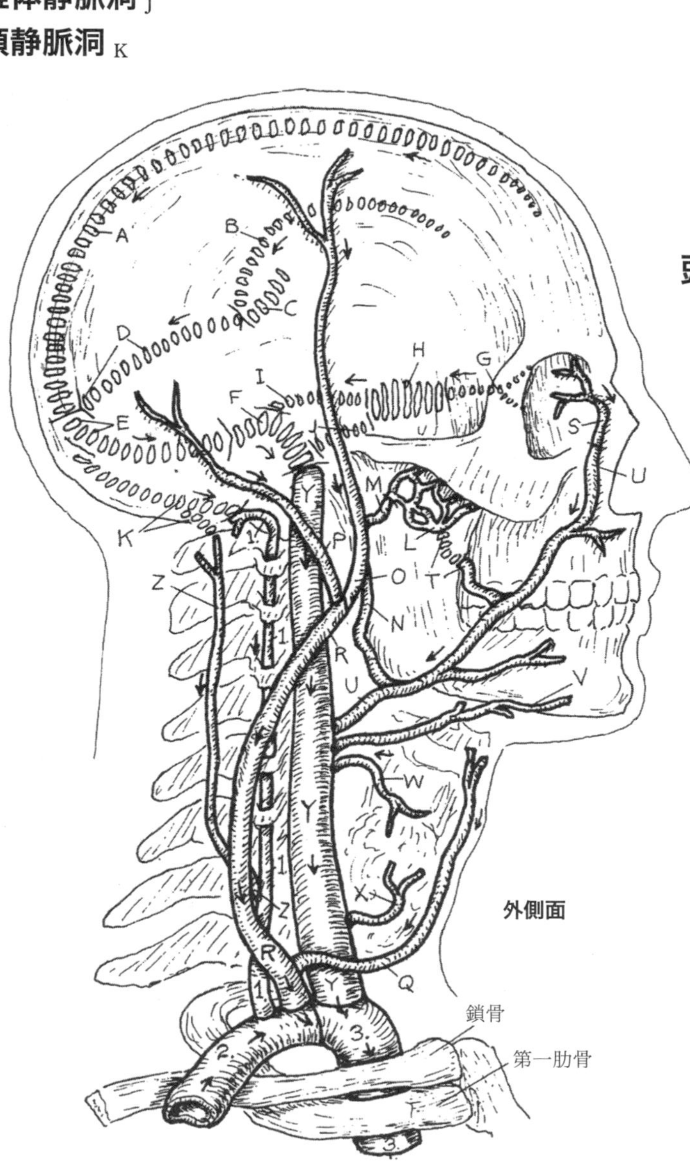

頭頸部の静脈

　翼突筋静脈叢 L
顎静脈 M
下顎後静脈 N
浅側頭静脈 O
後耳介静脈 P
前頸静脈 Q
外頸静脈 R
　眼角静脈 S
　顔面深静脈 T
顔面静脈 U
舌静脈 V
上甲状腺静脈 W
中甲状腺静脈 X
内頸静脈 Y
深頸静脈 Z
椎骨静脈 1.
右鎖骨下静脈 2.
右腕頭静脈 3.

上大静脈には，頭頸部・上肢の静脈とともに右心房からも直接，注ぎ込む．さらに，**奇静脈系**を経由し，肋間と腰部の静脈が注ぐ．奇静脈系は脊柱管の静脈系（椎骨静脈叢）と連絡するので，**下大静脈**が閉塞した場合，この静脈系（奇静脈・副半奇静脈・半奇静脈）は，下肢や後壁からの血液が心臓に戻るバイパスとなる．

一般的に，動脈は静脈よりも高い血圧に耐える．その結果，静脈（低い血圧下で）は，動脈よりも本数が多く，血液の流れ方も変異に富み，壁の厚さも薄い．これらの特徴は，奇静脈系によくあてはまり，奇静脈系に相当する動脈系は存在しない．

左右の**第一肋間静脈**には，第一肋間隙からの静脈血が注ぎ，これを直接，左右の腕頭静脈に入れる．左右の第二・第三肋間静脈は，合流して**最上肋間静脈**となる．でも，驚くことに，左最上肋間静脈は，**左腕頭静脈**に合流するが，右最上肋間静脈は，奇静脈に合流する．左側では，第四から第七肋間静脈は，**副半奇静脈**に注ぐ．副半奇静脈は，その後，奇静脈につながる．左側では，それより下位の第八から第十二の肋間静脈は，**半奇静脈**につながる．この静脈は，脊柱をまたぎ奇静脈につながる．右側では，肋間静脈はそれぞれの肋間隙からの静脈血を集め，奇静脈に注ぐ．**奇静脈**は，下大静脈の右側から始まり，半奇静脈は，左側で**上行腰静脈**から始まる．奇静脈は，横隔膜の大動脈裂孔を通って胸腔に入り，第二肋骨の高さで上大静脈につながる．前肋間静脈(示されていない)は，内胸静脈（F）に注ぎ，内胸静脈はそれぞれの鎖骨下静脈に入る．このルートは，すでに学習した内胸動脈のルートとよく似ている（111・114 ページ）．下大静脈と奇静脈は，胃腸管・胆嚢および膵臓からの静脈血を集めるための主要なルートではない．118 ページを参照しなさい．肝臓からの肝静脈は，右心房の下，横隔膜の直下で下大静脈につながる．

右精巣静脈は，約 20°の角度で下大静脈の右側に合流する．そのため，血流の抵抗は，あったとしてもわずかである．左側では，**精巣静脈**は直角に（90°）**腎静脈**とつながる．血流は直交する腎静脈の抵抗を受け，左の精巣周囲の精巣静脈網に押し戻される傾向が生じる．このため，左の精巣の位置が右の精巣より下になる(必ずというわけではないが)．

上大静脈・下大静脈系と奇静脈系

CN：上大静脈と下大静脈 H，H^1 には青色を使いなさい．下大静脈の大部分を除去し，奇静脈 N を明らかにした．第一肋間静脈 D と内胸静脈 F には鮮やかな色を用いなさい．両者は腕頭静脈に注ぐ静脈である．右側では肋間静脈の大部分が奇静脈 N に，左側では副半奇静脈 L と半奇静脈 M に流入することに注意しなさい．

上大静脈系

上甲状腺静脈 A
中甲状腺静脈 B
内頸静脈 C
第一肋間静脈 D
下甲状腺静脈 E
内胸静脈 F
右腕頭静脈 G
左腕頭静脈 G^1
上大静脈 H

奇静脈系

肋間静脈 D^1
最上肋間静脈 I
腰静脈 J
上行腰静脈 K
副半奇静脈 L
半奇静脈 M
奇静脈 N

下大静脈系

総腸骨静脈 O
精巣静脈／卵巣静脈 P
腎静脈 Q
肝静脈 R
下大静脈 H^1

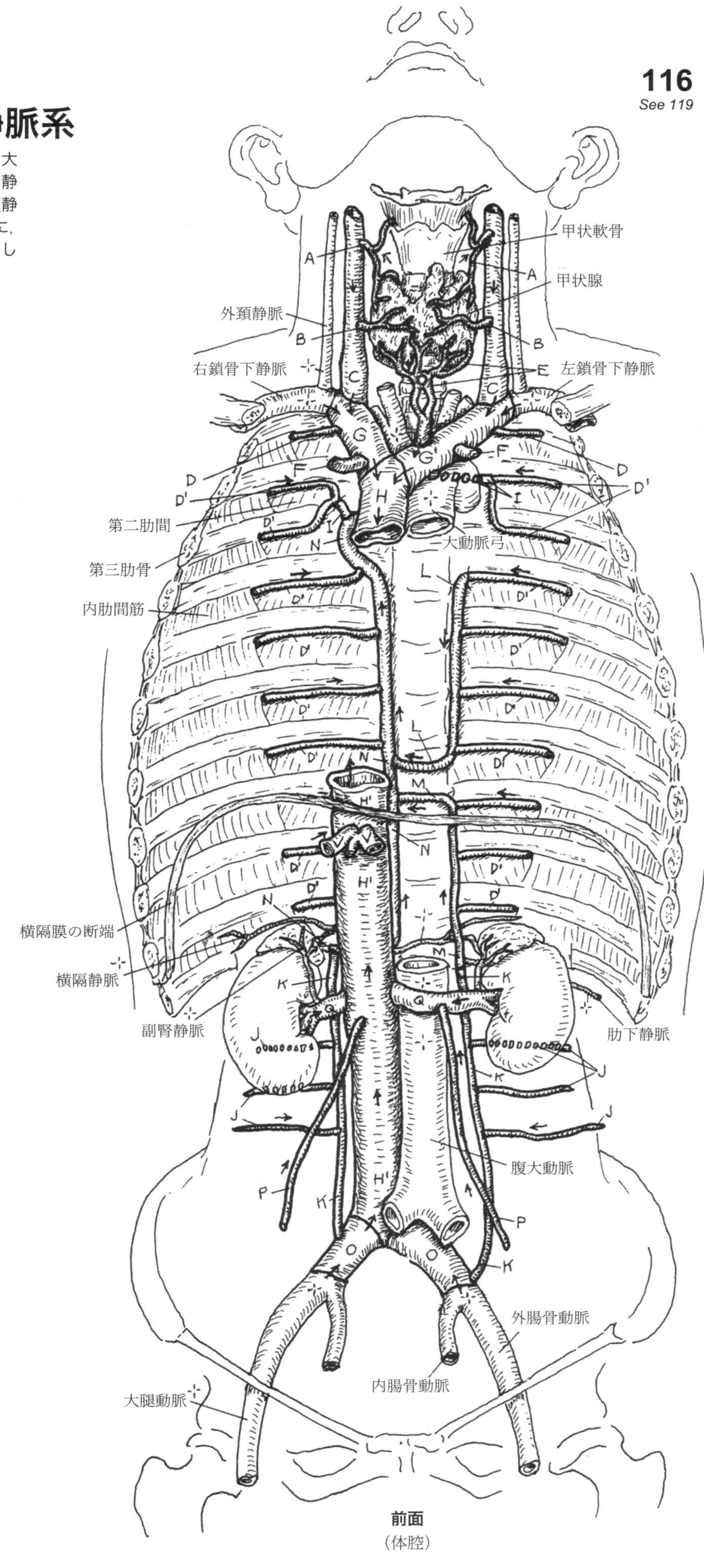

前面
（体腔）

深静脈は，深筋膜の中を同名の動脈とともに同じ目的地に走っている．支流が合流すると川幅が広くなっていくように，深静脈も合流して太くなっていく．ここに挙げる４本の静脈の中で最後のものが最も太い．つまり，ＡはＤに注ぎ，ＤはＧに注ぐ．ＧはＫに注ぎ，ＫはＰに注ぐ．Ｐは血液を心臓に運ぶ．

小伏在静脈に集められた**皮静脈**は，**膝窩静脈**に注ぐ．同様に，**大伏在静脈**は**大腿静脈**に注ぐ．

下肢の深静脈の血液は，上方に向かって流れる．重力との関係から，下肢を長時間水平にする（あるいは他の状態でも）と，深部の静脈の血流は遅くなり，静脈瘤ができたり，炎症が発生したり（静脈炎）する．静脈に血栓ができると（深部静脈血栓），炎症（血栓性静脈炎）も発生する．そして，血栓の一部が遊離して静脈血中を循環する（塞栓症）．遊離した栓子は，静脈のルートにのると，静脈のサイズが太くなるため，簡単に右心房に到達する．そして，肺に向かって押し出される．今度は，徐々に血管の径が細くなるため，閉塞を起こす（肺塞栓症）．

深部の静脈が動脈と伴行するが（伴行静脈），皮静脈は動脈を伴わない．皮静脈は皮神経と一緒に浅筋膜の中を走行し，多数の皮静脈が四肢に認められる．皮静脈は長いので，長い距離を血液は重力に逆らっていかなくてはならず，静脈弁（102 ページ）には大きな負荷がかかる．しかし，都合のよいことに，皮静脈と深部の静脈の間には，たくさんの交通枝（貫通静脈，示されていない）が存在し，表層部の静脈血は深部に流れ込む．そのため，静脈弁の機能不全を回避することができる．静脈弁が機能不全になると，血液がうっ血し，皮静脈が怒張する．ときには炎症も伴う．この状態が慢性化すると大伏在静脈や小伏在静脈とそこに注ぐ皮静脈は変形し，機能障害に陥る（静脈瘤）．

血液は，絶えず流動しなくてはならない．流れが止まると血が固まる．下肢の静脈血を下大静脈に移動するためには，足と下腿の筋を動かすようにし，静脈血が心臓に向かって移動できる圧力を補助することがよい．筋は能動的に静脈を圧迫し，血液が心臓に戻るようにする．どのような運動がよいのかを考えてみなさい．

下肢の静脈系

CN：P を青く，深部の静脈には明るい色を，皮静脈には濃い色を（輪郭線を濃くしてある）用いなさい．皮静脈が深静脈に流入する部位を挿入図で示した．(1) 深部の静脈から作業を始め，前面と後面を同時に進めなさい．(2) 皮静脈 Q^1 ～ V を着色しなさい．最後に，小さな模式図を着色しなさい．

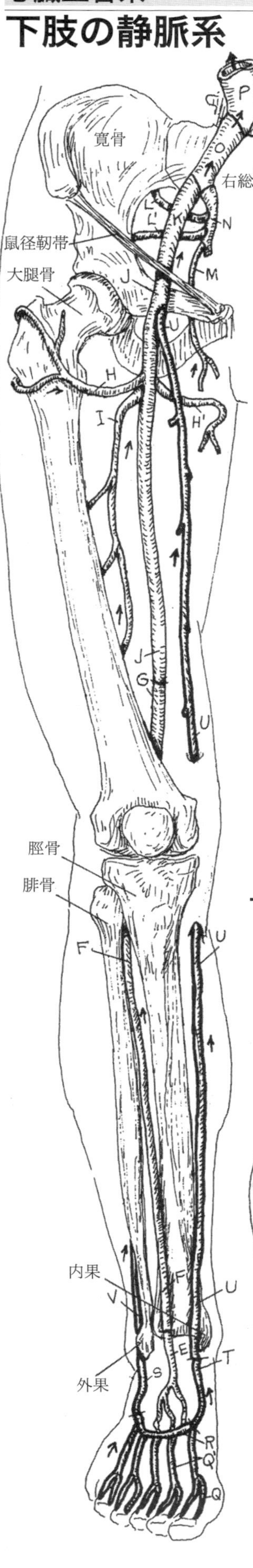

右総腸骨静脈

深部の静脈

底側指静脈$_{A}$／底側中足静脈$_{A^1}$
足底静脈弓$_{B}$
内側足底静脈$_{C}$
外側足底静脈$_{C^1}$
後脛骨静脈$_{D}$
足背静脈$_{E}$
前脛骨静脈$_{F}$
膝窩静脈$_{G}$
外側大腿回旋静脈$_{H}$
内側大腿回旋静脈$_{H^1}$
大腿深静脈$_{I}$
大腿静脈$_{J}$
外腸骨静脈$_{K}$
上殿$_{L}$／下殿静脈$_{L^1}$
閉鎖静脈$_{M}$
内腸骨静脈$_{N}$
右総腸骨静脈$_{O}$
下大静脈$_{P}$

皮静脈

指静脈$_{Q}$／中足静脈$_{Q^1}$
足背静脈網$_{R}$
外側辺縁静脈$_{S}$
内側辺縁静脈$_{T}$
大伏在静脈$_{U}$
小伏在静脈$_{V}$

大伏在静脈とそれに注ぎ込む静脈（大腿前面）

前面
（足背面）

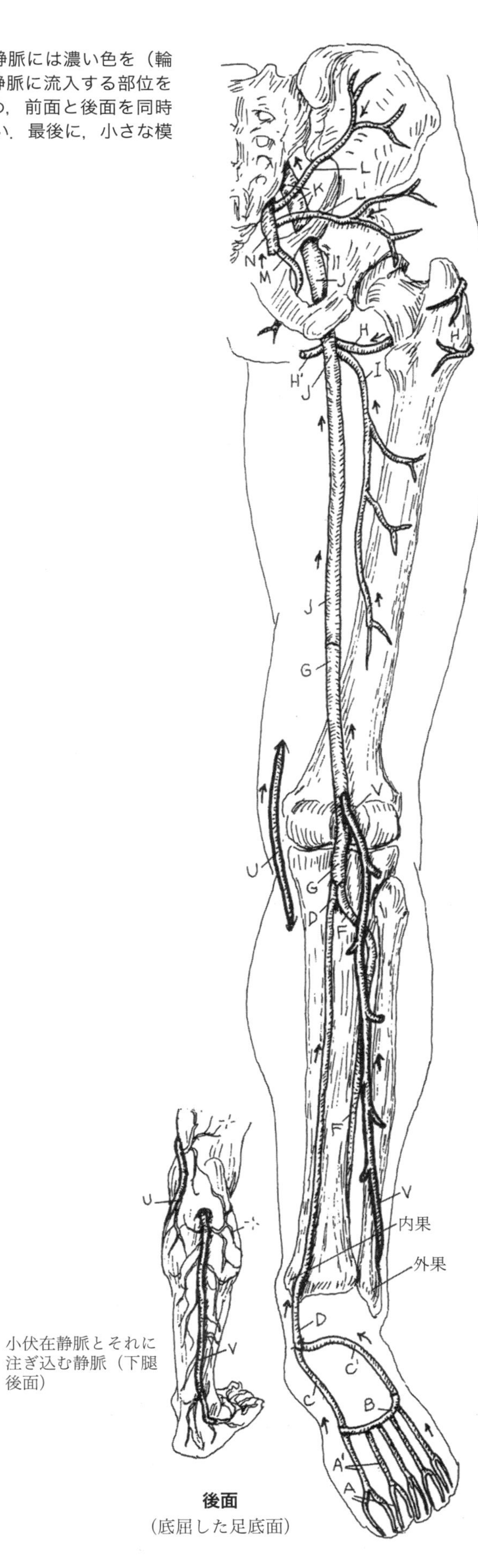

小伏在静脈とそれに注ぎ込む静脈（下腿後面）

後面
（底屈した足底面）

門脈系とは，心臓を介さずに，毛細血管網から別の毛細血管網に血液を輸送する静脈のシステムである．これは，原油を貨車に積み込み，製油所に運んで精製するという作業とよく似ている．ヒトでは，肝臓が製油所の役割をする．小腸などにある門脈系の毛細血管によって消化された栄養物を取り込み，これらを次の毛細血管網（肝臓の同様毛細血管）に運ぶのである．

肝門脈系は，胃腸管・胆嚢・膵臓および脾臓の毛細血管から始まる．肝門脈系の**支流**によってこれらの臓器からの血液が集められる．これらの血管は，分岐しているのではなく，合流するのである（川の支流が合流し，同じ方向に流れるように）．肝臓内で門脈の枝は，肝細胞周囲の毛細血管（洞様毛細血管）の中に血液を流入させる（動脈と同じように）（142 ページ）．肝細胞は，洞様毛細血管から消化された（分子状の）脂質・炭水化物・アミノ酸・ビタミン類および鉄分を取り除く．そして，これらの物質を貯蔵し，構造を変化させ，全身の組織に分配する（不必要な物質や毒物の代謝産物は腎臓に）．選ばれた分子状の物質を供給するため，まずこれらの物質が肝細胞から放出され，3 本の**肝静脈**に合流する小さな支流に入る．肝静脈は，横隔膜の直下で**下大静脈**に合流する．ここは，右心房のすぐ下である．

腹部の器官に分布する静脈は，これらに血液を供給する動脈と伴行する．このため，動脈と同じ名称で呼ばれる．

肝臓の疾患は，肝細胞の死から始まる．そしてそれに引き続き，死んだ細胞の破片の周囲を線維組織が囲み，それによって炎症反応が起こる．肝細胞の再生は，炎症の後，線維組織による損傷がなくなるまで起こらない．線維性の組織が増殖すると，これらが同様毛細血管に侵入し，肝臓内の各所で血流を妨げる．その結果，時間がたつと，**肝門脈**とその支流の静脈が肥大する．この事態は，下大静脈と下大静脈に注ぐ静脈と同様，肝門脈系の静脈にも静脈弁がないということに関連する．つまり，静脈血は抵抗の少ない血管に向かって逆流する．静脈血が右心房に戻らなければならないため，ルートを探し出すのである．

このようなルート（＊1・＊2）として，肝門脈系と下大静脈・上大静脈・奇静脈，そして椎骨静脈叢との間で**交通枝**が発達する．これを**側副路**と呼ぶ．適切な処置が行われないと，薄い壁の血管で作られている交通部（とくに食道と直腸）の静脈が怒張し，曲がりくねる（静脈瘤）．致死的な出血が起こらなければ，これが繰り返される．

See 101, 142, 143

肝門脈系

CN：I を青く，J を濃い色で着色しなさい．(1) A～J[1] の静脈と関連する矢印を着色しなさい．左と右の胃大網静脈（D，D[1]）と左胃静脈と右胃静脈（G，G[1]）がある．静脈の近くに血流の方向を示す濃い輪郭線の矢印がある．これらを血管と同じ色で着色しなさい．(2)「門脈系の側副路と吻合部位」＊[3] を灰色に塗りつぶし，そして，これに関連する大きな矢印＊[3]，下大静脈とそれに流入する静脈＊[1]，上大静脈＊に流入する静脈＊[2] を灰色に塗りなさい．

肝門脈系

上直腸静脈 A

下腸間膜静脈 B

膵静脈 C

左胃大網静脈 D

脾静脈 E

右胃大網静脈 D[1]

上腸間膜静脈 F

右胃静脈 G

左胃静脈 G[1]

胆嚢静脈 H

門脈 I

肝静脈 J とそれに流入する静脈 J[1]

下大静脈＊とそれに流入する静脈＊[1]

上大静脈に流入する静脈＊[2]

門脈系の側副路と吻合部位＊[3]

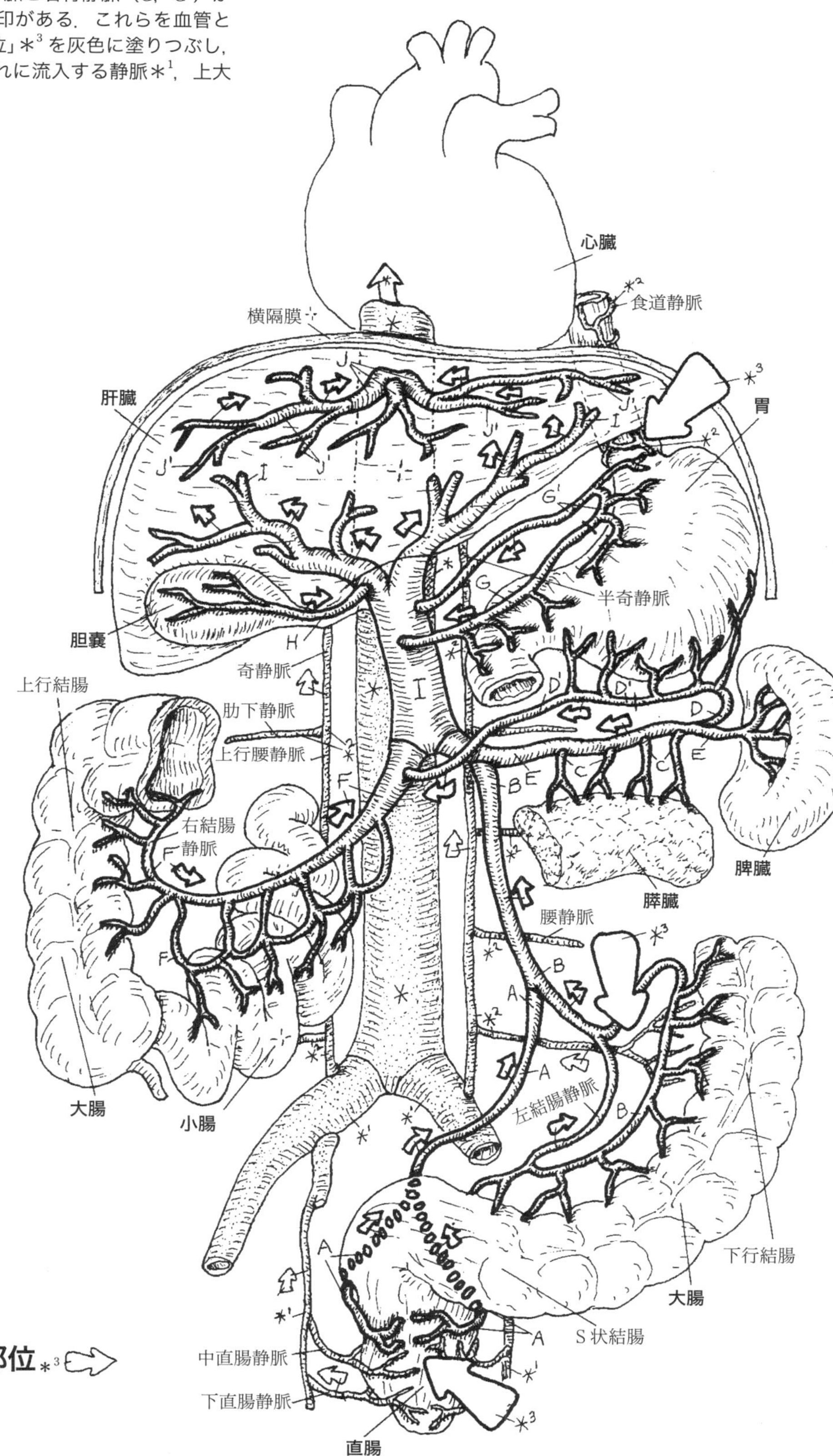

門脈系とそれに注ぎ込む静脈

（前面の模式図）

瀉血医であれば，よく知っていることであるが，静脈の中には，大きさや位置が変異に富んでいるものがある．どうして彼らが知っているのだろうか？　彼らがその仕事の中で何時間もこのことに費やしてきたためである．例えば，肘窩（肘の前面）で静脈を捜そうとし，ここにあるはずだとしても，見つからないことがある．肘の前面で瀉血するための静脈が何本も見つかる人もいる一方で同じ範囲に全く見つからない人もいるのである．

深静脈は，同じ名称の動脈と併走する（流れる方向は反対であるが）．四肢では，静脈が２本存在することがある（伴行静脈）が，動脈ではまれである．皮静脈には，伴行する動脈がなく，皮神経と一緒に走ることが多い．振り返ってみると，動脈や門脈が枝分かれするのは，はっきりしている．でも，静脈すべては，合流することで成り立っている．身体には動脈よりも静脈の方が多いということもよく認識しなければならない．

上半身と下肢をつなぐ交通枝が描かれていないが，下大静脈によって静脈血が心臓に還流するルートがあることを承知できる．上腹壁動脈と下腹壁動脈が吻合することも思い出せるだろう（111ページ）．同じ名前の静脈が，同じ場所にあり，静脈血を還流していること（腹直筋鞘の深層で），そして動脈と同じように終わっていることも．外側胸静脈（腋窩静脈から）と浅腹壁静脈（大伏在静脈が合流）も側副路である．これらの静脈は，図示されていない．

主要な静脈系のまとめ

CN：四肢の皮静脈は左側に，深部の静脈は右側に示す．同じ静脈は，左右どちらかで示す．手掌は前面を向いている．(1) 必要ならばこれまでのページを参考にしなさい．A（右手）から開始し，リストにある静脈を着色しなさい．静脈を着色する際には，その名称を鉛筆で記入しなさい（間違っても訂正しやすい）．その場合，アルファベットや番号を色分けした丸印を付けておきなさい．皮静脈を完成させた後，深部の静脈を頭頸部から着色していきなさい．(2) 深部の静脈は，動脈と伴行する同名の静脈であることを確認しなさい．（解答は巻末の付録Aを参照しなさい）

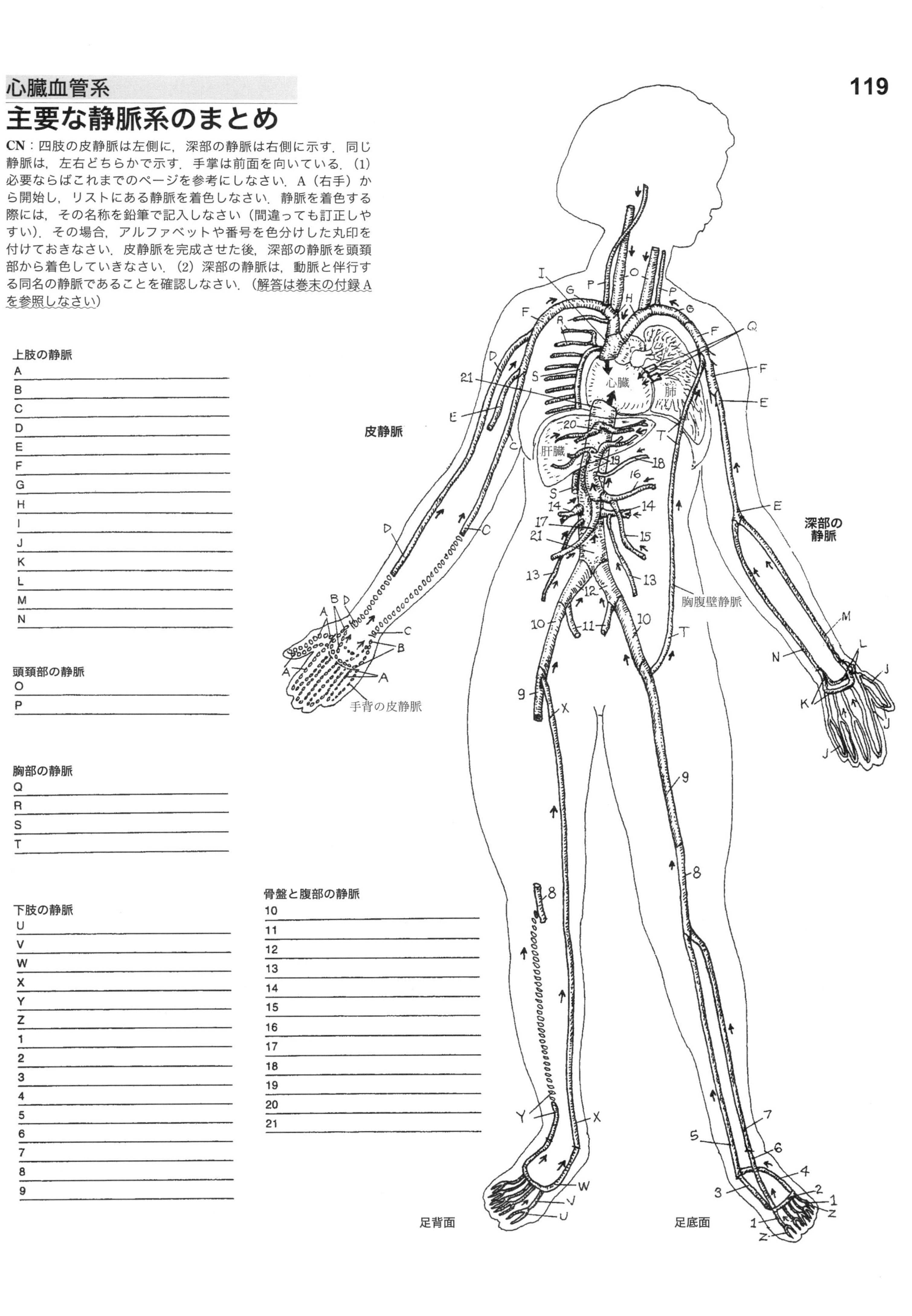

上肢の静脈
A
B
C
D
E
F
G
H
I
J
K
L
M
N

頭頸部の静脈
O
P

胸部の静脈
Q
R
S
T

下肢の静脈
U
V
W
X
Y
Z
1
2
3
4
5
6
7
8
9

骨盤と腹部の静脈
10
11
12
13
14
15
16
17
18
19
20
21

体液量（体重の 60％）は，細胞内（細胞内液；ICF）と細胞外の間隙 / 組織（細胞外液；ECF）にある．ECF は，組織液と血液中の液体成分（血漿）からなる．細胞外液は，分子運動や体液移動に関わる浸透圧と同様，局所的な浸透性や圧力によっても自由に移動する．過剰な体液 / イオン / 分子は，毛細リンパ管で細胞間質から運び去られる．過剰な ECF があるのが浮腫である．

リンパ球は，小さな白血球であり，細胞外液を含む場所にはどこでも存在する（100 ページ）．リンパ球は，免疫系を構成する重要な細胞である（121 ページ）．下図のイラストで視覚的に**リンパ球の循環**を示した．(1) リンパ球は赤色骨髄の造血組織でつくられる．この中の一部の細胞は，胸腺で分化する．(2) 胸腺で，リンパ球は T 細胞に分化し，細胞性免疫に関わる．これは，B 細胞が液性免疫に関わるのと対象的である（121 ページ）．こうして，リンパ球は血液循環系に入る．(3) そして，毛細血管網を通過する．(4) さらに，毛細血管網を過ぎて静脈系を経て心臓に戻るか，ECF に入る．(5) ここで，識別のための抗原性を獲得することもある．**毛細リンパ管**は，管壁が薄く，疎性結合組織でつくられている内皮性の管である（下図）．毛細リンパ管は，毛細血管と異なり，先端が閉鎖されている（盲管；左下図）．これらの毛細リンパ管が合流し，次第に太い**リンパ管**になっていく．リンパ / リンパ球は，輸入リンパ管を経て**リンパ節**に入る（125 ページ）．(6) リンパ節を通過し，リンパ節内に残るか，輸出リンパ管から出ていく．(7) その後，リンパ管が集まった胸管，あるいは右リンパ本幹に入る．(8) リンパ球は，リンパ節にある皮質の深部に入ることもあり，大きな立方状の内皮細胞が特徴的な静脈の内皮細胞の間に滑り込む（高内皮細静脈，HEV (6)；125 ページ）．

リンパの流れは，隣接する筋の収縮によって細胞間質の圧力が増加することによって促進され，弁はリンパの逆流を防ぐ．大きなリンパ管には，管壁に平滑筋があり，この収縮によってもリンパの流れが加速される．

リンパ管は，表層と深層を走る．表層のリンパ管は，四肢と頭頸部にあり，頸部（**頸リンパ節**），腋窩（**腋窩リンパ節**），鼠径部（**鼠径リンパ節**）といった集団となったリンパ節がよくわかる所を通過し，「ろ過」される．深部のリンパ管は，肋間・腰および腸**リンパ本幹**に集められ，さらに大きな**乳ビ槽**に入る．乳ビ槽から**胸管**によって，リンパは左頸部下方に運ばれる．そこで，頸リンパ本幹と鎖骨下リンパ本幹と合流し，左の内頸静脈と鎖骨下静脈が合流する部位にリンパが流れ込む．右側も同様である（**右リンパ本幹**）．

See 123, 125

リンパ系とリンパ球の循環

CN：Hを青色，Iを赤色，Jを紫色に着色しなさい．リンパ器官の着色には血管に使った色とははっきりと区別できるような色を使いなさい．(1) ページ下の「リンパ球の循環」の構造の着色は，番号順に行いなさい．(2) 左下の挿入図では，リンパ球N，毛細血管J，および毛細リンパ管Kだけを着色しなさい．(3) 右上のイラストでリンパ管，乳ビ槽およびリンパ節を着色しなさい．

浅部のリンパ系

末梢のリンパ管 A

頚リンパ節 B

腋窩リンパ節 B1

鼠径リンパ節 B2

深部のリンパ系

リンパ本幹 C

乳ビ槽 D

胸管 E

右リンパ本幹 F

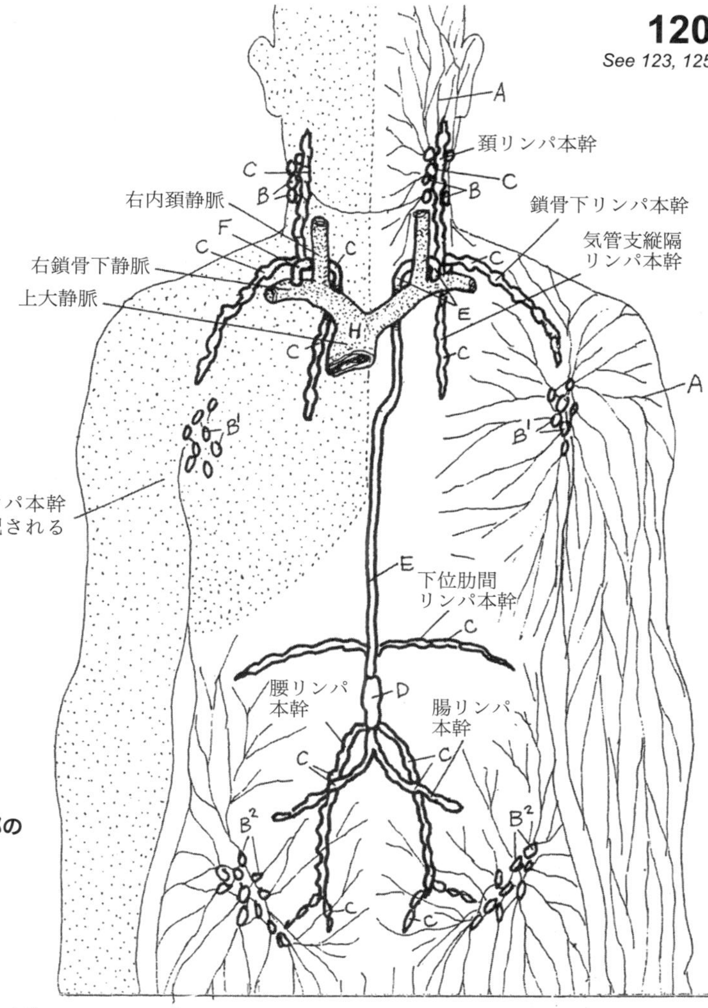

浅部および深部のリンパ系

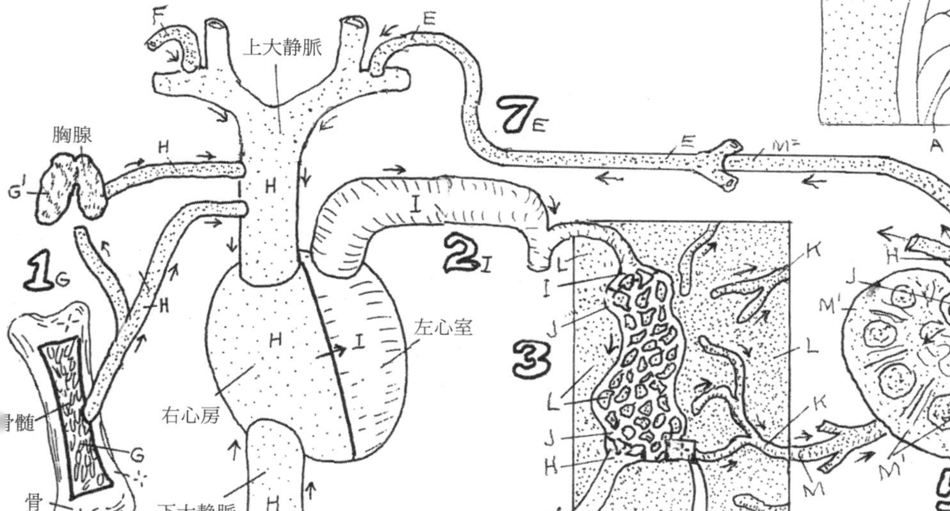

リンパ球の循環を示す模式図

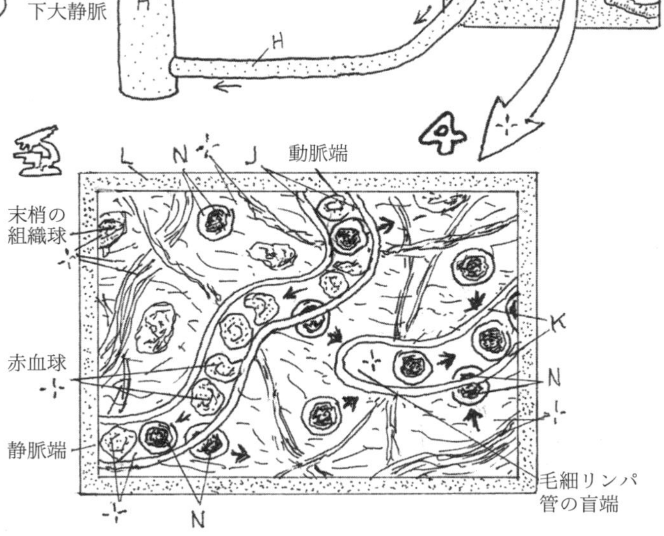

リンパ球の循環

骨髄 G / **胸腺** G1

静脈血 H

動脈血 I

毛細血管血 J

毛細リンパ管 K

細胞外間隙 L

輸入リンパ管 M

リンパ節 M1

輸出リンパ管 M2

リンパ球 N

リンパ系は，免疫系の解剖学的な構成要素である．身体に侵入した微生物，「自己」と認められなくなった細胞，あるいは細胞の破片に対し，防御反応を示す．免疫系は，2種類の免疫システムを持つ．自然免疫と獲得免疫である（122ページ）．自然免疫は，直ちに攻撃を開始するための反応であり，生まれながらに備わっている反応である．この反応は，基本的には炎症反応である（122ページ）．獲得免疫の反応には，もう少し時間がかかる．というのは，病原性物質の化学組成を検証し，刺激（**抗原**）として認識するためである．記憶細胞は，特異的な異物に対する長期間の免疫性を保つ．リンパ系は，特徴的な細胞や組織で構成されるが，集団で機能するものと個別に機能するものがある．これらは，細胞外液・リンパあるいは細網細胞や細網線維のネットワークで支えられている血管やリンパ管などの環境の中にあるリンパ球・食細胞・線維芽細胞である．

赤色**骨髄**と**胸腺**は，リンパ系の細胞を産生する基本的な器官であり，リンパ系の細胞をリンパ系の器官に送り込む．赤色骨髄には，すべてのリンパ球の前駆細胞が含まれ，リンパ球が全身に送り出される．また，ここには様々な成熟過程の血液細胞・食細胞・細網細胞・細網線維および脂肪細胞が含まれる．赤色骨髄の中で形態的，機能的に成熟（分化）し，Bリンパ球（B細胞）になるリンパ球がある．大部分のリンパ球は血液循環系の中に入り，ナチュラルキラー（NK）細胞となる．

胸腺は縦隔の上部と前部に位置する．胸腺は，分化していないリンパ球を骨髄から受け取る．胎生期と生後10年間，このリンパ球がT細胞に分化して増殖し，思春期以降に退縮しはじめる．

二次リンパ器官は，**一次リンパ器官**から移動してきたリンパ球が主な成分である．これらの器官では，疎性結合組織の上にリンパ球を分散して配列し，これらを包み込んで複合的な構造をつくる（**脾臓**と**リンパ節**）．

B細胞（Bとは，骨髄bone marrow由来を意味する）は，決められた方向に分化する．その1つが形質細胞への分化である．**形質細胞**は，組織液中に特異的なタンパク質分子（**抗体**）を分泌する（液性免疫）．抗体は，B細胞の活性化を引き起こす抗原や抗原が付着した細胞は，抗体と反応し，破壊される．

T細胞（Tとは，胸腺thymus由来を意味する）は，数種類の細胞に分化し，その中には，**ヘルパーT細胞**（T_H），**細胞傷害性細胞**（T_C），記憶細胞（示されていない）などがある．これらは，抗原の刺激によって活性化されると，T_H細胞は細胞に対して特異的あるいは非特異的な免疫応答を刺激したり調節したりするが，B細胞は関与しない．こうしてこの細胞は細胞性免疫に関わるのである．T_C細胞は他のT細胞やリンホカインによって標的となった細胞を破壊する．これらの細胞は，血液循環に戻らない．

ナチュラルキラー細胞（NK）は，未分化のリンパ球であり，非特異的な免疫反応の一部を担っている．他のリンパ球やリンホカインで活性化されない．NK細胞は，T_C細胞に連動して，腫瘍細胞やウイルスに感染した細胞を破壊する．

大食細胞は貪食能によって抗原を破壊する細胞である．この細胞はT細胞に対して抗原提示細胞（APC）として機能する．つまり，T細胞とは活性化された大食細胞である．

See 100

はじめに

CN：ここでは，誕生時から思春期までの胸腺 T を示す．胸腺では，T_H と T_C 細胞が産生される．両者を T と同色で着色しなさい．D, E, F，G，Ag および Ab には，鮮やかな色を用いなさい．粘膜関連リンパ性組織（M.A.L.T.）E は，内臓の粘膜全体に広がる細胞層を形成している．ここを明るい色で着色しなさい．ここの詳しい構造は，126 ページを参照しなさい．各細胞を示す記号は，細胞名の略語である．（1）細胞全体を塗りつぶしなさい．各細胞の核内の記号は，一般的に使われている．（2）122 ～ 128 ページの中で示される同じ細胞には，同じ明るい色で着色しなさい．そうすれば，細胞の名称を忘れないようにできる．

一次リンパ器官

骨髄 A
胸腺 T

二次リンパ器官

脾臓 C
リンパ節 D
粘膜関連リンパ性組織 (M.A.L.T.) E
扁桃 F
虫垂 G

細胞 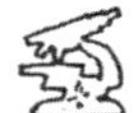

B リンパ球 B
形質細胞 (プラズマ細胞) PC
ヘルパー T リンパ球 T_H
細胞傷害性 T 細胞 T_C
ナチュラルキラー細胞 NK
大食細胞 P

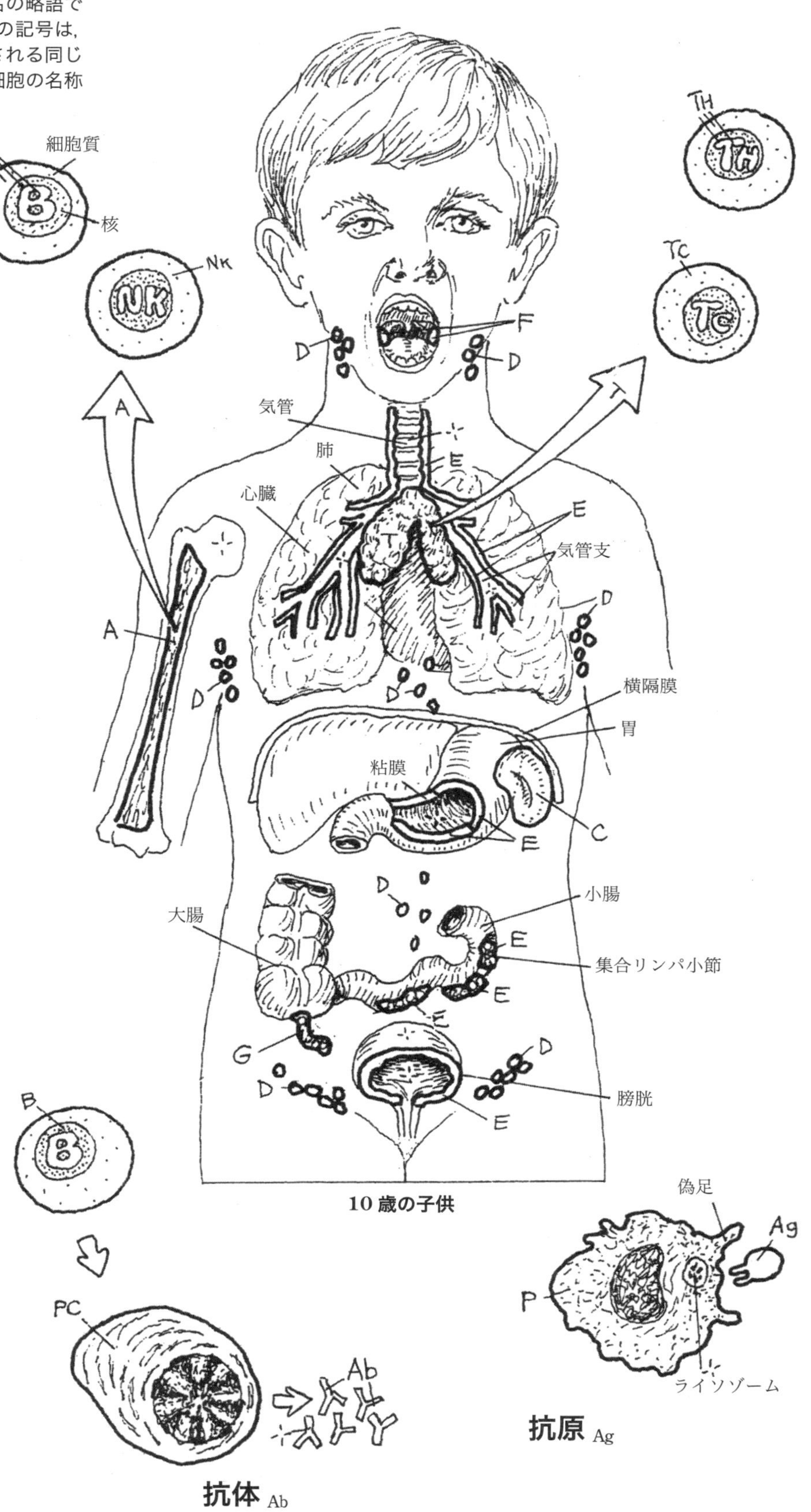

抗原 Ag

抗体 Ab

免疫とは，人体にとって有害であり，死に至らせるような病原性微生物に対する反応である．すでに 121 ページで学んだように，**自然免疫**とは，感染に対する非特異的な障壁を構成している．上の図でこの仕組みを示した．これは，皮膚や粘膜が傷害されてからすぐに始まる反応である．出生間近になった時点以降，特異的に反応する**獲得免疫**が徐々に発達する．これは，末梢血中・リンパ組織およびリンパ器官や組織に含まれるある種のリンパ球が，体内に侵入してきた**抗原**（免疫応答を引き起こすような物質すべて）によって活性化されて起こる．リンパ球が活性化して，抗原に対抗するように訓練されるには，1 日か 2 日かかる．

自然免疫とは，**微生物**・変性した細胞・細胞の一部・細胞や線維の破片に対する無差別な反応である．(1) **構造的な障壁**，皮膚や粘膜などのように微生物の侵入を防ぐ物理的な構造．ところが，一旦侵入が起こると，破壊された皮膚は，凝血システムを起動させ，炎症を発生させる因子を分泌する．局所的に拡張した毛細血管によって，何かわけがありそうに皮膚が赤くなり，熱くなる．これに連動して局所的に組織が膨張し，体液が溜まることによって痛みが伴う．サイトカインなどの誘引物質の作用で，好中球と単球が，毛細血管から炎症部位に移動する．たくさんの**食細胞** / マクロファージが獲物を求めて (2) 血液中や (3) 結合組織中からやってきて，(4) 捕食し（食作用），(5) ライソゾームで消化し破壊する．体液中には，**補体**と呼ばれる可溶性のタンパク質があり，これが微生物に付着し，食作用を促進する．

獲得免疫には，様々で特殊なリンパ球が関わり，抗原に反応する．それぞれの反応は，リンパ球の活性化と増殖が特徴的であり，その後，抗原が破壊される．リンパ球の種類によって 2 つのタイプの獲得免疫，液性免疫と細胞性免疫がある．特異的で多様な免疫反応，抗原性の記憶の保持，体内のタンパク質を自己と非自己に分別する能力．これらは，両者の免疫機能に備わっている能力である．

体液性免疫では，(1) **B 細胞**が抗原 (Ag) によって活性化される．(2) そして，B 細胞が増殖し，**記憶 B 細胞** (B_M) を形成し，抗体 (Ab) を分泌する．(3) さらに，**形質細胞** (PC) をつくり，(4) 抗体を分泌する．**抗体**とは，抗原に特異的に結合する複合タンパク質である．(5) 抗体は，抗原の抗原決定基に結合し，貪食されやすくする．

細胞性免疫では，(1) 抗原提示細胞，つまり大食細胞 (P) に結合した抗原によって，**T 細胞**が活性化される．活性化すると大部分の T 細胞は，**ヘルパー T 細胞** (T_H) と細胞傷害性 T 細胞 (T_C) に分化する．(2) ヘルパー T 細胞は，B 細胞を活性化して体液性免疫を強化する．そして，**炎症反応**を増加させ，刺激因子（リンホカイン）によって大食細胞を活性化し，記憶 T 細胞 (T_M) を形成する．(3) **細胞傷害性 T 細胞**は，感染した細胞に結合して破壊する．そして，記憶 T 細胞を産生する．**記憶 T 細胞**は，遭遇した抗原の構造的な特徴を認識（記憶）し，再び同じ抗原に遭遇した場合，速やかに免疫応答ができるようにする．

自然（先天性）免疫と獲得免疫

CN：ページ上の図で炎症反応を示す大きな円 IR の部分をピンク色にしなさい．どこかで 121 ページのイラストで使った色と同じ色を使いなさい．細胞の周囲を囲む円は，細胞の活性化を意味する．すべての構造は着色するために拡大し，模式化した．（1）自然免疫について，1～5 の番号順に各構造を着色しなさい．（2）体液性免疫について，1～5 の番号順に各構造を着色しなさい．（3）細胞性免疫についても同様に行いなさい．

自然免疫

微生物 A
構造的な障壁 ABa
補体 C
大食細胞 P
炎症反応 IR

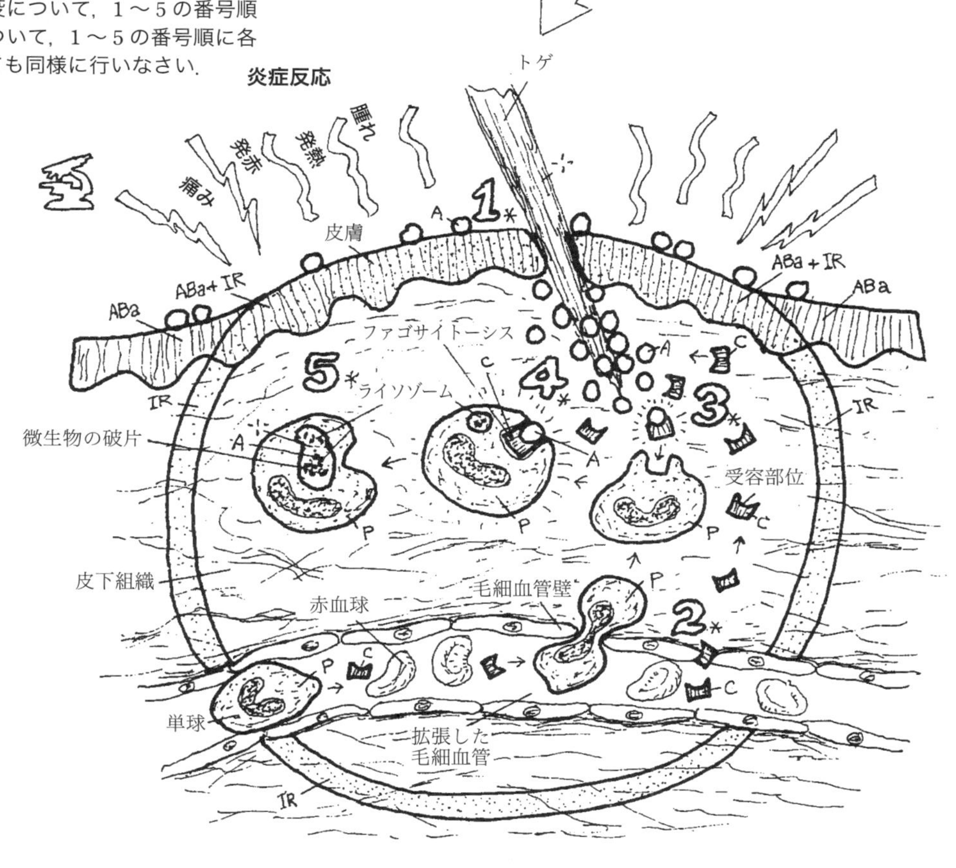

獲得免疫

抗原 Ag
体液性免疫 B−
B 細胞 B
記憶リンパ球 BM
形質細胞 PC
抗体 Ab

感染した細胞 IC
細胞性免疫 T−
T 細胞 T
記憶リンパ球 TM
ヘルパー T 細胞 TH
細胞傷害性 T 細胞（キラー T 細胞）Tc

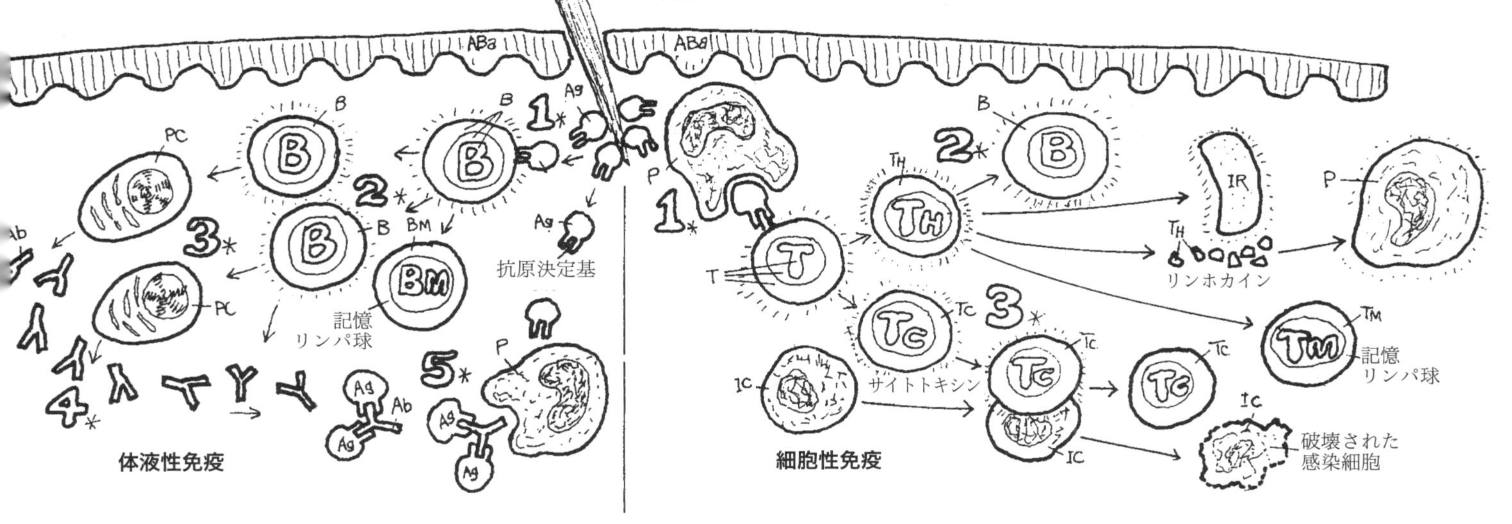

胸腺は，縦隔の上部と前部にある分泌性の組織であり，左右の葉からなる．胸腺からは，細胞性免疫の主役となるT細胞が全身にばら撒かれる．胎生期末期と新生時期には，胸腺は，十分働いていて大きくなっている（15 g）．そして，10歳未満までは，発達して機能を継続するが，その後は，大きさも縮小し機能も衰える．

胸腺が機能しているときは，血管を含む線維性中隔で小葉に分割されている．各小葉では，外層の**皮質**にリンパ球（胸腺にあるときは，胸腺細胞という）が密集し，中心部の**髄質**には，リンパ球は少ない．小葉の構造を支持するため，線維性の小柱（線維組織が突出したもの）があり，これによって小葉が分割される．皮質と髄質では，細網上皮細胞（RE）の網目状の構造によって，リンパ球や食細胞が固定されている．RE細胞は，胸腺細胞と共同し，胸腺細胞の発達を促進する種々のサイトカインを産生しているようである．

T幹細胞が骨髄から離れると，胸腺動脈を経て胸腺皮質に入る．そして，**免疫機能**を持つ胸腺細胞として分化を始める．胸腺細胞は，活性化T細胞に分化することになっているにもかかわらず，大部分の胸腺細胞は，ある種の抗原を認識するという最終関門を通過できない．このような細胞は，食作用によって貪食され，取り除かれる．少数の細胞だけが，髄質に移動し，そこで発達する．つまり，ここで細胞膜の組成を変え，細胞傷害性のCD8+T細胞，あるいは，ヘルパーCD4+T細胞になる．成熟したT細胞は，胸腺を離れ，静脈を経て体循環系に入る．縦隔リンパ節など，**リンパ性器官**に入るT細胞もある．

髄質には，REネットワークや胸腺細胞のほか，たくさんの角質化した上皮細胞の同心円状の構造(ハッサル小体)がある．これは，リンパ球の分化に役立っていると考えられているが，よくわかっていない．胸腺細胞の分化を促すサイトカインを供給すると考えられている．

赤色骨髄（17ページ）には，様々な成熟段階の血液細胞が濃密に混在しており，造血組織と呼ばれる．この構造を支えるのは細網線維と**細網細胞**（リンパ性の細胞ではないが，リンパ球の分化に影響を与える）である．骨の栄養動脈から細動脈が分岐し，骨髄内で毛細血管になると，その内腔が広がり，小さな類洞（**洞様毛細血管**）となる．類洞の壁には，細胞が血管内に進入できるように「穴」が開いている．未分化な血液細胞の中には，リンパ球の前駆細胞も存在する．これらはある種の**成長因子**で刺激されて分裂する．その結果，大部分は小リンパ球に，一部が大リンパ球になる．**Bリンパ球**（B細胞）**・ナチュラルキラー細胞**（大リンパ球）**・T幹細胞**の形成などすべて骨髄で行われる．これらのリンパ球は，洞様毛細血管に入り，静脈系を経て全身に送られる．

胸腺と赤色骨髄

CN：Gを赤色，Hを青色，Jを緑色にしなさい．(1) 一番下の図から始め，骨髄 (A) を着色しなさい．次に新生児で赤色骨髄 (K) がある部位を着色しなさい．胸腺の組織切片と胸腺におけるリンパ球の成熟過程を示す模式図を着色しなさい．胸腺の髄質と皮質の境界部位に注意して着色しなさい．次に胸腺の機能を模式的に概観した図を着色しなさい．

胸腺 C
- **線維性中隔** D
- **皮質** E
  - **未分化リンパ球** U
  - **未成熟T細胞** I
- **髄質** F
  - **成熟T細胞** T

動脈 G
静脈 H
リンパ管 J

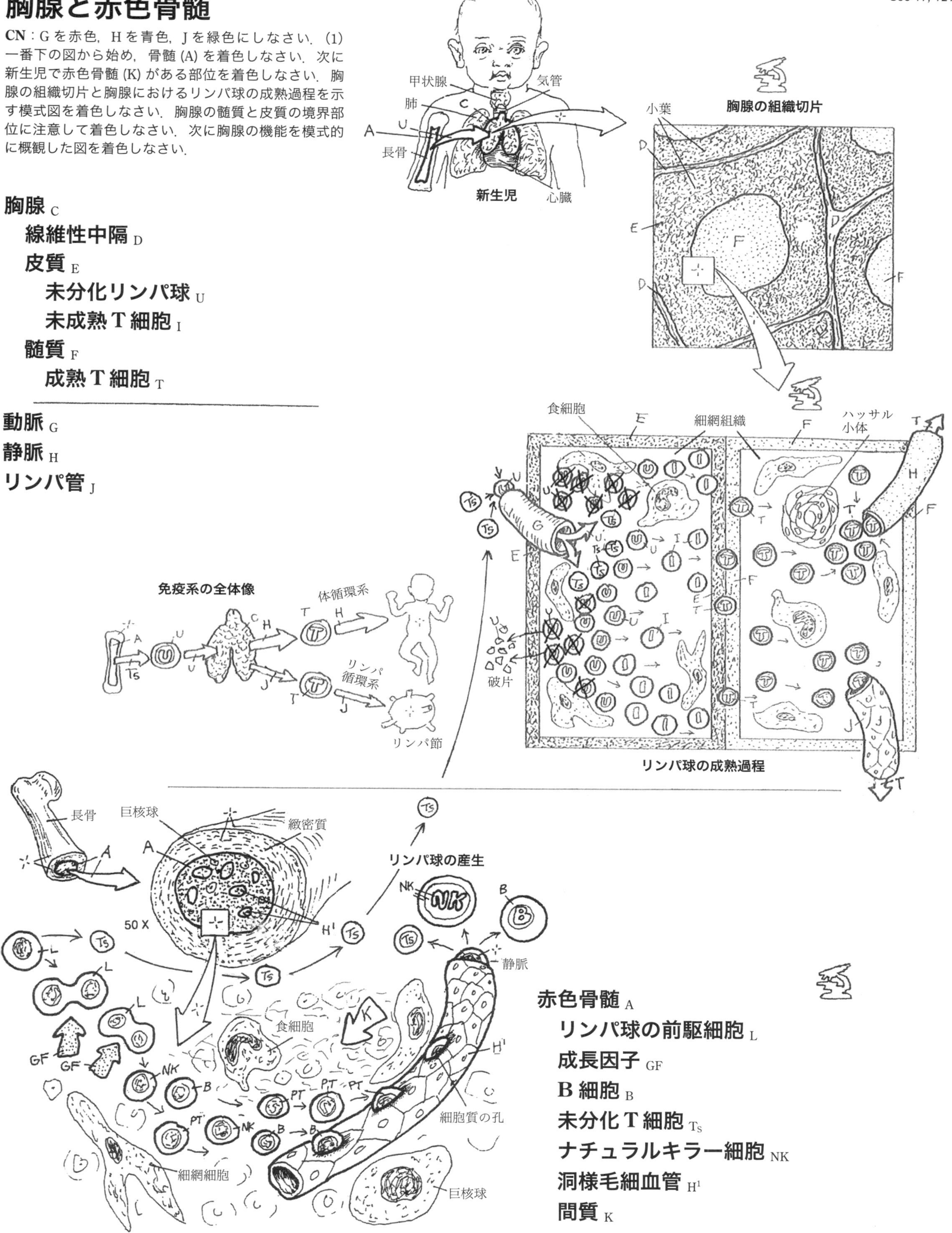

赤色骨髄 A
- **リンパ球の前駆細胞** L
- **成長因子** GF
- **B細胞** B
- **未分化T細胞** T_s
- **ナチュラルキラー細胞** NK
- **洞様毛細血管** H^1
- **間質** K

脾臓は，柔らかく，血液が充満し，深い紫色の器官である．この器官は，左上腹部で左腎臓のすぐ上にあり，その位置はほぼ第十一肋骨と第十二肋骨付近に相当する．その大きさは，握りこぶし程である．脾臓の被膜は内面に突出し（**脾柱**），脾臓や出入りする血管を支える．顕微鏡で観察すると，リンパ球と大食細胞，それに赤血球，壊れた血球細胞の破片，細動脈や静脈洞がある広大な海のような複雑な構造である．

脾臓では，2種類の視覚的特徴を持つ構造が識別される．**白脾髄**：密度が低く**増殖性リンパ球**がある胚中心（白い）を特徴とする脾小節，**赤脾髄**：リンパ球が繋がった構造（脾索）と種々の細胞や赤血球の破片が，**脾洞**に隣接し，開放性あるいは閉鎖性の循環系を構成している．脾洞は脾柱静脈に流れ，そこから**脾静脈**に入る．

最下図で**脾動脈**の枝（左上）から始まり，**被膜**を貫通し，脾柱を通過する．ここで枝分かれし，**中心動脈**となって白脾髄に入り，**T 細胞**に取り囲まれる．そして，ほとんどが **B 細胞**からなる脾小節を通過する．中心動脈を囲んでいる T 細胞の集団をリンパ性動脈周囲鞘（PALS）という．マクロファージが抗原を運び，白脾髄のリンパ球がそれに出会うと，リンパ球が活性化される．リンパ球は，様々な抗原性物質に適応する．脾小節も刺激を受けて大きくなる．刺激に続き，大きな**増殖性リンパ球**（細胞分裂の各段階にある）が数を増やし，脾小節の中心（胚中心）に現れる．ここは，周囲の細胞密集域よりも細胞の密度が低い．PALS の**細動脈**は，胚中心を通過する．白脾髄から出るところでは，直線的に（ブラシの毛のように）走り，赤脾髄に入ると筆毛動脈と呼ばれる．

筆毛動脈が白脾髄から出ると，筋性の鞘を失い，食細胞に囲まれた脾洞につながるか，または，管壁に裂け目があるため組織中に開放する（開放循環系）．これを「桶の側板の間にある空間」と表現している教科書もある[1]．**食細胞**/マクロファージは，この空間の周囲を集団で囲み，老化した赤血球を捕まえ，隔離し，消滅させる．このような現象は，内皮細胞でつくられた静脈洞（脾洞）の周辺や脾洞の間でリンパ球が山積みになった場所で認められる．ここでは，リンパ球・**形質細胞**・赤血球・様々な食細胞あるいは血小板が細網細胞と細網線維の網の目脾索の間を徘徊している．脾臓は，最終的な廃品回収業を営む．そして，ここに入ってくるものすべてをリサイクルする．脾洞は，**細静脈**，脾柱静脈に注ぐ．

脾臓の主要な機能は，抗体産生と食作用である．

[1]Mescher, A. L. Junqueira's Basic Histology. McGraw-Hill Medical, New York, 2010.

脾　臓

CN：白脾髄 D，脾小節 D¹，脾洞 G には着色しない．A には赤紫色を，F には赤色を，そして H には青色を用いなさい．前ページと同じ細胞には，前ページで使った色と同じ色を使いなさい．(1) ページ上の 2 枚のイラストを着色しなさい．(2) 組織切片像を着色しなさい．E には明るい赤色を使いなさい．(3) 一番大きなイラストを着色しなさい．A，D および E の境界領域から作業を開始し，各種の細胞を着色しなさい．細胞をはっきりさせるため，脾洞には着色しない．イラストの細部が見分けられるよう配慮しながら，赤碑髄の全体を薄く塗りなさい．

脾臓 A
被膜 A¹
　小柱 (脾柱) C
白脾髄 D-¦-
　脾小節 D¹-¦-
赤脾髄 E

血管
脾動脈 F
　細動脈 F¹
脾洞 G-¦-
　細静脈 H
脾静脈 H¹

細胞
T 細胞 T
B 細胞 B
細胞分裂中のリンパ球 ML
大食細胞 P
形質細胞 PC

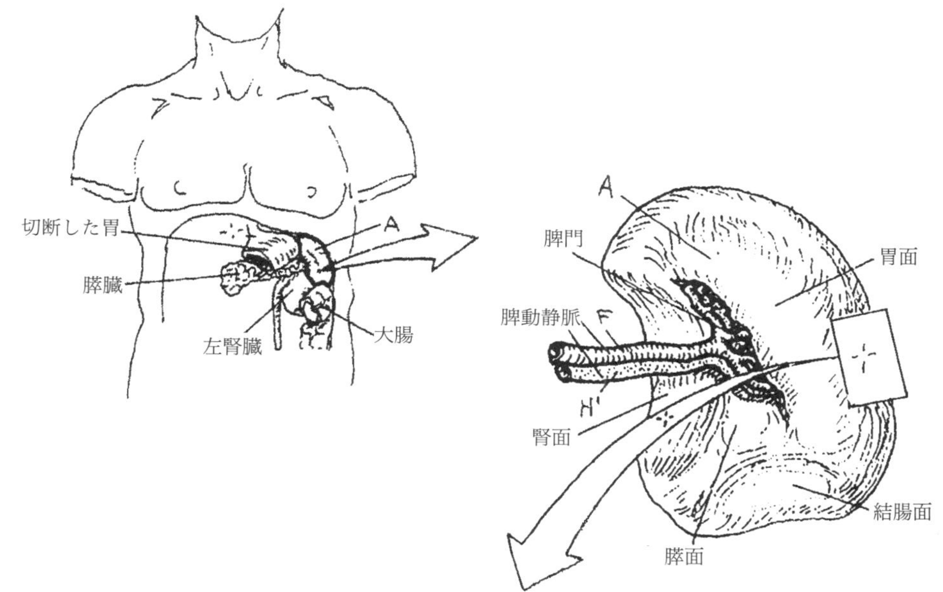

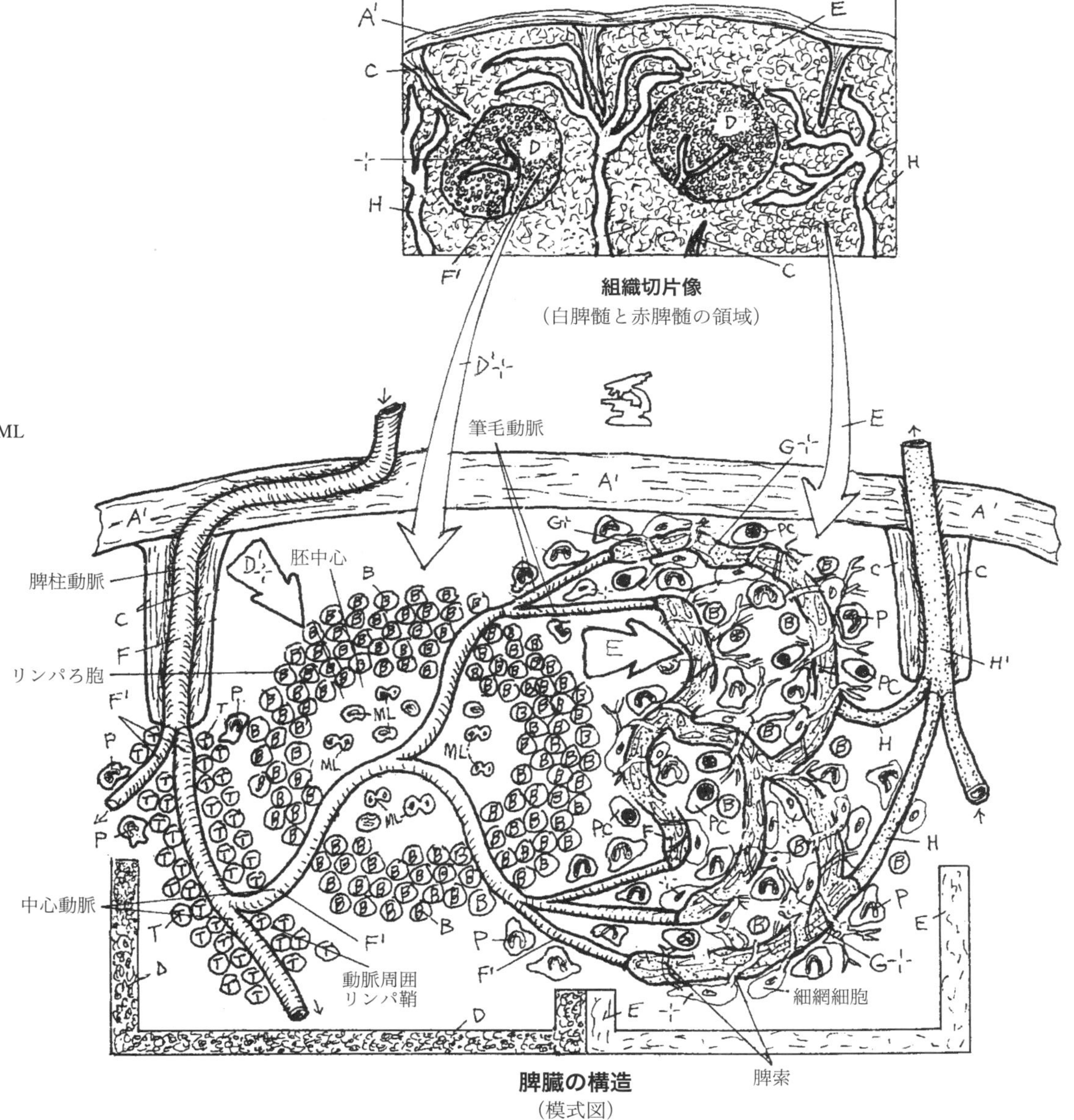

脾臓の構造
（模式図）

リンパ節には，線維性**被膜**がある．この被膜から線維性の梁柱が器官内部に入り，内部の構造を分割するが，その分割は不完全である．この**梁柱**から，微細な細網線維と細網細胞が拡散し，厚い曲がりくねった細網線維と細胞層を形成し（**細網線維の網目状構造**），構造を支えている．リンパ節の周囲のばらばらな場所から，**輸入リンパ管**が被膜から入る．**リンパ**（液体成分とリンパ球）は，**辺縁洞**と**小節周囲皮質洞**（中間洞）を通り抜け，皮質・傍皮質，そして**髄洞**に入り働く．つまり，これらの構造の中，あるいは，通過中には，食細胞・リンパ球・形質細胞が自由に動き回っている．洞を構成する細網線維（拡大図＃1）は，網の目のように広がり，その内部に空間がある．そのため，ここで食細胞が，リンパの流れに乗ってやってくる抗原を簡単に捕捉できる．リンパは，髄洞から出て，**輸出リンパ管**によってリンパ節の外に運ばれる．

リンパ節では，辺縁洞の深部にある**皮質**（拡大図＃2・＃3）が特徴的である．ここには，**皮質小節**と呼ばれているＢ細胞が密に集まっている部位がある．皮質小節の中央部は，**胚中心**と呼ばれ，ここは比較的細胞の密度が低く，**増殖性Ｂ細胞**が集まっている（＃4 参照）．分裂能力が高ければ，胚中心も大きくなり，相当量の**抗原**があると，Ｂ細胞の分裂能力は急速に増加する．**傍皮質**（＃5 参照）は，**食細胞**が分散している所であり，大量のＴ細胞の中にＢ細胞が含まれている．傍皮質にある静脈の内皮細胞は，非常に特徴的である（＃7 参照）．つまり，ここは**高内皮細静脈（HEV）**であり，立方状の内皮細胞によって血管系からリンパ洞にリンパ球が移動できる（ろ出）．この現象によって，浸透圧にわずかな差が生じ，リンパと電解質がリンパ洞から血管系に流れる，HEV は，Ｔ細胞やＢ細胞がリンパ節内に留まっているようにしている．**髄質**（＃6 参照）は，**髄索**で占められ，リンパ洞に連絡している．ここには，食細胞と**形質細胞**が存在する．

様々な洞で細網線維の束によってつくられたリンパの曲がりくねった通路があるため，食細胞は，抗原を狙い撃ちにでき，それらを傍皮質にあるＴ細胞に提示する．皮質小節にある活性化されたＢ細胞は，ヘルパーＴ細胞に補助されて形質細胞と記憶細胞になる．形質細胞とＢ細胞は，抗体を分泌し，抗原には，抗原の一部と結合する部位があり，抗原の破壊に役立つ．主要な抗原産生は，胚中心で促進される．傍皮質や髄質で免疫機能はさらに活性化される．

要約すると，リンパ節は体液性免疫（Ｂ細胞）と細胞性免疫（Ｔ細胞）による免疫応答の場である．例えば，気道の上部が感染して頚部リンパ節が肥大するのは，微生物の侵入に直面し，このような生体防御機能が働いているということを示している．

リンパ節

リンパ節 A–
リンパ O
輸入リンパ管 J
被膜 A1
辺縁洞 H
小柱 C
小節周囲皮質洞（中間洞） H1
皮質 E
細網線維の網目 D
リンパろ胞 F
胚中心 G
傍皮質 I
高内皮細静脈 N1
髄質 K
髄洞 H2
髄索 B/T

CN：M には赤色，N には青色，O には緑色を使いなさい．他の細胞にはこれまでと同じ色を使いなさい．(1) 輸入リンパ管 J にある矢印 O から始めなさい．(2)円で囲まれた 7 つの拡大図を着色しなさい．リンパ節にある 7 つの領域それぞれの機能的役割の違いを理解しなさい．

輸出リンパ管 L
動脈 M
静脈 N

リンパ性細胞
大食細胞 P
T 細胞 T
B 細胞 B
分裂中のリンパ球 P
形質細胞 PC
抗原 Ag

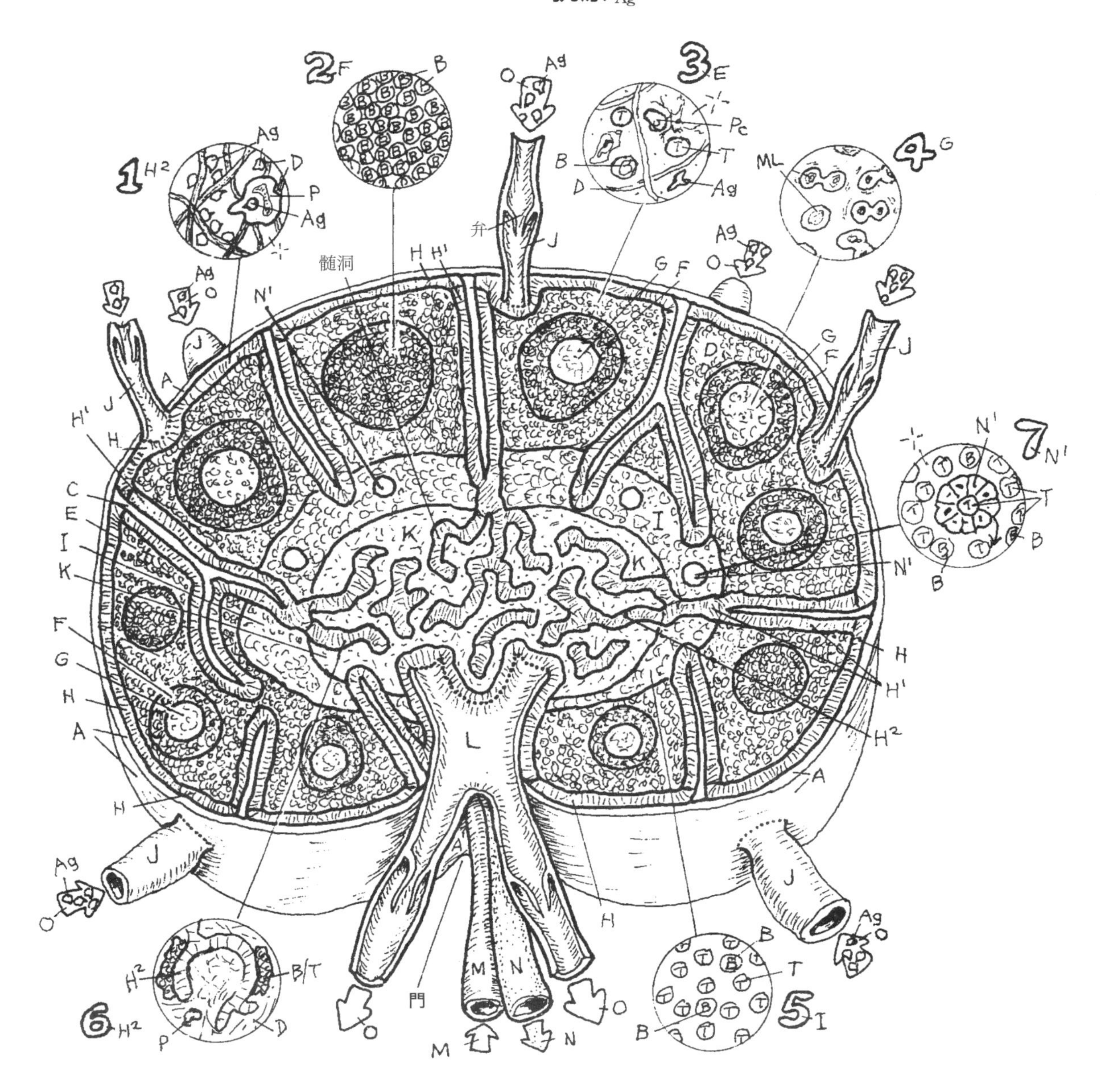

全身の上皮組織と結合組織には被膜で被われていないリンパ性組織がある．ここで，器官の粘膜や粘膜下にあるリンパ性組織について解説する．粘膜の構造を思い出せなければ，14ページを参照しなさい．リンパ性組織とは，移動性のリンパ球が適当な密度で集まっている小さな集団である．ここには，貪食したり抗原提示したりする細胞として食細胞が一緒に働いている．組織化されたリンパ性組織の小節は，リンパ節や脾臓に見られるような小節と同じ範疇に入る．このような小節は，抗原を攻撃するためには，一旦失われ，新しくつくり変えられる．抗原に対抗するための**粘膜関連リンパ組織（M.A.L.T.）**の免疫応答では，**抗原**を認識した後，抗体を産生したり，T細胞が産生するサイトカインで抗原を破壊したりする．

扁桃とは，口腔粘膜にある**単純なリンパ性組織**である．ここで示した扁桃は，口蓋扁桃であり，咽頭扁桃（アデノイド）とは異なる．口蓋扁桃は，左右の口蓋舌弓と口蓋咽頭弓の間に存在する（121ページ）．ここには，リンパ洞は見当たらないが，毛細リンパ管は，**輸出リンパ管**に入る（左側のリンパ小節の断面を参照）．**扁桃の感染**（扁桃炎，生得的な免疫反応）は，抗原刺激によって起こる．抗原に侵された扁桃は，赤く腫れ（粘膜表面で脈管が縞模様に並ぶこともある），発熱し，痛む．感染源となる微生物が，食細胞や**B細胞**と出会うと，リンパ球が活性化される．そして，これが免疫反応の引き金になる．リンパ球が分裂を開始し，**胚中心**が形成され，B細胞と**T細胞**が大量に産生され，**食細胞**や**形質細胞**が出現する．**抗原**に特異的に反応する抗体が産生され，T細胞は，サイトカインを合成し，侵入した微生物を破壊する．これまで，文化的に容認されている扁桃炎に対して行われてきた処置を考えると，扁桃の摘出だけが理にかなった処置であろう（気道を閉鎖し，慢性的な感染によって，感染が拡大するため）．

回腸遠位部の粘膜下にあるリンパ小節の集団を**パイエル板**という．リンパ小節は腸管全体に認められるが，ここではとくに集合している．抗原で刺激されると扁桃と同じようにリンパ小節は大きくなり，免疫応答が開始される．

虫垂とは，盲腸（大腸の一部）から突出した細い管状の構造物である．ここには，多数のリンパ小節があり，粘膜下組織から粘膜まで広がっている．虫垂の粘膜が傷つけられ（トマトや唐辛子の種，ポップコーン，消化物などで），炎症がよく起こる（虫垂炎）．ここで型どおりの免疫反応が起こる．感染源となる抗原物質を認識し，T細胞とB細胞が活性化される．そして，リンパ小節に胚中心が出現し，形質細胞がつくられ，特異的な抗体やサイトカインによる反応が起こる．

粘膜関連リンパ性組織 (M.A.L.T.)

CN：C を緑に塗り，同じ細胞にはこれまでの色と同じ色を使いなさい．(1) 正常な扁桃をピンク色，感染した時の扁桃を赤色で塗ることから始めなさい．作業は，上から順に始めなさい．円内の拡大図では，リンパ小節や胚中心にある主要な細胞を確認しなさい．(2) パイエル板の組織切片の断面図を着色しなさい．(3) 2 分割された虫垂の断面図を着色しなさい．ここには，活性化された T 細胞，食細胞および形質細胞が認められる．

一次小節 A
　胚中心 A-∤-
輸出リンパ管 C

リンパ性細胞
分裂中のリンパ球 ML
大食細胞 P
B 細胞 B
T 細胞 T
形質細胞 PC
　抗原 Ab
抗体 Ag
血管 BV

扁桃 D

扁桃 (腺) 炎の扁桃 E

口蓋垂
口蓋咽頭弓
口蓋舌弓
表在性の血管による溝

正常な扁桃

扁桃炎の扁桃

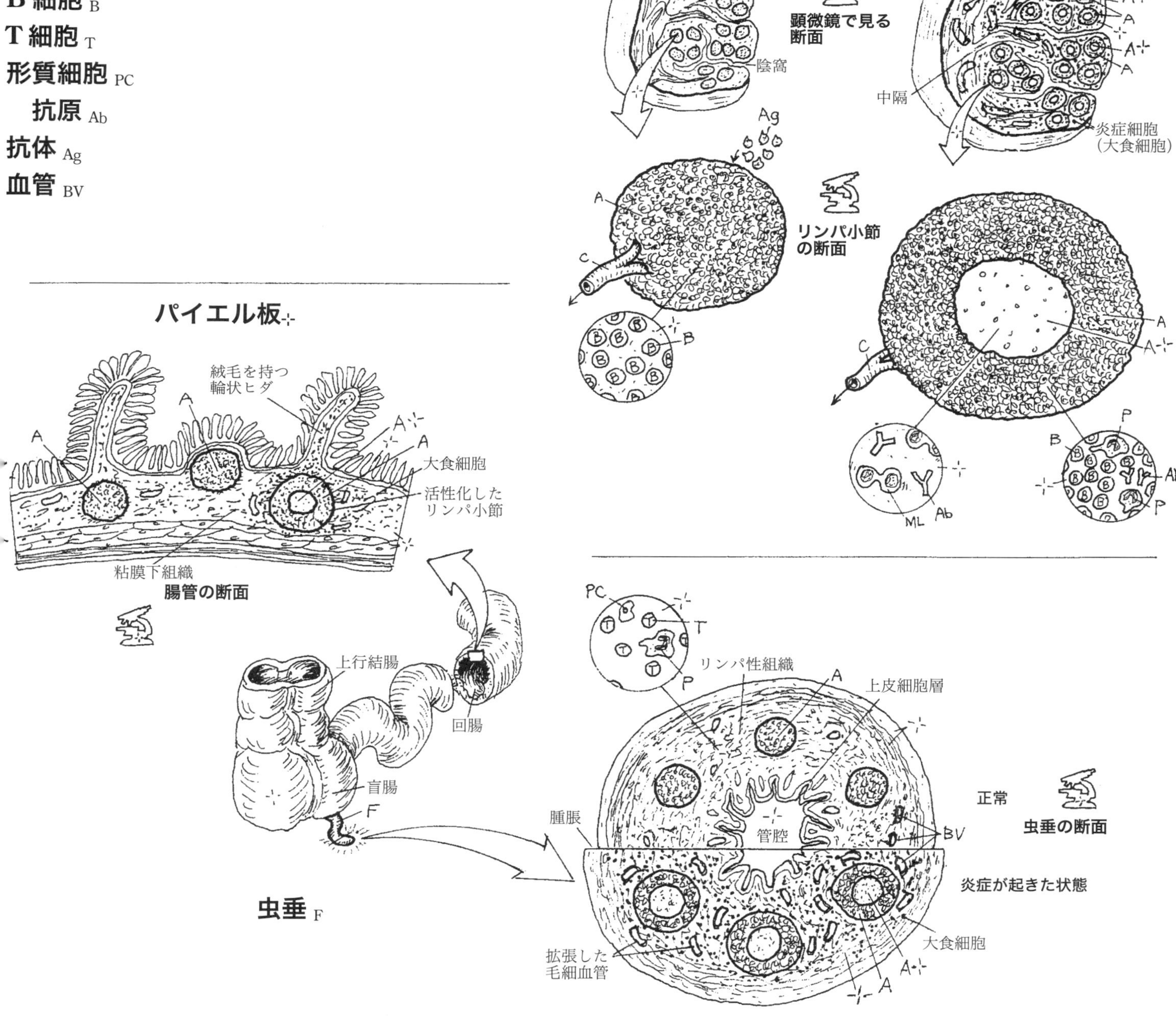

呼吸器官は，横隔膜や肋間筋の機能に支えられ，肺の呼吸部に大気を送り届ける（吸気）．その量は，平均で1回に500 mLであり，ここから酸素が血液中に取り込まれ，二酸化炭素を含んだ空気を外気に排出する．喉頭（英語では，larynx．その発音は，***lair***-*ink*）は，音を生み出し，それを精製し，明瞭な発音になるようにする．また，美しいメロディーを歌うことから怒って悪口を罵るまで，様々な音を生み出すことができる．呼吸器官は，余分な酸を二酸化炭素の形で放出することによって，血液の酸塩基平衡の維持にも役立っている．肺の中の空気と血液との境界部では，微小生物が漂っている外界が防御された体腔と接触している．でも，人体は，自分自身を防衛する手段を身に付けている．呼吸器官は，気道部と呼吸部（ガス交換）から成り立っている．

気道部は，上部（**鼻腔・咽頭・喉頭**）と下部（**気管・主気管支・気管支樹**）からなる．気道上部は気道部固有の**呼吸粘膜**で被われるが，咽頭下部だけは重層扁平上皮で被われる．外鼻と咽頭を除くと，呼吸器系器官の外形は，微細な気道部（細気管支）まで軟骨で維持され，細気管支からは平滑筋に変わる．ガス交換に関わるのは，呼吸細気管支と肺胞（呼吸単位）であり，これらは肺容積のほとんどを占める．

横隔膜は，吸気と呼気の主要な原動力となっている．呼吸運動の25％だけが，肋間筋の運動に依存する．

呼吸器官の粘膜の大部分は，**多列円柱上皮**であり，（細気管支で）単層立方**上皮**となる．ここでは，粘液を分泌する杯細胞（単一腺）と線毛を持つ．単層立方上皮は，呼吸細気管支と肺胞では，単層扁平上皮に移行する．気管支や細気管支の表面（肺胞からは十分離れた場所で）では，粘液を分泌して異物を捕獲する．そして，線毛運動で粘液を咽頭に向かって押し出している．吸引した大気は，加湿され（水分を補給される），そこに酸素が溶解される．そして，**血管**によって暖める．上皮細胞は，血管に富む**疎性結合組織**が支えている．ここには，線維芽細胞・リンパ球やリンパ性組織が豊富に存在し，貪食作用などの免疫反応が起こる．結合組織の深層には，粘膜下組織がある．ここには，管状の漿液**腺**があり，漿液は，導管によって気管の表面に運び出される．粘膜下組織の下層にある支持組織は多彩である．つまり，鼻腔では骨，咽頭では骨格筋と平滑筋，気管，喉頭および気管支ではガラス軟骨，細気管支では平滑筋，肺胞壁では薄い線維である．

See 28

概　略

CN：Lには赤色を，それ以外には明るい色を使いない．（1）最初に呼吸器系の構造を着色しなさい．（2）気管Dの横断面と顕微鏡で拡大した粘膜の組織像を着色し，完成させなさい．

呼吸器官

鼻腔 A

咽頭 B

喉頭 C

気管 D

主気管支 E

気管支樹 F

右肺 G

左肺 G1

横隔膜 H

呼吸粘膜 I

多列円柱上皮 J

粘膜固有層 K

動脈 L **/ 静脈** L1

外分泌腺 M

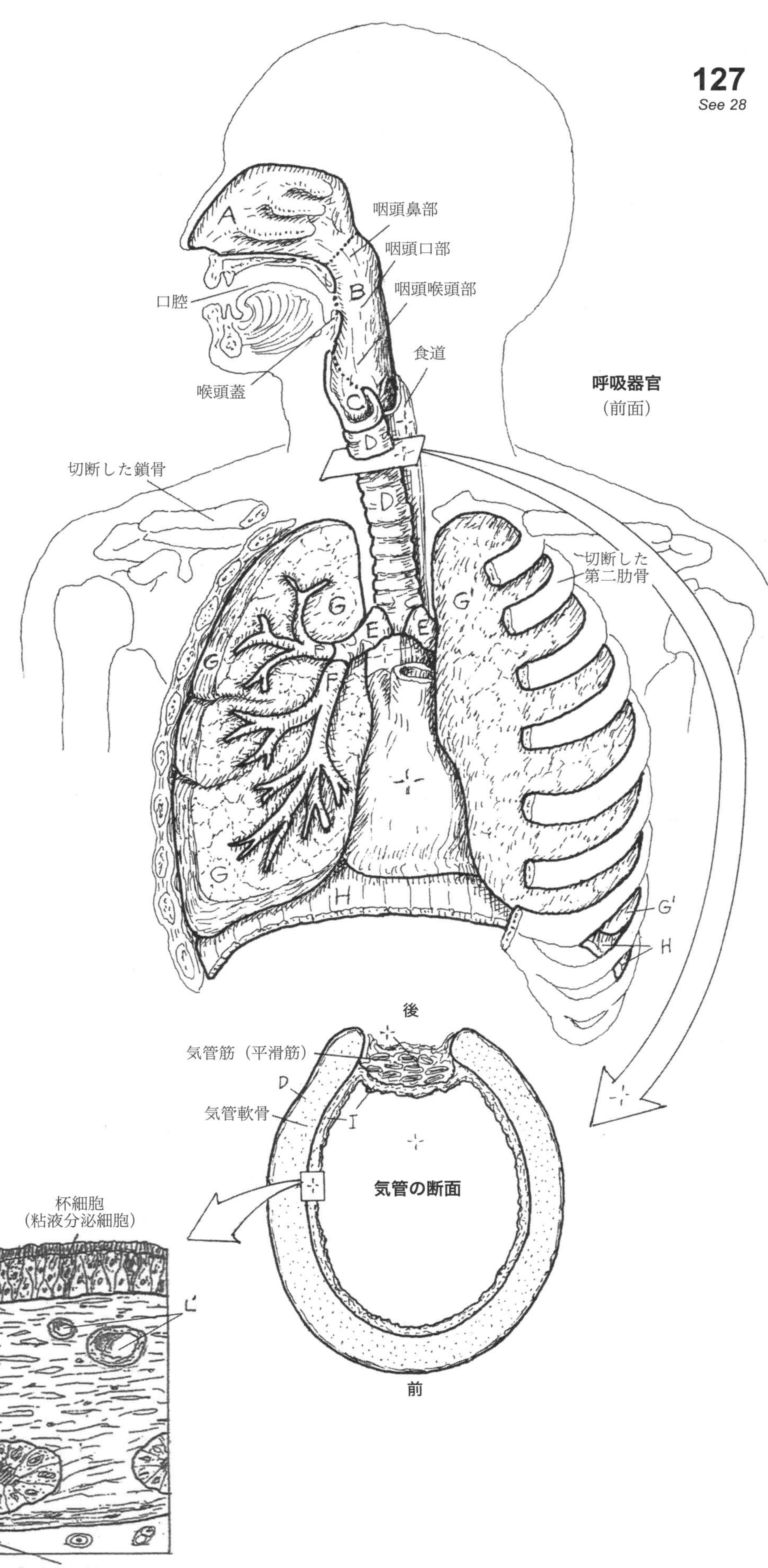

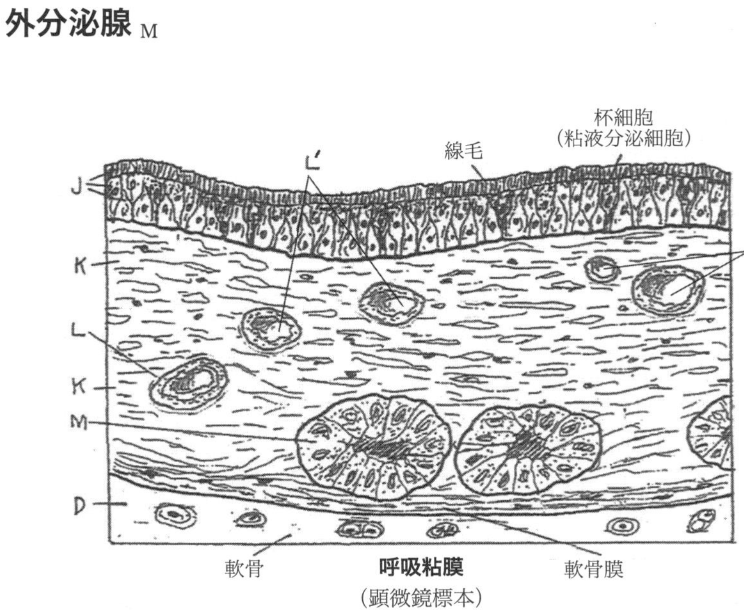

呼吸粘膜
（顕微鏡標本）

外鼻の表面は，皮膚で被われる．外鼻を構成しているのは，小さな**鼻骨**の部分を除くと，ほとんどの部位は，軟骨である．開口部（鼻孔）は，頭蓋骨で**鼻腔**の前面にあり，そこから**鼻中隔**で左右に分割される骨の壁のトンネルに続く．鼻中隔は骨と軟骨で構成される．鼻腔の後方は，後鼻孔で筋性の咽頭に続いている．後鼻孔は，**鋤骨**で左右に分割されている．

鼻は，顔面の前面にあるので，顔面への衝撃をまともに受けることがある．この場合，**鼻中隔軟骨**が変位し，篩骨の垂直板も骨折することがある．鼻中隔が折れ曲がるため，鼻腔の片側が狭くなり，空気の流れを閉塞する．

皮膚で被われた**鼻前庭**には，長い鼻毛があり，異物の侵入を防御している．鼻腔の特徴は，線毛上皮細胞と粘液細胞からなる粘膜で被われていることである．この２種類の細胞が共同して働き，鼻腔を清浄に保っている．つまり，粘液細胞が粘液を分泌し，粘液で微細な異物を捕獲して乾燥する．線毛細胞の線毛によって，異物は鼻咽頭に送られる．

ここでは，骨でつくられている鼻腔の**側壁**は，示されていない．これは，頭蓋骨の研究施設で標本にされた骨（矢状断面）でよくわかる．手元にあって観察できるなら，よく観察しなさい．解剖のアトラスがあるなら，図をよく見なさい．鼻腔の前から後，下から上まで，側壁を構成するのは，**鼻骨**・上顎骨の前頭突起・篩骨と上鼻甲介 / 下鼻甲介・涙骨・上顎骨体・下鼻甲介・内側翼突板・口蓋骨の垂直板である．鼻腔の側壁のすぐ外側には，上顎洞がある（129 ページ）．

３つの鼻甲介（前頭断面でその形が巻貝に似ているために）によって鼻腔の表面積が増加するので，鼻腔内の加温と加湿に重要である．両側の**下鼻甲介**は，不動性の結合（縫合）によって篩骨と結合するが，**上鼻甲介**と**中鼻甲介**は篩骨の一部である．中鼻甲介の下部（中鼻道）には，副鼻腔の開口部がある．これについては，129 ページで解説する．鼻腔の上壁（**篩骨の水平板**）からは嗅神経が通過し，ここは脳の前頭葉の近傍にあたる．鼻腔の床は，(1) **硬口蓋**，口腔の上壁となる．(2) **軟口蓋**，骨口蓋から派生した筋肉性の部位である．

外鼻，鼻中隔，鼻腔

CN：HとIには薄く明るい色を使いなさい．(1) ページ上の図から始めなさい．(2) 鼻中隔と鼻腔の構造の模式図を着色しなさい．(3) 鼻腔の側壁とそれに関連した構造を着色しなさい．

外鼻
鼻骨 A
鼻中隔軟骨 B
外側鼻軟骨 C
鼻翼軟骨 D
線維脂肪組織 E

鼻中隔
鼻中隔軟骨 B
鼻翼軟骨 D
篩骨の垂直板 F
鋤骨 G

鼻腔とその関連構造
鼻骨 A
前頭骨 H
蝶形骨 I
篩骨篩板 F1
鼻前庭 D1
上鼻甲介 J
中鼻甲介 K
下鼻甲介 L
硬口蓋 M
軟口蓋 N
外側壁 O＊

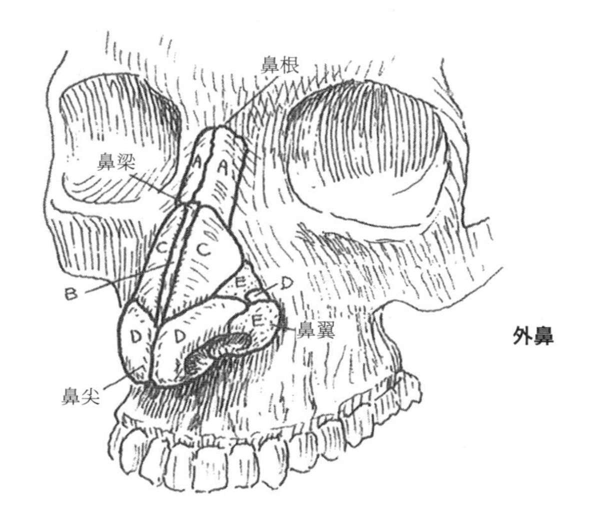

外鼻

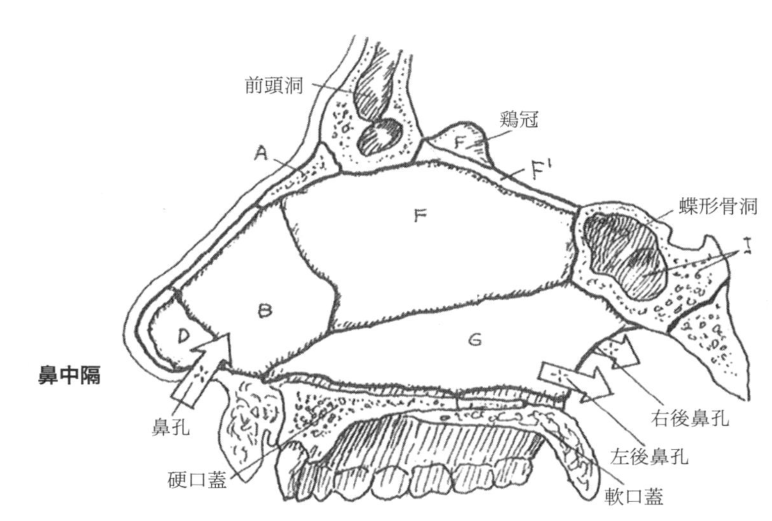

鼻中隔

鼻腔
(模式図)

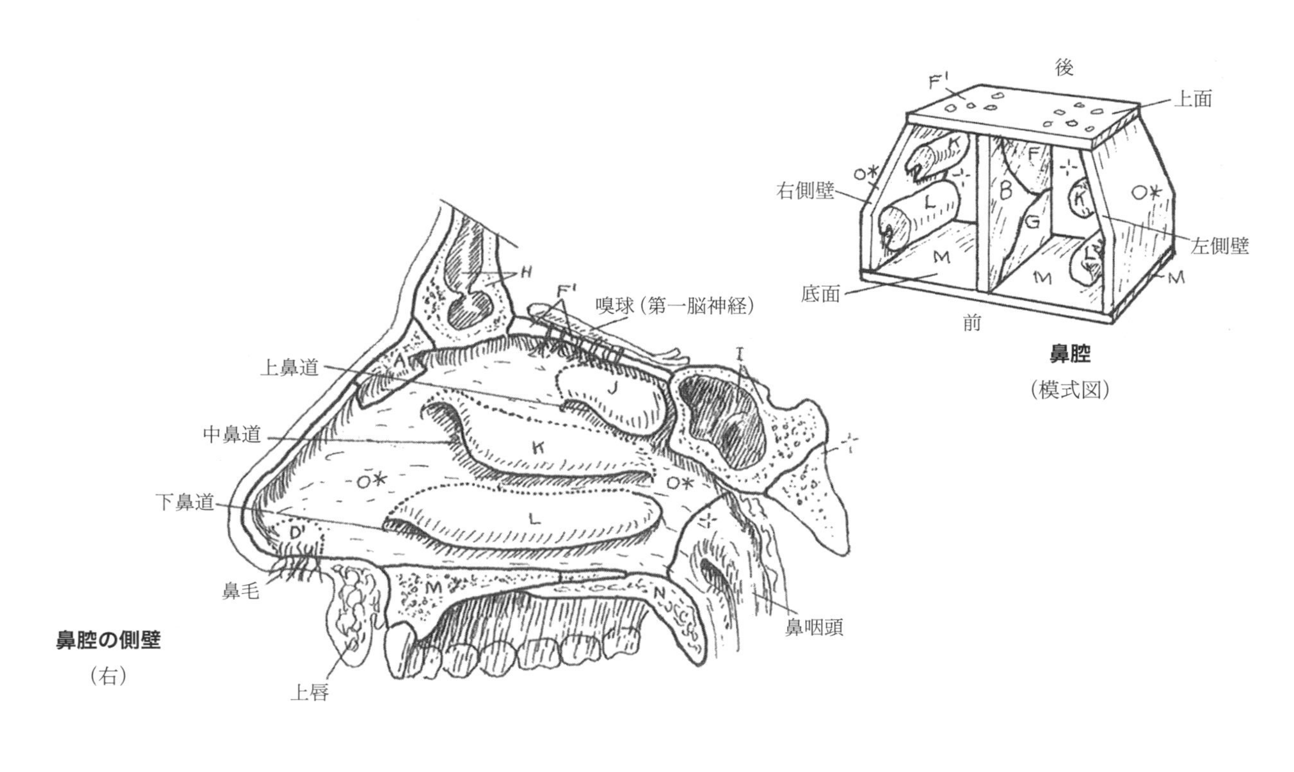

鼻腔の側壁
(右)

頭蓋骨には，様々な空所がある．その中にはよく知られているもの（口腔・鼻腔・外耳道・眼窩）がある一方，あまり知られていないものもある．**前頭骨・上顎骨・蝶形骨・篩骨**および側頭骨には，様々な大きさの空間がある．これらは直接的な外部との連絡はないが，鼻腔とはつながっている．これらが**副鼻腔**である（硬膜静脈洞・リンパ洞・心膜洞など他の空間と比較しなさい）．

含気性の副鼻腔は，頭蓋骨の軽量化に役立ち，音声に音色を付け加えているが，多くの悲哀も生む．副鼻腔は，呼吸粘膜と同じ粘膜で裏打ちされ，**鼻腔**の粘膜や鼻咽頭と連続している．このため，呼吸器官の一部に含まれる．副鼻腔の粘膜から分泌される粘液は，**鼻甲介**の下（鼻道）から鼻腔に排出される．その**流入部位**を図の中の矢印で示す．排出路が炎症や腫脹で障害されることがある．完全に閉塞されることも起こるが，副鼻腔内の圧力が高まり，痛みを感じるようになる（副鼻腔炎，副鼻腔性頭痛）．血管収縮剤（充血除去物質）には血管収縮作用があり，腫脹を抑制するのに効果があり，排出路を回復させる．側頭骨の乳様突起にある**乳突蜂巣**は，外耳の下方と後方に位置し，中耳（鼓室）と連絡する．こうして乳突蜂巣は，**耳管**を経由して鼻腔の後方にある鼻咽頭とつながる．

副鼻腔は，出生時には，ほとんど認められない．その後，永久歯が生える頃までには出現し，思春期になると発達し，顔面頭蓋の形状に影響を及ぼし，顔のかたちを変える．

鼻涙管には，涙腺の分泌物が流れる．涙には角膜の乾燥を防ぐ機能がある．涙は，眼瞼の内側部に流れ込む．そこには涙嚢があり狭くなった**鼻涙管**に入る．鼻涙管は，鼻腔の外側壁に沿って下降し，**下鼻道**に開口する．

副鼻腔

CN：AとBの骨には同じ色を使いなさい．鼻甲介のF，GおよびHには，128ページで使った色を使いなさい．鼻腔は灰色に塗りなさい．(1) 鼻腔の外側壁にある「副鼻腔の開口部」を塗りなさい．鼻甲介はその辺縁も含めて鼻道とその関連構造を明らかにするために取り除いた．(2) 前頭断面を着色しなさい．この図は，合成した図である．つまり，鼻腔への開口部を1つの断面で表すことができないためである．(3) 下の図を塗りなさい．ここでは，鼻涙管と前頭洞の導管部が片側で示されている．

副鼻腔
前頭洞 A
蝶形骨洞 B
篩骨洞 C
上顎洞 D
乳突蜂巣 E

鼻甲介
上鼻甲介 F
中鼻甲介 G
下鼻甲介 H

耳管の開口部 I
鼻涙管 J
鼻中隔 K
鼻腔 L*

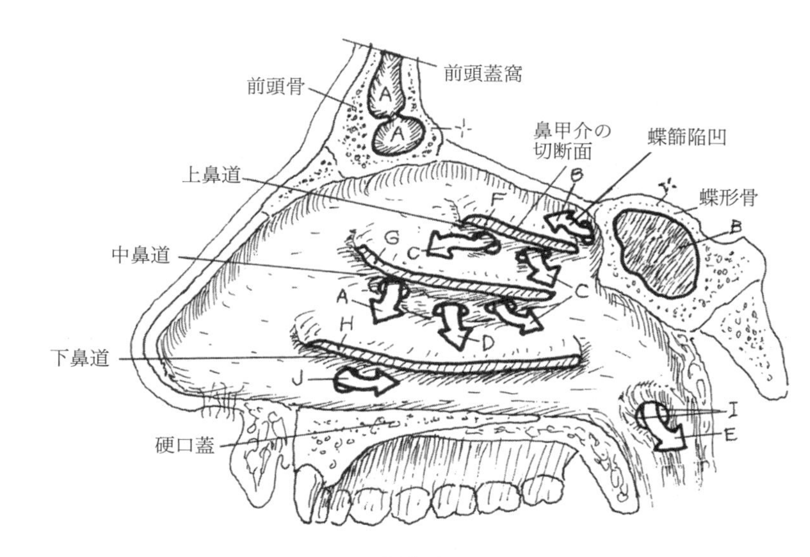

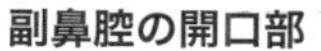

副鼻腔の開口部
（鼻腔の右側壁で鼻甲介を除去）

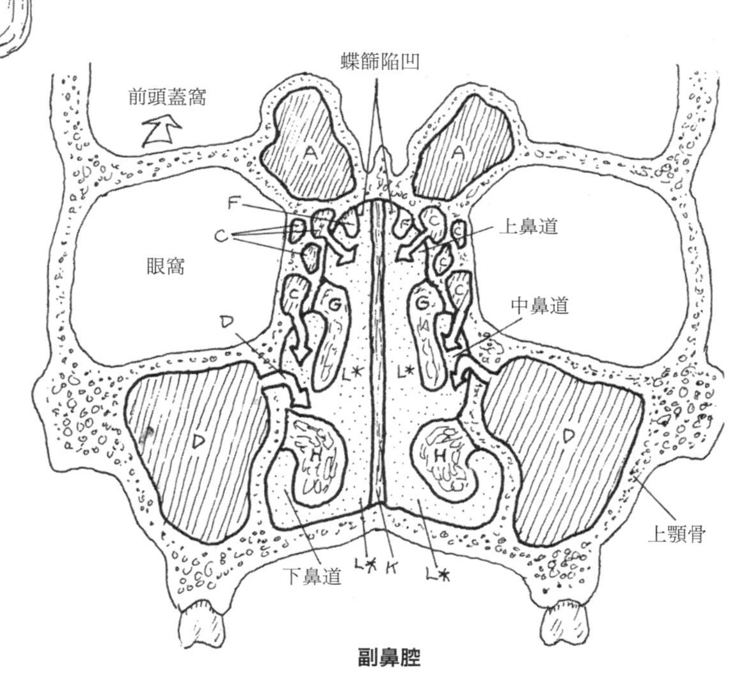

副鼻腔
（前頭断面を模式化して合成した）

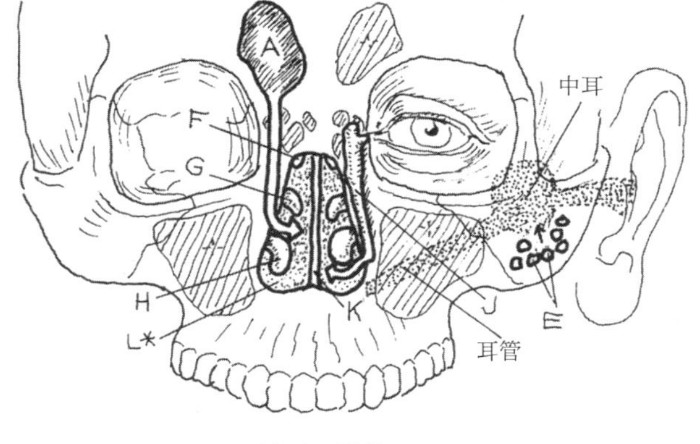

副鼻腔と導管

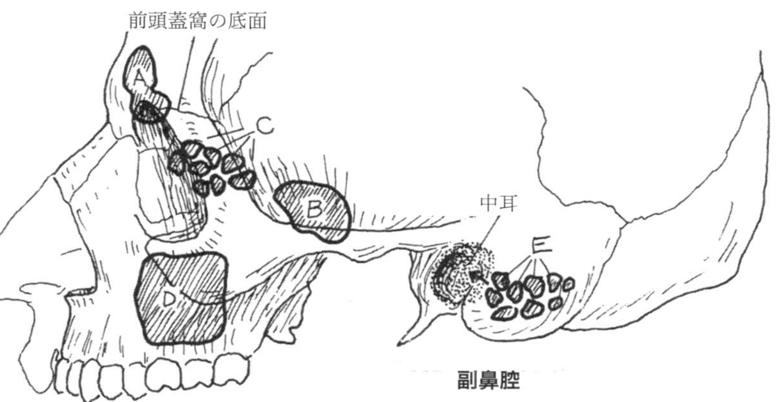

副鼻腔

咽頭は筋性の管であり，鼻腔と口腔の後部（**咽頭鼻部・咽頭口部**）に続いている．これらの空間は，上部気道（喉頭）に大気を送り，上部消化管に食物を送るためのものである．そして，気道に食物が入ったり，空気が食道に入ったり（ゲップ）しないような仕組みになっている．基本的に，咽頭は骨格筋でつくられており，その主要な構成要素は，上・中・下の咽頭収縮筋である（137ページ）．これらの連続的に起こる規則的な収縮，さらに咽頭を頭蓋骨に固定する筋群の働きによって，運動能力が生み出され，重力の影響も加わり，食物を食道に飲み込めるように移動させている．こうした咽頭の規則的な筋収縮によって，嚥下が行われる．咽頭内での空気の移動は，呼吸筋の運動によって生じる圧力とは異なる（133ページ）．

喉頭は，肺に出入りする空気が通過する最初の通路である．そのため，固形物が吸気中に気道（その中の声帯にも）に入り込まないよう，機械的な仕組みによって閉鎖される．さらに，ここでは様々な音程・音質それに音量の音をつくり出すための構造がある部位でもある．

喉頭の形は，靭帯結合したガラス軟骨でつくられている．喉頭の内腔は，上方で**咽頭喉頭部**に続き，下方では気管に移行する．喉頭の前面には，疎な結合組織と皮膚に隣接している．また後面には，咽頭喉頭部と**食道頚部**がある．食道の後部には頚椎があり，この間が咽頭後隙であり，その間隔は一定していない．ここには，血管が豊富にあるため，外的な障害による頚椎の過伸展で出血すると，血液が一時的に滞留する．一般的に喉頭は，第二頚椎から第六頚椎の間にある．

喉頭は舌骨と関連しているが，**舌骨**は喉頭の構造ではない．舌骨は，甲状舌骨膜で**甲状軟骨**とつながっている．この軟骨には，後部の構造がない．喉頭隆起（アダムのリンゴ）は，思春期以降の男性に認められる．**輪状軟骨**は，指輪状で後面が板状の軟骨であり，最初の気管軟骨の上にある．**披裂軟骨**は，輪状軟骨の上部で関節し，そこで回転する．**声帯ヒダ**とは，甲状軟骨と披裂軟骨の間にある粘膜で被われた靭帯である．声帯ヒダの緊張度（音程を変えること）は，甲状軟骨を上下に傾けることに影響される．披裂軟骨の内転と外転によって，**声門裂**の大きさが変化する．呼吸時には披裂軟骨が外転する．例えば，咳をするときには，最大限に内転する（声門裂を閉鎖し，胸腔内圧を高める）．その後，外転し貯めていた空気を一気に排出する．発声時には，声門裂は内転し，音程と音量を変化させている．**前庭ヒダ**は，線維性のヒダであり，それ自体では可動しない．食物を飲み込むときには，気道が閉鎖される．

See 137

咽頭と喉頭

CN：N，Oおよび Q には濃い色か鮮やかな色を使いなさい．(1) ページ右上の隅にある概観図から始めなさい．(2) 大きな矢状断面図を完成させなさい．大気の流れを示す矢印は灰色にする．咽頭と喉頭の境界領域となってこれらを取り囲む構造物には着色しない．(3) 喉頭を示す6つの図を同時に塗りなさい．

咽頭 A
咽頭鼻部 B
　咽頭扁桃 C
咽頭口部 D
　口蓋扁桃 E
咽頭喉頭部 F

舌骨 G

喉頭 H
喉頭腔 H¹
喉頭蓋 I
甲状軟骨 J
甲状舌骨膜 K
輪状軟骨 L
　輪状甲状靭帯 M
披裂軟骨 N
　小角軟骨 O
前庭ヒダ P
声帯ヒダ Q
　声門裂 R*

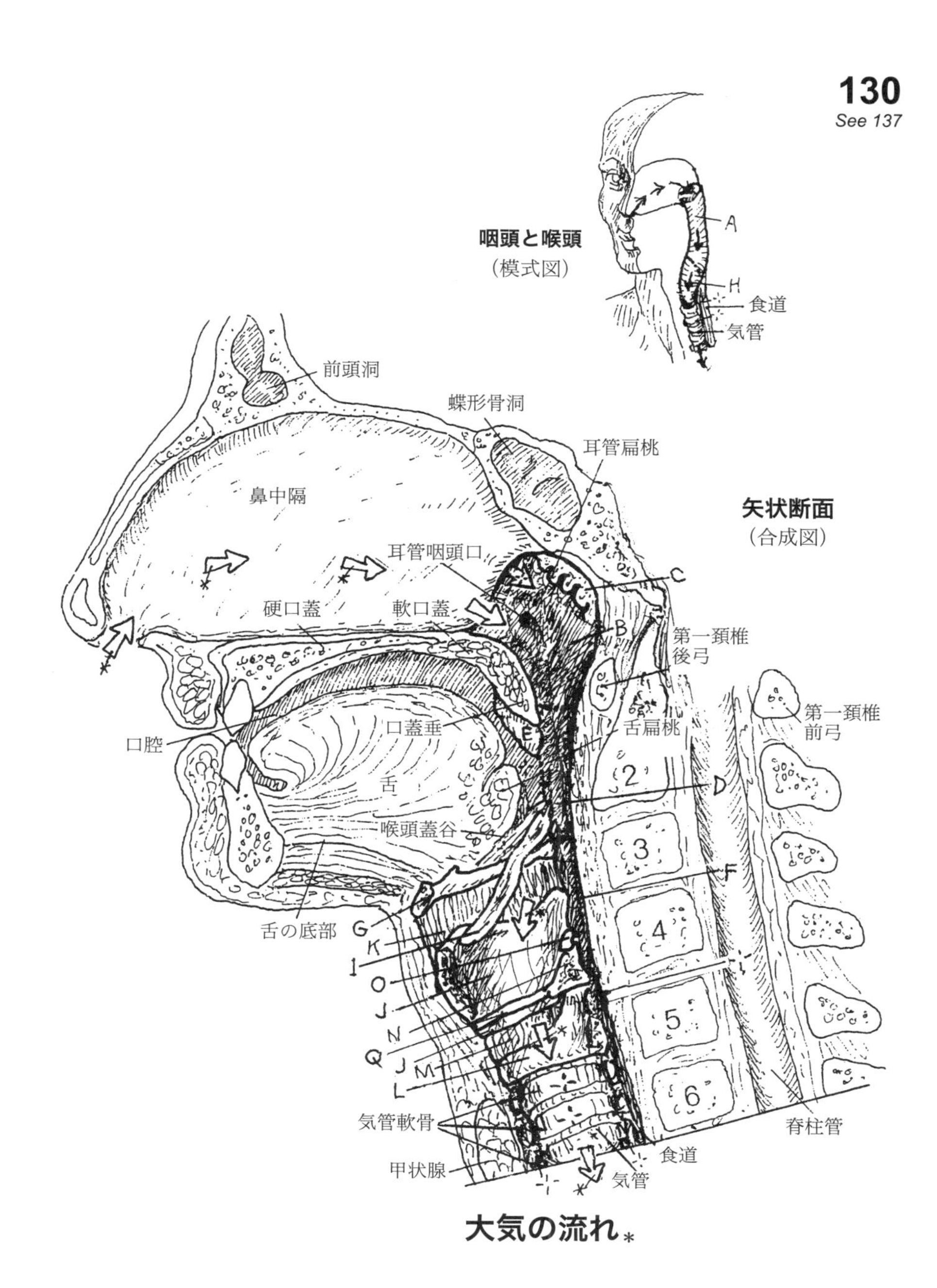

大気の流れ *

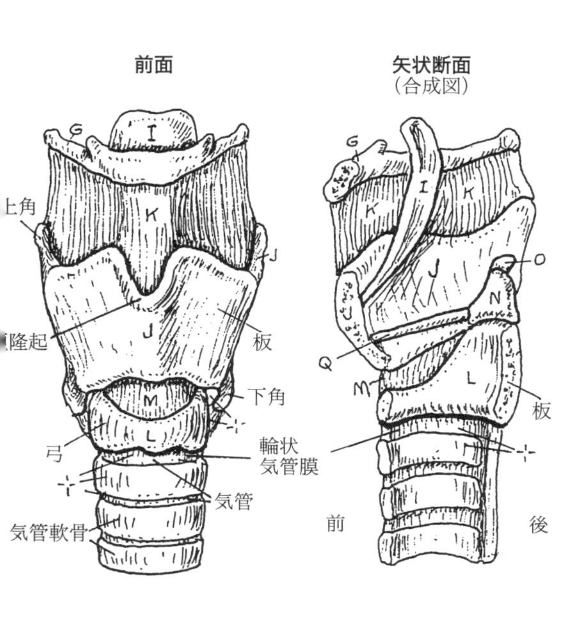

喉　頭

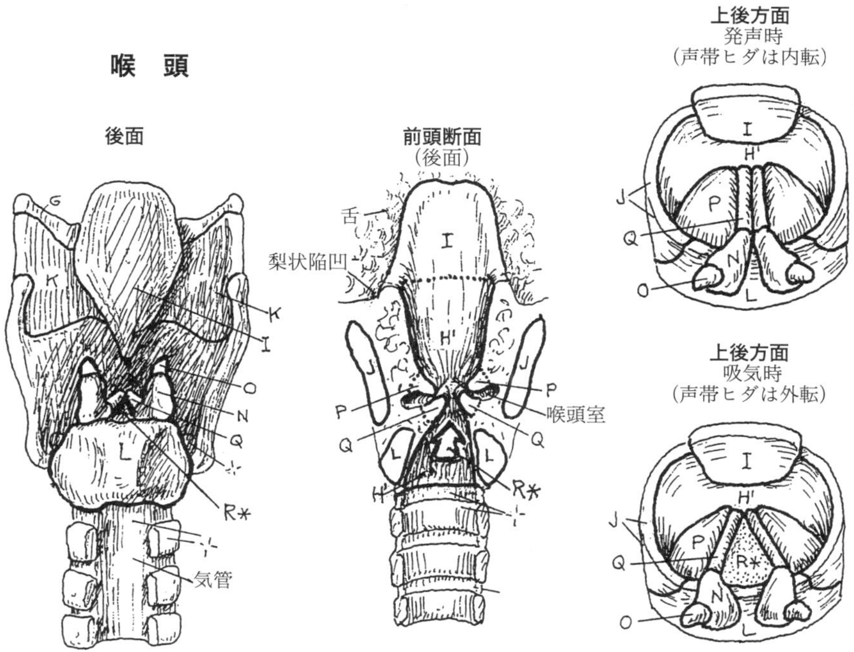

肺は呼吸器系の中の主要な器官である．肺は空気を含む細胞（肺胞）とそれに付属する管（気管支･細気管支･肺胞管など，132 ページ）で構成され，吸気時には肺胞に空気が運ばれ，呼気時には肺胞から空気が運び去られる．空気が大量にあるため，肺は軽くて柔らかい器官である．肺は，胸腔の外側にあり胸腔の 2/3 の容積を占める．残った中央部分の 1/3 は，縦隔を構成する（103 ページ）．左右の肺の基部，肺門は，気管支が肺から出て，肺動脈が肺に入り，肺静脈が出て行くところである．肺の底面は，横隔膜に接している．横隔膜は，呼吸運動の主要な筋である（48 ページ）．肺の後面・側面および前面は，胸椎（25 ページ），肋骨（28 ページ）および肋間筋（48 ページ）で囲まれている．右肺は，上方の水平裂と下方の斜裂で 3 つの**肺葉**に分割され，左肺は斜裂で 2 葉に分割される．

左右の肺は，縦隔によって完全に分けられている．それぞれは，薄い漿膜性の中皮（単層扁平上皮）と線維性組織からなる**臓側胸膜**で被われる．臓側胸膜は，肺門で折れ返って（反転して）**壁側胸膜**となり，胸壁の内側，縦隔の側壁および横隔膜の大部分を被う．壁側胸膜は，それに接する器官や構造によって分類される（縦隔胸膜・肋骨胸膜・横隔胸膜など）．壁側胸膜は，胸郭上口の上まで延び，肺尖を被う．ここを胸膜頂という．

臓側胸膜と壁側胸膜が接触するところには，体液の薄い層（水を含む糖タンパク質）で隔てられている．胸膜腔とは，概念上の空間である．細胞外液がここに流れ込むと，胸膜腔は拡張し，体液（胸水）の増加に対応するとともに肺は圧迫され，肺の容積が減少する．通常，胸膜腔の漿液は，胸膜間の表面張力を抑制し，臓側と壁側胸膜の間を分離している．

壁側胸膜がそのままの状態であることは重要である．胸膜腔は，大気圧よりも気圧が低い環境である．臓側胸膜が破壊されると，肺の弾性能力が衰えてしまう（気胸）．

安静時の吸入では，前縁と下縁の臓側胸膜は，壁側胸膜の位置まで達しない．そのため，胸膜腔が空間として残される．例えば，肋骨と縦隔の間にある肋骨縦隔洞（図示されていない），胸郭と**横隔膜**の間にある肋骨横隔洞（前頭断面（左）を参照）などである．

See 28, 48, 103

肺葉と肺胸膜

CN：A～Eには鮮やかな色を，FとGには薄い色を，また，Hには赤褐色を使いなさい．胸膜F, Gは着色するために拡大して描いてある．(1) 最初に前面図から作業を始めなさい．肋骨と肋間筋は除去した (48ページ参照)．胸膜（F, G）の一部は，剥がして分離してある．胸膜腔は，太い線で描かれている．(2) 前頭断面を着色しなさい．(3) ページ右上の第5胸椎を通る横断面（肺葉・肺胸膜・気管支・血管）を着色しなさい．

肺葉
右上葉 A
右中葉 B
右下葉 C
左上葉 D
左下葉 E

胸膜
臓側胸膜 F
胸膜腔 ⁘
壁側胸膜 G

横隔膜 H

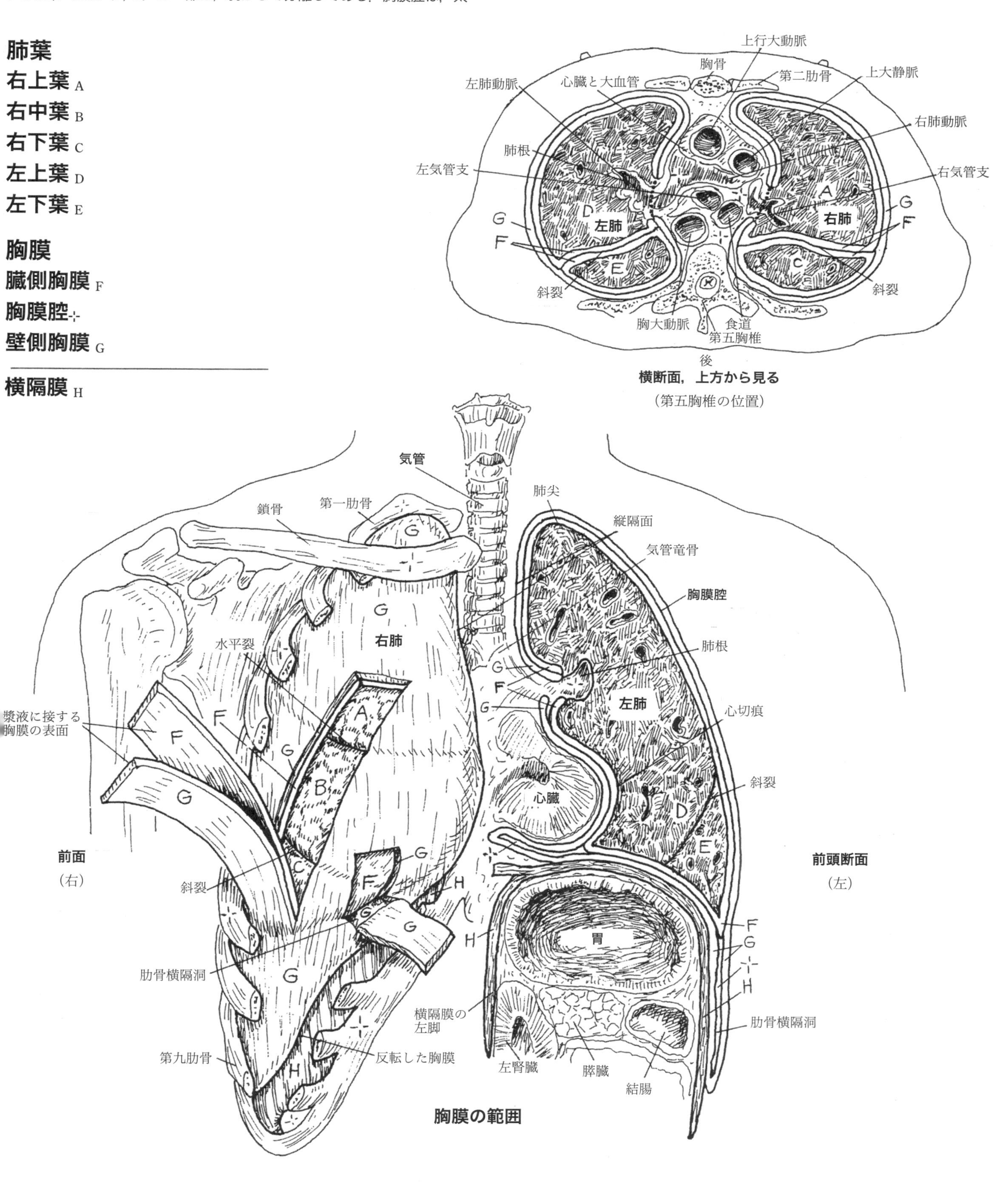

横断面，上方から見る
（第五胸椎の位置）

胸膜の範囲

下部呼吸器官は，気管・**気管支樹**，そして呼吸単位で構成される．**気管**には，輪状の軟骨が存在し，その輪状構造は，不完全である．そして，それぞれの軟骨の間には線維性組織がある．それぞれの輪状構造が欠けているのは後面であり，ここに平滑筋がある（気管筋）．気管は，第六頚椎あたりで喉頭の輪状軟骨の下縁から始まる．そして，2つに分岐するところまで続き，第四胸椎の高さ（大動脈弓と同じレベル）で左右の**気管支**に分岐する．

左右の気管支は，肺門から肺に入る．右気管支は左に比べ，短く，分岐角度もより垂直に近く，管腔も広い．右気管支は，肺の**上葉・中葉・下葉**に分布する3本の**葉気管支**を分かれる．左気管支は，2本の葉気管支に分岐し，上葉と下葉に分岐する．各肺葉は線維性の中隔で錐体状の構造に分割され，外科的に切除できる構造的な単位になる．これを**肺区域**と呼ぶ．それぞれの肺区域には，1本の区域気管支があり，1本の区域動脈が分岐して血液を供給し，複数の区域静脈とリンパ管で還流する．

肺の肺葉と肺区域の数には，多少の変異があるが，ここでは，左右の肺が10個の肺区域に分割されている状態を示した．この場合，右肺の#4と#5の肺区域は，左肺の同じ部位にはない．また，**肺尖区**と**後上葉区**が一緒になり，そして，**前肺底区**と**内側肺底区**が一緒になることで左肺の肺区域が8区域になる場合もある（図に示されていない）．

肺区域の三次元的な配置は，肺外科医や内科医にとって障害部位を正確に把握するために重要な情報である．

肺区域の内部で，区域気管支は数本の**細気管支**に分かれる．ここでは，直径は1mm以下で軟骨ではなく平滑筋が管腔を取り巻く．細気管支は，さらに細い終末細気管支に分岐する．ここは，分泌腺を持たない線毛立方上皮が特徴である．もし，線毛の下に腺細胞が存在していたら，分泌液は肺胞に溜まってしまう．これは，正常な状態ではない．終末細気管支は気道の最終部である．

終末細気管支は，さらに2本以上の**呼吸細気管支**に分岐する．この壁の一部には，肺胞嚢が散在する．呼吸細気管支は呼吸単位となる．**呼吸単位**とは，肺胞嚢を構成している**肺胞**の集団と空気を送り込む**肺胞管**である．終末細気管支から分岐した1本の呼吸細気管支には，膨大な数の肺胞嚢がある．肺胞の壁は，単層扁平上皮で構成され，薄い曲がりくねった弾性線維と細網線維で支持されている．そして，その周囲には，**肺動脈**から分岐した毛細血管が取り囲み，**肺静脈**の源流部となる．毛細血管壁は，構造的によく似ている肺胞と癒着する．酸素と二酸化炭素は，これらの壁を迅速に通過する．そして，さらに濃度勾配によって拡散する．

下部気道と呼吸部

CN：H には青色以外の色を，I には紫色，J には赤色を使いなさい．(1) 左右の肺を 10 色で色分けしなさい．同様に同じ色で 10 本の区域気管支を塗りなさい．(2) 呼吸部を示す矢印の順に従って作業をしなさい．肺胞 G[1] と肺胞嚢 G は明るい色を塗りなさい．その下の図でも 7 本の区域気管支と同じ色で肺を着色しなさい．ガス交換を示す模式図では，紫色の毛細血管 I の中にある赤血球を酸素との結合状態によって 3 色で塗り分けなさい．

気管 A
主気管支 B
葉気管支 C

1 肺尖支 / 区　2 後上葉支 / 区　3 前上葉支 / 区　4 外側中葉支 / 区 (右肺)
4 上舌支 / 区 (左肺)　5 内側中葉支 / 区 (右肺)　5 下舌支 / 区 (左肺)
6 上下葉支 / 区　7 内側肺底支 / 区　8 前肺底支 / 区
9 外側肺底支 / 区　10 後肺底支 / 区

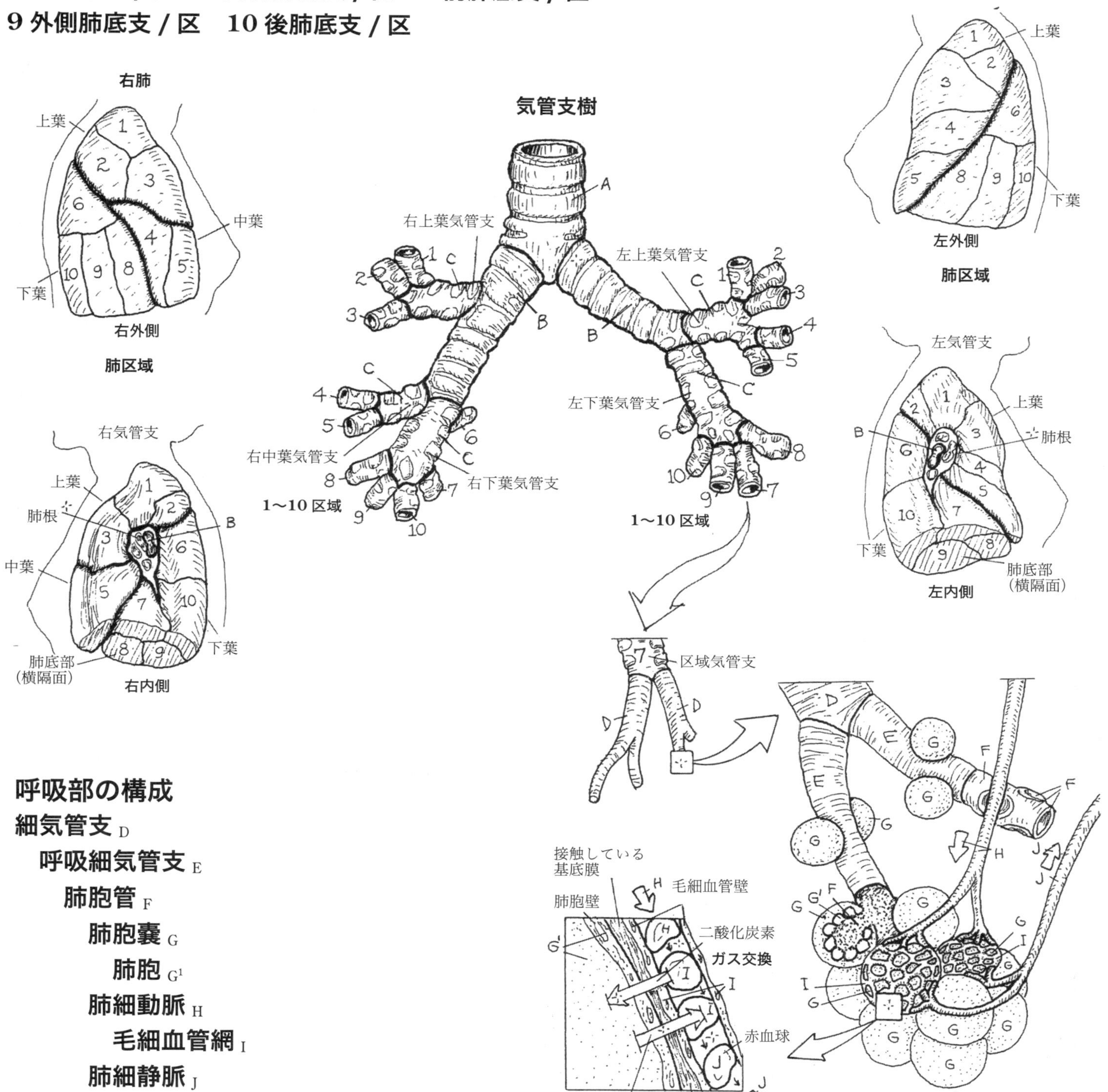

呼吸部の構成

細気管支 D
呼吸細気管支 E
肺胞管 F
肺胞嚢 G
肺胞 G[1]
肺細動脈 H
毛細血管網 I
肺細静脈 J

呼吸器系の機能とは呼吸である．呼吸とは，肺に大気を吸入し（吸気），酸素濃度が低い空気を大気中に放出する（呼気）ことである．心筋の収縮と同じように，呼吸も一生涯継続する．つまり，生まれてから死ぬまで．

胸腔に空気が出入りすることは，圧力と容積が反比例するという物理的な原理に基づいている．こうして，2種類のガスがある状態で，一方が増加すると他方は減少するのである．ここでは，真空状態はありえない．胸郭容積の増加時には，口や鼻から大気が吸引される．胸郭容積の減少時には，口や鼻から空気が出て行く．

通常，安静時の呼吸では，胸腔内の容積が増加する．このため，胸腔内の圧力は1～2 mmHg ほど低下し，大気が鼻や口から肺に吸入される．これが**吸気**である．胸腔の容積が増加するためには，

(1) 水平面での胸郭の容積が増加する．このためには，
  a. **横隔膜**の収縮．横隔膜が収縮すると，横隔膜は平坦になり，胸郭上下の長さが増加する．
  b. **外肋間筋**の収縮．これによって肋骨は，胸椎に対して引き上げられる．この結果，肋骨は**胸骨**を外側に押し出す．下位の長い肋骨は上昇し，胸郭の前後径が増加する．
  c. 胸鎖乳突筋が作用すると，鎖骨が引き上げられ，胸郭が引き上げられる．このような運動の結果，500 mL ほどの空気が鼻腔や口腔・咽頭・喉頭・気管・気管支樹をへて肺に吸入される．この運動の中で，横隔膜は75％ほど関わり，残りの25％が肋間筋の作用である．

呼気とは，肺の中の空気量が減少する際，圧力が上昇して，空気を大気中に放出する現象である（これによって圧力は低下する）．

(1) 胸腔内の容積が減少するには，
  a. 横隔膜の弛緩．横隔膜が弛緩すると，腹部内臓（肝臓・胃・脾臓）が引き上げられる．このことで胸郭の上下の長さは短くなり，肺の容積は減少する．肺の内圧は増加し，空気を気道の方に押し出し，鼻や口から放出する．
  b. 外肋間筋が弛緩し（脳の呼吸中枢を刺激する），**内肋間筋**が収縮する（外肋間筋の直下にある）．内肋間筋の筋束の方向は，外肋間筋と反対方向である．この筋が収縮することで胸郭が下がり，胸骨は引っ込み，胸郭の前後径が短くなり，肺の容積も減少する．その反対に肺の圧力は上昇する．安静時には500 mL ほどの空気が気道に押し出され，鼻や口から放出される．

See 28, 48

呼吸の仕組み

CN：全体を明るい色で着色しなさい．ただし，E には鮮やかな色か濃い色を使いなさい．(1) ページ左下の「吸気」のイラストで B，D，E，F とその関連する構造を着色しなさい．弛緩時の横隔膜(点線，曲線 E)，収縮時の横隔膜（実線，直線 E)．筋収縮（E，F）の方向を示す矢印と胸郭の運動 C を着色しなさい．大気の流入を示す矢印 H と胸腔内の大気圧を着色しなさい．(2)「呼気」を示すイラストと関連する G を着色しなさい．弛緩時の横隔膜を示す矢印 E，収縮と収縮の方向を示す G，および排出される空気の流れを示す矢印 H を着色しなさい．(3) ページ右上の呼吸運動のイラストを完成させなさい．

胸骨の動き

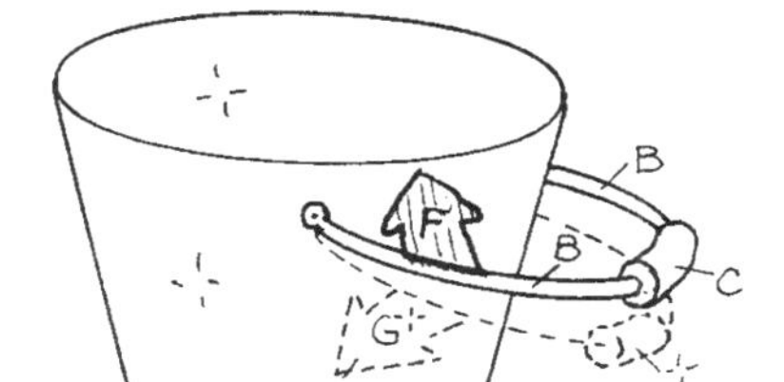

胸郭と横隔膜の運動

胸郭 A
肋骨と肋軟骨 B
胸骨 C
胸椎 D

吸気筋
横隔膜 E
外肋間筋 F

大気の流れ H

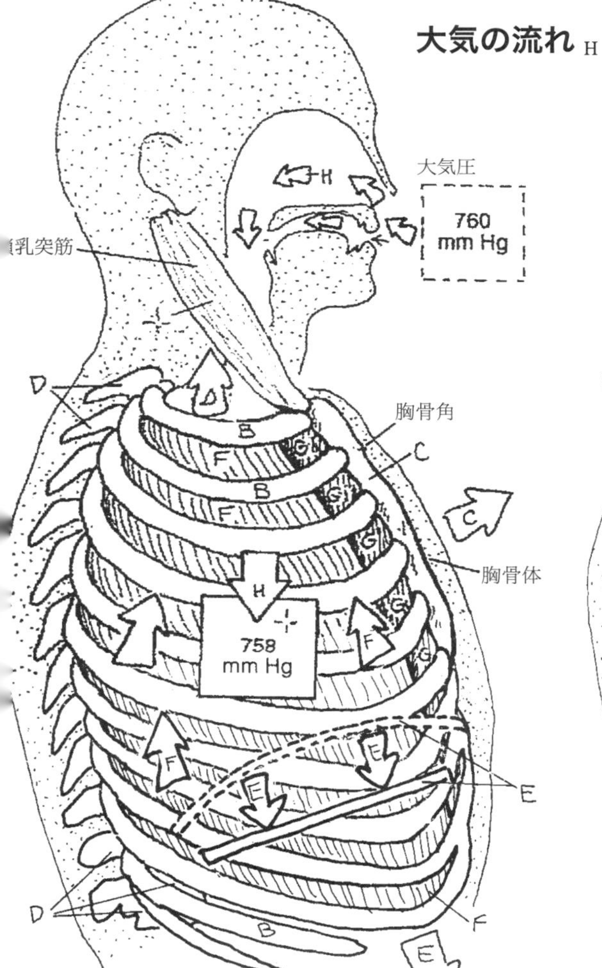

吸気

呼気筋
内肋間筋 G

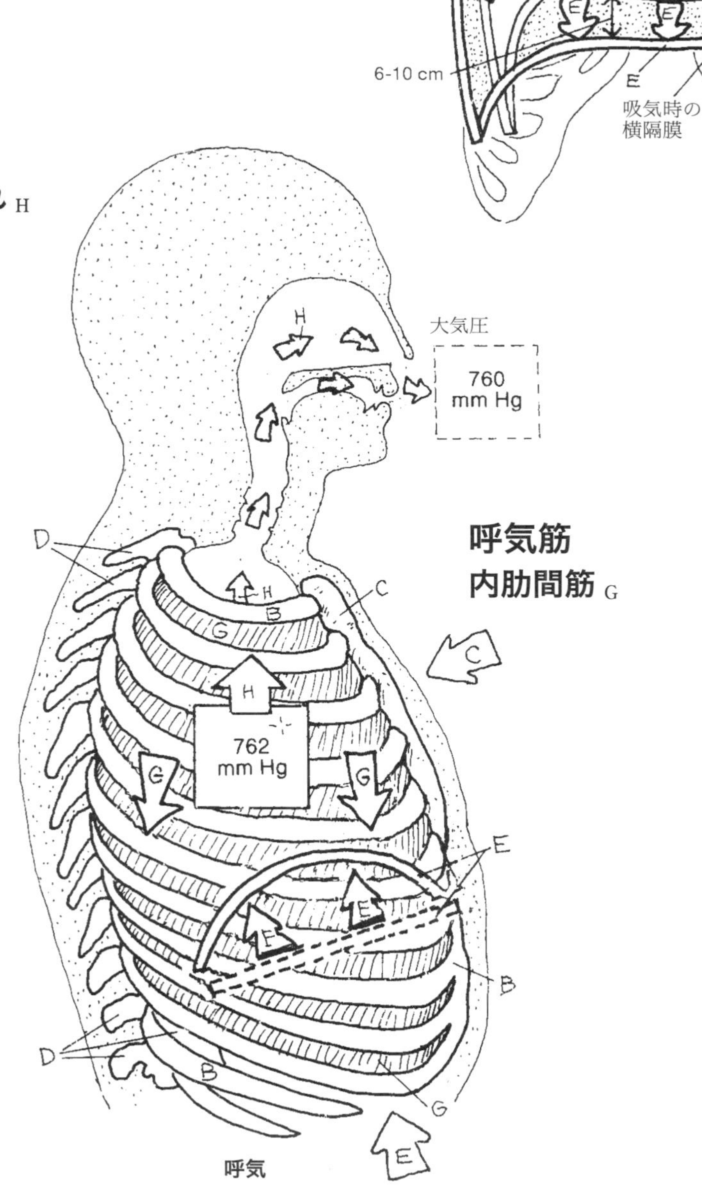

呼気

消化器系は，**消化管**と**消化管に付属する器官**で構成される．**口腔**は，消化器官の入口である．ここで**歯**によって摂取された食物が粉砕され，また，**唾液腺**からの分泌液で食物は柔らかくなり，その一部は消化される．**舌**は食物（食塊）を機械的に移動させ，飲み込むときには，正確に筋性の**咽頭**に食物を送り込む．

食道は蠕動運動によって，食塊を**胃**に送る．胃では食塊は，機械的および化学的に消化され，その後，著しく蛇行した**小腸**に送られ，酵素による消化と機械的な消化を受ける．**肝臓**で産生された胆汁は，**胆嚢**で貯蔵され，**総胆管**を経て**十二指腸**に放出される．胆汁は脂肪の分解を補助する．**膵臓**から分泌された消化酵素も十二指腸に送られる．分子状になった栄養物は，小腸の管腔内から選択され，上皮細胞で吸収される．そして，毛細血管と毛細リンパ管で運ばれ，最終的に肝臓で代謝される．**大腸**は無機質と水分の吸収（近位部）を行う．消化されないものや吸収されないものは，**直腸**へ運ばれ，**肛門管**から肛門を経て排出される．

概　略

CN：D，E，T，VおよびWには薄い色を塗りなさい．各器官を着色する際，重なっている器官，器官が重なっている部分は重なっている器官の色を塗り重ねなさい．(1) 消化管を着色した後，付属器官を着色する前に再度消化管の構成を復習しなさい．横行結腸Jの中央部分は取り除き，深部の構造を明らかにした．(2) ページ右上の消化管と人体構造との関連性を示す略図で消化管の内腔以外を灰色に塗りなさい．

消化管

口腔 A
咽頭 B
食道 C
胃 D
小腸
　十二指腸 E
　空腸 F
　回腸 G
大腸
　盲腸 H
　　虫垂 H1
　結腸
　　上行結腸 I
　　横行結腸 J
　　下行結腸 K
　　S状結腸 L
　直腸 M
　肛門管 N

付属器官

歯 O
舌 P
唾液腺
　舌下腺 Q
　顎下腺 R
　耳下腺 S
肝臓 T
胆嚢 U
胆管 V
膵臓 W

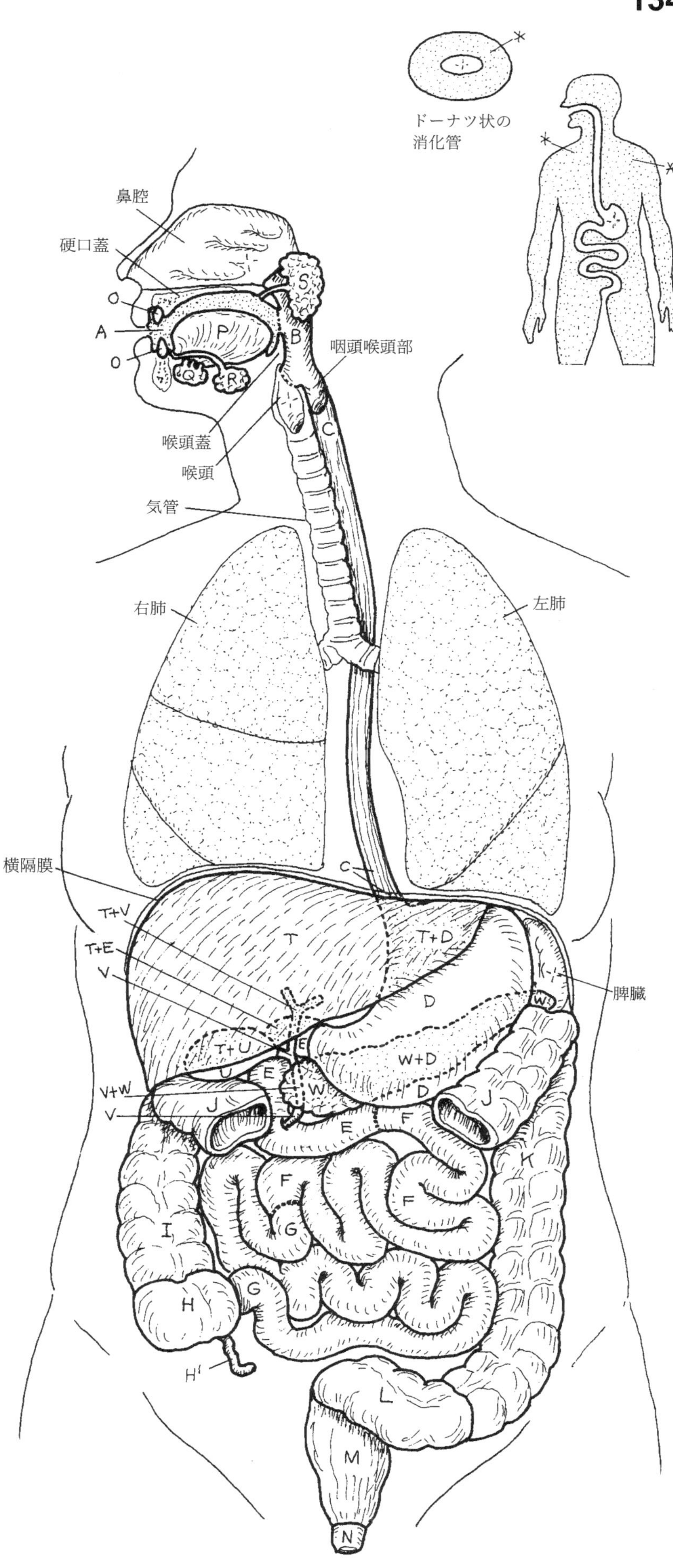

口腔（口）とは，基本的には食物を嚥下のために必要な状態に変える部分である．**歯**（136 ページ）は，食物を粉砕する（機械的消化）．つまり，食物は咀嚼される（機械的な消化）．咀嚼には，咀嚼筋と顎関節（45 ページ）が関わり，上下の切歯間の距離を 35 ～ 50 mm になるまで開くことができる．舌と口腔粘膜にある数千もの粘液腺と漿液腺の活動によって，食物が水分で浸される．水分を加え，酵素を機能させるのは，唾液腺の活動（次に説明する）でもある．機械的な消化は，**舌**の表面（舌背）にある**乳頭**によって促進される．乳頭には味覚の受容器（**糸状乳頭**以外）があり，舌表面との摩擦で食物を砕く．

口腔の天井は，口蓋である．舌先で**硬口蓋**に触れることができる．口蓋のすぐ上には，鼻腔がある．舌を咽頭の方に延ばすと，硬口蓋から**軟口蓋**に移ることがわかる．ここで，舌を左右に動かすと，**口蓋舌弓**に触れる．この口蓋舌弓の後方には，**口蓋咽頭弓**がある．両者の間が扁桃小窩であり，ここに**口蓋扁桃**がある（切除可能である）．口蓋扁桃が切除されていなければ，口を開けて光を口腔内に当て咽頭の方に向けるとこの扁桃を観察することができる．扁桃組織は，舌の後面にも認めることができる（反射鏡を使わなければ観察できない）．これが**舌扁桃**である．咽頭扁桃は咽頭にあるが，そのほとんどは，口蓋咽頭弓で隠され，口蓋咽頭弓の側面にある．**口蓋垂**とは，軟口蓋の正中線上に垂れ下がっている突出物である．口蓋垂の直下で舌の後面には，そこに触れると「嚥下反射」が発声する受容器がある（脳神経のⅨとⅩによる）．

唾液腺は，消化酵素を含んだ分泌液を，食事中あるいは食事前に口腔内に分泌する．唾液腺の中で最大のものは，**耳下腺**である．これは，両側の外耳道の前部から下部に位置し，一部は咬筋を被っている．耳下腺管は咬筋の上を横切り，そして頬粘膜を貫き，上顎第二大臼歯の位置で口腔に開口する．最小の唾液腺は，粘液腺型の**舌下腺**である．この腺は舌の下面の口腔粘膜下に位置する．**顎下腺**はＵ字形であり，顎舌骨筋の周囲を囲んでいる（46 ページ）．これらの腺は導管と混合腺からなり，主として粘液を分泌する．

ここで，混合腺（粘液腺と漿液腺）を左下図の模式図で示す．漿液腺は，円錐状の細胞が環状に配列し，球形でブドウの粒のような腺房（P）を形成する．その中心に導管が位置する（8 ページ）．粘液を分泌する管状腺では，細胞が円柱状でその中心に導管がある．導管と腺細胞の基底膜の中には収縮性の筋上皮細胞があり，分泌物を導管内や腺外に放出する原動力となっている．

See 24, 45, 99, 126

口腔とその関連構造

CN：Iにはピンク色か赤色を，N，OおよびPには明るい色を使いなさい．(1) 上2枚の口腔の図を同時に着色しなさい．軟口蓋も類似した色にしなさい．(2) 舌Iと同じ色で舌乳頭を着色しなさい．しかし，舌自体は着色しない．(3) 3種類の唾液腺と組織像を示す模式図を着色しなさい．導管の管腔には着色しない．

口腔
歯 A-⁘
歯肉 B
硬口蓋 C
軟口蓋 D
- **口蓋垂** E
- **口蓋舌弓** F
- **口蓋扁桃** G
- **口蓋咽頭弓** H

舌 I
- **舌扁桃** J
- **有郭乳頭** I1
- **葉状乳頭** I2
- **茸状乳頭** I3
- **糸状乳頭** I4

唾液腺
舌下腺 K
顎下腺 L
耳下腺 M

腺の構造
- **導管** N
- **管状粘液腺房** O
- **胞状漿液腺房** P
- **筋上皮細胞** Q

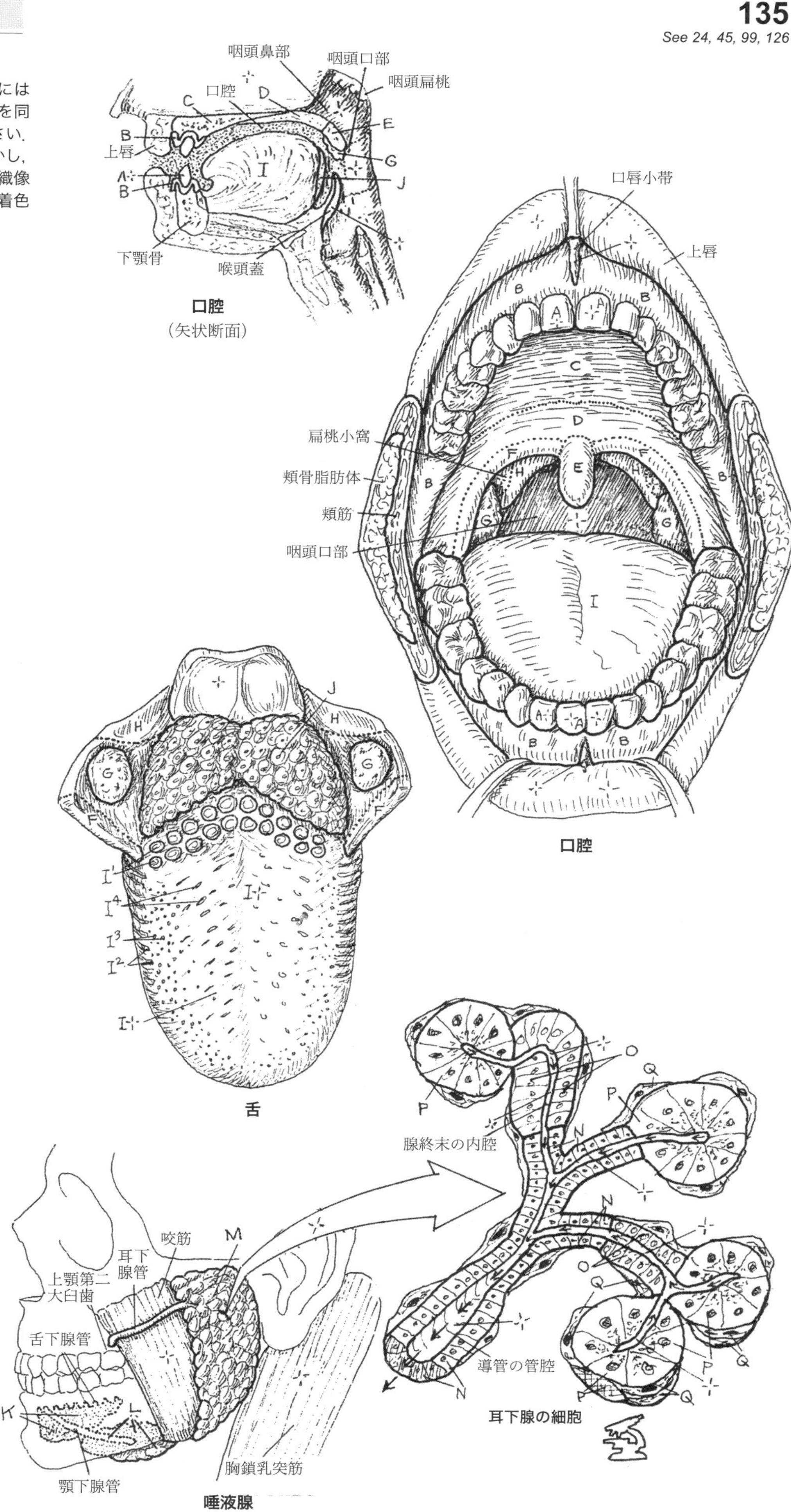

臼歯を断面でみると，2 つの歯根がわかる．歯の中心となるのは，象牙質である．**象牙質**には，微細な管がぎっしりと詰められている．ここは，痛みに対して感受性があり，血管がない．この特徴は，骨の構造とよく似ているが，骨よりも無機質が多い（重量の 70%）．象牙質の表面は，1.5 mm のエナメル質が被う．ここには感覚がなく，重量の 95%が無機質であり，有機質は 1%未満である．**エナメル質**は，ハイドロキシアパタイト（骨）結晶からなる微小な環状の棒からなり，人体の中で最も硬い構造物である．歯の象牙質には狭い歯髄腔があり，これが歯根部まで延び，**歯根管**となる．歯根管の先端には，歯槽から血管や神経が進入する穴（歯根尖孔）がある．歯には，**歯冠**がある．歯冠は，歯肉の上部から延びる．これには，**歯頸**（歯肉の位置，この位置でエナメル質がなくなり，セメント質に隣接する）と 1 本以上の**歯根**があり，歯根は上顎骨（上顎の歯）あるいは下顎骨（下顎の歯）の歯槽に埋められる．切歯と犬歯の歯根は 1 本であり，小臼歯や大臼歯では 1 〜 3 本ある（歯根の数には，個人差がある）．切歯だけには切断縁があるが，それ以外の歯の歯冠表面には，溝で分割された結節状の咬頭がある．犬歯には咬頭が 1 個であり，小臼歯には 2 個，大臼歯には 4 〜 5 個ある．複数の咬頭があることですり潰して研磨する機能が増強される．

線維性の**歯根靭帯**は約 0.2 mm の厚さであり，セメント質（歯根部を被う）と**歯槽**の間の緩衝帯である．**セメント質**には無機質が多い．セメント質にある膠原線維は，歯根靭帯の中に入り，歯槽の中に入り込む．**歯肉**は，重層扁平上皮を持つ粘膜であり，厚い基底膜でエナメル質に接着する．この粘膜固有層によって，下層の歯槽との間がしっかりと固定される．

成人の歯は 32 本である．4 分割した部分（歯列を左右，上下に分割）に 8 本ずつ認められる．一生涯で，歯は 2 度生え変わる．乳歯と永久歯である．乳歯（20 本）は，幼年時に抜け落ちる．永久歯（32 本）は，自然には抜け落ちない．赤ちゃんは，歯肉の下に乳歯を持って生まれるので，母乳を飲むのに都合がよい．通常，生後 6 か月頃，最初に切歯が生える．その後，生後 18 か月までに，乳歯が完全に生えそろい，12 歳までに抜け落ちる．最初に生える永久歯は，第一大臼歯である．この歯は，6 歳頃に生え，最後に**第三大臼歯**が 18 歳頃に生える（**智歯**）．この歯には，慢性的で潜在的な乳酸菌やブドウ球菌の感染に冒されている問題がある（歯が抜ける）．

See 135

歯の解剖

CN：F には黄色，G には赤色，H には青色を塗りなさい．A，B および L は明るい色を使いなさい．各名称には，それぞれを着色するため複数の記号が付けられている．数字は永久歯に付け，記号は乳歯に付けた．(1) ページ上の小さな模式図から始めなさい．その後，拡大図に進みなさい．用語と矢印 / 垂直の帯を灰色にしなさい．(2) 下の図の歯を着色しなさい．

歯冠
歯頸
歯根
A
B

歯
エナメル質 A
象牙質 B
歯髄腔 C
  歯髄 E
歯根管 D
  神経 F
  動脈 G
  静脈 H
セメント質 I
歯根靭帯 J
歯肉 K
歯槽 L

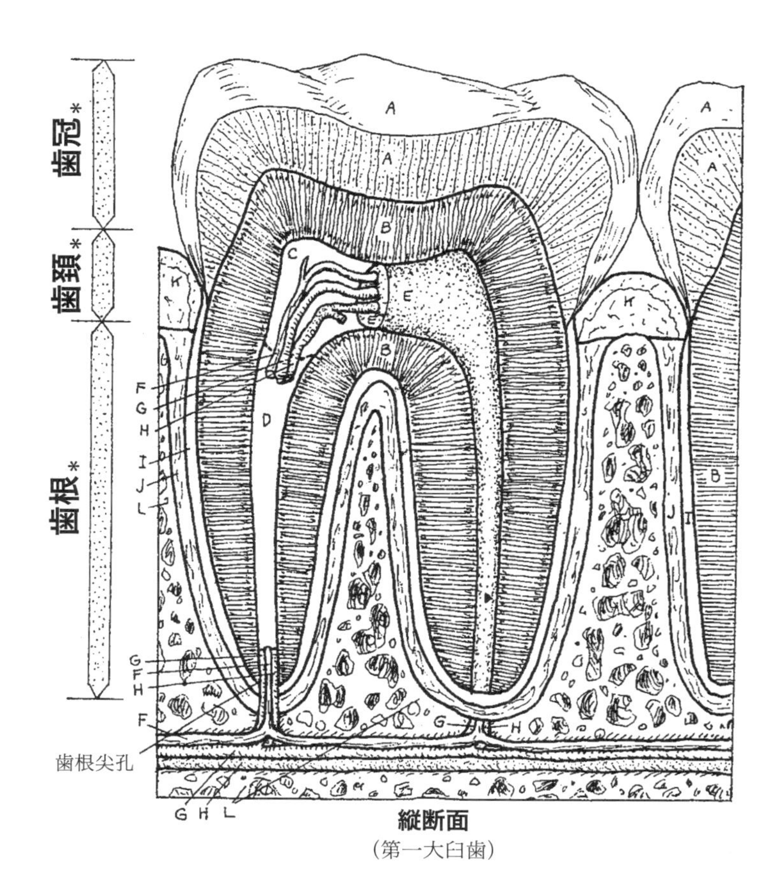

縦断面
(第一大臼歯)

成人と子供の歯列

内側切歯 8, 9, 24, 25, E, F, O, P
外側切歯 7, 10, 23, 26, D, G, N, Q
犬歯 6, 11, 22, 27, C, H, M, R
第一小臼歯 5, 12, 21, 28
第二小臼歯 4, 13, 20, 29
第一大臼歯 3, 14, 19, 30, B, I, L, S
第二大臼歯 2, 15, 18, 31, A, J, K, T
第三大臼歯（智歯） 1, 16, 17, 32

頬面
咬頭
上顎骨
舌面
口蓋骨
溝
(右) **上顎の歯列** (左)

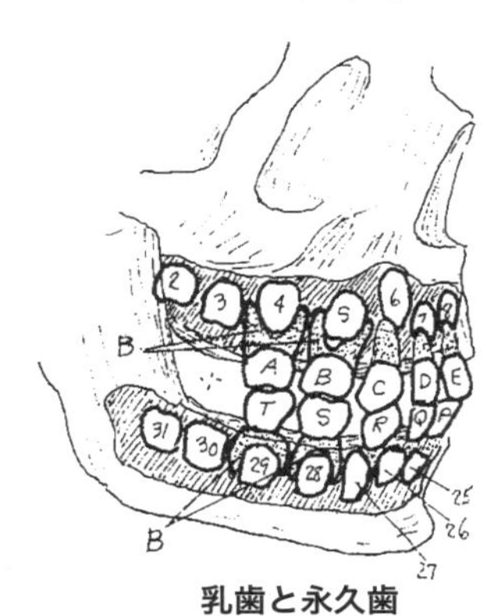
乳歯と永久歯
(5 歳，歯槽を除去)

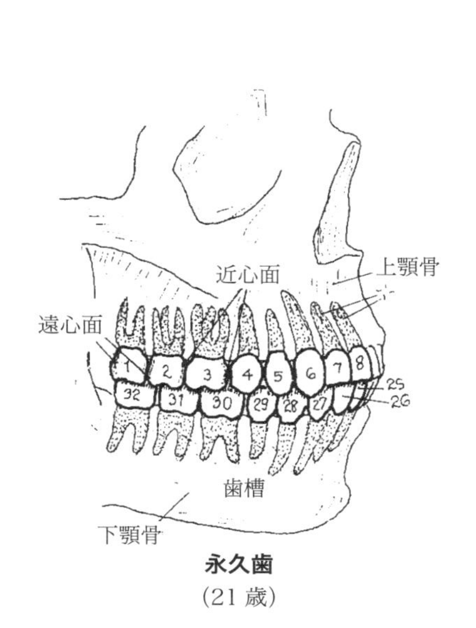

永久歯
(21 歳)

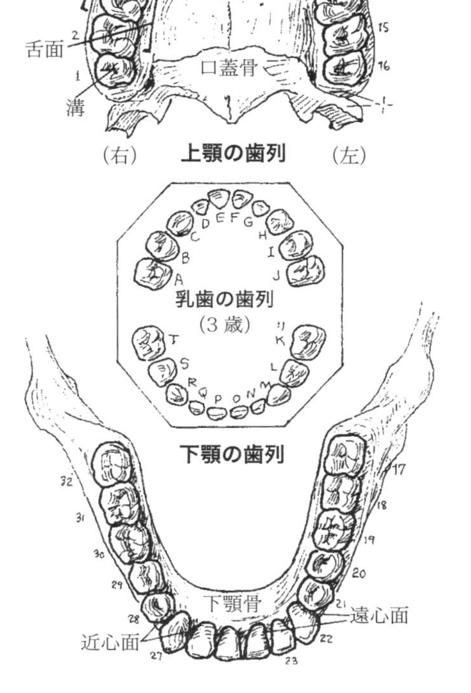

口腔内の食物は，飲み込まれる（**嚥下**）．この作用は，おそらく，あらかじめ前の方に送られるように決められている．**食塊**は，**舌**によって随意的に上方に持ち上げられ，後方に移動させられ，**咽頭口部**に入る．**軟口蓋**が緊張し（口蓋帆張筋），**咽頭鼻部**に向かって持ち上げられ（口蓋帆挙筋），食塊が鼻腔に入るのを阻止する．この動きに関連し，左右の**口蓋咽頭筋**によって口腔と咽頭の間の一部が閉鎖され，咽頭に入る食塊の大きさが制限される．ここまでの過程は，随意的に行われるが，ここからは，不随意的に進行する．

食塊が咽頭口部にあり，**咽頭鼻部**が閉鎖されていれば，食塊は，喉頭に入らず**咽頭喉頭部**に送られる．これに関わる重要な構造が，**舌骨**である．舌骨上筋群（46 ページ）は，食塊が咽頭内を移動するのに従って，舌骨を持ち上げ，前後に引く．外舌筋（オトガイ舌筋・舌骨舌筋・口蓋舌筋）によって，舌の後方が持ち上げられ，口腔との連絡が遮断される．これと同時に，食塊が咽頭口部に押し出され，すぐにでも食塊を下降させる準備が整えられる．舌骨を固定し，甲状舌骨筋・茎突咽頭筋などの筋群は，喉頭を挙上するとともに咽頭を舌骨の前後に移動し，咽頭を挙上する．

食べ物を飲み込む際，舌骨が上下に動くことを知るためには，親指と人差し指を頚部の中央で舌骨を触れる位置において，飲み込むとよい（46 ページ）．

喉頭と咽頭が挙上すると，**食道**は咽頭に続く部位で広がる．喉頭筋によって，喉頭口は閉じられ，**喉頭蓋**は後方に移動し，気道は閉鎖される．誤嚥された食物が通過しないよう，声帯は，しっかりと閉じられる．**上および中咽頭収縮筋**は，重力の助けを借り，上部から連続的に収縮し，食塊を咽頭喉頭部へ運搬する．口蓋咽頭筋が収縮することによって，食塊がやや後方に移動させ，下降させる．下咽頭収縮筋の収縮によって，食塊は食道に入る．

See 46, 130

咽頭と嚥下

CN：L をピンク色にしなさい．すべてのイラストで食塊 P を灰色に塗りなさい．(1) 嚥下を示す 1 と 2 を着色しなさい．(2) 下の 3 枚の図を同時に着色しなさい．咽頭の後面から咽頭の内部を明らかにした図では，咽頭後壁が分割され，引き離されているので，咽頭内部の構造に対する咽頭収縮筋（A，B，C）と咽頭の各部 (D，G，I) との関係を知ることができる．(3) 嚥下の過程を着色する時には本文に従って行いなさい．

咽頭壁の筋

上咽頭収縮筋 A
中咽頭収縮筋 B
下咽頭収縮筋 C

咽頭の内壁

咽頭鼻部 D
軟口蓋 E
　口蓋垂 F
咽頭口部 G
口蓋咽頭筋 H
咽頭喉頭部 I

食道 J

関連する構造

口腔 K
舌 L
舌骨 M
喉頭蓋 N
喉頭 O
食塊 P*

鼻腔
P*
硬口蓋
K
L
D
A
E
B
F
K
G
C
N
I
O
J
下顎骨
舌骨上筋群
M
甲状軟骨
気管
1

E
A
F
K
C1
L
B
M
N
C
P*
J
C6
2

嚥下

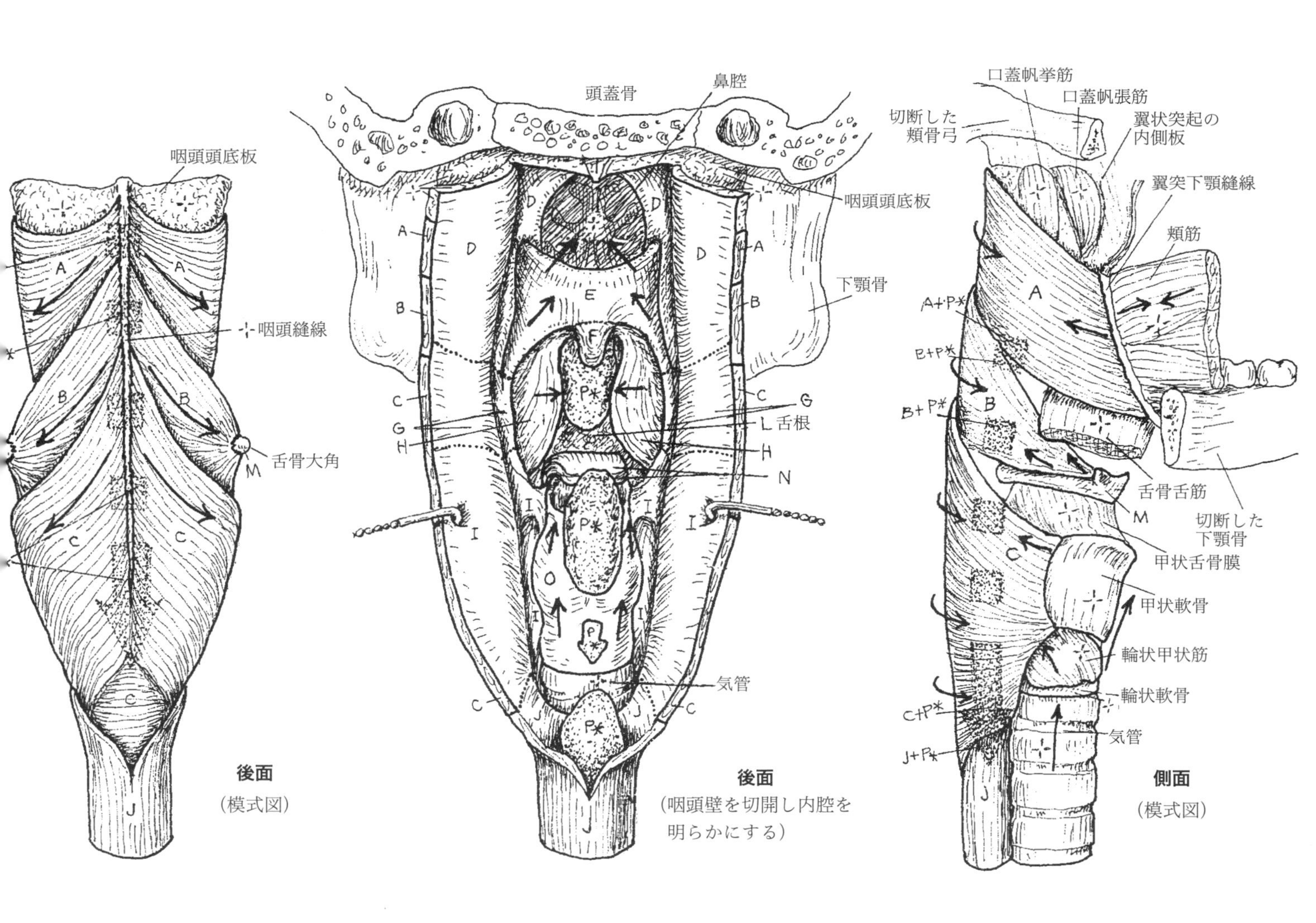

腹膜とは，腹腔を被う漿膜である．腹膜の構成は，他の漿膜の構成と類似している（103・131 ページ）．腹壁に接している腹膜が壁側腹膜であり，臓器の表面に密着しているのが臓側腹膜である．両者の間にできる空間（**腹膜腔**）には，何も含まれていない．ここには，少量の水（漿液）が含まれ，内臓運動を円滑にするようにしている．**壁側腹膜**の後方にある構造を腹膜後器官という．

（胎児期の）発生中の腹部臓器が後腹壁で腹膜に包まれているところを想像してください．器官が成長し，ねじれ，回転するときも，各器官は，一緒に動き，腹膜で被われた状態が続く．

複雑なことも起こる．出生までに後腹壁に残されたままで壁側腹膜に被われている器官がある．これらが腹膜後器官である．腹膜後器官の深層には腹膜はない．

後腹壁から移動した器官は，腹膜が付着した状態である．このような臓器は，2 枚の腹膜によって後腹壁から吊り下げられる．これが**腸間膜**となる．器官を包む腹膜部分（＃1）は，**臓側腹膜**である．胃のような器官（＃2）では，腹壁と胃の間が腸間膜で閉鎖されており，胃とその他の器官を結ぶ腹膜がある（**大網と小網**）．

連続した腹膜の構成を矢状断面で示す．ここで，腹部内臓が直接的か間接的に後腹壁と繋がっていることを確認しなさい．腹部内臓に分布する血管と神経は，血管と脊髄から分岐する（腹膜後器官である）．血管や神経の枝は，腸間膜や大網などの間膜の中を走り，器官に分布するまで，これらは，壁側腹膜の下に留まっている．分岐する血管や神経の本幹が後腹壁の臓側腹膜の後方にある（腹膜後器官）ことを思い出しなさい．

右上図では，小腸と腸間膜，大網を切り離してある（生体では，これらの構造は隣接し，曲がりくねったループ状になっている）．**網嚢**とは，胎生期に胃が回転したためにできた腹膜の袋である．網嚢の開口部は，後腹壁と小網の間の右端にある穴である．ここで網嚢は，腹膜腔と連絡している．

イラスト 1：前腹壁を壁側腹膜とともに開いている．**大網**は横行結腸と胃をつないでいる（イラスト 2 を参照）．
イラスト 2：胃と大網を反転し，横行結腸と壁側腹膜 A の間にある**横行結腸間膜 F** を示す．腸間膜と S 状結腸間膜（G と H）に注意しなさい．
イラスト 3：すべての腸間膜を取り除いてある．腹膜後器官（腹大動脈・下大静脈・腎臓・尿管・膵臓・十二指腸・上行結腸・下行結腸）が腹膜後隙にある（A の深部）．多数の神経と血管が，腹膜後隙を走行する．

腹　膜

See 5, 134

CN：壁側腹膜 A と臓側腹膜 I には非常に明るい色を使いなさい．(1) 矢状断面を着色しなさい．濃い灰色か黒で網嚢 E を塗りなさい．腹膜腔 B を強調して腹膜をはっきりさせてある．各器官と器官壁は着色しない．(2) ページ下の 3 つの模式図を番号順に着色していきなさい．消化器官が臓側腹膜 I に被われていることに留意し，これらの器官壁には着色しない．

腹膜の構造

壁側腹膜 A
　腹膜腔 B＊
小網 C
　網嚢 E•
大網 D
横行結腸間膜 F
腸間膜 G
S 状結腸間膜 H
臓側腹膜 I

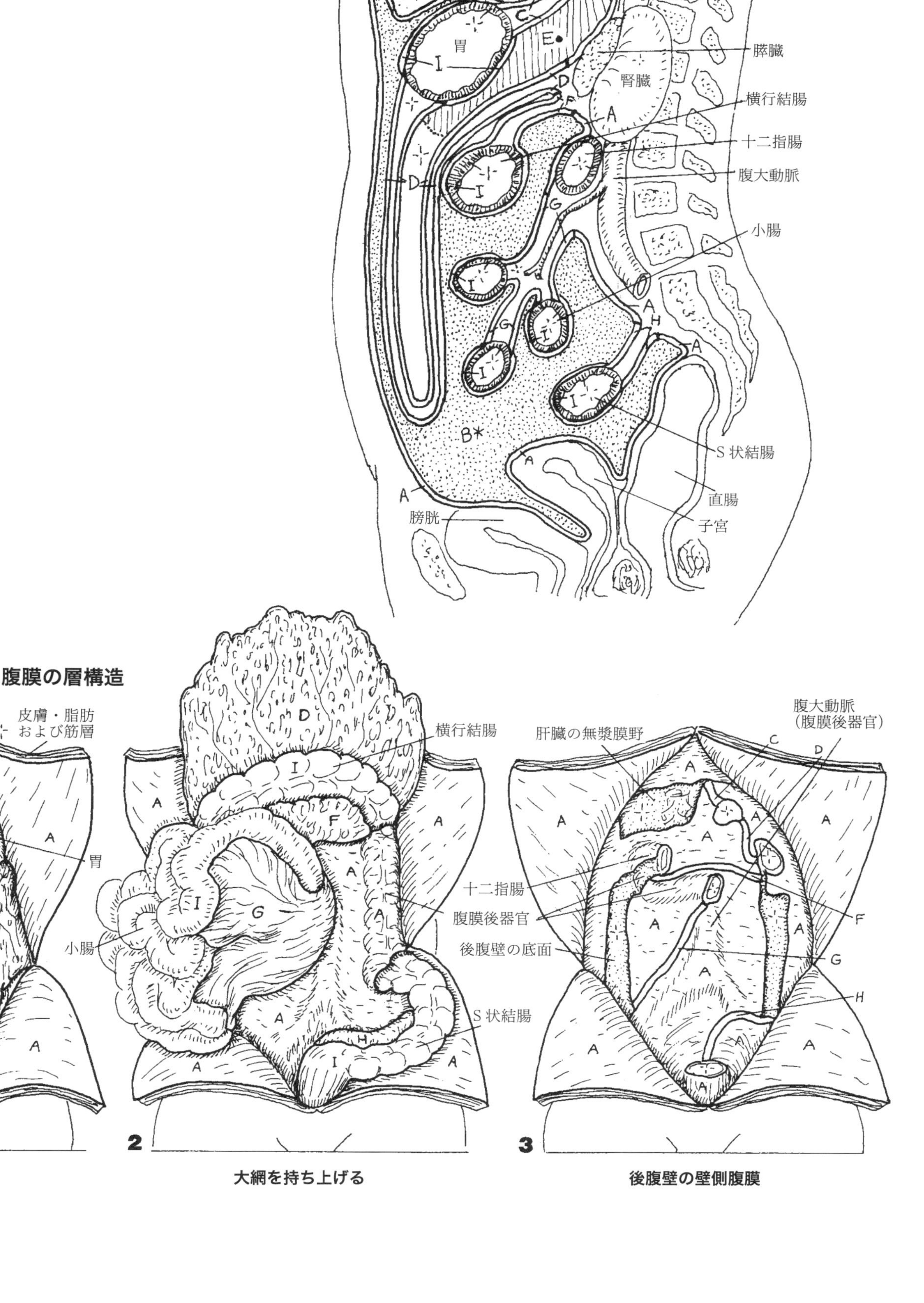

食道は，第六頚椎のレベルで咽頭喉頭部の下端から始まり，前面にある喉頭と気管と後面にある頚長筋と頚椎の間にきちんと収まっている．咽頭壁は，角質化していない重層扁平上皮で内腔が被われ，頚部の筋で支えられている．これらの組織は，食道壁に連続している．食道は，頚部を下行する間，その側面で頚動脈鞘（総頚動脈・内頚静脈および迷走神経が含まれる）と隣接している．そして，大動脈弓（103 ページ）と心臓のすぐ後を通過し，第五胸椎のレベルでは気管分岐部のすぐ後にある．下行大動脈は，縦隔後部に存在するので，食道は下行大動脈の前面に隣接する．その後，横隔膜の食道裂孔を通過し，胃に移行する．胃では，上皮組織が分泌腺を持つ単層円柱上皮に変わり，消化活動にふさわしい形態となる．横紋筋も平滑筋になる．平滑筋層は，縦走筋層と輪走筋層に整えられ，薄い**粘膜筋板**が存在する．

食道と胃の吻合部には，特殊な輪状筋（食道下部括約筋）があり，飲み込んだ時には，この筋が弛緩して食塊が通過する．横隔膜の右脚も食道の筋層（外層の縦走筋）の機能を補助し，吸気時に胃食道反射（内容物の逆流）を抑制している．

胃は胃腸管の最初の部分である．通常，この器官は上腹部の左側 1/4 に位置するが，食物で充満すると骨盤内にまで下がることがある．また，胃食道反射症候群では，食塊が食道に逆流する．十二指腸に移行する部分で狭くなり，ここに幽門括約筋がある．

一般に，胃は 4 つの**領域**に分けられるが，その形は内容物によって変形する．胃では，摂取した食物が，機械的に攪拌されるとともに，酸性化されてタンパク質の消化ができる環境になる．そして，タンパク質分解酵素（ペプシン）が分泌される．十二指腸に分泌される胆嚢からの胆汁や膵臓からの消化酵素の分泌も促進される．胃は，微生物が生存できない環境である．

胃壁の構成，つまり，**粘膜**上皮が様々な細胞で構成されていることに注目しなさい．この上皮細胞は，機能的に働く細胞であり，主としてタンパク質を標的とした消化酵素を分泌する．**粘膜固有層**には血管が豊富であり，構造的にも**胃小窩**を支える．粘膜筋板と筋層によって蠕動運動が発生し，これは内容物を機械的に消化するとともに，十二指腸に送る原動力となる．線維性の**粘膜下組織**にはリンパ小節，脈管および神経がある．

胃への血管分布は 112 ページを参照しなさい．胃と食道への自律神経系については，91 ～ 93 ページを参照しなさい．

食道と胃

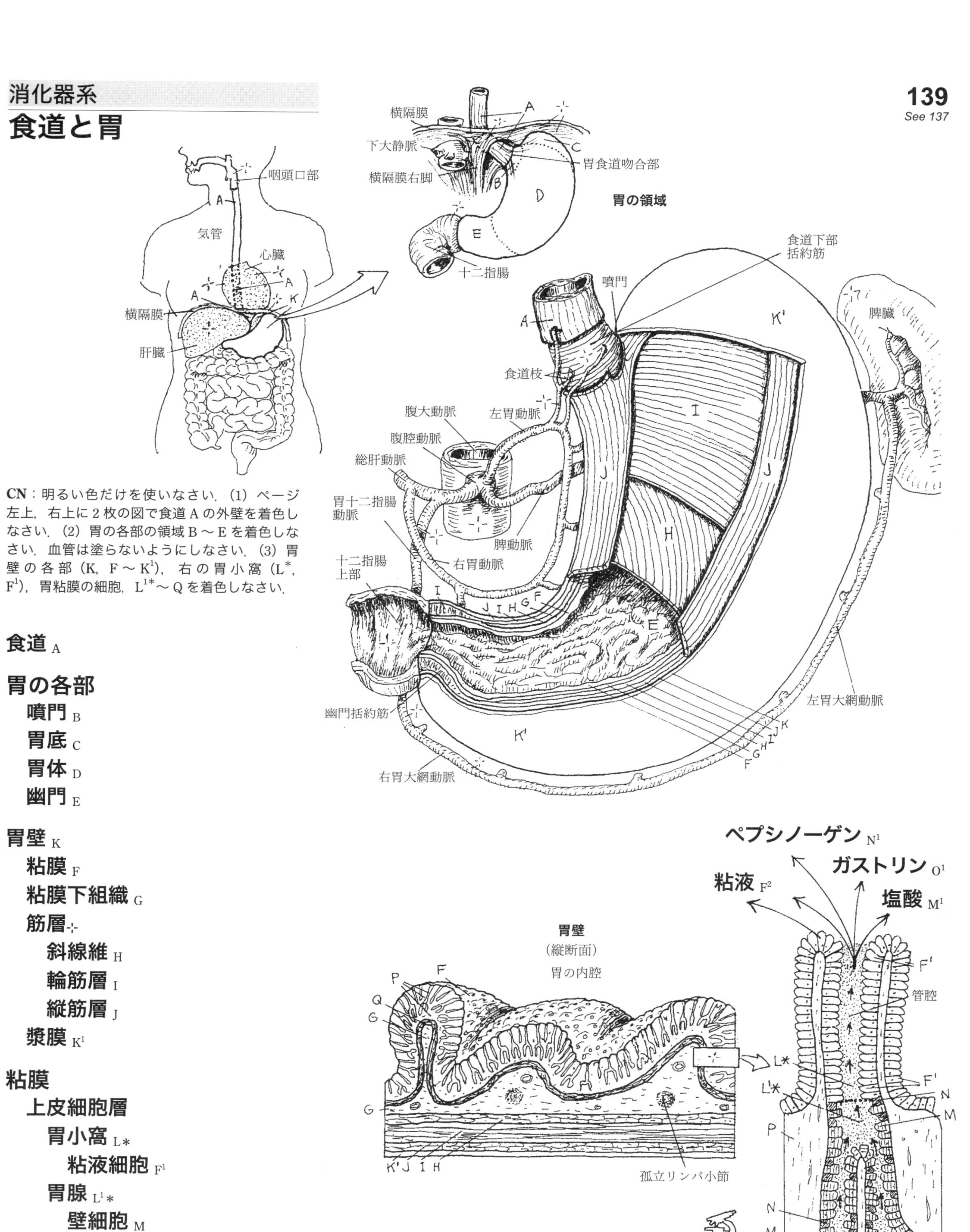

CN：明るい色だけを使いなさい.（1）ページ左上，右上に２枚の図で食道Ａの外壁を着色しなさい.（2）胃の各部の領域Ｂ～Ｅを着色しなさい. 血管は塗らないようにしなさい.（3）胃壁の各部（K，F～K^1），右の胃小窩（L*，F^1），胃粘膜の細胞，L^{1*}～Ｑを着色しなさい.

食道 $_A$

胃の各部
- 噴門 $_B$
- 胃底 $_C$
- 胃体 $_D$
- 幽門 $_E$

胃壁 $_K$
- 粘膜 $_F$
- 粘膜下組織 $_G$
- 筋層 ✣
  - 斜線維 $_H$
  - 輪筋層 $_I$
  - 縦筋層 $_J$
- 漿膜 $_{K^1}$

粘膜
- 上皮細胞層
  - 胃小窩 $_{L*}$
    - 粘液細胞 $_{F^1}$
  - 胃腺 $_{L^1*}$
    - 壁細胞 $_M$
    - 主細胞 $_N$
    - 内分泌細胞 $_O$
- 粘膜固有層 $_P$
- 粘膜筋板 $_Q$

小腸は極端に蛇行した管であり，その管壁は薄い．ここでは，胃腸管が担う化学的・機械的消化の大部分と吸収機能のほとんどが行われている．**十二指腸の最初の部分**は，小網につながる．**下行部**と**水平部**は腹膜後器官となる．**上行部**は前方に突出し，腸間膜で包まれるようになり，上方に引き上げられる．ここで，十二指腸空腸曲の平滑筋束で吊り下げられる．**空腸**は極端に折れ曲がり，後腹壁との間は腸間膜でつながっている．この腸間膜の中を通って血液が供給され，**静脈**で回収される．神経もこの中を通過する．管壁が薄く，長い**回腸**も腸間膜で固定され，大腸の一部である盲腸につながる．

小腸の内腔面，とくに空腸では，内腔を輪状に取り囲む突起（**輪状ヒダ**）が連続的につながっている．これは，粘膜と粘膜下の組織で構成され，円錐形の指状突起（**絨毛**）が無数にあり，その深部は管状腺（**腸陰窩**）となる．これらの構造は，小腸粘膜の特徴である．単層円柱上皮は，杯状の**粘液細胞**と**吸収上皮細胞**からなり，絨毛と陰窩の表面を被っている．陰窩の上皮細胞は，水溶性の分泌物を分泌する．この分泌物によって，無機物や栄養素の吸収が促進される．**腸管内分泌細胞**は，消化腺の分泌を促進するホルモン（コレシストキニンやセクレチンなど）を分泌する．貪食機能を持つ**パネート細胞**は，陰窩にある肉汁の中にライソゾームを分泌する．この酵素は，バクテリアの細胞壁を破壊する．線維性で血管が豊富な**粘膜固有層**によって，**毛細リンパ管**・毛細血管および軸索を含んだ絨毛と腸陰窩の腺細胞が維持される．**粘膜下組織**には，リンパ管・動静脈および**副交感神経**の神経細胞体や軸索が含まれる．粘膜下組織や粘膜固有層には，リンパ小節が認められる（パイエル板，126 ページ）．特殊な M 細胞，つまり粘膜リンパ性組織にある膜様細胞によって，抗原が捕獲され，免疫担当リンパ球へ送られる．十二指腸では，ブルンナー腺が炭素基を 2 個もった粘液を分泌し，胃から入り込む塩酸を中和する．

See 143

小　腸

CN：Nを緑色，Qを赤色，Rを紫色，Sを青色，Tを黄色，Hを特に明るい色にしなさい．(1) 最初に小腸の3つの部位を塗りなさい．(2) 十二指腸の各部位とその壁を着色しなさい．粘膜固有層Lは，ページの一番下の図だけで着色しなさい．

小腸
十二指腸 A
　上部 B
　下行部 C
　水平部 D
　上行部 E
空腸 F
回腸 G

小腸壁
輪状ヒダ H
　粘膜
　　縦毛 H1 / **腸陰窩** H2
　　　粘膜上皮-:-
　　　　吸収上皮 H3
　　　　粘液 (杯) 細胞 I
　　　　内分泌細胞 J
　　　　パネート細胞 K
　　　粘膜固有層 L
　　　粘膜筋板 M
　　　リンパ小節 N
　　粘膜下組織 O
　　　十二指腸腺 P
　　動脈 Q
　　毛細血管 R
　　静脈 S
　　毛細リンパ管 N1
　　副交感性神経の節後線維 T
筋層 U–
　輪走筋 U
　縦走筋 U1
漿膜 D1

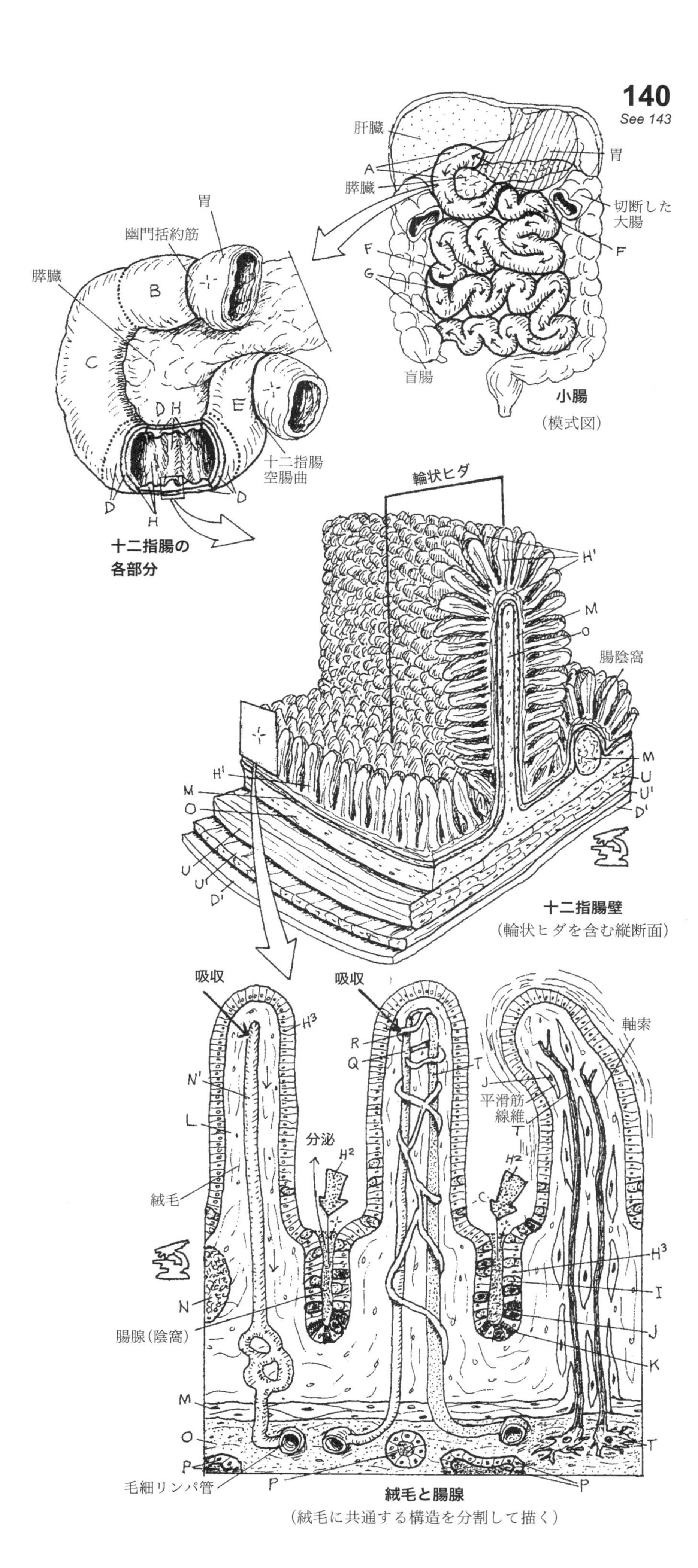

大腸は，回盲部で小腸を構成する回腸に続く．大腸は，盲腸・**上行結腸**・横行結腸・下行結腸・S 状結腸・直腸および肛門管で構成される．

盲腸と結腸には，大きな袋状の膨隆（小嚢）が特徴であり，これを結腸膨起と呼んでいる．筋層の外層を構成する縦走筋層の束（**結腸ヒモ**）によってこの膨隆を支える．上行結腸・横行結腸および下行結腸の漿膜には，脂肪のかたまり（**腹膜垂**）が付着する．しかし，盲腸には腹膜垂がない．でも，この形態ははっきりしない．盲腸は，腹膜に被われる．その位置は，腹腔を 4 分割した場合，右下部の外側にあたる（右腸骨窩）．

回盲弁は，内容物が逆流しないよう盲腸に入るように調節している．この弁の機能は，胃腸管にあるほかの弁とも関係している．**虫垂**の長さは，様々であり（2 〜 20 cm），その位置も盲腸の前面・後面あるいは下面になったりする．虫垂のリンパ性機能については，126 ページで解説した．これまでの研究では，虫垂は盲腸の後方にあることが多いとされているが，虫垂の位置は，虫垂切除術では大きな影響を及ぼす．

上行結腸と**下行結腸**は，腹膜後器官であるが，**横行結腸**は間膜（横行結腸間膜については，138 ページを参照しなさい）で固定される．結腸曲とその相互関係にも留意しなさい．骨盤腔の入口（示されていない）で，結腸は位置を中央に変える．ここには，間膜（S 状結腸間膜，138 ページ参照）が認められ，下行結腸は **S 状結腸**になる．S 状結腸の長さと形態は変異に富むが，第三仙椎の位置で**直腸**になる．直腸には，結腸膨起・腹膜垂および結腸ヒモは認められない．

直腸の長さは 12 cm であり，下部で広がっている（直腸膨大部）．直腸の下部には，腹膜がない．糞便が直腸に入ると，それが刺激となって便意が発生する．そのため，直腸には糞便が長く留まることはないが，例外もある．直腸は下行するに従って狭くなり，肛門三角部に達する．ここで**肛門管**となり，肛門括約筋が囲む（肛門挙筋も）．

大腸壁は，小腸壁の特徴と共通するが，粘膜に絨毛がなく，**粘膜下組織**に血管が豊富であり，**漿膜**と一緒に 2 層の**筋層**が走行することは大腸の特徴である．粘膜上皮は，単層円柱上皮であるが，肛門管だけは異なり，重層扁平上皮である．大腸には，管状の粘液分泌腺があり，粘膜固有層にはリンパ性組織が存在している．肛門直腸結合部は，肛門から 2cm 上方にある．ここの粘膜固有層には，静脈が発達している（図示していない）．これらの静脈による静脈瘤（直腸静脈叢による）が痔核である．大腸の機能とは，水・ビタミンおよびミネラルの吸収と排便のための粘液の分泌である．

大　腸

大腸
盲腸 A
　回盲弁 B
　虫垂突起 C
上行結腸 D
横行結腸 E
下行結腸 F
S 状結腸 G
直腸 H
　肛門管 I
　内肛門括約筋 J
　外肛門括約筋 K
結腸ヒモ L
腹膜垂 M

大腸壁
　粘膜
　　粘膜上皮 / 粘液腺 N
　　粘膜固有層 O
　　粘膜筋板 P
　粘膜下組織 Q
　　筋層 ⁘
　　輪走筋 R
　　縦走筋 L[1]
　漿膜 D[1]

CN：前ページで小腸壁の着色に使った色と同じ色を使うと，小腸と大腸の構造の類似性が理解できる．粘膜と粘液腺 N は，140 ページの絨毛 H^1 と同じ色にしなさい．B には明るい色を使いなさい．（1）ページ上の断面図から始めなさい．

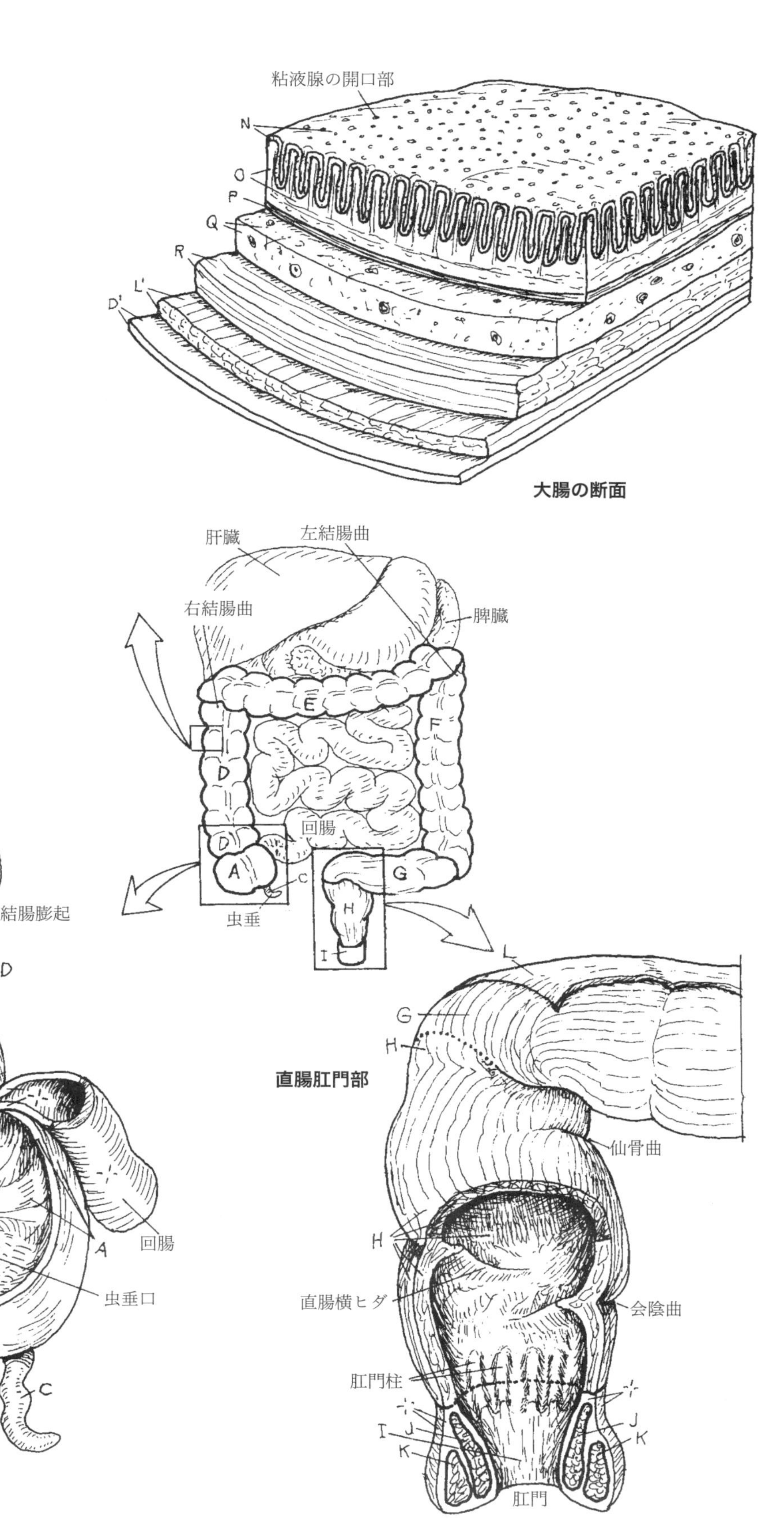

ページの最も上にある図で肝臓の**右葉**と**左葉**を確認しなさい. **肝鎌状間膜**によって左右の葉が分割される. 肝臓の上面は, 円くなって横隔膜の直下に密着している. 下面は, ナイフの刃のようになっている. そのため, 肝臓は楔形になり, 鋭角な面でつくられる. 前面は, 楔の片方の面であり, 楔のもう一方の面である後面は, 肝臓が内臓に接する面である (次の図を参照しなさい). 肝臓の表面で, 様々な器官 (内臓) が接触するためにつくられた切痕を確認しなさい.

この内臓面の中央を観察し, 肝臓の下面で空所 (肝門) を通って肝臓に入る管を確認しなさい. これらが固有肝動脈・肝門脈および肝管である. **尾状葉**が肝門の上部にあり, **方形葉**が肝門の下部にあることにも注意しなさい. 下大静脈は, 尾状葉にそって上下に走る. 肝静脈 (肝臓から血液が流れ出る) が下大静脈に入る部位も内臓面にあり, ちょうど下大静脈が横隔膜を貫くところにあたる. 下大静脈は, 心臓の右心房に入る. 118 ページを参照.

肝門では, **肝門脈**は, 肝小葉の肝細胞に栄養素を豊富に含む静脈血を運ぶ. **固有肝動脈**は, 動脈血を肝細胞に供給する. **肝管**は, 肝小葉で肝細胞の間にある毛細胆管から集めた胆汁を運び出す. これらの血管と胆管は, 肝小葉の一部となり, 肝臓の機能単位を構成する. これらの分布によって基本的な機能が決まる.

1つの**小葉**を示す (右下図). 小葉の内部を観察するために一部を切除した. 小葉の隅に小葉間の管 (**三つ組み**) がある. ここから, 動脈は栄養素を肝細胞に供給し, 静脈は肝細胞に静脈血を運び, 肝細胞はそこから物質を抽出する. そして, 胆管は, 肝細胞から胆汁を運び出す. 門脈血は**洞様毛細血管**に供給される. 肝細胞はそこから物質を段階的に抽出していく. 洞様毛細血管を構成している細胞の中には, 貪食機能を持つクッパー細胞がある. この細胞は, 微生物や不適切なものを取り除く. 門脈血は, 洞様毛細血管から**中心静脈**に流れる. 中心静脈は, 肝静脈に集合する. 胆汁は, 大きな胆管に入っていく. これらの胆管は, 肝門にある肝管に合流する.

立体的な肝小葉の中で, **肝細胞**はタンパク質・炭水化物・脂質・無機塩類やビタミン類 (A・D・E・K) を貯蔵し, 放出する. そして, アミノ酸から尿素, 色素と胆汁塩から胆汁を合成し, 腸管で吸収された多くの有害な物質を無毒化する. 胆汁は, 肝細胞から胆管の枝に放出される. **中心静脈**は, より大きな静脈の**支流**であり, これらが肝臓の後部上面にある3本の**肝静脈**に注ぎ込む. これらの肝静脈は, 横隔膜の直下で下大静脈につながる.

肝　臓

See 118, 134, 143

CN：I には青色，J には赤色，K には黄色を使いなさい．A，B およびLは明るい色で塗りなさい．(1) ページ上の2枚の図は，同時に作業しなさい．(2) 肝小葉の集団とその右側にある拡大図を塗りなさい．ここでは，三つ組みの脈管から始め，内部に向かって作業しなさい．(3) 門脈血と胆汁の流れの概略について，動脈血の流れJとともに完成させなさい．

肝葉
- 右葉 A
- 左葉 B
- 方形葉 C
- 尾状葉 D

間膜
- 肝冠状間膜 E
- 三角間膜 F
- 小網 G
- 肝鎌状間膜 H

肝門
- 門脈 I
- 固有肝動脈 J
- 肝管 K

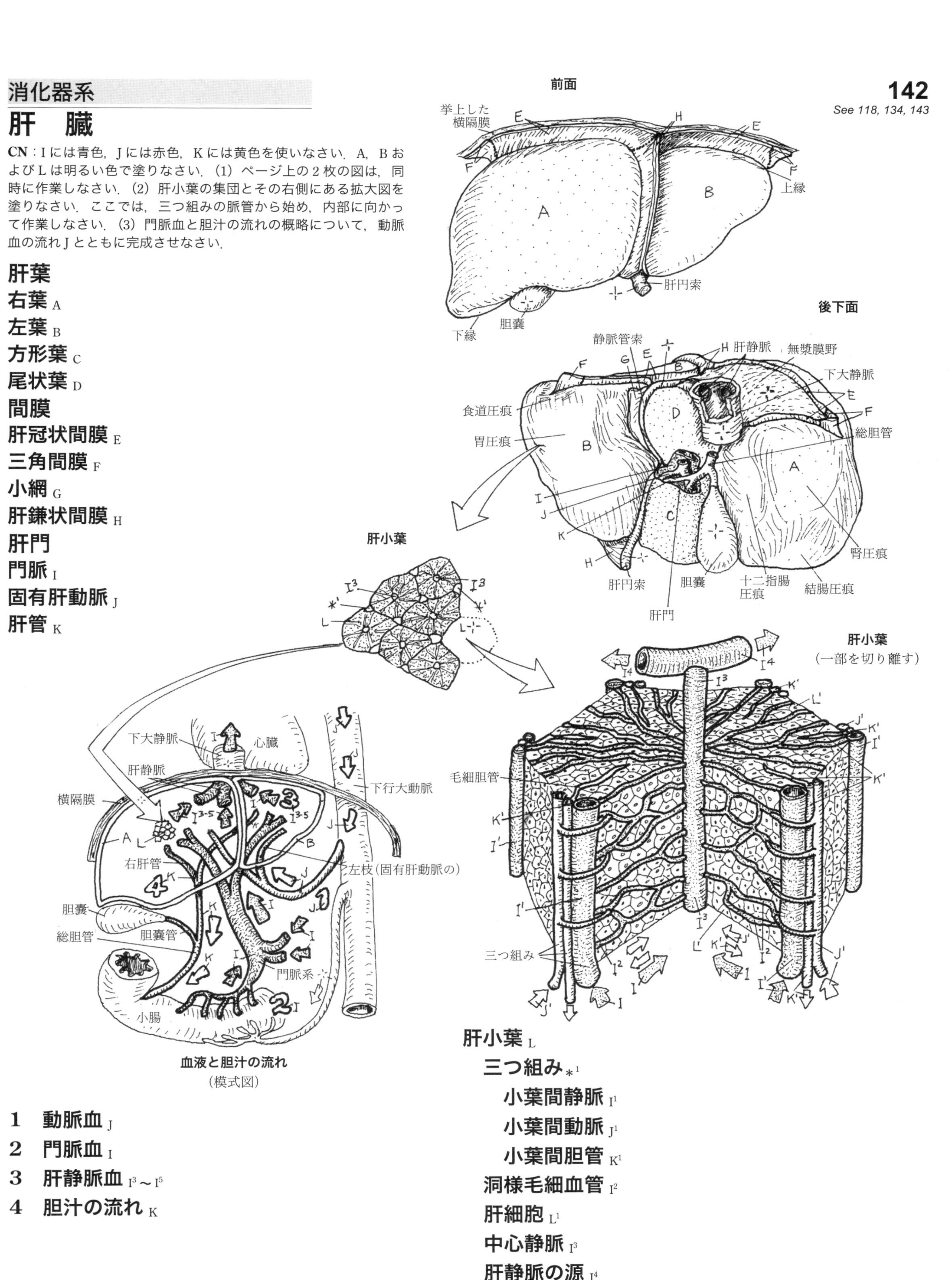

血液と胆汁の流れ
(模式図)

1　動脈血 J
2　門脈血 I
3　肝静脈血 I^3～I^5
4　胆汁の流れ K

肝小葉 L
- 三つ組み $*^1$
  - 小葉間静脈 I^1
  - 小葉間動脈 J^1
  - 小葉間胆管 K^1
- 洞様毛細血管 I^2
- 肝細胞 L^1
- 中心静脈 I^3
- 肝静脈の源 I^4
- 肝静脈 I^5

胆汁の輸送路とは，胆嚢で貯蔵し分泌するため，肝細胞で産生した胆汁を肝細胞から胆嚢まで輸送するルート．そして，胆嚢から十二指腸まで運ぶルートからなる．

胆汁は，肝臓で合成される（胆嚢ではない）．胆汁は，大部分の水分（97％），胆汁塩と色素（脾臓でヘモグロビンが分解されてできる）からなる．胆汁が合成されると，**肝細胞**からその周囲の毛細胆管へ放出される．毛細胆管は，肝小葉の周囲で小葉間胆管となり，さらに集合胆管につながる．そして，門脈や固有肝動脈の枝と伴行する．肝臓から**右と左の肝管**となって肝門から出ると，**総肝管**となる．総肝管は，小網の中を走り，胆嚢管とつながる．**胆嚢管**は，胆嚢から出る 4 cm 程の管である．胆嚢は肝右葉の下面に密着し，臓側腹膜で被われている器官である．**総胆管**は，胆嚢管と総肝管から形成され，長さは約 8 cm である．膵頭部の深部を通過し，十二指腸上部の後面に達する．そして**膵管**と合流し，十二指腸下行部の壁で胆膵管膨大部を形成する．ここで，十二指腸の内腔に開くが，総胆管と膵管の結合には，数多くの変異が存在する．

胆嚢とは，肝臓から分泌された胆汁の貯蔵庫である．胆汁は，ここで濃縮される．というのは，胆嚢の内腔面には無数の微絨毛があり，これを構成する単層円柱上皮によって，水分が吸収されるためである．胃や十二指腸に存在する脂肪量に応じて，コレシストキニンの分泌が促進される．つまり，このホルモンによって，胆嚢が刺激され，胆汁が胆嚢管に放出されるのである．総胆管の筋層による蠕動運動によって胆汁が運ばれ，膨大部の括約筋の働きで，十二指腸内に放出される．胆汁は脂質を鹸化し乳化する．それによって，脂質が可溶化され，酵素（リパーゼ）による分解が可能になる．

膵臓は，腹膜後器官の腺であり，全体を頭部・頚部・体部および尾部に分割する．膵臓の大部分は，外分泌腺からなり，ここで消化酵素が分泌され，膵管に放出されて十二指腸に運ばれる．その量は一日で 2000 mL 程になる．膵臓の消化酵素は，小腸における化学消化の主力である（脂質消化のためのリパーゼ，タンパク質消化のためのペプチダーゼ，炭水化物の消化のためのアミラーゼなど）．これらの消化酵素の分泌は，ホルモン（コレシストキニンとセクレチン：胃腸管内分泌細胞から分泌）や迷走神経（アセチルコリン）によって調節される．内分泌部に関しては 154 ページで解説する．

胆嚢と膵臓

See 142, 154

CN：前ページで肝細胞や胆管を着色するために使った色と同色を使いなさい．Hは薄い色で着色しなさい．（1）胆汁の合成・輸送に関する模式図と中央のイラストを同時に作業しなさい．（2）胆汁の貯蔵を示す模式図を着色しなさい．

肝細胞 A
胆汁 B
左肝管 C
右肝管 C1
総肝管 D
胆嚢 E
胆嚢管 F
総胆管 G

膵臓 H
膵管 I
胆膵管膨大部 J

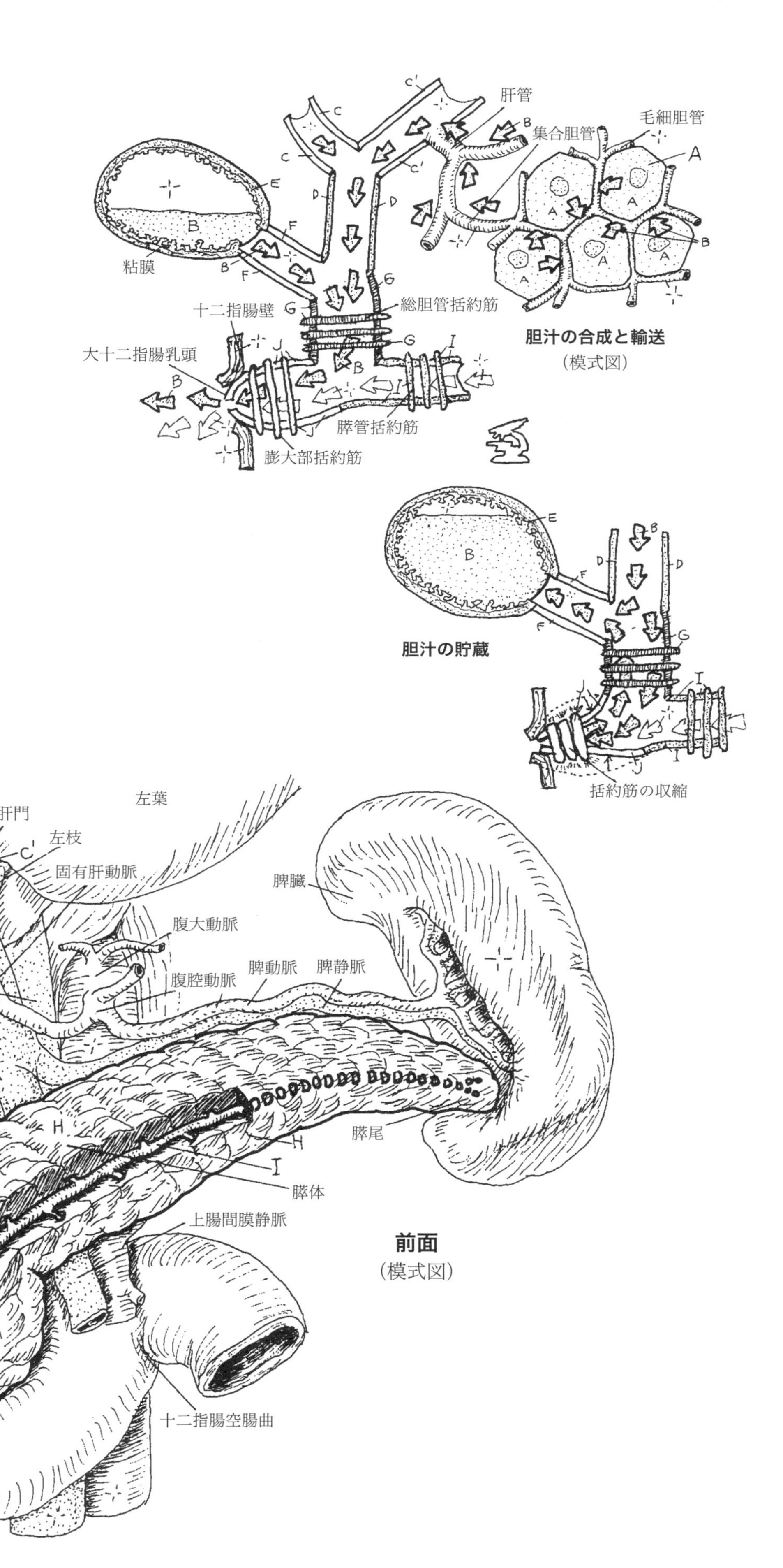

泌尿器官は，腹膜後器官である 1 対の腎臓と尿管，1 つの膀胱と尿道で構成される．泌尿器官とは，物質代謝産物，毒物および不要な分子などの排泄路であり，これらすべてを少量の水に溶解させている（尿）．**腎臓**の機能は，排泄のためだけではない．腎臓は，水分を保持し，血液中の酸塩基平衡を維持するための器官でもある．この機能は動的なものであり，不要なものとして排泄していたものが，次の瞬間には重要なものとして保持される．

尿管は，筋線維性の管であり，厚い蛇行した粘膜の表面が移行上皮で被われている．この形態は，食道の形態と類似している（8 ページ）．粘膜の下層にある筋層は，粘膜層よりも厚い．当然，外膜も存在する．この 3 層構造は，比較的薄い．そのため，腎臓からの結晶化した物質（結石）の通過は妨げられることになる．

膀胱は，線維と筋層で被われ，骨盤腔に位置し，その上面は，腹膜に被われる．粘膜は，移行上皮で被われる．ここに，最低で 50 mL，最大で 700 ～ 1000 mL の尿を溜めることができる．膀胱が膨張すると，腹腔の中にせり上がり，後方に膨らむ．左右の尿管口と内尿道口の間の粘膜を膀胱三角という．

尿道は，線維と筋層で構成され，腺がある．皮膚の近傍を除くと，粘膜上皮は移行上皮である．尿道は，男性では長く（20 cm），女性では短い（4 cm）．このため，尿道炎は男性に多く，膀胱炎は女性に多くなる．男性の尿道は，3 つの部位，つまり，前立腺部・隔膜部・海綿体部に分割される．**前立腺部**には，精管と精囊の導管が接続するが，精囊の導管は，尿道に入る直前で精管につながることもある．**尿道隔膜部**は，尿生殖隔膜部の筋で固定されている部位であり，短く，骨盤の前下方の外傷で裂けやすい．**尿道海綿体部**は，陰茎体の中にある部位であり，約 15 cm の長さがある．その表面は，重層立方上皮，または多列立方上皮である．開口部（外尿道口）で外部に開く．

女性では，膀胱から出ると尿道はすぐに会陰部の深層に入る．そして，前庭球の間で浅会陰横筋の中を貫き，外部に開く．

See 51, 145, 146, 158

尿　路

CN：このページでは明るい色で着色しなさい．(1) 尿路を示す3つの図を同時に着色しなさい．このページの上で示した腎臓の前面に接する他の器官の領域を着色しなさい．この図で，シルエットで後方に描かれている腎臓には着色しない．(2) 前面図で膀胱壁に進入する尿管の開口部B部位に色を塗りなさい．(3) 結石で閉塞されることが多い部位を示す矢印を灰色に塗りなさい．

尿路

腎臓 A
尿管 B
膀胱 C
尿道 D
　尿道前立腺部 (男性) D^1
　尿道隔膜部 (男性) D^2
　尿道海綿体部 (男性) D^3

腎臓との相互位置関係

副腎 E
肝臓 F
十二指腸 G
横行結腸 H
脾臓 I
胃 J
膵臓 K
空腸 L

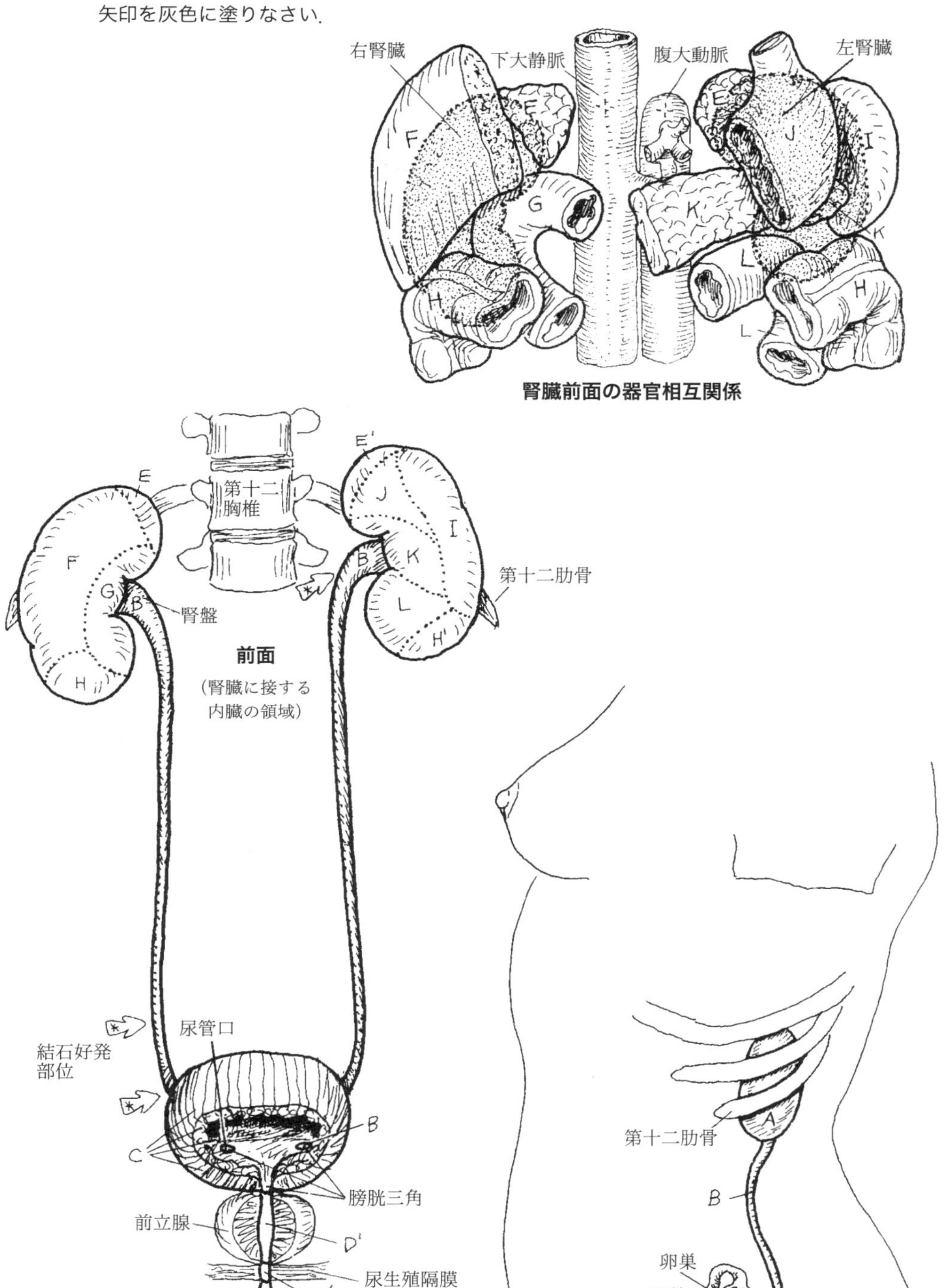

腎臓前面の器官相互関係

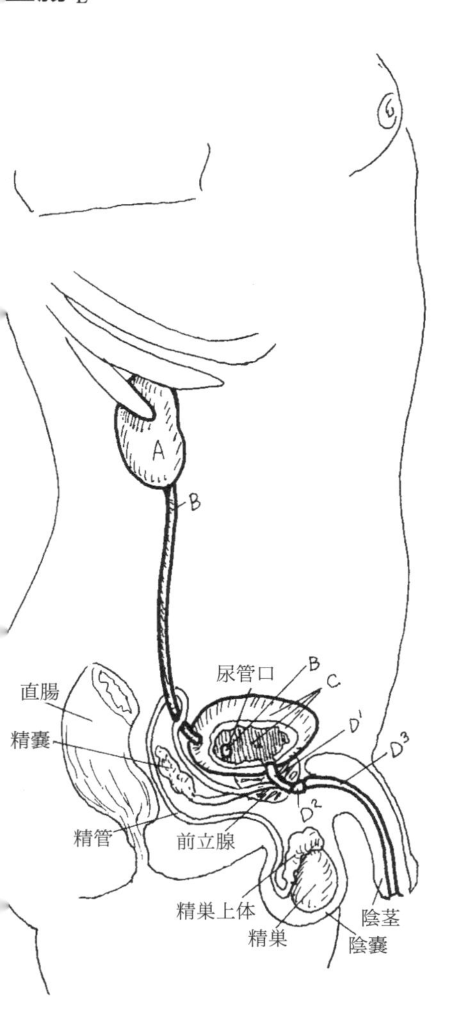

左右の腎臓と尿管は，腹腔で壁側腹膜の後方で，腹膜後隙に位置する（大きなイラストの左側のＸを参照）．ここでは，壁側腹膜の一部を剝がし，深部の構造を示した．よく注意して観察し，腹膜後隙にある器官を確かめなさい．右側では，壁側腹膜を剝がした構造を示した．胎児期に腹膜後隙の中で発生する器官（腎臓など）がある一方，腹部内臓の位置が変化したため，腹膜後器官となったもの（上行結腸や下行結腸，膵臓など）がある．**腹大動脈**とその枝，**下大静脈**とその支流となる静脈も腹膜後器官である．動静脈は，腹膜（大網・腸間膜）の間を通って各器官に到達し，そこに分布する．通常では，これらの脈管が腹膜を貫通することはない．リンパ節・腰神経叢・乳ビ槽（図示されていない）なども腹膜後器官である．**尿管**も腹膜後隙を下降し（壁側腹膜の後方），壁側腹膜の下方で膀胱の後下方に達する．骨盤内臓や骨盤腔内の脈管は，壁側腹膜の深層に存在する．

壁側腹膜の後方で**腎臓**は，腎周囲脂肪組織で被われ，強靭な膜（腎筋膜）と腹腔深部の脂肪組織で固定されている（横断面を参照しなさい）．腎臓と腎臓を被う被膜は，左右は別々になっている．腎臓がこのような固定装置を持つことで呼吸時に移動できる．その一方，衝撃力から守られる．

See 140

腎臓と腹膜後器官

CN：B を赤色，L を青色，X を明るい色にしなさい．(1) 腹腔を示す拡大図で腹膜後器官を着色しなさい．壁側腹膜 X は，上の概略図で示す．拡大図では腹腔の右側を被う状態を示した．(2) ページ右上の図で腹膜後隙 Y と壁側腹膜との関係を確認しなさい．

腎臓 A
- **尿管** A^1
- **膀胱** A^2

腹大動脈 B **とその枝**
- **腹腔動脈とその枝** C
- **中副腎動脈** D
- **上腸間膜動脈** E
- **腎動脈** F
- **精巣動脈** G
- **下腸間膜動脈** H
- **総腸骨動脈** I
- **内腸骨動脈** J
- **外腸骨動脈** K

下大静脈 L **とここに流入する静脈**
- **内腸骨静脈** M
- **外腸骨静脈** N

総腸骨静脈 O
- **精巣静脈** P
- **腎静脈** Q
- **副腎静脈** R
- **肝静脈** S

その他の器官
- **食道** T
- **副腎** U
- **直腸** V
- **精管** W
- **壁側腹膜** X
- **腹膜後隙** Y

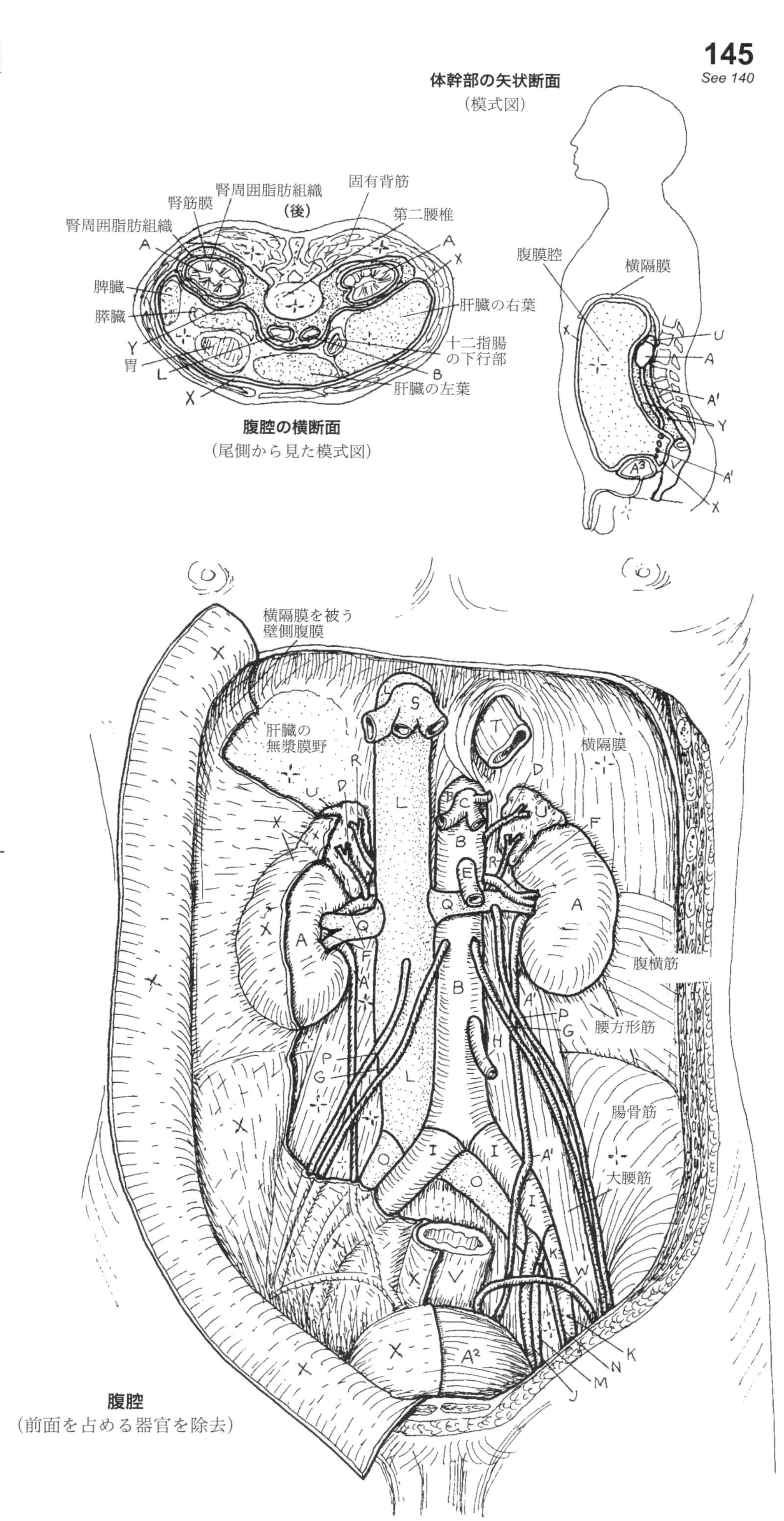

腹腔
(前面を占める器官を除去)

腎臓は，ろ過するための小胞・細い管，そして血管が密に詰まった構造であり，これが腎実質である．約3リットルの血液が腎臓内を環流し，左右の腎臓（糸球体）では，1日に180リットルの血液をろ過する．3リットルの血漿が腎臓を1日に60回通過する．そして，その1%が**尿**として排泄される．要するに，腎臓とは，水とその中に含まれる物質の管理業を営んでいるのである．

腎実質は，外層を被う**腎被膜**の中に存在している．表層の**皮質**には，血液のろ過装置（糸球体）と弯曲した多数の尿細管があり，内層の**髄質**には，直線的に配列した尿細管と集合管がある．これらの構造のほとんどで，水分を体内に取り込む間，尿を一時的に蓄える（147ページ）．皮質の一部は，**腎錐体**の間にある腎柱と呼ばれる構造で内層に入り込む．髄質の先端部分は錐体状になり，ここで**腎乳頭**（多数の集合管が集まっている）をつくっている．腎乳頭には，移行上皮で構成されたコップ状の小さな漏斗が密着している．これを**小腎杯**と呼ぶ．この小腎杯は8～18個あり，これらは，より大きな3個の**大腎杯**につながる．そして，これらすべての腎杯は，**腎盤**に続く．

腎臓の凹んでいる部分が**腎門**であり，この内部に**腎洞**がわずかに存在する．腎洞には，腎機能を支えている構造（ろ過装置・尿細管・脈管など）がほとんど含まれていない場所である．ここの壁が内側に折れ曲がり，腎被膜に移行する．また，底部には腎乳頭や腎杯の膜があり，腎洞を経由する**腎動脈**や**腎静脈**の枝，求心性や遠心性の神経も含まれる．ここで腎盤が狭くなり，**尿管**になる．ここには，尿管とともに腎動脈と腎静脈がある．これらは，腎門を通って腎臓に出入りする．

膀胱に尿を輸送する尿管は，腎盤に続いている．尿の輸送に関わる組織（**粘膜**）は，大きく折れ曲がっているが，尿で満たされるときには，粘膜を構成している**移行上皮**は引き延ばされ，負荷に対応するように3層の細胞層になる．線維性の**粘膜固有層**には，薄くて比較的明瞭な平滑筋がある（筋層）．**内縦筋・中輪筋・外縦筋**である．尿管の外層には，薄い線維性の**漿膜**があり，血管が含まれる（壁側腹膜）．

腎臓と尿管

腎臓の構造

腎臓 A
- **腎被膜** A^1

腎皮質 B

腎髄質 (腎錐体) C
- **腎乳頭** D

腎門 E
- **小腎杯** F
- **大腎杯** G
- **腎盤** H
- **腎洞** I

腎動脈 J
- **酸素分圧の高い血液** J^1

腎静脈 K
- **酸素分圧の低い血液** K^1

尿管の構造

尿管 L

粘膜
- **移行上皮** M
- **粘膜固有層** N

筋層
- **内縦筋** O
- **中輪筋** O^1
- **外縦筋** O^2

外膜
- **漿膜** L^1

尿 P

CN：このページと次のページを一緒に作業しなさい．J を赤色，K を青色，P を黄色，B，F，G，H および I を明るい色で着色しなさい．(1) 腎臓のイラストから始めなさい．腎被膜 A の厚さは，着色のために誇張してあることに留意しなさい．腎皮質 B にある脈管の切断面 K^1 を着色しなさい．腎門を示す矢印 E と血液と尿の流れを示す矢印を着色しなさい．(3) ページ左下の尿管の断面図を着色しなさい．

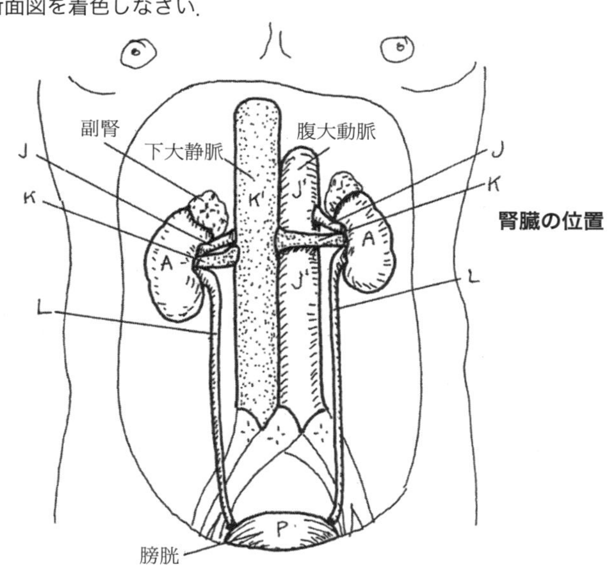

腎臓の位置

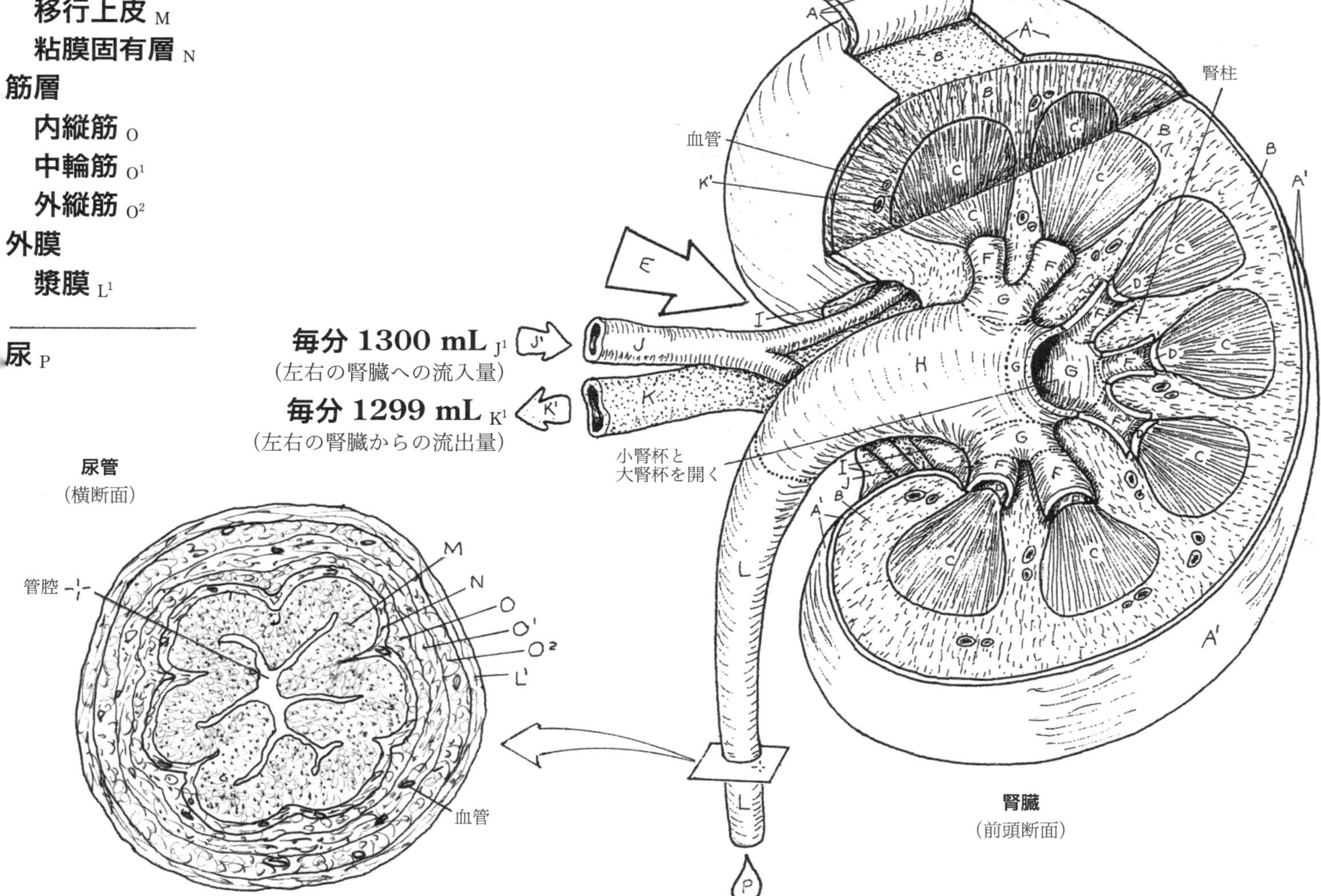

尿管
(横断面)

腎臓
(前頭断面)

腎臓の基本的な機能単位は，**ネフロン**である．ネフロンは，**腎小体**・近位および遠位尿細管の曲部と直部・**ヘンレのループ**で構成される．ネフロンは，末端で**集合管**に連結する．

腎小体は，皮質に存在する．**傍髄質ネフロン**は，**皮質内ネフロン**よりも深部にあるが，皮質内糸球体の方が数が多い（約70～80％）．傍髄質糸球体の直尿細管は，皮質内糸球体のものよりも長く，髄質の深部まで到達している．両者の機能的な違いは，ヘンレのループ（148ページ）での**尿**の濃縮程度の差によると考えられている．

腎小体は，穴の開いた（多孔性）の膜で包まれた団塊状の毛細血管，**糸球体**，で構成される．糸球体には，血管が出入りする部位（血管極）があり，ここから**輸入細動脈**が血液を供給し，**輸出細動脈**が搬出する．血管極には，貪食性のメザンギウム細胞がある（図示されていない）．

糸球体は，空っぽの袋に押し込まれ，その袋で包まれている（103ページ）．この袋が**糸球体嚢**（ボウマン嚢）である．糸球体が，ボウマン嚢に陥入する部位を血管極と呼ぶ．下図の腎小体の横断面を参照しなさい．血管極の反対側（尿管極）に**近位尿細管**（尿細管の最初の部分）が続いている．

糸球体が糸球体嚢の中に陥入することによって空間が形成される．これが**糸球体腔**である．ここには，糸球体の毛細血管からろ過された血漿が入る．この糸球体腔の外側壁を**壁側上皮層**と呼ぶ．内側壁が**臓側上皮層**であり，ここに長い突起をもつタコのような上皮細胞（**足細胞**）があり，長い突起が毛細血管に沿って延び，多数の短い指状の突起を二方向に出している（足突起）．これが毛細血管壁に接着している．血漿は，毛細血管にある小孔を通り抜け，足突起の間を通過する．血漿は，このような短い通路（ろ過部）を通過して糸球体嚢に入る．糸球体嚢に入った血漿は，ここで原尿になる．

ネフロンを構成する尿細管の細胞の機能とは，(1) 管腔表面から物質を再吸収する．これは，間質液と毛細血管の関係と同じように，ナトリウム・カリウム・炭酸塩・カルシウムなどの電解質と水を再吸収する．(2) 尿細管の上皮細胞から物質を分泌（放出）する．(3) 残滓物（尿）を連続的に輸送（排出）し，集合管から蓄尿器官に入れる．この過程で，尿細管は，身体の酸塩基平衡を保ち，最大限まで原尿を濃縮し，身体の水分量を保つ．平均的には，原尿の99％が尿細管や集合管で再吸収され，身体の体液として取り戻される．これには，遠位曲尿細管と直尿細管，および集合管の機能が重要である．

See 148

ネフロン

CN：G と G[1] を赤色にしなさい．記号が違っていても前ページと同じ構造には同じ色を使いなさい．(1) ページの最上部にある「腎臓の各部」を示す図を最初に着色しなさい．(2) 小さなくさび形の図で 2 種類のネフロンを着色しなさい．(3) 皮質内のネフロンの構成を示す図を完成させなさい．(4) ページの最下部の右側にある腎小体の断面図を着色しなさい．糸球体腔 H[3] には着色しない．(5) ページの最下部の左側にある足細胞とその周囲にある毛細血管を着色しなさい．

腎臓の領域
腎被膜 A
皮質 B
髄質 C
腎乳頭 D

ネフロン
皮質内ネフロン E
傍髄質ネフロン F
腎小体
- **輸入細動脈** G
- **糸球体** G[1]
- **糸球体嚢** H
  - **外葉** H[1]
  - **内葉** H[2]
  - **糸球体腔** H[3]
- **輸出細動脈** G[2]

尿細管
- **近位尿細管** I
- **ヘンレのループ** J
- **遠位尿細管** K

集合細管 L
- **集合管** L[1]
- **乳頭管** L[2]

尿 M

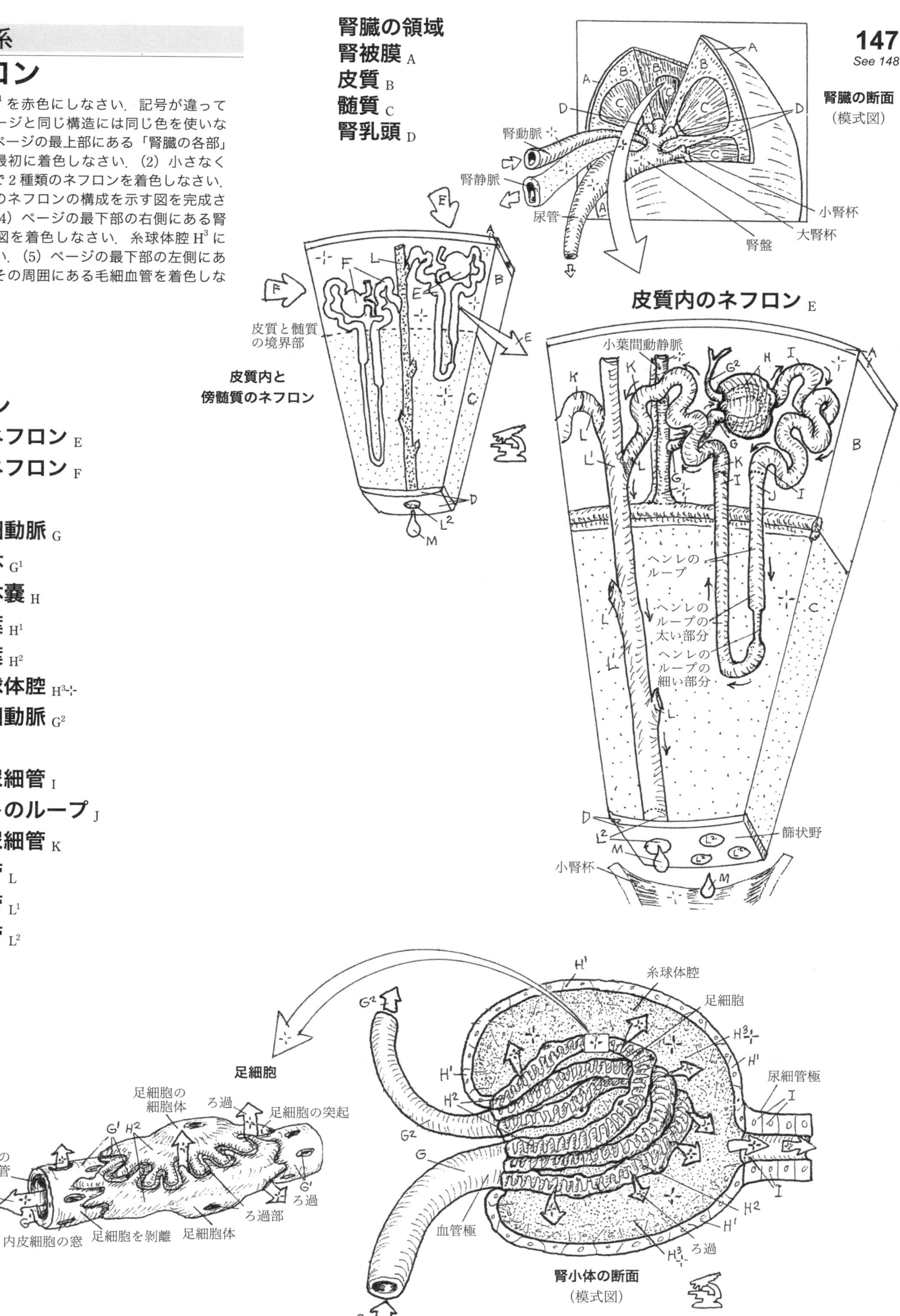

原尿は，糸球体腔でつくられる．原尿には，血漿タンパク質が少なく，そのほとんどは，イオン化した無機塩類・小さな分子，そして水である．原尿が，最初の近位尿細管を通過するとき，その大部分（水・ナトリウムなどのイオン類・グルコースおよびアミノ酸）が尿細管上皮細胞に再吸収され，間質液や毛細血管（尿細管周囲の）に入ることによって身体に戻される．ネフロンを構成する腎小体は，皮質に存在する．その中の約70％は皮質の上部にあり，30％は皮質と髄質の境界領域に存在する（傍髄質糸球体，ここに図示する）．

左上図で腎臓の血管系の全体像を示した．**腎動脈**は腎門から入り，腎葉ごとに分岐して髄質に至ると，腎錐体の間を**葉間動脈**として上行する．そして，皮質と髄質の境界部位に到達すると，直角に曲って**弓状動脈**になる．弓状動脈から**小葉間動脈**が分岐し，腎小体に向かう．小葉間動脈から分岐した**輸入細動脈**が，糸球体に入る．腎小体の中で，糸球体の中の血漿がろ過される．血液細胞や大きな分子やろ過されないが，それ以外の物質は，原尿として糸球体嚢に入る（147ページ）．

ろ過されずに残った血液は，**輸出細動脈**を通って糸球体から出て行く．皮質領域では，輸出細動脈からの毛細血管は，近位曲尿細管や遠位曲尿細管の周囲やこれらの直部の周囲で**尿細管周囲毛細血管網**を形成する．これらの毛細血管は動脈と併走する静脈に続くが，**小葉間静脈**は直接，腎静脈に注ぐ（葉間静脈ではない）．**傍髄質ネフロン**には，皮質中のネフロンよりも長い直線状の尿細管がある．これらの糸球体から出た輸出細動脈は，長い尿細管（下行枝・上行枝および集合管）とともに下行して，**直細動脈**（直線状の血管網）を構成する．長い直線状の尿細管に関連するこれらの血管は，水とイオン類の再吸収に強い影響を与え，髄質中の長い尿細管における原尿を濃縮する．そして，尿細管周囲毛細血管からの血液量を増加する．そして，集められた静脈血は，**小葉間静脈**や**弓状静脈**に流入する．

レニンを分泌する**傍糸球体**細胞は，平滑筋細胞が変化した細胞であり，糸球体の血管極にある輸入細動脈と輸出細動脈に存在する．この細胞は，血流の変化に伴う張力を感受する細胞である（圧受容細胞）．ここに隣接する遠位尿細管の上皮細胞は，特殊化した細胞であり（緻密斑），ナトリウムと塩素濃度を感受する（圧受容器）．高血圧と高濃度のナトリウムによって，糸球体ろ過量と動脈の血圧調節による糸球体血圧を低下させるための反応が連続的に開始される．

尿細管の働きと腎臓内の血液循環

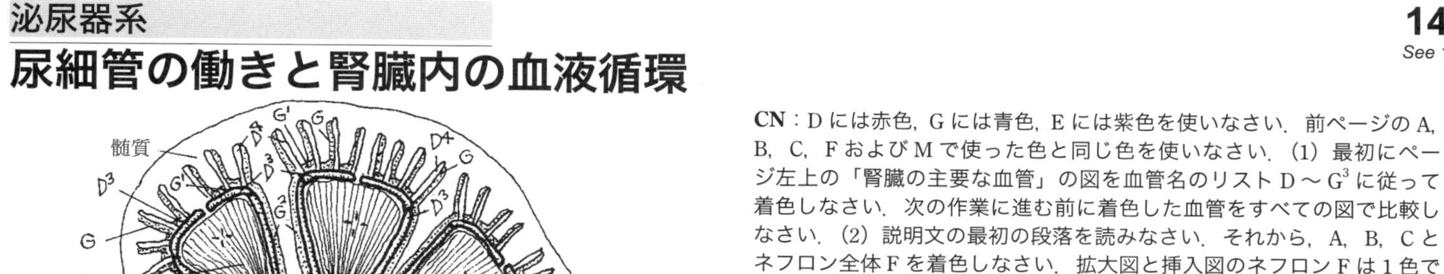

CN：D には赤色，G には青色，E には紫色を使いなさい．前ページの A，B，C，F および M で使った色と同じ色を使いなさい．(1) 最初にページ左上の「腎臓の主要な血管」の図を血管名のリスト D～G^3 に従って着色しなさい．次の作業に進む前に着色した血管をすべての図で比較しなさい．(2) 説明文の最初の段落を読みなさい．それから，A，B，C とネフロン全体 F を着色しなさい．拡大図と挿入図のネフロン F は 1 色で塗りなさい．(3) 挿入図を着色する際，わかりやすくするために関連する細胞（傍糸球体装置，緻密斑）には着色しない．

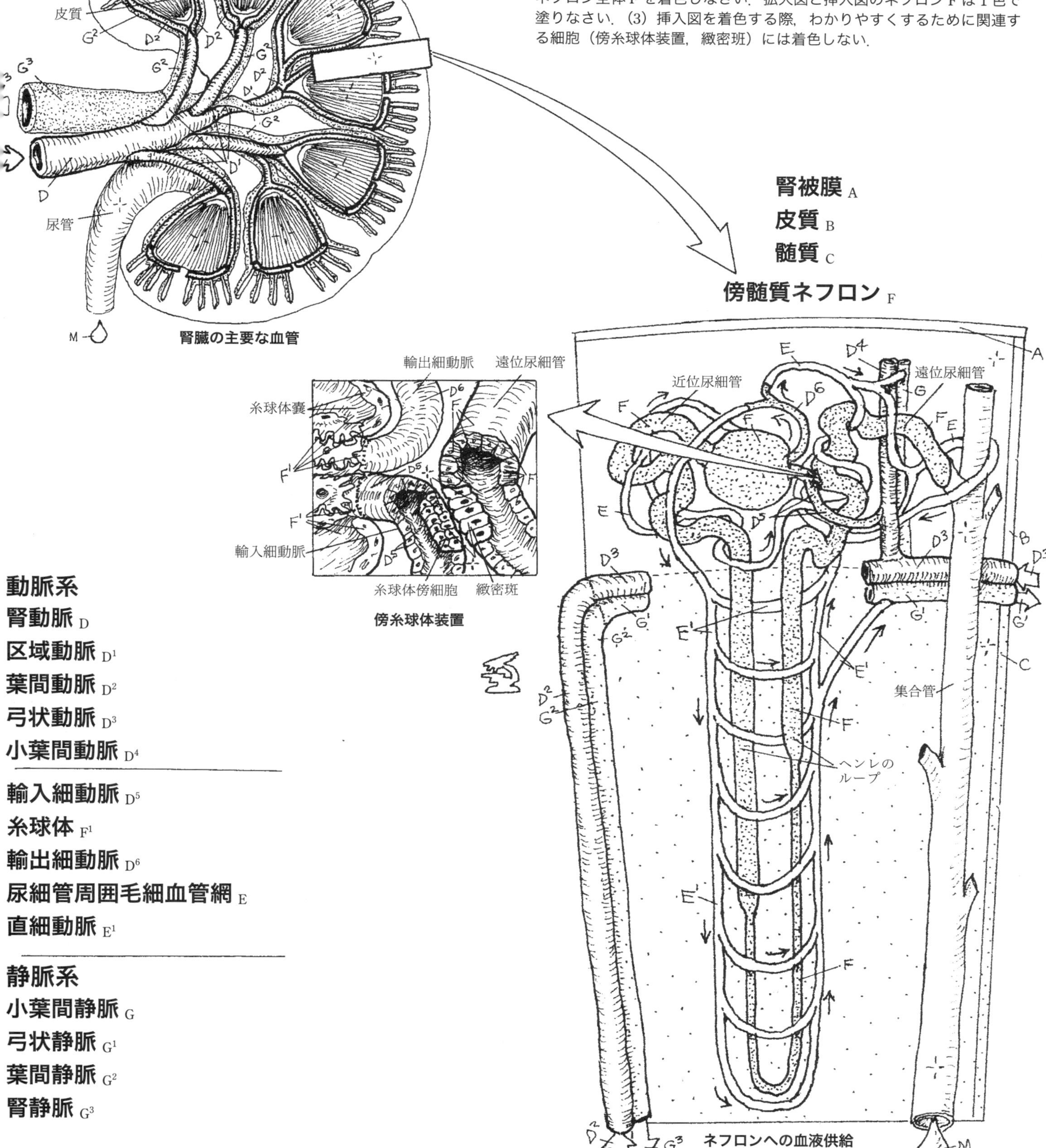

腎被膜 A
皮質 B
髄質 C
傍髄質ネフロン F

動脈系
腎動脈 D
区域動脈 D^1
葉間動脈 D^2
弓状動脈 D^3
小葉間動脈 D^4

輸入細動脈 D^5
糸球体 F^1
輸出細動脈 D^6
尿細管周囲毛細血管網 E
直細動脈 E^1

静脈系
小葉間静脈 G
弓状静脈 G^1
葉間静脈 G^2
腎静脈 G^3

一般的に**内分泌器官・組織**とは，分泌細胞の集団とそれを取り囲む支持組織が，他の組織と区別され，隣接する毛細血管にホルモンを分泌する器官である．ホルモンは，化学物質であり，分泌器官とは離れた場所にある細胞群（**標的器官**）に作用する．**ホルモンの分泌**は，標的器官からのポジティブあるいはネガティブ・フィードバックによって調節される．研究が進んでいるにもかかわらず，大雑把に言えば，このような過去の定義が，化学物質による局所的な調節機構に関する最新の知見にもあてはまる．化学物質がそれを分泌した細胞と同じ環境で効果的に働く場合，これを傍分泌という．化学物質を細胞膜の外に分泌した細胞自身が分泌物質のリセプターを持ち，影響を受ける場合もある（自己分泌）．少なくともこれまでは，このような細胞を自己調節的な細胞としていた．

ホルモンの活性化によって，成長や生殖機能が発達し，内部環境における代謝機能の安定性が得られる．内部環境において，細胞・組織・器官は，受容した化学物質に反応し，その結果，細胞活性が安定するようになる．そして長い期間，「正常な」状態を続けることができる．この状態を恒常性の維持（ホメオスタシス：homeostasis；*homeo*；正常な，*stasis*；反対方向に働く力に対抗し平衡状態を保つこと）と呼ぶ．

一般的な内分泌腺を次のページで紹介するが，**松果体**（75 ページ）と**胸腺**（123 ページ）は除く．このような内分泌腺に加え，細胞活動に影響を与える化学物質を分泌する細胞の一部もここに紹介する．

心臓の心房は，血圧が高い場合，心房性ナトリウム利尿ペプチド（ANP）を分泌する．この物質は，レニン-アンギオテンシン-アルドステロン系の作用を抑制し，水とナトリウムの排泄を促進する．

腎臓の傍糸球体装置（148 ページ）はレニンを分泌する．この物質は，アンギオテンシンをアンギオテンシンⅠに変換する物質であり，間接的に血圧を上昇させ，体液を保全する．この作用は，出血時に有用である．

胃腸管の細胞は，種々の内分泌物質を分泌し，腸管活動と消化酵素の分泌に影響を与える．

胎盤は，ヒト絨毛性ゴナトロピン（hCG）・エストロゲン・プロゲステロン・ラクトーゲン（乳腺の発達と母乳の産生を促進）など，数多くのホルモンとリラキシンを分泌する．受精後の 90 日間，hCG は黄体を刺激し，胎児の発達を支えるのに役立つ．

はじめに

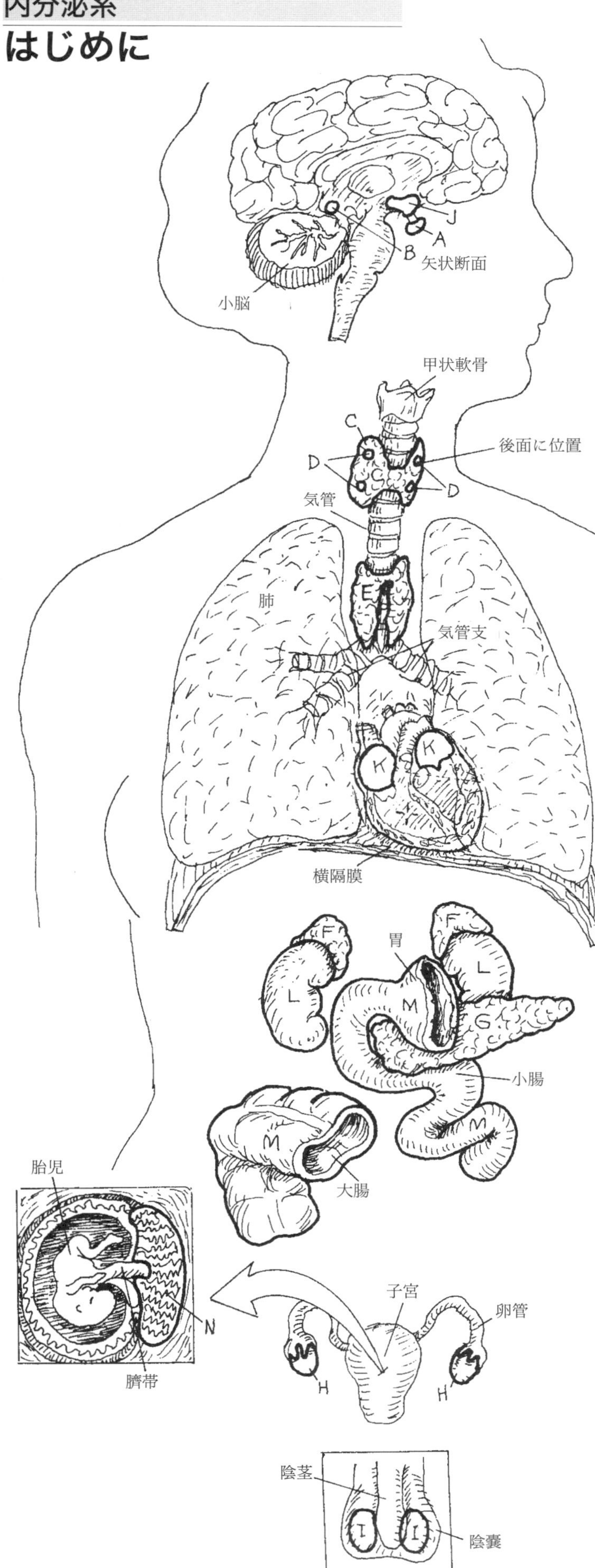

CN：C を薄くて明るい色で，また，D（甲状腺の後面にある）を濃い色で塗りなさい．内分泌器官を着色した後，ページ右下の内分泌の仕組みを描いた図を塗りなさい．

内分泌器官

下垂体 A
松果体 B
甲状腺 C
上皮小体 (4 個) D
胸腺 E
副腎 (2 個) F
膵臓 G
卵巣 (2 個) H
精巣 (2 個) I

内分泌組織

視床下部 J
心臓 (心房) K
腎臓 (2 個) L
胃腸管 M
胎盤 N

内分泌の仕組み

内分泌腺 O
ホルモンの分泌 P
標的器官 Q

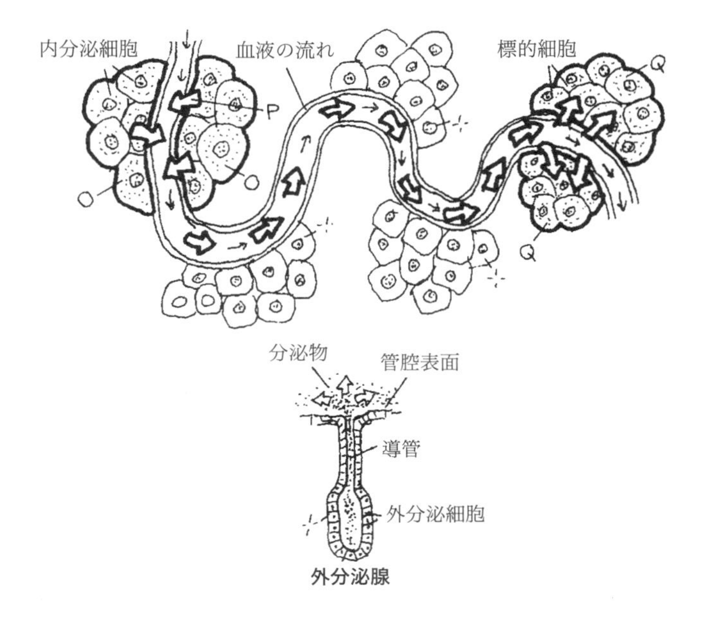

下垂体は，トルコ鞍と呼ばれている蝶形骨の陥凹にあり，漏斗によって視床下部とつながっている．**下垂体前葉**は，**前葉**（腺性下垂体）・**隆起部**および**中間部**で構成される．**下垂体後葉**は，**後葉**（神経性下垂体）と**漏斗**からなる．下垂体前葉の３部は，口蓋が分化して上方に延びた部分である．実際，かつては下垂体が粘液を産生し，鼻腔に分泌すると考えられていた．また，発生的には，後葉は**視床下部**の底部が下方に移動した部分である．視床下部の底部は，第三脳室の下部にあたる．ここで，視床下部は細い漏斗（茎・頚）となり，その周囲を正中隆起で囲まれる．正中隆起には，視床下部の神経核がある．成熟時でも漏斗の下部（正中隆起の下方）は，視床下部の一部であり，下垂体後葉と連絡している．３つの構造（漏斗・正中隆起・下錐体後葉）を神経性下垂体ということもある．

下垂体前葉の隆起部にある神経核は，漏斗部や視床下部の前部を含んでいる．視床下部の神経からは，上下垂体動脈がつくる毛細血管網に放出あるいは抑制ホルモンが分泌され，そこから**下垂体門脈**に入る．下垂体門脈は，これらのホルモンを下垂体前葉の**毛細血管**や**洞様毛細血管**に運ぶ．ここで，その影響により，内分泌細胞のホルモン産生（151 ページ）が促進されたり（抑制されたり）する．ホルモンは，**下下垂体静脈**によって前葉から運び出される．

中間部の分泌機能については，よくわかっていない．

後葉には内分泌細胞はない．ここには，視床下部にある視索上核や室傍核の**分泌性ニューロン**の軸索が漏斗を通って後葉の毛細血管網まで到達する．これが，**視床下部–下垂体路**である．軸索からは，オキシトシンと抗利尿ホルモンが毛細血管網に放出される（151 ページ）．

See 151

下垂体と視床下部

CN：E には赤色，F と G には紫色，I には青色，H には明るい色を用いなさい．(1) ページ上の図から始めなさい．(2) 名称のリストに従って下垂体前葉のイラストを着色しなさい．(3) さらに，名称順に下垂体後葉に着色しなさい．(4) (＊，＊¹) が付けられた構造と下垂体の漏斗部を示す２つの大きい矢印は灰色にしなさい．

下垂体

腺性下垂体 A–

- **前葉** A¹
- **隆起部** A²
- **中間部** A³

神経性下垂体 B–

- **後葉** B¹
- **漏斗茎** B²

下垂体前葉 A¹

- **視床下部–下垂体門脈系** ＊
- **視床下部の分泌性ニューロン/分泌物** D
- **上および下下垂体動脈** E
  - **細動脈** E¹
- **洞様毛細血管網** F
- **門脈** G
- **類洞/洞様毛細血管網** F¹
- **分泌細胞/ホルモン** H
- **下下垂体静脈** I

神経性下垂体 B¹

- **視床下部–下垂体路** ＊¹
- **下垂体の分泌性ニューロン/分泌物** D¹
- **洞様毛細血管網** F¹
- **下下垂体静脈** I¹
- **下下垂体動脈** E²

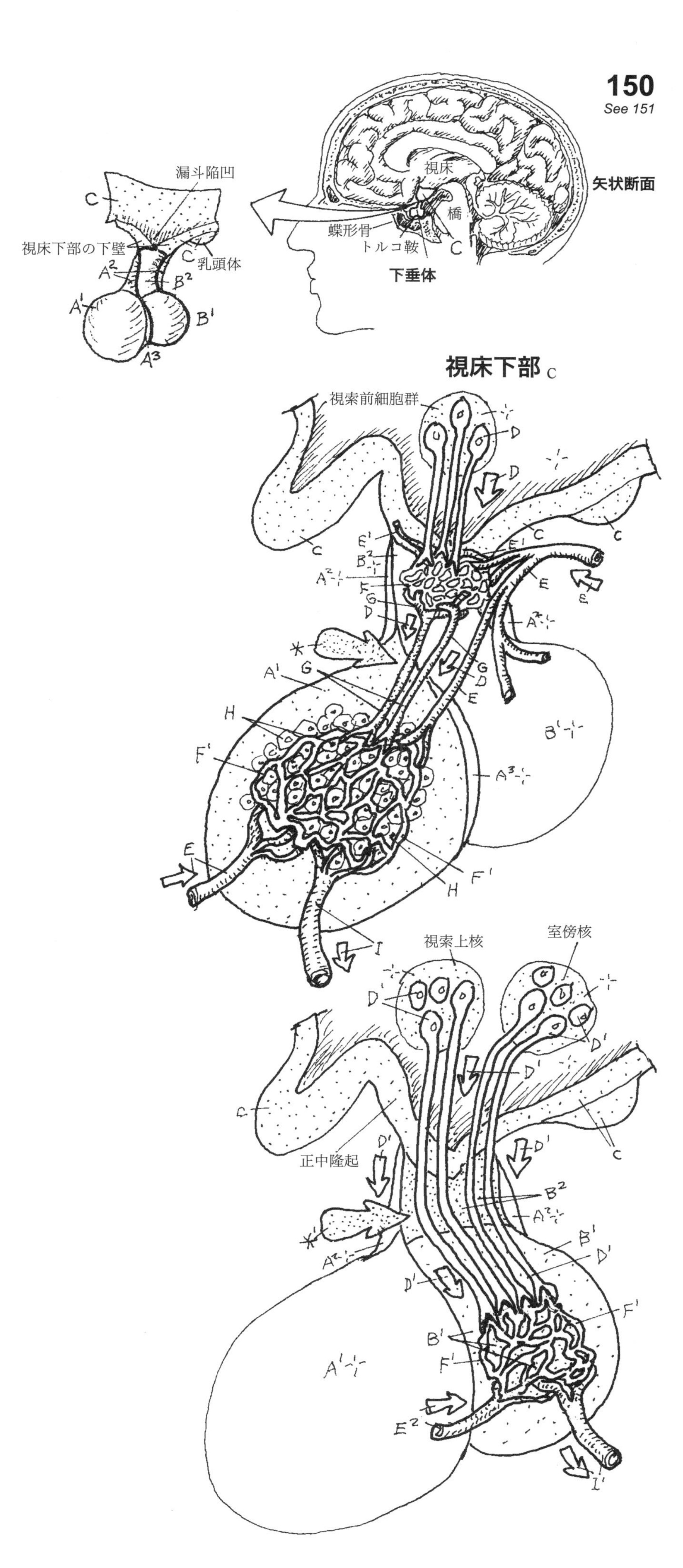

視床下部の放出**ホルモン**と抑制**ホルモン**は，**下垂体前葉**に作用する．これらのホルモンは，前葉の標的細胞に促進あるいは抑制に作用し，前葉ホルモンの分泌を増加させたり，減少させたりする．でも，前葉ホルモンの分泌抑制は，**標的器官**からのネガティブ・**フィードバック**によって行われることがより一般的である．例えば，視床下部は，視床下部の血流や上下垂体動脈（視床や視床下部に分布する前・中および後大脳動脈から分岐する血管で大脳皮質深部に分布する数本の枝）による下垂体循環系に含まれる**エストロゲン**の量に敏感に反応する．エストロゲン量が減少すると，視床下部の神経核がそれを感知し，性腺刺激ホルモン放出ホルモン（GRH）の分泌を増加させる．GRH は，分泌性ニューロンの終末部から正中隆起部にある下垂体門脈系に放出される（150 ページ）．GRH は，下垂体門脈系を経由して前葉の洞様毛細血管に達し，塩基好性細胞を刺激して卵胞刺激ホルモンを分泌させる．**卵胞刺激ホルモン（FSH）**は血中に入り，卵巣の卵胞の成長を促進する（男性の場合，精子形成も同様である）．エストロゲンの量が増加すると，視床下部で感知される（フィードバック）．すると視床下部は GRH の分泌を抑制する（ネガティブ・フィードバック）．

下垂体前葉ホルモンの中には，**黄体形成ホルモン（LH）**がある．LH は，**テストステロン**の分泌，排卵，黄体の発達，およびエストロゲンや**プロゲステロン**の分泌を促進する．**甲状腺刺激ホルモン（TSH）**は，甲状腺ホルモンである**サイロキシン**（152 ページ）の分泌を促進する．FSH や LH と同様，視床下部の促進あるいは抑制ホルモンは TSH の分泌を調節する．

副腎皮質刺激ホルモン（ACTH）は，副腎皮質ホルモンの分泌を促進する（コルチゾールなど）．ACTH には，脂質・タンパク質そして炭水化物の代謝を強力に推進する作用がある．これまで解説してきたホルモンが，低分子のタンパク質（ペプチドホルモン）であるのに対し，ACTH は，ステロイド型である．ACTH には，メラニン細胞刺激ホルモン（MSH）が含まれ，皮膚の色素を分散する（15 ページ）．

成長ホルモン（GH）は，身体の成長，とくに骨の成長を促進する．**プロラクチン**は，母乳の分泌を促進し（162 ページ），視床下部のプロラクチン抑制ホルモンの分泌を抑制する．

オキシトシンと抗利尿ホルモン（ADH，バゾプレッシン）は，視床下部にある視索上核と室傍核のニューロンからの分泌物である．これらの分泌物は長い軸索（視床下部–下垂体路）によって**下垂体後葉**の毛細血管まで運ばれ，そこで放出される．そして，これらのホルモンは下垂体静脈系から体循環系へ流入する．オキシトシンは，射乳を促進し，子宮の収縮を増強する．

抗利尿ホルモン（ADH）（153 ページ）は，腎臓において，水分の流出を防ぐ．その分泌は，視床下部の浸透圧感受レセプターで促進される．また，ADH には，強力な血管収縮作用もある．

See 152, 153

下垂体と標的器官

CN：視床下部のホルモンAには，150ページで使った色を使いなさい．(1) イラストに示されている主要な構造に留意しなさい．前葉と後葉のホルモンに関わる矢印や丸印を着色しなさい．(2) 標的器官のホルモンのフィードバック機能を示す大きな矢印と小さな矢印を着色しなさい．

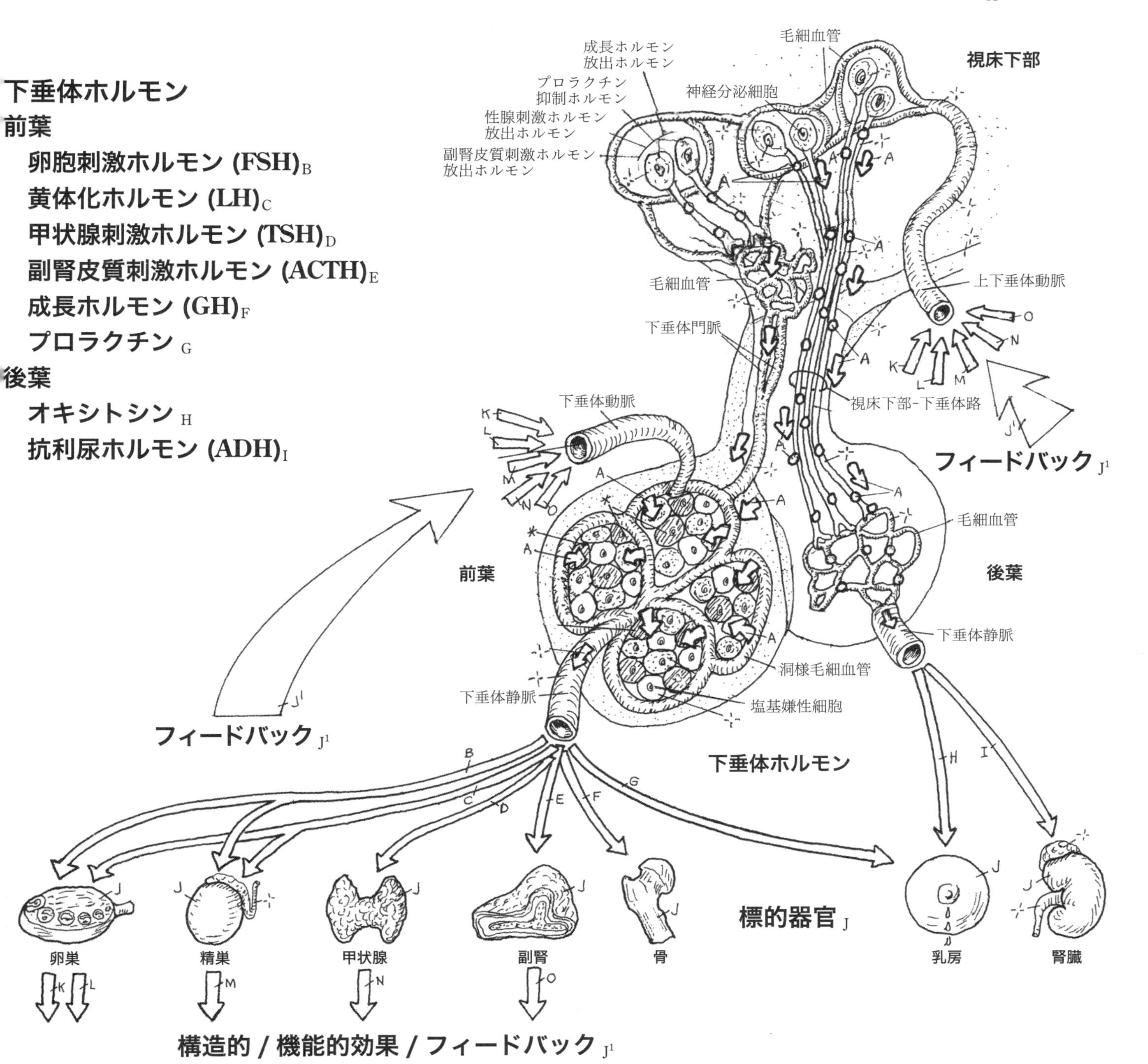

標的器官が分泌するホルモン

エストロゲン K

プロゲステロン L

テストステロン M

サイロキシン N

副腎皮質ホルモン O

甲状腺は，第２から第４番目の気管軟骨の前面にあり，線維性の被膜で全体が被われる．この被膜は，後面の４個の上皮小体も包んでいる．甲状腺は，右左の葉が峡部で連結される．甲状腺は，**ろ胞**（ブドウの粒のような）の集団からなる．ろ胞の周囲は，血管が豊富な疎性線維組織によって被われている．組織切片を観察すると，ろ胞は，単層立方上皮でつくられるろ胞壁を構成していることがわかる．ろ胞には，**コロイド**が含まれる．コロイドとは，ろ胞細胞が産生した糖タンパク質（サイログロブリン）である．ろ胞細胞は，サイログロブリンを取り込み，分解して甲状腺ホルモンを合成する．その主要なホルモンが**サイロキシン**（T4，テトラヨードサイロニン）である．サイロキシンは，周囲の毛細血管に放出される．このホルモンには，ヨウ化物が含まれる（ヨウ素の還元物）．ヨウ化物は，ろ胞細胞によって血液中から吸収される．サイロキシンの合成と分泌は，下垂体から分泌される甲状腺刺激ホルモン（TSH）によって促進される．両者の関係は，ネガティブ・フィードバックで調節される．つまり，サイロキシンの分泌が促進するとTSHの分泌が抑制されるのである．つまり，サイロキシンの分泌が促進すると，TSHの分泌が抑制されるのである．

サイロキシンには，組織中の酸素消費量を増加させ，代謝率を維持する機能がある．つまりサイロキシンは，成長と発達における様々な状況下で働いているのである．サイロキシンが過剰に分泌されると，体重の減少，極度の神経過敏および基礎代謝の上昇が起こる．甲状腺の機能低下では，精神活動の低下，変声，基礎代謝の低下，そして，皮下における粘液様物質の蓄積（粘液水腫）が起きる．このため，肥満体に見える．

他の内分泌腺と同様，甲状腺も血管が豊富である．緊急に気管切開や輪状軟骨切除を行う際，これらの血管の分布パターンには，注意が必要である．特に，気管前面にある下甲状腺静脈には，注意を払わなければならない．

上皮小体は，血管が豊富な小さなボタン状の器官であり，２種類の細胞が存在する．そのうちの１つ（主細胞）は，**パラトルモン**を分泌する．パラトルモンは，破骨細胞の破骨活動（骨の破壊）を促進し，カルシウムイオンを血液中に放出させ，血液中のカルシウム濃度を保つ．筋収縮や血液凝固が正常に機能するには，正常な濃度の血中カルシウムが関わっている．上皮小体の機能低下によって，カルシウム濃度が低下し，一定レベル以下になると，筋の硬直や痙攣が起こる（テタニー）．

甲状腺と上皮小体

CN：Hを赤色，Iを青色，E，F，Gを明るい色にしなさい．(1) 甲状腺に分布する動静脈に注意して，3枚のイラストを着色しなさい．(2) 甲状腺が機能亢進している場合と機能低下している場合のろ胞を示す組織切片を着色しなさい．正常な状態は両者の中間的な形態である．(3) 甲状腺と上皮小体の機能を示す模式図を着色しなさい．

甲状腺 A
- **ろ胞** A–
  - **ろ胞細胞** B
  - **コロイド** C
- **サイロキシン** A¹

上皮小体（4個） D
- **パラトルモン** D¹

関連する器官
- **気管** E
- **咽頭** F
- **食道** G
- **動脈** H
- **静脈** I

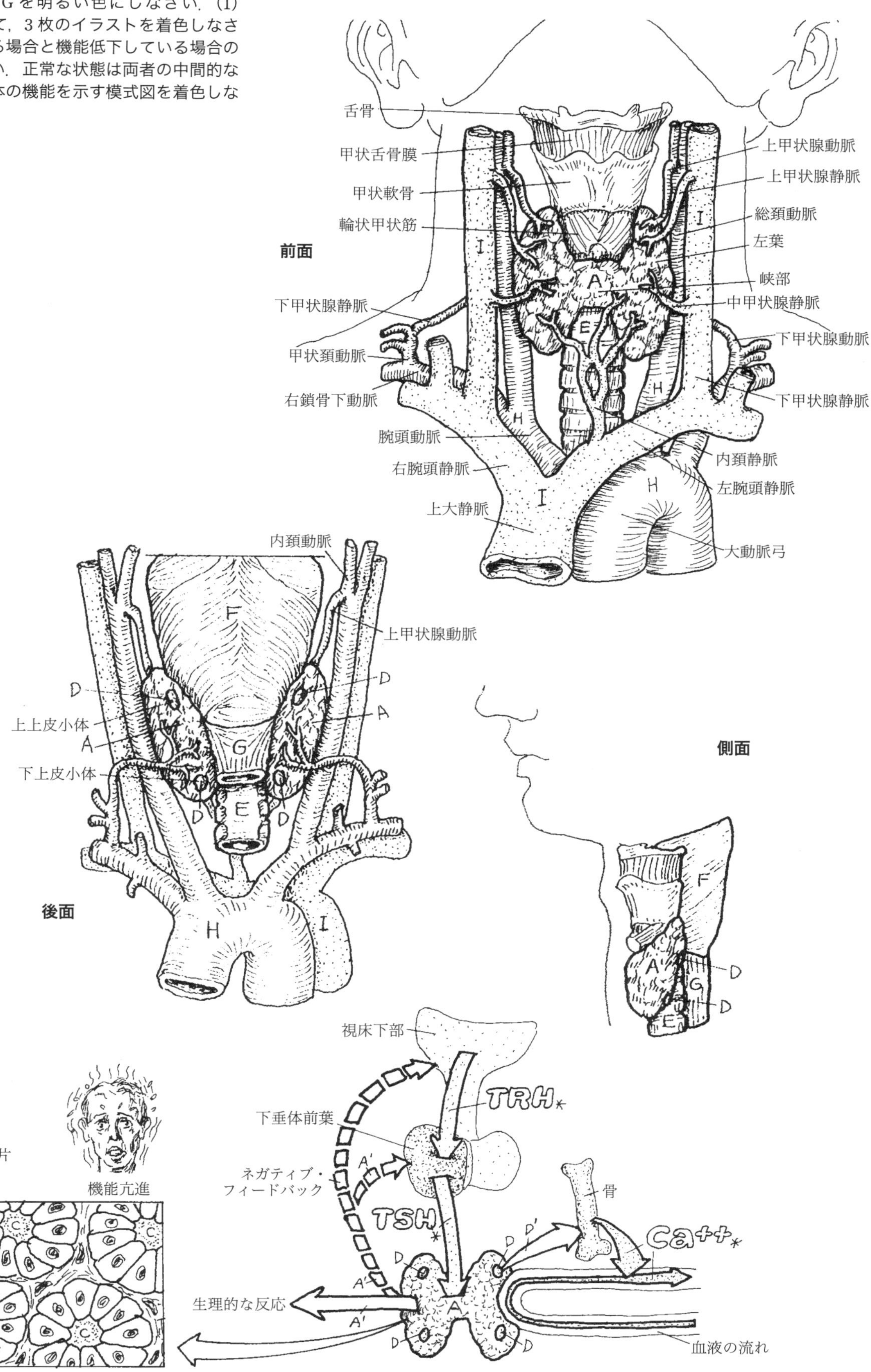

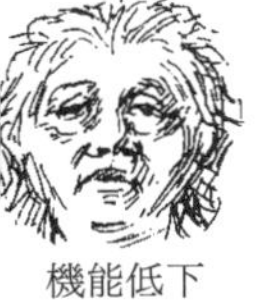

ろ胞の組織切片
（約200倍）

機能低下

機能亢進

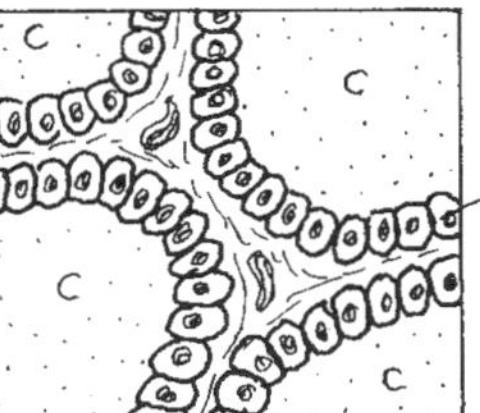

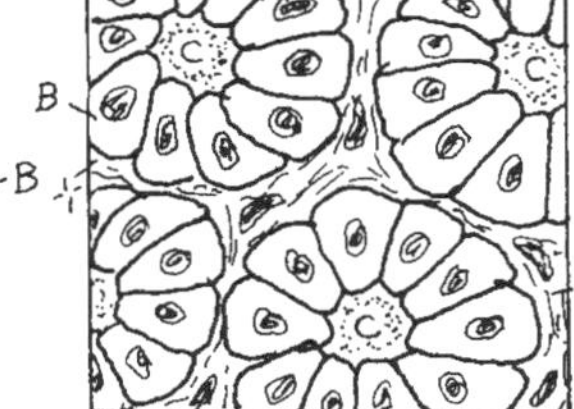

甲状腺ろ胞の活動

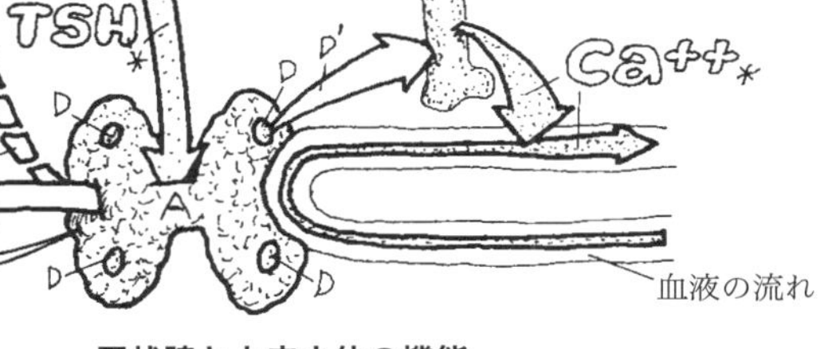

甲状腺と上皮小体の機能

副腎は腹膜後器官であり，腎臓の上内側面（第十一〜十二胸椎の高さ）で腎筋膜に包まれる．副腎は，2 種類の内分泌腺であり，外層の皮質と内層の髄質が 1 つになった器官である．他の内分泌器官と同様，ここには血管が豊富である．

副腎の皮質は 3 つの領域，つまり，最外層の球状帯・中間層の束状体・内層の網状帯からなる．出血時のように体液が減少すると，**球状帯**の細胞は，**ミネラルコルチコイド**を合成して分泌する．ミネラルコルチコイドの中では，アルドステロンが最もよく知られているホルモンである．このホルモンは，腎臓の遠位尿細管・汗腺および消化管に働き，ナトリウム（と水）の吸収とカリウムの排出を促進する．**束状帯**の細胞は，**グルココルチコイド**を分泌するが，その機能は ACTH で調節される．このホルモン（コルチゾールやコルチコステロンなど）は，肝臓でのグルコース産生を促進する．**網状帯**の細胞は，少量のデヒドロエピアンドロステロン (DHEA) を分泌する．これはテストステロンに変えられる．また，**女性ホルモン**（エストロゲンとプロゲステロン）も少量分泌する．これらの性ホルモンの働きはわずかである．

副腎の**髄質**では，細網線維が索状構造の分泌細胞を支え，そこにたくさんの毛細血管が含まれる．**大内臓神経**は，シナプスをつくらずに腹腔神経叢を通過し，副腎に入る．この神経は髄質の分泌細胞を刺激し，分泌を促進する．分泌物の 80％は**エピネフリン**であり，残りは**ノルエピネフリン**である．つまり，この分泌細胞とは，特殊化した節後ニューロンなのである．そして，生命の危機に直面した時，この物質によって右図に示すような「闘争か逃避」の反応が引き起こされる．

副　腎

副腎 A
- 被膜 A1
- 皮質
  - 球状帯 B
  - 束状帯 C
  - 網状帯 D
- 髄質 E

動脈
- 上副腎動脈 F
- 中副腎動脈 F1
- 下副腎動脈 F2

静脈
- 右副腎静脈 G
- 左副腎静脈 G1

副腎神経叢
- 大内臓神経 H
- 腹腔神経節 H1
- 腹腔神経叢 H2

CN：F を赤色，G を青色，H を黄色，E を明るい色にしなさい．(1) ページ上の図で記号をつけた血管だけを着色しなさい．(2) 副腎の横断面の構造，矢印やホルモンを着色しなさい．(3) 列記した効果をよく考え，「闘争あるいは逃避」反応に関連する器官を着色しなさい．

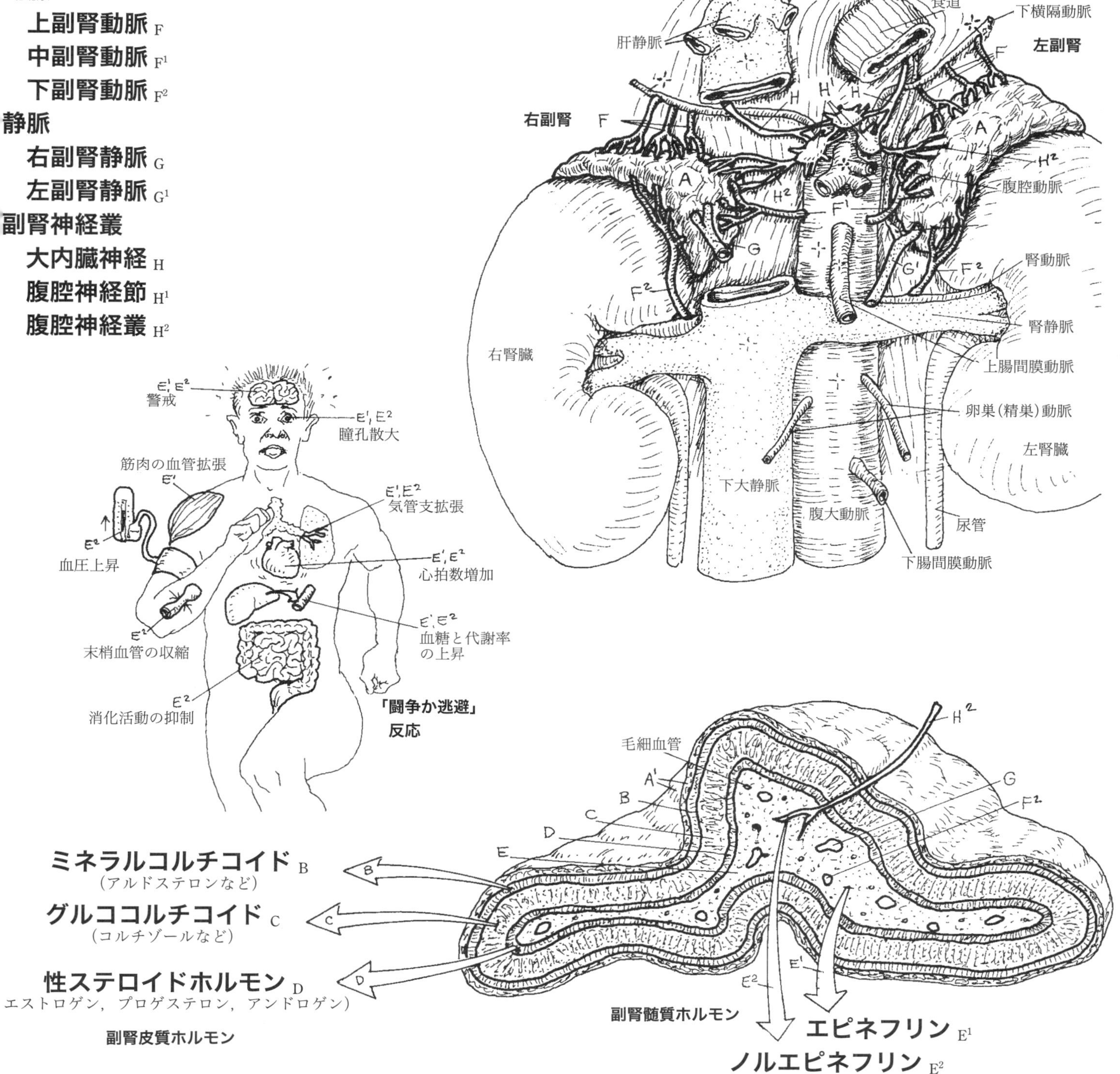

膵臓には，腹腔動脈と**上腸間動脈**からの枝が多数分布している．肝門脈には，膵臓の内分泌部と同様，外分泌部からの毛細血管網から血液が流入する．内分泌部は，顕微鏡的な島（**ランゲルハンス島**）を形成している．ここには導管がなく，分泌物は周囲の毛細血管に放出される．分泌物とは，インスリン・グルカゴン，そしてこれらのホルモンに比べて少量のソマトスタチンである．これらは，肝臓へ運ばれ，その後，さらに全身へ広がる．事実上，身体のすべての組織がこれらのホルモンの標的器官である！　また，膵臓は，その主要な部分（量的に見れば）である外分泌部から活発に消化酵素も分泌していることを143ページを見返して確認しなさい．これらの消化酵素は，最終的に十二指腸の下行部につながる導管（膵臓と十二指腸の関係を示した膵臓の組織像で確認しなさい）を通過する．

膵臓において，内分泌部（毛細血管も含んで）が点在している様子は，文字通り島のようであり，ここの細胞集団は，莫大な数の腺終末とそれを囲む立方上皮を持つ導管の間に存在している（最下図）．外分泌の細胞は，消化酵素を直接，導管に放出する．これらの腺終末と導管の間に存在するのが，ランゲルハンス島であり，ここには3種類か4種類の細胞が含まれているが，毛細血管が豊富である以外，特徴的な構造は認められない．**α（アルファ）細胞（A細胞）**は，一般的にランゲルハンス島の周辺にあり，この細胞はグルカゴンを分泌する．グルカゴンは，肝細胞膜にあるグリコーゲンの受容部と結合するペプチドホルモンである．このホルモンは，**グリコーゲン**（デンプンの複合体，グルコースの貯蔵型）の分解を促進する．これを解糖作用という．つまり，グルカゴンとは，肝臓での糖新生，つまり**グルコース**からのグリコーゲンの合成，を促進するホルモンである．その結果，血糖値が上昇する．

β（ベータ）細胞（B細胞）は，ランゲルハンス島の細胞の70％以上を占める細胞である．この細胞は，**インスリン**を分泌する．インスリンは，ペプチドホルモンであり，血漿中のグルコースの上昇に反応する．インスリンの反応は迅速である．その半減期は5分ほどであり，すぐになくなる．インスリンのほとんどは，肝臓と腎臓に取り込まれるが，その他の器官では代謝される．インスリンは，体循環系の血液からグルコース量の減少を促進する．これには，グルコースを運搬するタンパク質（グルコース輸送体）が増加し，これによって細胞膜を通過して細胞のなかに入る．このような細胞として，筋細胞・脂肪細胞・白血球などの細胞がある（肝細胞ではない）．肝細胞では，インスリンはグルコースからのグリコーゲン合成を促進する．インスリンの取り込みは，大多数の細胞（全部ではない）の細胞膜の内外にある**インスリン受容体**によって促進される．インスリン分泌量の減少，あるいは，インスリン受容体の減少や不活性化によって糖尿病が引き起こされる．インスリンの効果は，広範囲に及ぶ．つまり，電解質の輸送の調節・栄養素（炭水化物・タンパク質および脂質）の貯蔵・細胞の成長促進・肝臓，筋肉および脂肪組織の代謝促進などである．**δ（デルタ）(D) 細胞**はランゲルハンス島の周辺部に存在し，その数は全体の5％程度である．この細胞はソマトスタチンを分泌し，α細胞からのグルカゴンとβ細胞からのインスリンの分泌を抑制する．

See 143

ランゲルハンス島

CN：Nを紫色，KとLを明るい色にしなさい．(1) ページ上の図で膵臓の内部や後面にある動脈は点線で表した．着色する際，これらも一緒に着色しなさい．(2)膵臓の組織切片像とランゲルハンス島の拡大図を着色しなさい．(3) グルコースとグリコーゲンの関連性とともに肝細胞におけるグルコースとインスリンリセプターの役割を示した矢印とイラストを着色しなさい．

膵臓の動脈

胃十二指腸動脈とその枝 A

前上膵十二指腸動脈 B

後上膵十二指腸動脈 C

脾動脈とその枝 D

後膵動脈 E

下膵動脈 F

大膵動脈 G

上腸間膜動脈 H

下膵十二指腸動脈 I

ランゲルハンス島 (内分泌腺) J

α細胞 K

グルカゴン K1

グルカゴンレセプター K2

β細胞 L

インスリン L1

インスリンレセプター L2

δ細胞 M

毛細血管 N

グリコーゲン O　**グルコース** P

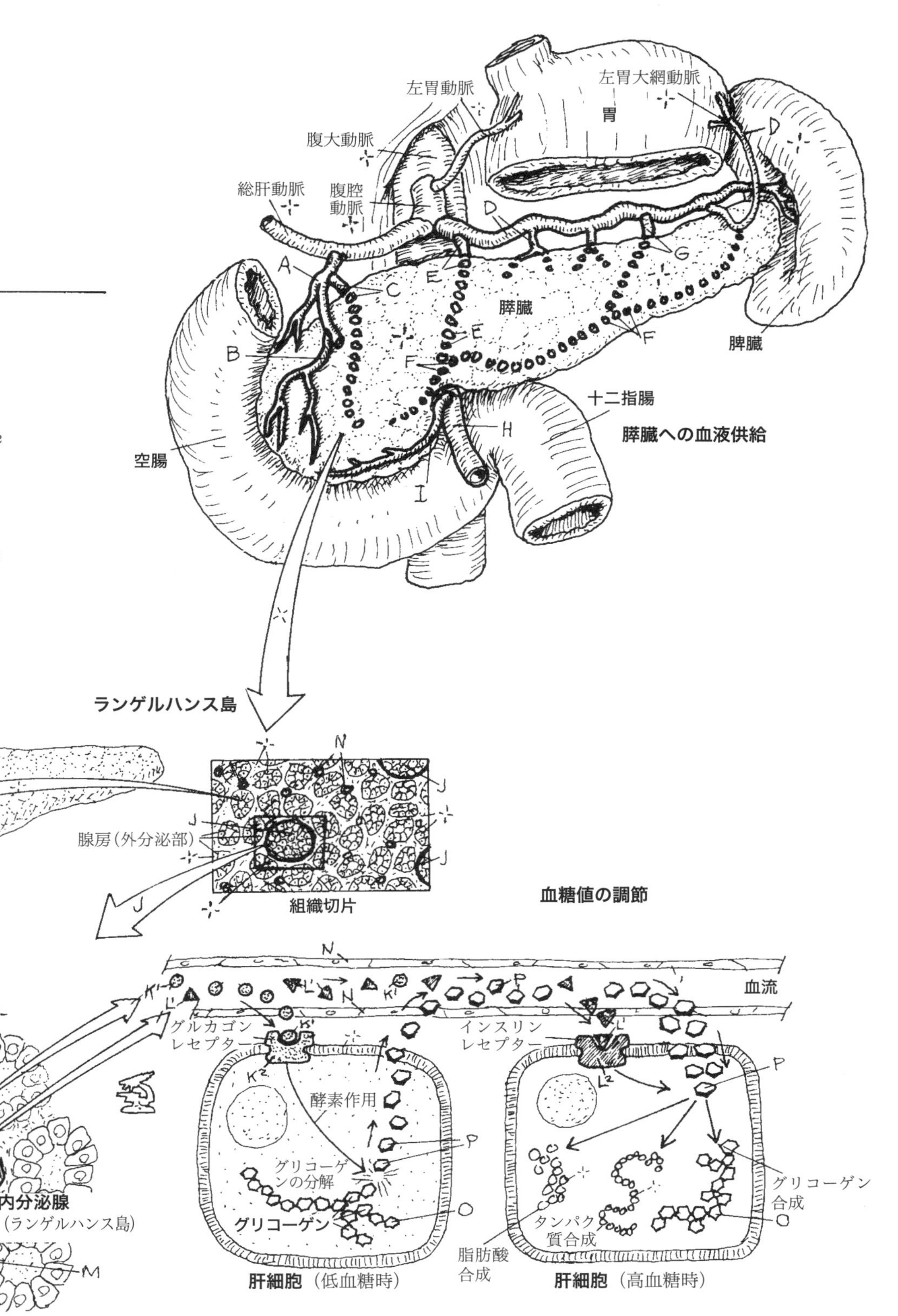

男性生殖器官は，精巣・導管系・外分泌腺および**陰茎**で構成される．英語の複数形の発音は，“tes-tees”である（単数では，*testis*）．**精巣**は，男性生殖器官の主要な臓器である．精巣は，**精索**で吊り下げられ，皮膚と薄い線維性組織層でつくられた袋（陰嚢）の中に入る．

精巣内で男性の生殖細胞（精子）が成熟するには，体温よりも少し低い温度（約35℃）が必要である．これが，精巣が**陰嚢**内に入り，生殖細胞が温かい体温を避け，体腔から分離されている理由である．精巣内の温度は，陰嚢壁の平滑筋（肉様膜）の収縮と弛緩によって，陰嚢が縮まったり，垂れ下がったりすることでも多少変化する．

成熟した精子は，**精巣上体**に蓄えられる．性的な刺激を受けると，精子固有の運動能力だけではなく，管壁の平滑筋の収縮によって，精子は精巣上体から**精管**に移動する．精管は，動静脈と精管を包む被膜とともに，浅鼠径輪に入る（鼠径靭帯の内側面にある）．精管は，腹壁を4 cmほど貫き（鼠径管），深鼠径輪から出る．ここで精管は，腹斜筋の深層にある横筋筋膜（内精筋膜）に被われる（49ページ）．そして，骨盤腔に入り，腸骨内の血管の上を通過し，尿管と交叉し，膀胱の後方で鋭角に曲がる．さらに，そこから下行して**前立腺**の後壁で**精嚢**の導管と結合し，鉛筆の先のように尖った**射精管**となり，**尿道**前立腺部に開口する．ここで，栄養素が豊富な前立腺と精嚢の分泌液が精子に加えられる（精液）．さらに，**尿道球腺**の分泌液が，陰茎海綿体部に分泌され，性交時の潤滑剤となる．

精巣動脈は，腎動脈の直下で副大動脈から分岐する．精巣静脈は，**蔓状静脈叢**となって精巣から出る（下図）．ここで，精巣動脈と精管の静脈叢との関係がわかる．また，内精筋膜（K）の一部も認められる（49ページ参照）．精巣静脈が下大静脈（右）と腎静脈（左）に流入するところについては，116ページを参照しなさい．

男性生殖器

陰嚢 A
精巣 B
精巣上体 C
精管 D
精嚢 E
射精管 F
尿道 G
尿道球腺 H
前立腺 I
陰茎 J

CN：L を赤色，M を青色，A，J および K を明るい色で塗りなさい．(1) 矢状断面と前頭断面および前面を一緒に着色しなさい．(2) ページ下の前面図の着色では，精索の被膜と構成要素が解剖されている状態で着色作業をすることに注意しなさい．

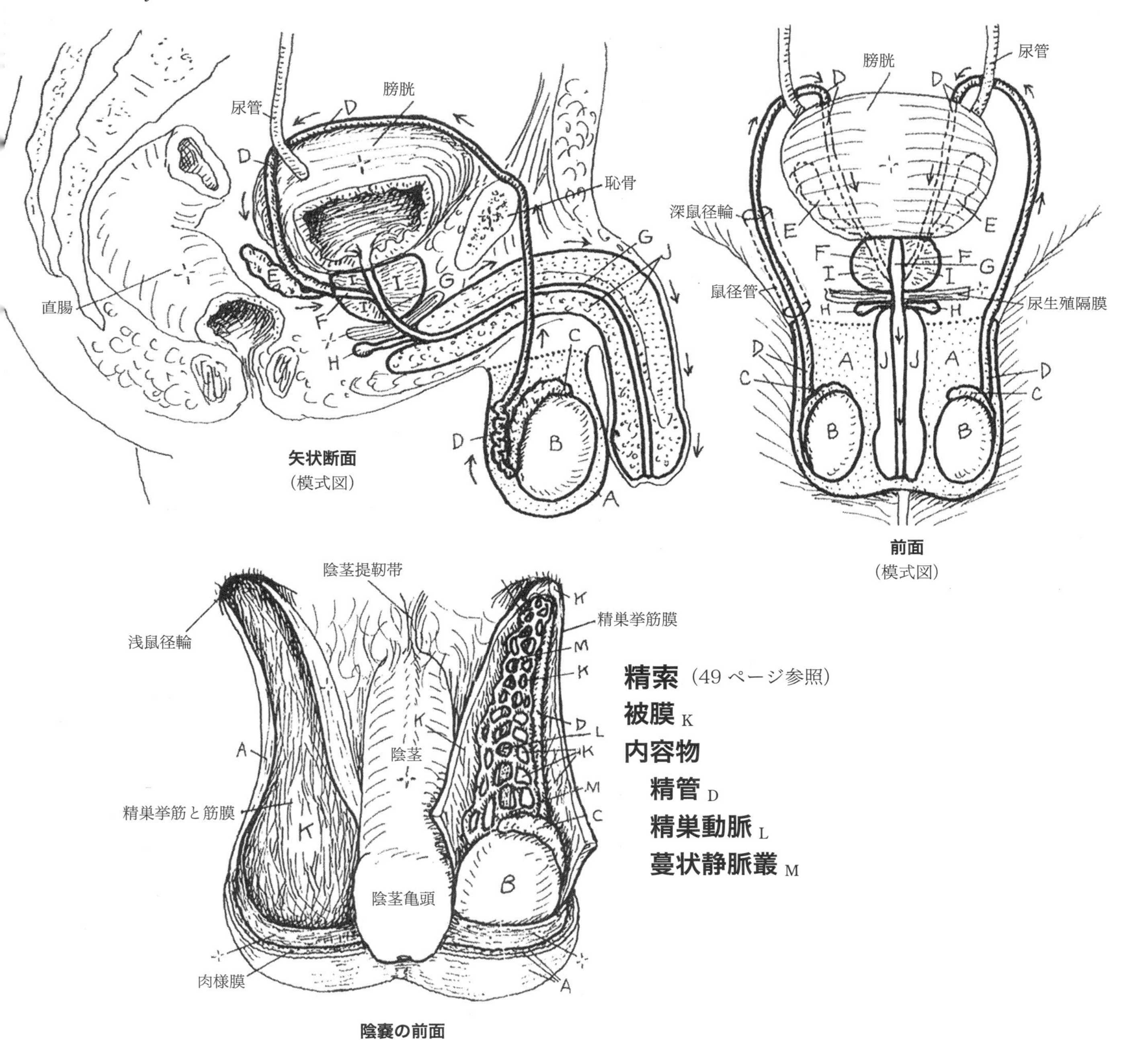

矢状断面
(模式図)

前面
(模式図)

陰嚢の前面
(精索を解剖した状態)

精索 (49 ページ参照)
被膜 K
内容物
精管 D
精巣動脈 L
蔓状静脈叢 M

精巣には，２つの機能がある．１つは，男性生殖細胞（**精子**）を成熟させ，女性生殖細胞（159 ページ）と結合させて種を継続させることである．もう１つは，精巣は男性ホルモンであるテストステロンを分泌することである．

精巣には，緻密で線維成分が多い被膜（**白膜**）があり，ここから**精巣中隔**（英語の単数形は，**septum**，複数形は **septa**）が中心部に延び，精巣内を小葉に分割している．この中には，１～４本の極端に折れ曲がり，**基底膜**で囲まれた**精細管**がある．精細管によって小葉が構成される．精子が形成されるのは，この精細管の中である．曲精細管は，小葉の後面に集合する．そこで，まっすぐな管（直精細管）になり，上皮細胞で被われた管のネットワーク（**精巣網**）につながる．精巣網から出た**精巣輸出管**は，**精巣上体**の頭部を形成する．弯曲した精巣上体管（**頭・体・尾**）の壁は，偽重層立方上皮で被われ，その中には長くて不動性の線毛（不動毛，図には示されていない）を持つ細胞がある．精巣上体は，終末部で精巣上体管が下行する．そして**精管**になる．精管の壁は不動毛を持つ偽重層立方上皮で被われ，壁内には平滑筋層を含む．射精時にはそのリズミカルな収縮によって精子を前立腺の方に送り出す．

精細管は，基底膜で囲まれた管である．その中央に空間があり，周囲は密集した細胞の集団（**精上皮**）と少数の**セルトリ細胞**（**支持細胞**）が囲む．基底膜は，線維筋細胞と呼ばれる平らで扁平な細胞であり，線維組織の中に含まれる．この細胞には，基底膜を収縮させ，精子が管腔内や管腔を通過するのを補助する．

精子形成は，精子をつくる細胞，つまり**精祖細胞**から始まる．これらが分裂し，形成された娘細胞は精細管の管腔に移動する．そしてさらに**第一次精母細胞**に分化する．この細胞は精子形成細胞の中で最大の細胞である．そして，さらに分裂して**第二次精母細胞**になると，染色体の数は 46 本から 23 本に減少する（減数分裂）．分裂してできた２個の第二次精母細胞はすぐに再び分裂して４個の**精子細胞**になる．この精子細胞が，尾を形成し，核と細胞質を濃縮し，**先体**を形成して成熟する．先体には，卵細胞の壁を破壊するための酵素が含まれ，精子を進入させる．

成熟した精子細胞（**精子**）には，23 本の染色体を持つ**頭部**（核）とそれに付随する先体，**ミトコンドリア**を含む**中部**がつくられる．ミトコンドリアは，精子の運動エネルギーの源である．残りの部分は，**尾部**となる（微細管からなる線維である）．尾部の微細管は精子の運動能力を産む．しかしながら，生まれたばかりの精子は不動性であり，受精能力はない．管壁の繊毛運動と体液の流れに乗って精巣輸出管を経て精巣網から精巣上体管に入る．そこで成熟し受精能力のある精子になる．

間細胞は，精細管の周囲にある血管を含む間質組織の中に散在している．この間質組織には，繊維芽細胞と分泌細胞（**ライディッヒ細胞**）がある．ライディッヒ細胞は，テストステロンを産生し，分泌する．そして，思春期（11 歳から 14 歳ぐらい）に男性生殖器官とともに第二次性徴の発達を促す．

See 157

精　巣

CN：精巣・精巣上体および精管，ここではA，Eおよび F，には，155ページと同色を使いなさい．Uには赤，G，H，I，SおよびTには明るい色を使いなさい．(1) 上の図で精上皮の横断面を灰色に着色し，管腔には色を塗らないようにしなさい．

精巣 A
白膜 A1
精巣中隔 A2
精細管 B
精巣網 C
精巣輸出管 D

精巣上体頭 E
頭 E1
体 E2
尾 E3

精管 F

精上皮
精粗細胞 G
一次精母細胞 H
二次精母細胞 I
精子細胞 J
精子 K
頭部
先体 L
核 M
尾
頸 N
中部 O
ミトコンドリア P
主部 Q
終部 R

セルトリ細胞 S
基底膜 B1
間細胞（ライディッヒ細胞） T
血管 U

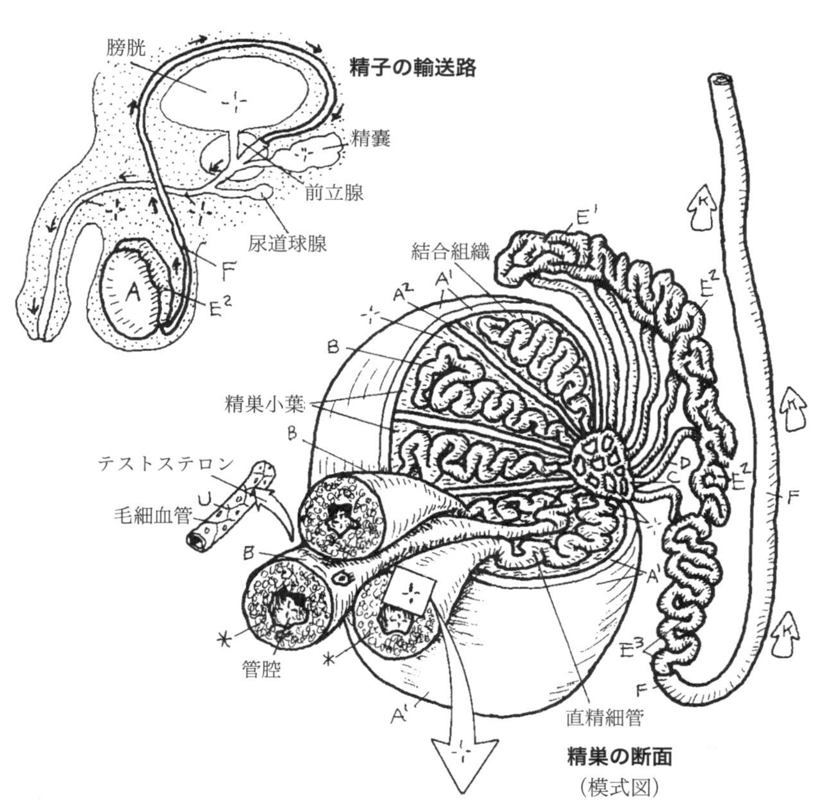

精巣の断面
（模式図）

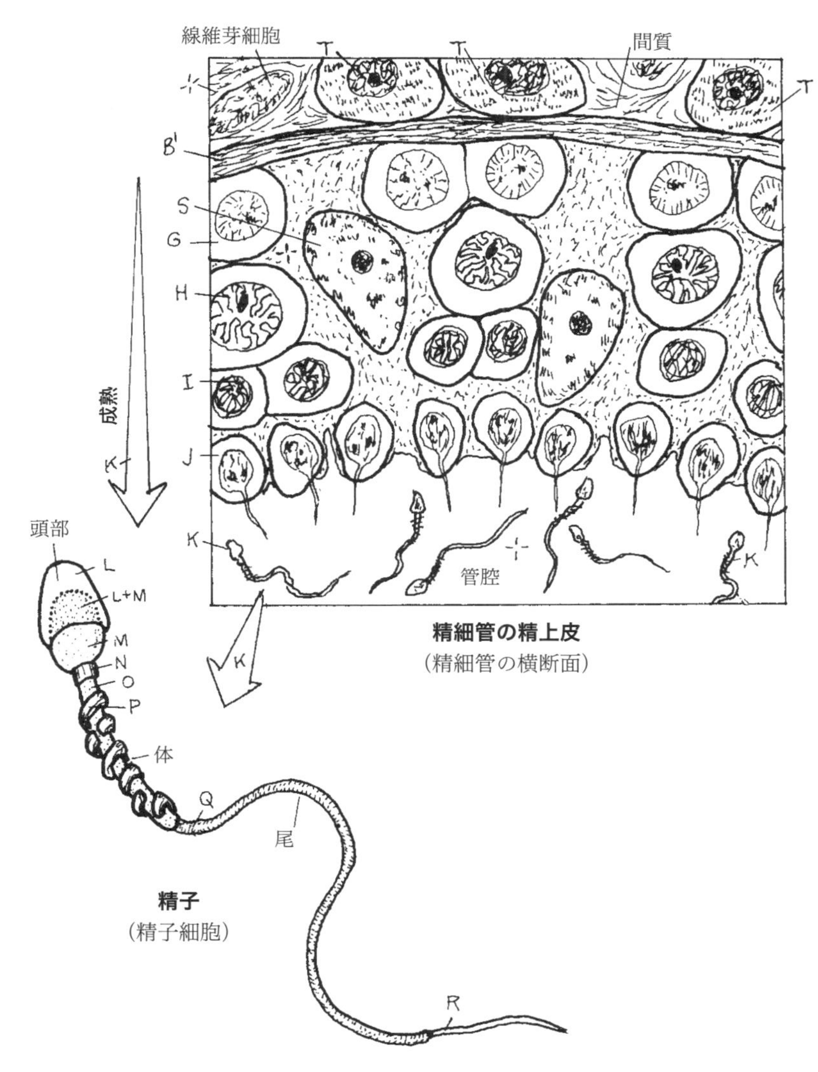

精細管の精上皮
（精細管の横断面）

精子
（精子細胞）

器官を着色する前に 50 ページ（骨盤の筋），51 ページ（会陰の筋），113 ページ（骨盤と会陰の動脈）および 155 ページ（男性生殖器）を復習しなさい．

男性の**尿道**は，20cm ほどの長さである．尿道には，3 つの部分がある．**尿道前立腺部**は（尿道の最初の部分）は，完全に前立腺の内部に入り込んでいる．ここには，膀胱からの尿，射精管からの精液，精管の終末部での精嚢の分泌液，数本の導管で尿道に開口部を持つ前立腺からの分泌物が入る．膀胱頚の筋が反射的に収縮するので，精液が放出されている間，尿が流れることはない．前立腺の底部は，筋膜によって尿生殖隔膜から分離される．そこには，骨盤隔膜からの前立腺挙筋の筋束がある（50 ページ）．

陰茎の 2 番目の部分は，**尿道隔膜部**である．ここは，会陰の深層を通過する部分である．すでに学習した**尿生殖隔膜**（UGD；51 ページ）を思い出しなさい．つまり，尿生殖隔膜とは，深部にある会陰の膜であり，2 枚の筋膜（上尿生殖隔膜と下尿生殖隔膜）で被われた部分（サンドイッチに例えると，2 枚のパンに相当する）とその間の部分，サンドイッチの「肉」に当たる部分，尿道括約筋・尿道球腺・深会陰横筋からなる．この部分の尿道は，しっかりと固定されている．おそらくそのためと考えられるが，交通事故や高所からの転落事故で会陰に鋭い力で衝撃が加えられると，尿道が損傷する（破傷・断裂）ことが起こる．

尿道海綿体部は，**尿道球**と**尿道海綿体**の中を通過する．ここの粘膜には，多数の粘液腺が存在している．**尿道球腺**の導管は，尿生殖隔膜（UGD）の直下で尿道海綿体に開いている．尿道は，**陰茎亀頭**の先端で身体の外に開いている．

陰茎には 3 つの勃起装置があり，2 層の筋膜で包まれる．**陰茎海綿体**（左右両側にある勃起装置）は，恥骨上枝に続く．中央部の**尿道海綿体**は，**尿道球**として下尿生殖隔膜筋膜に続いている．これらの勃起装置（勃起組織）には，内皮細胞で被われた線維性の空洞（海綿体洞）と平滑筋があり，線維性の被膜（白膜）に被われる．これら 3 つの海綿体は，**深陰茎筋膜**で包まれ，その全体が深部の陰茎提靭帯と浅部の陰茎ワナ靭帯によって釣り下げられている．白膜と皮膚の間の筋膜が，**浅陰茎筋膜**である．性行為の間，動脈は，副交感神経の活動によって拡張する．そのため，海綿体洞に流入する血液量が増加し，海綿体全体が拡張する．その結果，海綿体周囲で白膜の深部を走る静脈は，白膜に押しつけられ，血流が阻止される．そして，陰茎は大きく硬くなる（勃起）．しかし，陰茎亀頭は硬くならない．

See 50, 51, 113, 155

男性尿生殖器官の構造

CN：I を青色，J を赤色，K を黄色，D，E および G を明るい色にしなさい．(1) 上の 2 つの図を同時に着色しなさい．ただし，前頭断面では浅陰茎筋膜 (G) と深陰茎筋膜 (H) が省略されている．(2) 陰茎の構造と横断面を着色しなさい．

尿道
前立腺部 A
隔膜部 B
海綿体部 C

陰茎
陰茎海綿体 D
　陰茎脚 D1
尿道海綿体 E
　尿道球 E1
　亀頭 E2
包皮 F

関連構造
浅陰茎筋膜 G
深陰茎筋膜 H
静脈 I
動脈 J
神経 K
陰茎提靱帯 L
肛門挙筋（骨盤隔膜） M
尿生殖隔膜 N
尿道球腺 O

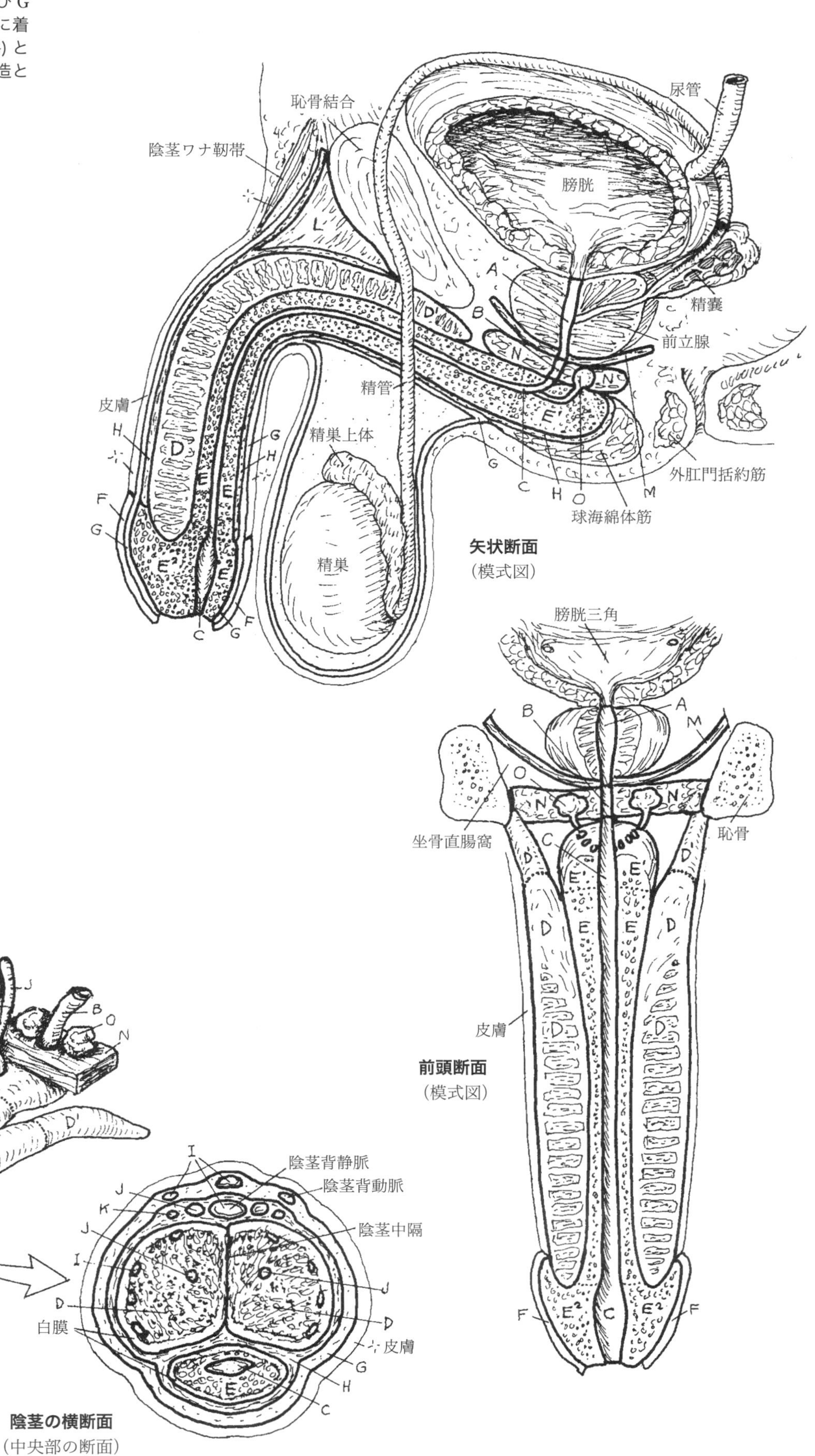

卵巣は，最も基本的な女性生殖器である．この器官は女性の生殖細胞（卵子）を産生し，エスロトゲンとプロゲステロンを分泌する．左右の卵巣は，初期胎児期の段階で腰部後腹壁で発生する．そして，精巣と同じように後腹壁を下降するが，すぐに靭帯によって下降が妨げられ，骨盤内に留められる．**子宮**は，胎児の着床と栄養供給の場である．**卵管**は，受精卵や未受精卵を子宮に運ぶための管である．卵管の先端部は，ここを着床できる場所として受精卵が間違え，着床する（子宮外妊娠；生命の危機的な状況）．腟は，線維と筋で構成される筒であり，性交時には陰茎が挿入され，陰茎から放出された精子を受容し，子宮に運ぶ器官である．そして，出産時の産道としての役割も担い，ここを通って胎児は新しい世界の一員に加わるのである（159 と 160 ページ）．

女性の**外生殖器**（外陰部）とは，パートナーとのセックスをするために関わる場であり，そして，赤ちゃんが誕生する場でもある．外生殖器は，会陰（51 ページ）にある．大陰唇は，皮下脂肪が詰まった皮膚のヒダであり，前方の前陰唇交連から始まる．後方では，会陰が終わって皮膚の一部となるまで左右の**大陰唇**は離れている．大陰唇の内側で腟と外尿道口の両側には，薄くて皮下脂肪のない皮膚のヒダ（**小陰唇**）がある．小陰唇で囲まれた空間が，**腟前庭**であり，ここに腟口と外尿道口がある．小陰唇は，前方で**陰核体**と**陰核亀頭**に続き，陰核亀頭と体部の上部をショールのように包み（**陰核包皮**），亀頭部の下部では頭を被ったショールを首で結ぶように（**陰核小帯**）取り囲んでいる．後方では，会陰の末端部で一緒になる（陰唇小帯）．この融合部は，セックスをするようになると不明瞭になる．陰核には，陰茎と同じように脚部があり，左右の恥骨下枝に続いている．左右の陰核脚は中央で，一緒になり**陰核体**となる．陰核体は，筋膜で被われ，血管が豊富で鋭敏な皮膚で包まれた**陰核亀頭**となる．陰核が勃起して硬くなることは，陰茎の勃起と同じメカニズムで起こる．でも，陰茎とは異なり，陰核には尿道とは無関係である．**前庭球**は，陰茎体に相当する器官であるが，左右に別れている．前庭球は，球海綿体筋で被われ，性交時には腟に向かって膨張する．処女の腟口は，薄い粘膜（**処女膜**）で完全に，あるいは部分的に閉鎖されている．出産や性交によって，処女膜は破壊され，腟口の周囲には，処女膜の残痕が残される．

See 51, 159, 160

女性生殖器

CN：(1) ページ上の内生殖器を描いた2枚のイラストを同時に着色しなさい．内側面において，腹腔と骨盤腔にある太い二重線で示した壁側腹膜Qの断面を明るい灰色にしなさい．(2) ページ下の2枚のイラストで，腟口D^1と外尿道口Oおよび F の内側壁を着色した後，腟前庭N*を明るい灰色に塗りなさい．

内生殖器

卵巣 A
卵管 B
子宮 C
腟 D

外生殖器

大陰唇 E
小陰唇 F
　陰核小帯 G
　陰核包皮 H
陰核 I
　亀頭 I^1
　体 J
　脚 K
前庭球 L
前底腺/管 M
腟前庭 N*
　外尿道口 O
　腟口 D^1
　　処女膜 P
壁側腹膜 Q

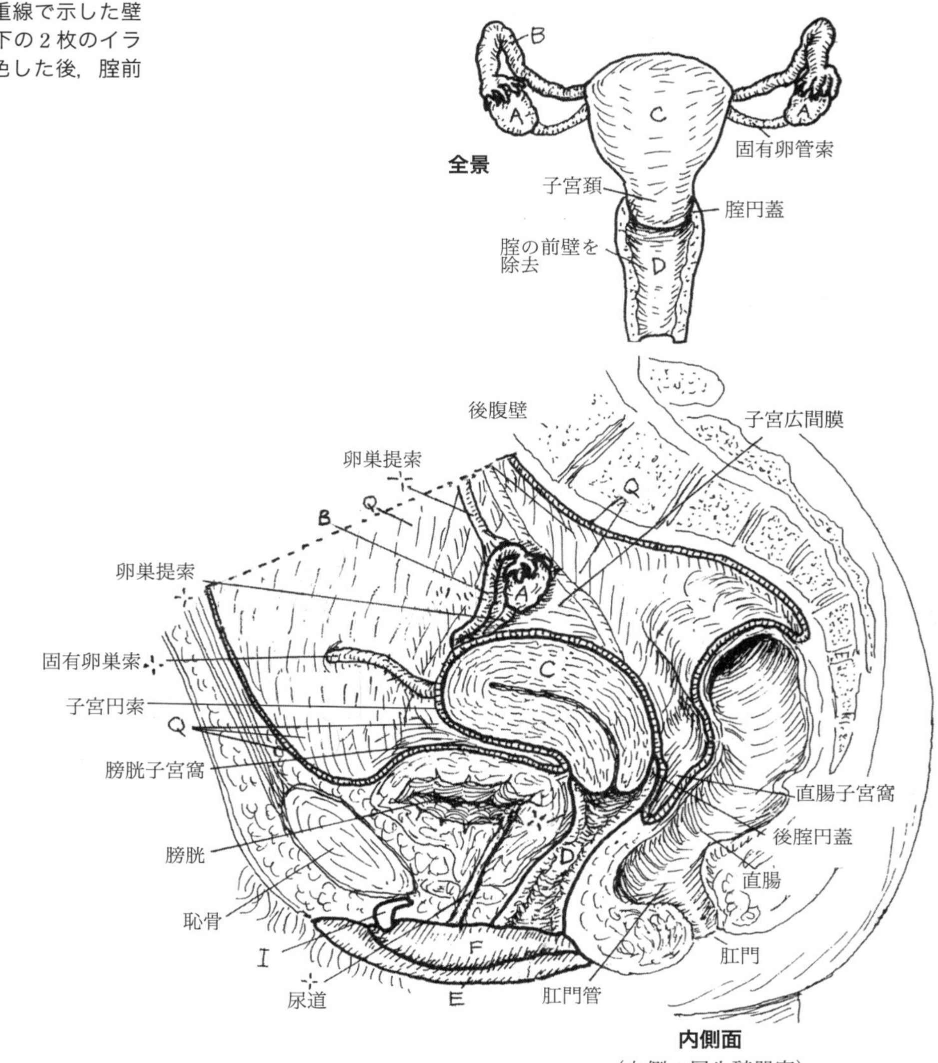

内側面
（右側の尿生殖器官）

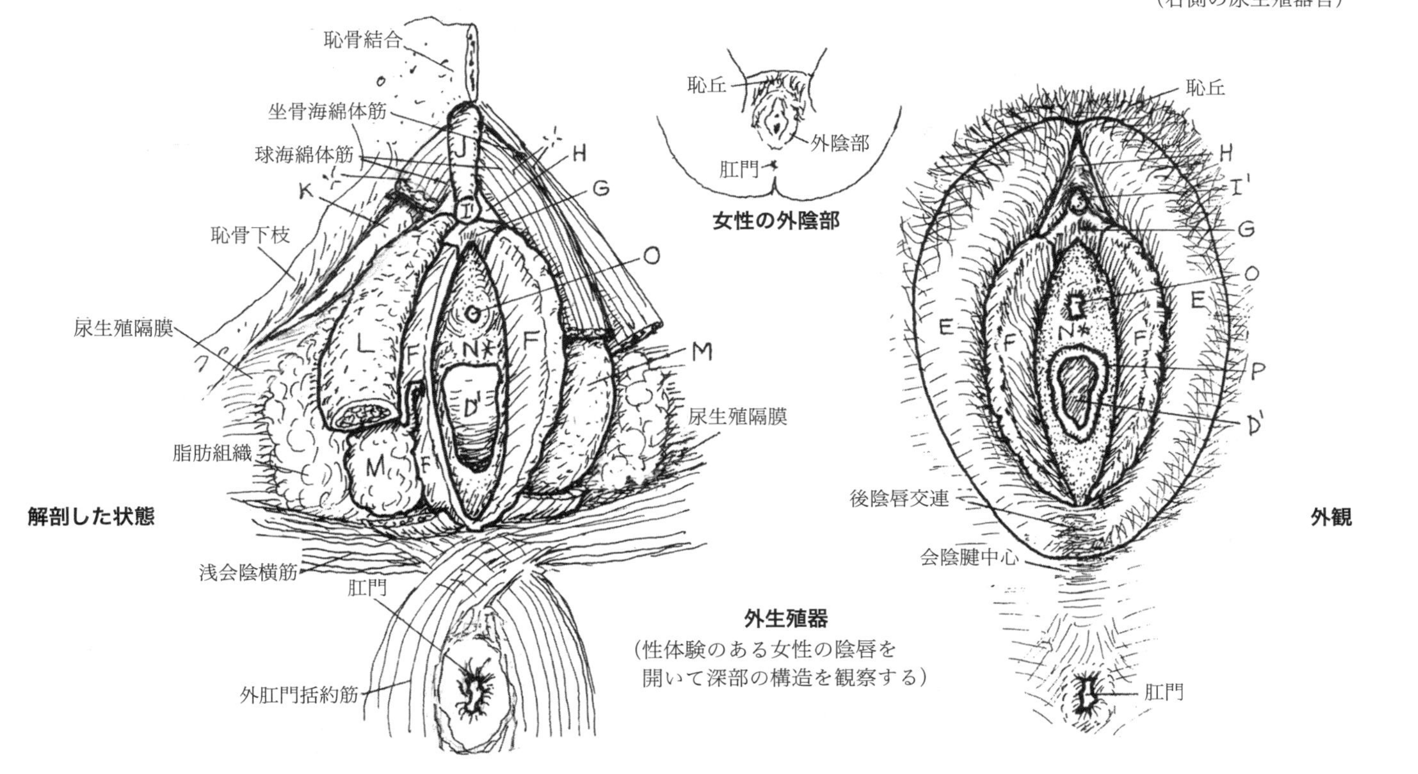

解剖した状態

外観

外生殖器
（性体験のある女性の陰唇を
開いて深部の構造を観察する）

左右の**卵巣**は，それぞれ長さ 3 cm，幅 1.5 cm，あるいは，それ以下であり，壁側腹膜を形成する 2 葉の腹膜（**子宮広間膜**）の後葉に被われている．この子宮広間膜は，物干し竿につるした毛布のように骨盤壁の両端を結び，卵巣・卵管および子宮を被っている．160 ページを参照しなさい．卵巣と**卵管**腹腔口（卵管采）の間は，腹腔に続いている空間であるが，その中に入るものはほとんどなく，ここから出るものは全くない．卵巣から排卵された卵子は，この深い谷を避け，ここにいる時間をなくさなければならない．

卵巣は，中胚葉から分化した単層立方上皮で囲まれる．始原卵祖細胞は，卵黄嚢から移動して**卵巣間質**に入り，そこで増殖する．100 万個以上の卵祖細胞が発生し，その中の数百個だけが成熟する．

卵巣には 2 つの基本的な機能がある．それは，(1) 卵胞内で女性生殖細胞（卵子）を発生させ，(2) 黄体期にエストロゲンとプロゲステロンを分泌する，ことである．卵巣には，細胞と疎性結合組織でつくられたクッション（卵巣間質）の中に発達段階が異なるたくさんの卵胞がある．卵胞は，未成熟な生殖細胞（**卵母細胞**）とそれを取り囲む数層の支持細胞で構成される．

卵母細胞の成熟は，**原始卵胞**から始まる．原始卵胞とは，卵胞の細胞層が一層の卵胞である．卵母細胞が大きくなり成熟すると，卵胞の細胞もその数を増し，**一次卵胞**になる．**二次卵胞**では，卵胞内の小さな腔が卵胞液で満たされる．さらにこの腔は大きく拡大し，卵胞細胞層がその影響を受ける．つまり，卵胞細胞層は 1 層を除いて卵母細胞から離れてしまう（**成熟卵胞，グラーフ卵胞**）．卵胞の細胞は，月経周期の増殖期でエストロゲンを分泌する．どの段階での発達も停止する．これを卵胞閉鎖という．

性周期の 14 日目頃（“卵巣周期” を参照），糖タンパク質の被膜である透明帯が成熟卵胞の卵母細胞を囲むと，排卵の準備が整えられる．放線冠と透明帯で被われた卵母細胞が卵胞からこれを待ち受けている卵管の指状構造（**卵管采**）に放出される．**排卵後の卵胞**には，卵母細胞がなく，退縮を始める．出血し，その後，凝血した卵胞は，変性し（**出血体**），卵胞細胞は**黄体**になる．黄体には，大量の脂肪が蓄積され，ステロイドホルモンを分泌する．

黄体は，月経周期の黄体期にエストロゲンとプロゲステロンを分泌する．妊娠時には，3 か月頃まで，これらのホルモンを分泌し，胚子の発生を促す．妊娠が成立しなければ，黄体は退縮して**白体**になる．卵巣内には，同時に様々な段階の卵胞，黄体や白体などが存在する．これらは月経周期と関連しているが，その周期自体は互いに連続したものではない．

See 158, 160

卵 巣

CN：158ページで卵巣Aと卵管Mの着色に使った色を使いなさい．KとRを赤色，Lを黄色，Sを青色，C～J，M，OおよびPには明るい色を使いなさい．(1) 上下の卵巣の断面図を示すイラストで女性の生殖細胞の成熟過程を着色しなさい．排卵されるまでの卵母細胞Cを着色しなさい．卵巣の拡大図では，間質Bを灰色に塗りなさい．

卵巣の構造

胚上皮／白膜 A
結合組織性間質 B*

卵成熟
- **卵母細胞／卵** C
- **原始卵胞** D
- **第一次卵胞** E
- **第二次卵胞** F
- **成熟卵胞** G
- **成熟（グラーフ）卵胞** H
- **排卵した卵胞** I
  - **排卵された卵** C1
- **閉鎖卵胞** J

出血体 K
未熟な黄体 L
成熟黄体 L1
白体 L2-:-

関連構造

卵管 M
- **卵管采** M1

子宮広間膜 N
- **卵管間膜** O
- **卵巣間膜** P
- **卵巣提索** Q
  - **卵巣動脈** R
  - **卵巣静脈** S

子宮動脈 R1
子宮静脈 S1
固有卵巣索 T

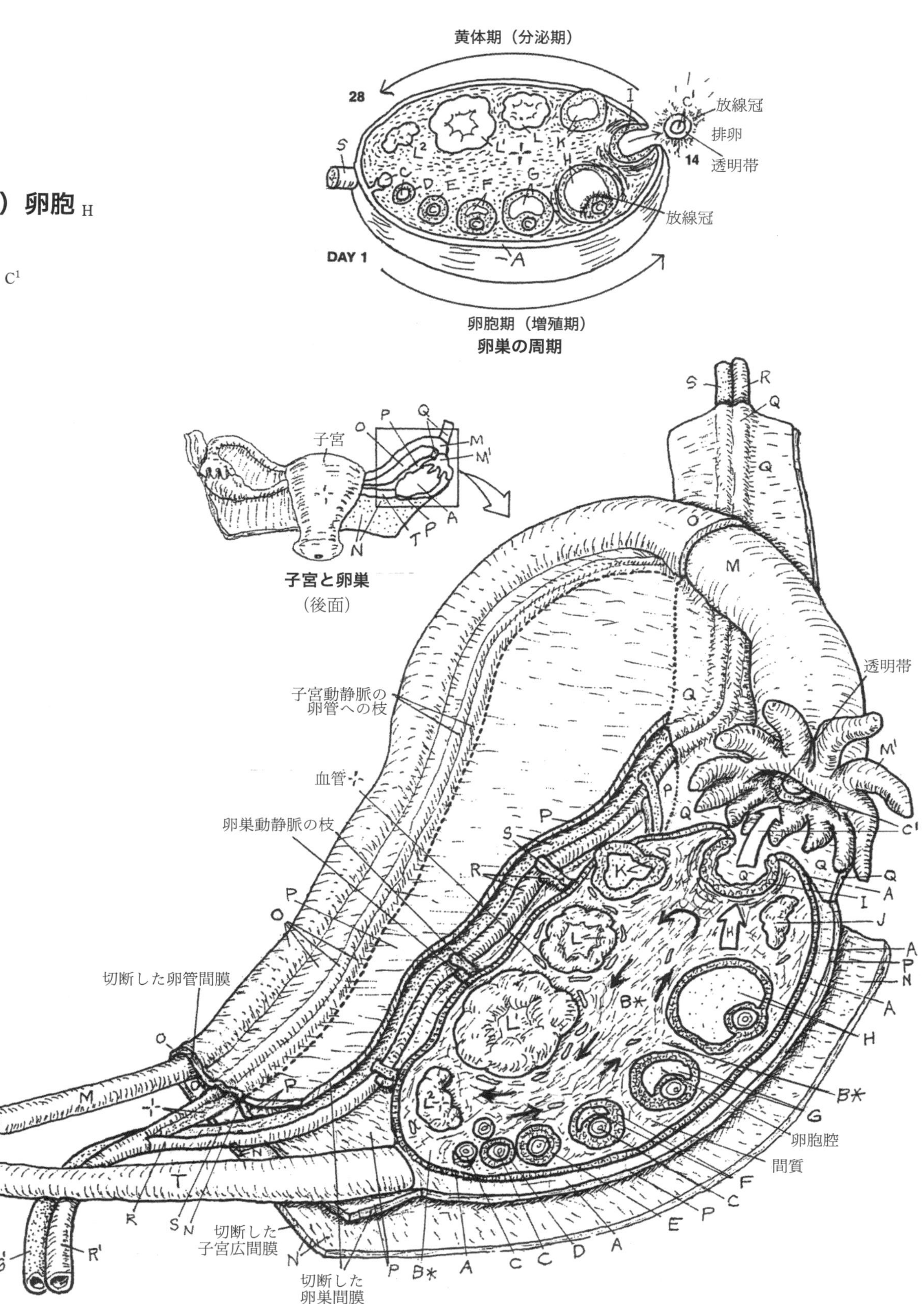

子宮と**卵管**は，**子宮広間膜**のヒダに被われている（U 字形のヒダ）．卵管は，子宮から側方に伸びる子宮広間膜の一部で吊り下げられている（卵管間膜）．卵管壁の内面は，不動性の線毛を持つ立方上皮とこれを支える結合組織・平滑筋で構成される．この筋層が，リズミカルな収縮をすることによって，卵子は卵管采から**子宮腔**に移動でき（卵子は深淵を回避してきた），粘膜上皮細胞は，卵子に栄養を与える．卵管は，長さ 12 〜 13cm で，３つの部分に分けられる．まず，遠位部の**卵管采**（指のような突起がある）．ここは排卵された卵を捕捉し，卵管内に運び込む．次に**膨大部**．ここは卵管が広くなった部分である．そして**狭部**．ここの管腔は狭く，子宮腔につながる．

子宮はラフランス（西洋梨）状の構造である．長さは 10cm 程であるが，妊娠時には，巨大になる．上部（卵管子宮口より上方）を**底部**，中央部分を**体部**，下部の 3cm 程の部分を**頚部**という．

子宮は腟に対し，前傾（前に傾く）し，前屈（前に曲がる）している．子宮頚部は，ほぼ直角に腟上部に固定され，子宮体は曲がり（前屈），前方に傾斜（前傾）し，膀胱を越える．子宮の後方への屈曲や傾斜（後屈 / 後傾）は，異常ではない．とくに経産婦では珍しくない．子宮が子宮頚部 / 腟に接近すると，後屈した子宮は腟に滑り込みやすくなる（子宮脱）．このような現象の発生は，骨盤隔膜・尿生殖隔膜・会陰腱中心および子宮と卵管を骨盤や仙骨に固定する多数の靭帯（子宮広間膜や骨盤の筋膜など，図示されていない）によって抑制されている．子宮壁の大部分は，平滑筋（**子宮筋層**）であり，その内面は腺が発達した上皮細胞層（**子宮内膜**）で被われる．内膜は，エストロゲンとプロゲステロンに鋭敏に反応し，その厚さが変化する．

子宮頚部は，長さ 3cm 程であり，２つの部分に分けられる．上部の腟上部と下部の腟部である．子宮頚部の内膜は，月経後に細菌の侵入を防御する障壁となる．頚部の粘膜は，周期的に肥厚せず，子宮体部の粘膜のような脱落も起こさない．

腟は，弾性のある線維と筋組織から構成される管であり，その粘膜は重層扁平上皮である．通常，腟の前壁と後壁は密着している．また，前壁は尿道（4cm）と一体になっている．腟の粘膜に分泌腺がない．つまり，性的な刺激によって分泌が活発になるのは，毛細血管からしみ出した血漿と子宮頚管の粘液腺，そして男性の尿道球腺の分泌である．腟の粘膜には，知覚受容器がほとんどない．子宮頚部が腟に結合する部位では，その周囲に輪状の窪みが存在する（腟円蓋）．**後腟円蓋**は弾性のある線維からなり，性交時に腟を伸展する．

See 161

子宮・卵管および腟

CN：Nを赤色，Oを青色，D，EおよびQを明るい色にしなさい．(1) 左の拡大図から作業を始めなさい．卵管と子宮の静脈はその一部を示す．動静脈と共に存在する神経やリンパ管は除いた．(2) 前屈した子宮と後屈した子宮を着色しなさい．ページ上のイラストで靭帯に着色しなさい．

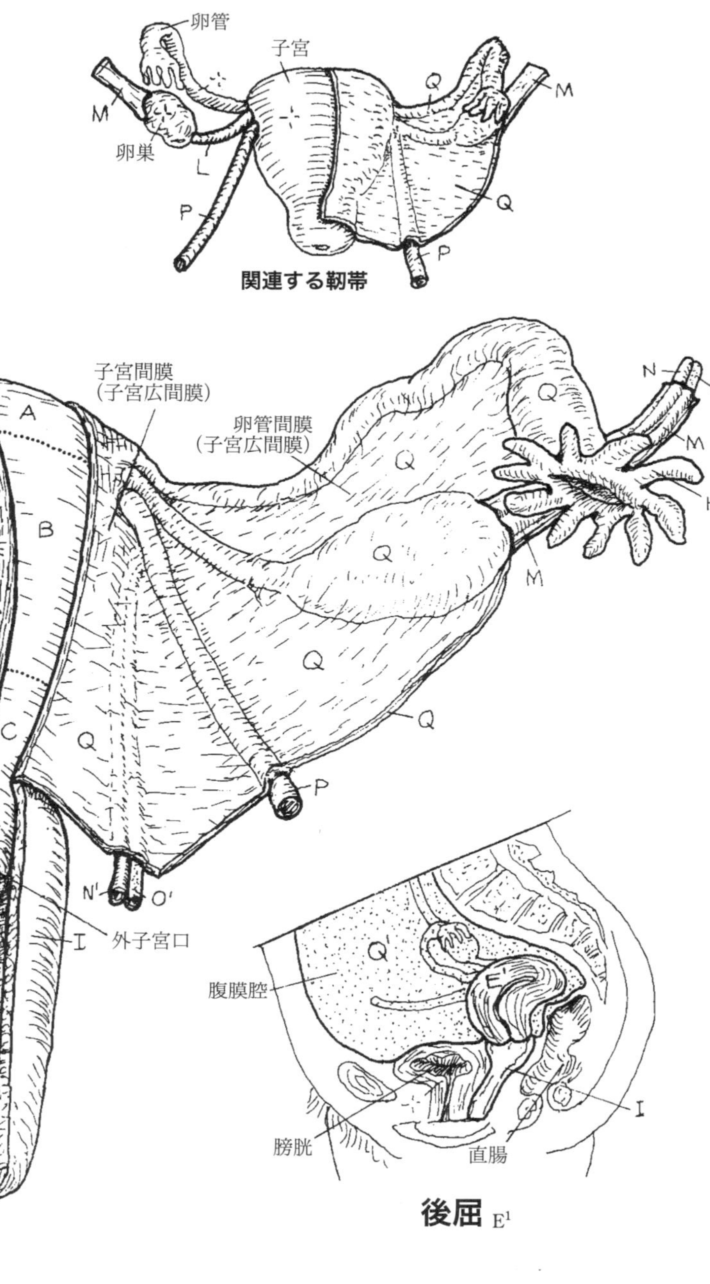

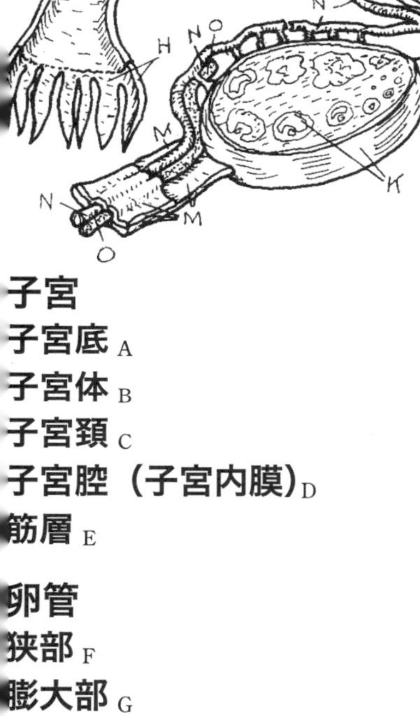

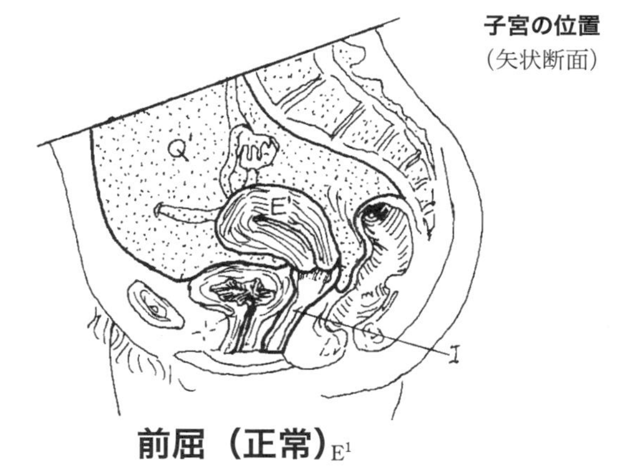

子宮
子宮底 A
子宮体 B
子宮頚 C
子宮腔（子宮内膜）D
筋層 E

卵管
狭部 F
膨大部 G
卵管采 H
腟 I
　腟円蓋 J

関連構造
卵巣 K
　固有卵巣索 L
　卵巣提索 M
　　卵巣動脈 N
　　卵巣静脈 O
子宮円索 P
子宮動脈 N¹
子宮静脈 O¹
子宮広間膜 Q（壁側腹膜）Q¹

女性の性周期は，28 日周期である．その周期にはホルモンが関わり，卵巣（卵胞）と子宮の構造（子宮内膜）に大きな変化が伴っている．性周期では，子宮内膜の退縮と脱落（月経）が起こることが特徴である．性周期は 12 歳頃に始まり（初潮），45 歳頃に終了する（閉経）．この期間は，子宮内膜の脱落と流出が特徴的な期間である（**月経**）．性周期における卵巣と子宮の段階的な変化とは，精子との受精に備えるため卵子を成熟させ，放出し，受精卵が着床できるように子宮内膜の準備を整えるのための変化である．

月経期は，性（月経）周期の最初の 5 日間である．この間，子宮内膜組織の脱落とそれに伴う出血が特徴である．子宮内膜は，**月経周期**の 5 日目から再び増殖を始めるが，これは卵胞から分泌されるホルモンで促進される（下垂体前葉のホルモン，FSH と LH で調節される）．ホルモン量は，比較的変化が少ないが，子宮内膜は増殖する．月経周期の最後と最初の数日間，これらのホルモン（**FSH** と LH），およびエストロゲンは，卵胞を刺激し，その発育を促す．

7 日目，発達した卵胞は，エストロゲンの産生を始める．エストロゲン量の増加とその影響による子宮内膜の増殖に着目しなさい．14 日目，血中の LH レベルが跳ね上がる．それに関連して FSH とエストロゲンの量も増加する．これによって**排卵**が始まる．**成熟卵胞**の破裂が誘導され，放出された卵母細胞は，卵管の卵管采に入る．排卵後，破裂した卵胞は，**LH** の影響を受け別の構造物（**黄体**）になる．21 日目頃になると，黄体は**エストロゲン**と**プロゲステロン**を分泌する．これらのホルモンの影響によって，子宮内膜にある子宮腺が発達する．線維性の間質は，すぐにこの分泌物で浮腫を起こす．**ラセン動脈**は，分岐して増殖した子宮腺の周りで迂曲する．16 日目頃，受精が完了していると，黄体はその後 90 日間，エストロゲンとプロゲステロンの主要な供給源となる．

受精が起こらない場合，26 日目頃に黄体は退縮を始め（**白体**の形成），エストロゲンとプロゲステロンの値も低下する．これらのホルモンの刺激がなくなると、子宮内膜では子宮腺の分泌活動が衰え，分泌液は静脈に吸収される．それとともに内膜組織は，すぐに崩壊する．それは，オーブンの扉を思い切り強く閉じたときに柔らかいケーキが壊れるようなものである．ラセン動脈はこの現象によって折れ曲がり，力が加わり破裂し，**出血**する．上皮細胞層，子宮腺および線維組織が破壊される．基底層を除き，子宮内膜の構造は大きく破壊されるのである．でも血管はすぐに収縮し，出血は止まる．破壊された組織（経血，腺組織とその分泌物）・血液それに未受精卵は，腟に押し出される．**月経**が 3 〜 5 日間続いた後，子宮内膜の組織は 1 mm（厚さで）程残って再生に備える．そして 2 週間以内にその厚さは 5 mm，つまり，5 倍になる．

See 151, 159, 160

月経周期

卵巣周期
原始卵胞 A
第一次卵胞 A1
第二次卵胞 A2
成熟卵胞 A3
排卵 A4
黄体 B1
白体 B2-:-
ホルモン周期
下垂体ホルモン
　FSH C
　LH D
卵巣ホルモン
　エストロゲン E
　プロゲステロン F
月経周期
周期
　月経期 G
　増殖期 H
　分泌期 I
子宮内膜
　上皮細胞層 J
　子宮腺 I1
　ラセン動脈 G1 **/ 出血** G2

CN：B を黄色，G ～ G^2 を赤色，A を明るい色にしなさい．(1) ページ下に描かれている月経周期の図の下にある時間軸を着色しなさい．ホルモンの影響を示す C と D の矢印を着色しなさい．ホルモンレベルを示す C と D の曲線を着色しなさい．そして，次に卵巣の周期的変化を示す A，B を着色しなさい．その際，卵胞へのホルモンの影響を考えなさい．(2)「ホルモンの影響」を示すイラストで，E と F の矢印と子宮内膜を着色しなさい．拡大図の E と F の曲線を着色しなさい．その次に月経周期における子宮の構造的変化を塗りなさい．そして，子宮内膜の増殖と脱落に関するホルモンの影響を考えなさい．子宮内膜の上皮細胞層・子宮腺および血管だけを着色しなさい．(3) ここに示す日数はおおよその目安である．ホルモン量を示す曲線は血中濃度であり，全量ではない．

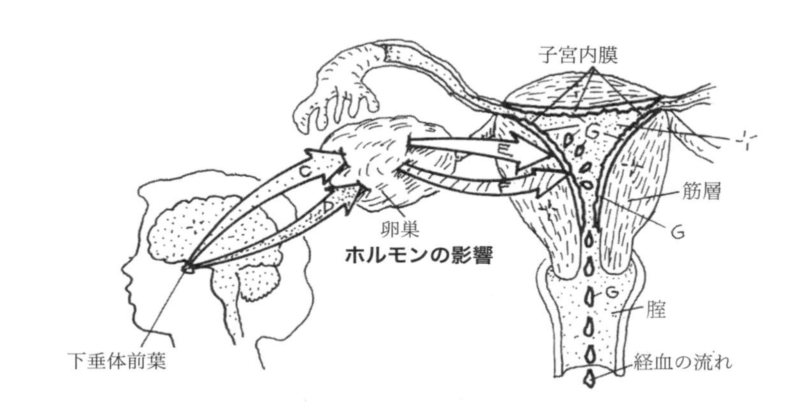

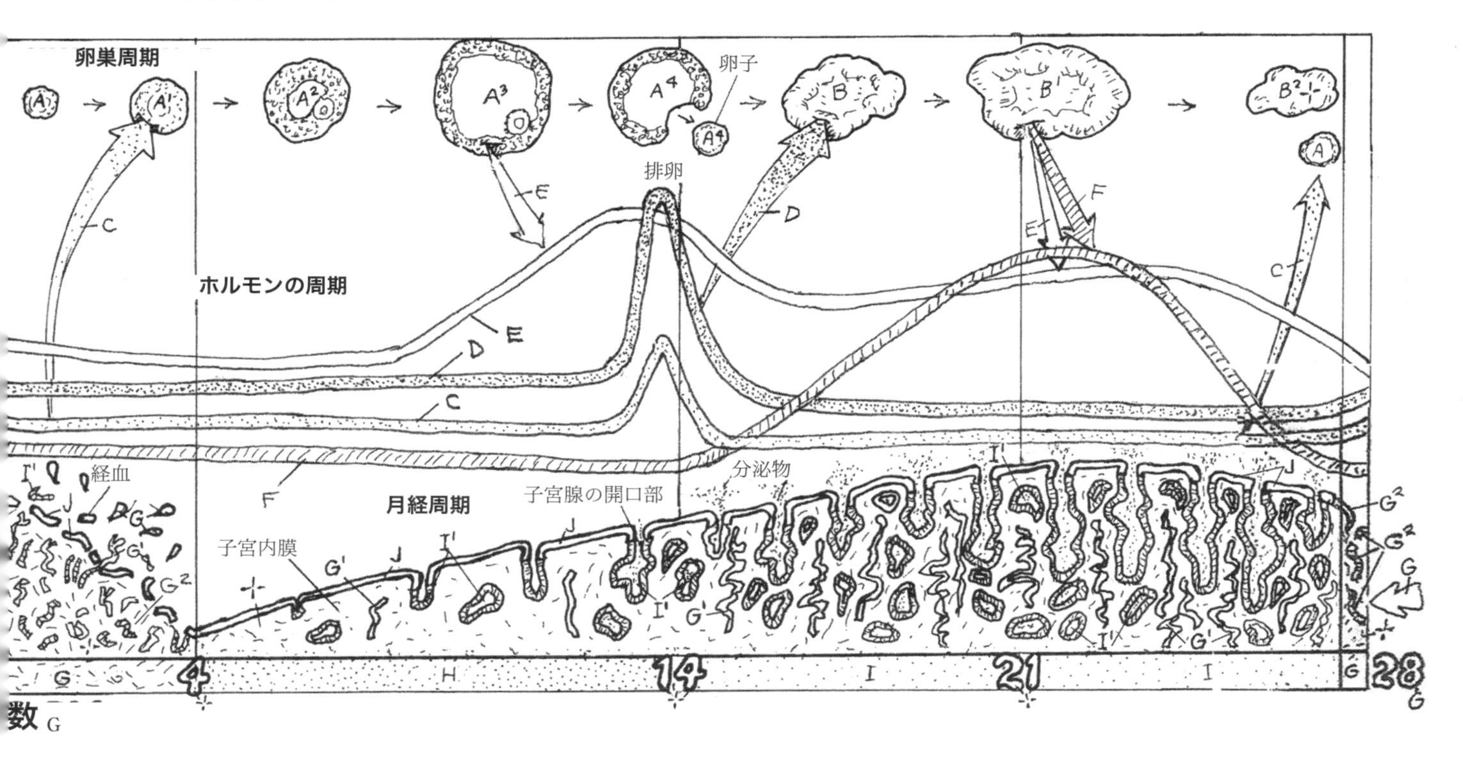

数 G

乳房（男女とも）とは，前胸壁で**大胸筋**の浅層を被う**浅筋膜**（皮下組織）である．ここには，脂肪（脂肪組織と疎性結合組織）を含んだ線維性組織であり，神経線維・血管およびリンパ管がある．脂肪組織は，大胸筋を被う胸筋筋膜から延びる**深筋膜**（**乳房提靭帯**）によって支えられ，思春期を過ぎた若い女性で最も顕著に発達する．脂肪組織の中には，分岐した管（乳管）が存在する．男性や妊娠していない女性（授乳していない女性）では，乳管は発達しない．また，乳管に伴う乳腺もほとんど認められない．思春期になって卵巣（副腎皮質からも）からのエストロゲンの分泌が増加すると，乳頭や乳輪が大きくなり，局所的に脂肪層が著しく増加する．その結果，乳房は大きく発達するが，発達の程度は様々である．

妊娠初期には，**乳管系**が著しく増殖する．そして，小さくて機能しない**管状胞状腺**がつくられ，乳管につながる．こうして**乳腺小葉**には，たくさんの乳管と乳腺ができ上がる．**乳腺葉**（15～20程できる）は，多数の乳腺小葉と小葉の間を連絡する乳腺葉管からなる．乳腺葉管は，合流して20本程の**乳管**を形成する．乳管は，乳頭の直下で**乳管洞**となり，乳頭内では再び細い管になる．乳頭洞は，授乳時に乳汁の貯蔵場所となっていると考えられる．**乳頭**は，線維組織の中に少量の平滑筋を含み，色素が沈着した皮膚からなる．乳頭が隆起すると，乳管からたくさんの乳汁が流れると思われる．乳頭を囲む**乳輪**も周囲の皮膚よりも色素が沈着しており，皮脂腺を含んでいる．これは，授乳時の潤滑剤として働くのであろう．妊娠後期になると，乳腺は成熟し乳汁を産生し始める．乳汁の産生は，新生児を出産した後，乳腺を刺激するホルモンの影響で最も活発になる．乳汁が乳管へ運ばれ（乳汁排出），乳頭から分泌される現象は，乳児が乳頭を吸引する刺激によって起こる神経内分泌が関わる反射である．

乳房では，リンパ系が重要な位置を占める．つまり，授乳期間中，リンパ管は乳汁の脂肪分を排出する．また，感染物質や癌細胞を乳房から離れた部位まで移動させる．癌が転移したり，感染が拡大したりする時に関わるリンパ節を左の図に示す．

乳房（乳腺）

CN：E は黄色，K はピンク・黄褐色あるいは褐色にしなさい．J には K に使った同色で少し濃い色にしなさい．A，D および G は明るい色にしなさい．(1) 乳房と乳房を支える構造を示すイラストを一緒に着色しなさい．(2) リンパの流れを示す矢印と胸部のリンパ節を塗りなさい．リンパ管のネットワークを知っておきなさい．(3) 乳房の発達を示すイラストを着色しなさい．(4) 腺組織と導管を示すページ右隅の拡大図を着色しなさい．

骨
- **肋骨** A
- **鎖骨** A^1

筋と筋膜
- **肋間筋** B
- **大胸筋** C
  - **胸筋筋膜** D

乳房
- **皮下筋膜（乳房脂肪体）** E
- **乳房提靭帯** F
- **乳腺葉** G
  - **乳管** H
    - **乳管洞** I
- **乳頭** J
- **乳輪** K

リンパの流れ L

上腋窩リンパ節
腋窩リンパ節
胸骨傍リンパ節
リンパ管
反対側へのルート
腹直筋鞘へのルート
肋軟骨

乳房からのリンパのルート

乳房を支える胸壁の構造
（思春期以後で妊娠・授乳をしていない女性）

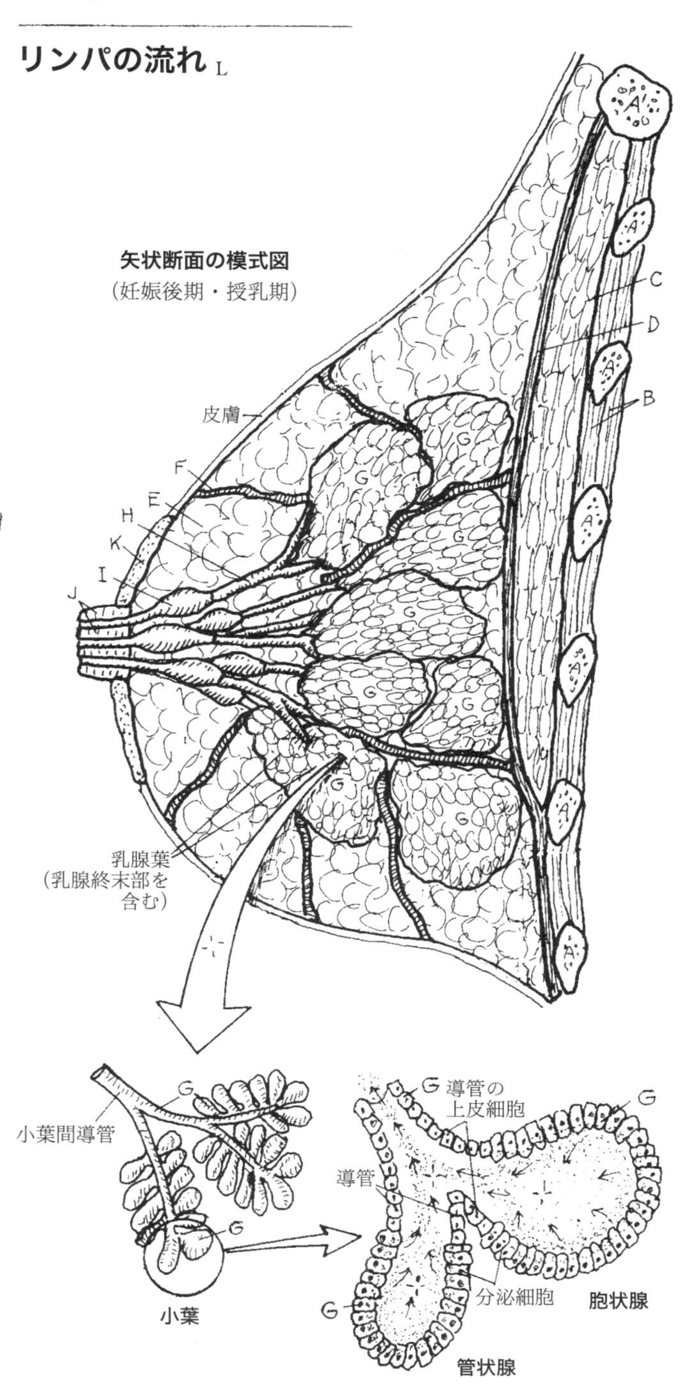

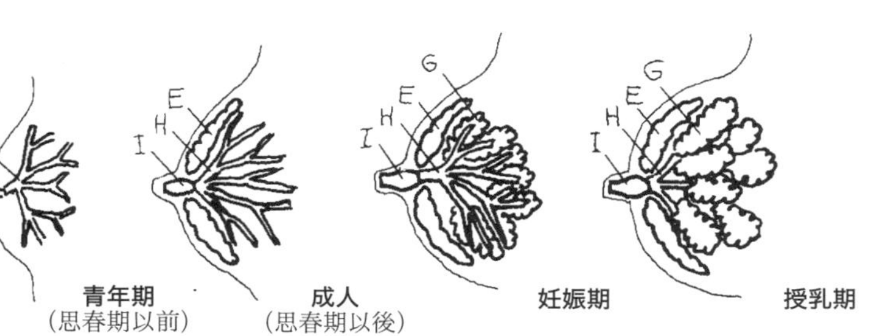

乳房の発達

参考文献

Alberts, B., Johnson, A., Lewis, J., Raff, M., Roberts, K., and Walter, P. *Molecular Biology of the Cell*, 4th ed. Garland Science, New York, 2002
Blumenfeld, H. *Neuroanatomy through Clinical Cases.* Sinauer and Associates, Sunderland, MA, 2002
Burkitt, H.G., Young, B., and Heath, J.W. *Wheater's Functional Histology.* Churchill Livingstone, Edinburgh, 1993
Diamond, M.C., Scheibel A.B., and Elson, L.M. *The Human Brain Coloring Book.* HarperCollins, New York, 1985
Dickenson, R.L. *Human Sex Anatomy*, 2nd ed. Williams & Wilkins, Baltimore, 1949
Dorland's Illustrated Medical Dictionary, 30th ed. Saunders/Elsevier, Philadelphia, 2003
DuBrul, L. *Sicher's Oral Anatomy*, 7th ed. C.V. Mosby, St. Louis, 1980
Eroschenko, V.P. *DiFiore's Atlas of Histology with Functional Correlations*, 11th ed. Wolters Kluwer/Lippincott, Williams & Wilkins, Philadelphia, 2008
Foerster, O. *The Dermatomes in Man*. Brain *56*:1–39, 1933
Gazzaniga, M.S. (ed.-in-chief), *The Cognitive Neurosciences III.* MIT Press, Cambridge, MA, 2004
Gilroy, A.M., MacPherson, B.R., and Ross, L.M. (eds.). *Atlas of Anatomy,* Thieme, New York, 2009
Guyton, A.C., and Hall, J.E. *Textbook of Medical Physiology*, 10th ed. W.B. Saunders, Philadelphia, 2000
Haymaker, W.B., and Woodhall, B. *Peripheral Nerve Injuries: Principles of Diagnosis*, 2nd ed. W.B. Saunders, Philadelphia, 1953
Hoppenfeld, S. *Physical Examination of the Spine and Extremities.* Appleton-Century-Crofts, New York, 1976
Huettel, S.A., Song, A.W., and McCarthy, G. *Functional Magnetic Resonance Imaging.* Sinauer and Assocs., Sunderland, MA, 2004
Kandel, E.R., Schwartz, J.H., and Jessell, T.M. *Principles of Neural Science*, 4th ed. McGraw-Hill, New York, 2000
Kendall, F.P., McCreary, E.K., Provance, P.G., Rodgers, M.M., and Romani, W.A. *Muscles: Testing and Function with Posture and Pain*, 5th ed. Lippincott Williams & Williams, Baltimore, 2005
Lockhart, R.D., Hamilton, G.F., and Fyfe, F.W. *Anatomy of the Human Body,* 2nd ed. Faber & Faber, London, 1965
Lockhart, R.D., Hamilton, G.F., and Fyfe, F.W. *Anatomy of the Human Body*. J.B. Lippincott, Philadelphia, 1959
Marieb, E.N., and Hoehn, K. *Human Anatomy and Physiology*, 9th ed. Pearson, Boston, 2013
Marieb, E.N., Wilhelm, P.B., and Mallatt, J. *Human Anatomy*, 6th ed. Benjamin Cummings/Pearson, San Francisco, 2012
Mescher, A.L. *Junqueira's Basic Histology.* McGraw-Hill Medical, New York, 2010
Moore, K.L. *The Developing Human: Clinically Oriented Embryology*, 6th ed. W.B. Saunders, Philadelphia, 1998
Moore, K.L., and Dalley, A.F. *Clinically Oriented Anatomy*, 5th ed. Lippincott/ Williams & Wilkins, Philadelphia, 2006
Murphy, K, *Immunobiology*, 8th ed. Garland Science/Taylor & Francis Group, London, 2012

Netter, F. *Atlas of Human Anatomy*, 4th ed. Saunders/Elsevier, Philadelphia, 2006
Nomina Anatomica, 6th ed. Churchill Livingstone, New York, 1989
O'Rahilly, R. *Gardner-Gray-O'Rahilly Anatomy.* WB Saunders, Philadelphia, 1986
Purves, D., Augustine, G.J., Fitzpatrick, D., Hall, W.C., La Mantia, A.S., McNamara, J.O., and White, L. (eds.). *Neuroscience*, 4th ed. Sinauer Associates, Sunderland, MA, 2008
Roberts, M., and Hanaway, J. *Atlas of the Human Brain in Section*, 2nd ed. Lea & Febiger, Philadelphia, 1970
Rohen, J.W., Yokochi, C., and Lütjen-Drecoll, E. *Color Atlas of Anatomy: A Photographic Study of the Human Body*, 5th ed. Wolters Kluwer/ Lippincott Williams & Wilkins, Philadelphia, 2002
Romanes, G.J. (ed.). *Cunningham's Textbook of Anatomy*, 12th ed. Oxford University Press, Oxford, UK, 1981
Ross, M.H., and Pawlina, W. *Histology: A Text and Atlas.* Wolters Kluwer/ Lippincott Williams & Wilkins, Philadelphia, 2011
Rosse, C., and Gaddum-Rosse, P. *Hollinshead's Textbook of Anatomy*, 5th ed. Lippincott-Raven, Philadelphia, 1997
Skinner, H. *The Origin of Medical Terms*, 2nd ed. Williams & Wilkins, Baltimore, 1961
Terminologia Anatomica, 2nd ed. Georg Thieme, New York, 2011
Warfel, J. *The Head, Neck, and Trunk: Muscles and Motor Points*, 6th ed. Lea & Febiger, Philadelphia, 1993
Warfel, J. *The Extremities*, 6th ed. Lea & Febiger, Philadelphia, 1993
Williams, P.L. (ed. & chair). *Gray's Anatomy*, 38th ed. Churchill Livingstone, New York, 1995

付録A　解答の手引き

34ページ
上肢：骨と関節のまとめ

上肢の骨
A．鎖骨　Clavicle
B．肩甲骨　Scapula
C．上腕骨　Humerus
D．尺骨　Ulna
E．橈骨　Radius
F．手根骨　Carpals
G．中手骨　Metacarpals
H．指骨　Phalanges

上肢の関節
1．肩鎖関節　Acromioclavicular joint
2．肩関節　Glenohumeral joint
3．胸鎖関節　Sternoclavicular joint
4．腕尺関節　Humeroulnar joint
5．腕橈関節　Radiohumeral joint
6．上橈尺関節　Proximal radioulnar joint
7．下橈尺関節　Distal radioulnar joint
8．橈骨手根関節　Radiocarpal joint
9．手根間関節　Intercarpal joint
10．手根中手関節　Carpometacarpal joint
11．中手間関節　Intermetacarpal joint
12．中手指節間関節　Metacarpophalangeal joint
13．手の指節間関節　Interphalangeal joints

41ページ
下肢：骨と関節のまとめ

下肢の骨
A．寛骨　Hip
B．大腿骨　Femur
C．膝蓋骨　Patella
D．脛骨　Tibia
E．腓骨　Fibula
F．足根骨　Tarsal
G．中足骨　Metatarsals
H．指骨　Phalanges

上肢の骨
A^1．肩甲骨　Scapula
B^1．上腕骨　Humerus
D^1．尺骨　Ulna
E^1．橈骨　Radius
F^1．手根骨　Carpals
G^1．中手骨　Metacarpals
H^1．指骨　Phalanges

下肢の関節
1．仙腸関節　Sacroiliac joint
2．股関節　Hip joint
3．膝蓋骨と大腿骨の関節　Patellofemoral joint
4．膝関節　Tibiofemoral joint
5．脛腓関節　Proximal tibiofibular joint
6．脛腓関節（脛腓靭帯結合）Distal tibiofibular joint
7．足関節　Ankle joint
8．足根間関節　Intertarsal joint
9．足根中足関節　Tarsometatarsal joint
10．足根間関節　Intermetatarsal joint
11．中足指節間関節　Metatarsophalangeal joint
12．指節間関節　Interphalangeal joints

58ページ
上肢の筋：筋のまとめ

肩甲骨に作用する筋群
A．僧帽筋　Trapezius
A^1．菱形筋　Rhomboids
A^2．前鋸筋　Serratus anterior

肩関節に作用する筋群
B．三角筋　Deltoid
B^1．大胸筋　Pectoralis major
B^2．広背筋　Latissimus dorsi
B^3．棘下筋　Infraspinatus
B^4．小円筋　Teres minor
B^5．大円筋　Teres major
B^6．烏口腕筋　Coracobrachialis

肘関節と橈尺関節に作用する筋群
C．上腕二頭筋　Biceps brachii
C^1．上腕筋　Brachialis
C^2．上腕三頭筋　Triceps brachii
C^3．肘筋　Anconeus
C^4．腕橈骨筋　Brachioradialis
C^5．円回内筋　Pronator teres

手根部と指の関節の運動に作用する筋群
D．橈側手根屈筋　Flexor carpi radialis
D^1．長掌筋　Palmar longus

D^{2}.　尺側手根屈筋　Flexor carpi ulnaris
D^{3}.　長橈側手根伸筋　Extensor carpi radialis longus
D^{4}.　短橈側手根伸筋　Extensor carpi radialis brevis
D^{5}.　指伸筋　Extensor digitorum
D^{6}.　小指伸筋　Extensor digiti minimi
D^{7}.　尺側手根伸筋　Extensor carpi ulnaris

母指の運動に作用する前腕の筋群
E．　長母指外転筋　Abductor pollicis
E^{1}.　長母指伸筋　Extensor pollicis longus
E^{2}.　短母指伸筋　Extensor pollicis brevis

母指の運動に作用する母指球筋
F．　母指対立筋　Opponens pollicis
F^{1}.　短母指外転筋　Abductor pollicis brevis
F^{2}.　短母指屈筋　Flexor pollicis brevis

小指の運動に作用する小指球筋
G．　小指対立筋　Opponens digiti minimi
G^{1}.　小指外転筋　Abductor digiti minimi
G^{2}.　短小指屈筋　Flexor digiti minimi brevis

手の指の運動に作用するその他の筋群
H．　母指内転筋　Adductor pollicis
H^{1}.　虫様筋　Lumbricals
H^{2}.　背側骨間筋　Dorsal interosseous

66ページ
下肢の筋：筋のまとめ

股関節の運動に作用する筋群
A．　内閉鎖筋　Obturator internus
A^{1}.　腸腰筋　Iliopsoas
A^{2}.　中殿筋　Gluteus medius
A^{3}.　大腿筋膜張筋　Tensor fasciae latae
A^{4}.　大殿筋　Gluteus maximus
A^{5}.　恥骨筋　Pectineus
A^{6}.　長内転筋　Adductor longus
A^{7}.　大内転筋　Adductor magnus

膝関節の運動に作用する筋群
B．　大腿直筋　Rectus femoris
B^{1}.　外側広筋　Vastus lateralis
B^{2}.　内側広筋　Vastus medialis
B^{3}.　縫工筋　Sartorius
B^{4}.　薄筋　Gracilis
B^{5}.　大腿二頭筋　Biceps femoris
B^{6}.　半腱様筋　Semitendinosus
B^{7}.　半膜様筋　Semimembranosus

足関節の運動に作用する筋群
C．　腓腹筋　Gastrocnemius
C^{1}.　足底筋　Plantaris
C^{2}.　ヒラメ筋　Soleus
C^{3}.　長指屈筋　Flexor digitorum longus
C^{4}.　長母指屈筋　Flexor hallucis longus
C^{5}.　前脛骨筋　Tibialis anterior
C^{6}.　長指屈筋　Extensor digitorum longus
C^{7}.　長母指屈筋　Extensor hallucis longus
C^{8}.　第三腓骨筋　Fibularis tertius

足根骨間の関節の運動に作用する筋群
D．　長腓骨筋　Fibularis longus
D^{1}.　短腓骨筋　Fibularis brevis

足指の運動に作用する筋群
E．　母指外転筋　Abductor hallucis
E^{1}.　小指外転筋　Abductor digiti minimi
E^{2}.　短指伸筋　Extensor digitorum brevis

114ページ
主な動脈系のまとめ

A．　大動脈弓　Aortic Arch

上肢の動脈系
B．　腕頭動脈　Brachiocephalic
C．　鎖骨下動脈　Subclavian
D．　腋窩動脈　Axillary
E．　上腕動脈　Brachial
F．　橈骨動脈　Radial
G．　尺骨動脈　Ulnar
H．　深掌動脈弓　Deep palmar arch
I．　浅掌動脈弓　Superficial palmar arch
J．　掌側指動脈　Palmar digital

頭頸部の動脈系
K．　総頸動脈　Common carotid
L．　内頸動脈　Internal carotid
M．　外頸動脈　External carotid

胸部の動脈系
A．　動脈弓　Aortic arch
A^{1}.　胸大動脈　Thoracic aorta

N. 肋間動脈　Intercostal
O. 内胸動脈　Internal thoracic
P. 筋横隔動脈　Musculophrenic
Q. 浅腹壁動脈　Superior epigastric
R. 肺動脈幹　Pulmonary trunk
S. 肺動脈　Pulmonary

腹部と骨盤の動脈系
A². 腹大動脈　Abdominal aorta
T. 腹腔動脈　Celiac
U. 上腸間膜動脈　Superior mesenteric
V. 下腸間膜動脈　Inferior mesenteric
W. 腎動脈　Renal
X. 精巣/卵巣動脈　Testicular/Ovarian
Y. 総腸骨動脈　Common iliac
Z. 内腸骨動脈　Internal iliac
1. 外腸骨動脈　External iliac
2. 下腹壁動脈　Inferior epigastric

下肢の動脈系
3. 大腿動脈　Femoral
4. 膝窩動脈　Popliteal
5. 前脛骨動脈　Anterior tibial
6. 後脛骨動脈　Dorsalis pedis
7. 弓状動脈　Arcuate
8. 背側中足動脈　Dorsal metatarsal
9. 背側指動脈　Dorsal digital
10. 後脛骨動脈　Posterior tibial
11. 腓骨動脈　Fibular
12. 内側足底動脈　Medial plantar
13. 外側足底動脈　Lateral plantar
14. 足底動脈弓　Plantar arch

119ページ
主な静脈系のまとめ

上肢の静脈系
A. 背側指静脈　Dorsal digital
B. 手背静脈網　Dorsal digital network
C. 尺側皮静脈　Basilic
D. 橈側皮静脈　Cephalic
E. 上腕静脈　Brachial
F. 腋窩静脈　Axillary
G. 鎖骨下静脈　Subclavian
H. 腕頭静脈　Brachiocephalic
I. 上大静脈　Superior vena cava
J. 指静脈　Digital
K. 浅掌静脈弓　Superficial palmar arch
L. 深掌静脈弓　Deep palmar arch
M. 橈骨静脈　Radial
N. 尺骨静脈　Ulnar

頭頚部の静脈系
O. 内頚静脈　Internal jugular
P. 外頚静脈　External jugular

胸部の静脈系
Q. 肺静脈　Pulmonary
R. 肋間静脈　Intercostal
S. 奇静脈　Azygos
T. 胸腹壁静脈　Thoracoepigastric

下肢の静脈系
U. 足背指静脈　Dorsal digital
V. 足背中足静脈　Dorsal metatarsal
W. 足背静脈網　Dorsal venous arch
X. 大伏在静脈　Great saphenous
Y. 小伏在静脈　Lesser saphenous
Z. 底側指静脈　Plantar digital
1. 底側中足静脈　Plantar metatarsal
2. 足底静脈網　Deep plantar venous arch
3. 内側足底静脈　Medial plantar
4. 外側足底静脈　Lateral plantar
5. 後脛骨静脈　Posterior tibial
6. 足背静脈　Dorsal
7. 前脛骨静脈　Anterior tibial
8. 膝窩静脈　Popliteal
9. 大腿静脈　Femoral

骨盤と腹部の静脈系
10. 外腸骨静脈　External iliac
11. 内腸骨静脈　Internal iliac
12. 総腸骨静脈　Common iliac
13. 精巣/卵巣静脈　Testicular/Ovarian
14. 腎静脈　Renal
15. 下腸間膜静脈　Inferior mesenteric
16. 脾静脈　Splenic
17. 上腸間膜静脈　Superior mesenteric
18. 胃静脈　Gastric
19. 門脈　Hepatic portal
20. 肝静脈　Hepatic
21. 下大静脈　Inferior vena cava

付録B　骨格筋の神経支配

脊髄髄節と脊髄神経根は，脊髄神経が始まる部分であり，ここから脊髄神経の軸索が末梢神経系として身体中に広がっている（頭部の大部分を除く．第五脳神経 V^1，V^2，V^3 の領域）．脊髄から出ると，脊髄神経は前枝と後枝に分かれる（84 ページ）．後枝は，背部の皮膚と頚部と体幹の後面の筋（脊柱起立筋や多裂筋など）を支配する．前枝は，上肢，下肢および体幹の前面と側面の皮膚と筋に分布する．この表では，骨格筋を個別に取り上げ，それを機能的な関連性をもつグループごとに分類し，それぞれを支配する脊髄神経とそれらに含まれる運動神経が出る髄節あるいは神経根を明らかにした．ここで後枝と書かれている神経以外は，すべて脊髄神経の前枝である．カッコ内の神経根（L2 など）は，その筋の支配神経の神経根として多少関係していることを示している．

神経による刺激が失われると骨格筋の活動は脅かされる．筋が部分的，あるいは完全に神経刺激を失うと，知覚の消失・腱反射の低下および筋萎縮 / 筋力低下が顕著になる．このような症状や徴候は，熟練した臨床従事者（内科医，理学療法士，看護師など）に発見され，神経障害あるいは神経根症のような病態として，脊髄神経や神経根の状態を診断するのに役立つ．

脳神経による神経支配については，含まれていない．これらについては，83 ページにまとめてある．また，機能的な分類については，用語集を参照するとよい．

出典：W. B. Haymaker and B. Woodhall, *Peripheral Nerve Injuries, 2nd ed.* (Philadelphia: W.B. Saunders. 1953); R. D. Lockhart, G. F. Hamilton, and F. W. Fyfe, *Anatomy of the Human Body* (Philadelphia: J. B. Lippincott, 1959); P. L. Williams, ed., *Gray's Anatomy, 38th ed.* (New York: Churchill Livingstone, 1995); K.L. Moore, A.F, Dalley II, *Clinically Oriented Anatomy*, 5th ed. (Philadelphia, Lippincott, Williams & Wilkins, 2006).

略語：br./brs. = branch/-es; n./ns. = nerve/-s; 髄節を太字の活字体で表し，支配神経の由来を示した．

骨格筋 **SKELETAL MUSCLE**	神経支配 **NERVE SUPPLY**	髄節/神経根 **SPINAL CORD SEGMENT/ NERVE ROOT**
頚部の筋　**NECK MUSCLES**		
胸鎖乳突筋 Sternocleidomastoid	副神経の脊髄根，頚神経 Spinal accessory n.	C2－5
後頭下の筋群 Suboccipital muscles	後頭下神経 Suboccipital n.	C1 の後枝
舌骨上筋　**SUPRAHYOID M.**		
顎二腹筋 Digastric	下歯槽神経 Inf. alveolar n.	下顎神経
顎舌骨筋 Mylohyoid	下歯槽神経 Inf. alveolar n.	下顎神経
茎突舌骨筋 Stylohyoid	顔面神経 Facial n.	顔面神経
オトガイ舌骨筋 Geniohyoid	舌下神経経由 By way of hypoglossal n.	C1
舌骨下筋　**INFRAHYOID M.**		
胸骨舌骨筋 Sternohyoid	頚神経ワナ Ansa cervicalis	C1－C3
胸骨甲状筋 Sternothyroid	頚神経ワナ Ansa cervicalis	C1－C3

骨格筋 SKELETAL MUSCLE	神経支配 NERVE SUPPLY	髄節/神経根 SPINAL CORD SEGMENT/ NERVE ROOT
甲状舌骨筋 Thyrohyoid	舌下神経経由 by way of hypoglossal n.	C1
肩甲舌骨筋 Omohyoid	頚神経ワナ Ansa cervicalis	C1－C3
椎前筋　ANTERIOR VERT. M.		
前 / 外側頭直筋 Rectus cap./ant./lat.	前枝 Ant. rami	C1－C2
頚長筋・頭長筋 Longus colli/capitis	後枝 / 筋枝 Post. rami/muscular brs.	C2－C6
斜角筋　LATERAL VERT. M.		
前斜角筋 Scalenus anterior	前枝 Ant. rami	C4－C6
中斜角筋 Scalenus medius	前枝 Ant. rami	C3－C8
後斜角筋 Scalenus posterior	前枝 Ant. rami	C6－C8
頚部深層の筋　DEEP CERVICAL M.		
頭 / 頚半棘筋 semispinalis capitis/cervicis	後枝 / 筋枝 Posterior rami/muscular brs.	C6－C8
脊柱起立筋 / 多裂筋 erector spinae/multifidus 小さな深層筋 small, deep movers	後枝 / 筋枝 Posterior rami/muscular brs.	C2－C6
胸壁の筋　THORACIC WALL		
横隔膜 Thoracic diaphragm	横隔神経 Phrenic n.	C3－C5
肋間筋 Intercostal muscles	肋間神経 Intercostal ns.	T1－T12
上後鋸筋 Serratus posterior superior	胸神経後枝 Thoracic posterior rami	T1－T3
下後鋸筋 Serratus posterior inferior	胸神経後枝 Thoracic posterior rami	T9－T12
肋下筋 / 胸横筋 Subcostalis/transversus thoracis	肋間神経 Intercostal ns.	T12/T1－T11
腹壁の筋　ABDOMINAL WALL		
外腹斜筋 / 内腹斜筋 External/internal oblique	胸神経 / 腰神経前枝 Thoracic/lumbar anterior rami	T6－T12，L1
精巣挙筋（内腹斜筋由来） Cremaster (from internal oblique)	陰部大腿神経の陰部枝 Genito-femoral nerve/genital br.	L1－L2
腹横筋 Transversus abdominis	胸神経 / 腰神経前枝 Thoracic/lumbar anterior rami	T6－T12，L1

骨格筋 **SKELETAL MUSCLE**	神経支配 **NERVE SUPPLY**	髄節/神経根 **SPINAL CORD SEGMENT/ NERVE ROOT**
腹直筋 Rectus abdominis	胸神経前枝 Thoracic anterior rami	T5－T12
錐体筋 Pyramidalis	肋下神経 Subcostal n.	T12
腰方形筋 Quadratus lumborum	胸神経 / 腰神経前枝 Thoracic/lumbar anterior rami	T12，L1－L3
背部深層の筋　DEEP BACK		
頭 / 頚板状筋，横突棘筋群：頭 / 頚半棘筋・多裂筋・回旋筋（主として胸部），脊柱起立筋，棘間筋，横突間筋 Splenius capitis/cervicis, Transversospinalis group: semispinalis capitis/cervicis, multifidus, rotatores (primarily thoracic), Erector spinae, Interspinalis, intertransversarii	頚神経・胸神経・腰神経仙骨神経の後枝（筋束の存在する部位に対応） Posterior rami of cervical spinal, thoracic spinal, lumbar spinal, and sacral spinal ns. (as applicable)	C1－C8 T1－T12 L1－L5 S1－S3
骨盤と会陰の筋　PELVIS/PERINEUM		
肛門挙筋 Levator ani	陰部神経 / 仙骨神経叢 Pudendal n./sacral plexus	S2－S3
尾骨筋 Coccygeus	仙骨神経叢 Sacral plexus	S3－S4；(Co1)
会陰の筋群 Perineal muscles	陰部神経 / 仙骨神経叢 Pudendal n./sacral plexus 骨盤内臓神経 Pelvic splanchnic ns.	S2－S4
尿道括約筋 Urethral sphincter muscles	骨盤内臓神経 Pelvic splanchnic ns.	S2－S4
	陰部神経 Pudendal n.	S2－S4
	会陰枝 / 肛門枝 perineal/rectal br.	S4
上肢の筋　UPPER LIMB		
僧帽筋 Trapezius	副神経の脊髄根 Spinal accessory n.	C1－C5
大 / 小菱形筋 Rhomboids major/minor	肩甲背神経（C5） Dorsal scapular n. (C5)	C4－C5
肩甲挙筋 Levator scapulae	肩甲背神経（C5） Dorsal scapular n. (C5)	C3－C5
前鋸筋 Serratus anterior	長胸神経 Long thoracic n.	C5－C7
小胸筋 Pectoralis minor	内側 / 外側胸筋神経 Median/lateral pectoral ns.	C5－T1

骨格筋 **SKELETAL MUSCLE**	神経支配 **NERVE SUPPLY**	髄節/神経根 **SPINAL CORD SEGMENT/ NERVE ROOT**
鎖骨下筋 Subclavius	鎖骨下筋神経 Nerve to subclavius	C5－C6
棘上筋 Supraspinatus	肩甲上神経 Suprascapular n.	C5－C6
棘下筋 Infraspinatus	肩甲上神経 Suprascapular n.	C5－C6
肩甲下筋 Subscapularis	上／下肩甲下神経 Upper/lower subscapular ns.	C5－C6
小円筋 Teres minor	腋窩神経 Axillary n.	C5－C6
三角筋 Deltoid	腋窩神経 Axillary n.	**C5**－C6
大胸筋 Pectoralis major	内側／外側胸筋神経 Median/lateral pectoral n.	C5－T1
広背筋 Latissimus dorsi	胸背神経 Thoracodorsal n.	C6－C8
大円筋 Teres major	下肩甲下神経 Lower subscapular n.	C5－C7
上腕二頭筋 Biceps brachii	筋皮神経 Musculocutaneous n.	**C5**－C6
上腕筋 Brachialis	筋皮神経／橈骨神経 Musculocutaneous/radial ns.	C5－(C7)
烏口腕筋 Coracobrachialis	筋皮神経 Musculocutaneous n.	C5－C7
腕橈骨筋 Brachioradialis	橈骨神経 Radial n.	C5－**C6**
上腕三頭筋 Triceps brachii	橈骨神経 Radial n.	C6, **C7**, C8
肘筋 Anconeus	橈骨神経 Radial n.	C6－C8
回外筋 Supinator	橈骨神経 Radial n.	**C6**－C7
円回内筋 Pronator teres	正中神経 Median n.	C6－C7
方形回内筋 Pronator quadratus	正中神経 Median n.	C7－C8
長掌筋 Palmaris longus	正中神経 Median n.	C7－T1
短掌筋 Palmaris brevis	尺骨神経 Ulnar n.	C8－T1
橈側手根屈筋 Flexor carpi radialis	正中神経 Median n.	C6－C7
尺側手根屈筋 Flexor carpi ulnaris	尺骨神経 Ulnar n.	C7, **C8**, T1

骨格筋 **SKELETAL MUSCLE**	神経支配 **NERVE SUPPLY**	髄節/神経根 **SPINAL CORD SEGMENT/ NERVE ROOT**
浅指屈筋 Flexor digitorum superficialis	正中神経 Median n.	C8, T1
深指屈筋 Flexor digitorum profundus	正中神経 / 尺骨神経 Median n./ulnar n.	C8, T1
長母指屈筋 Flexor pollicis longus	正中神経 Median n.	C7, C8
母指球筋 Thenar muscles	正中神経 Median n.	**C6**, C7－T1
小指球筋 Hypothenar muscles	尺骨神経 Ulnar n.	C8, T1
手の固有筋群 Hand intrinsic muscles	尺骨神経 Ulnar n.	C8, T1
骨間筋 Interossei muscles	尺骨神経 Ulnar n.	C8, T1
第一と第二虫様筋 Lumbricals 1, 2	正中神経 Median n.	C8, T1
第三と第四虫様筋 Lumbricals 3, 4	尺骨神経 Ulnar n.	C8, T1
手根伸筋 Wrist extensors	橈骨神経 Radial n.	C6－C8
指伸筋 Digit extensors	橈骨神経 Radial n.	C7, C8
下肢の筋　LOWER LIMB		
大腰筋 Psoas major	腰神経叢 Lumbar plexus	L1－L3
小腰筋 Psoas minor	腰神経 Lumbar spinal n.	L1
腸骨筋 Iliacus	大腿神経 Femoral n.	L2－L3
股関節の内転筋群 Adductors of the hip	閉鎖神経 Obturator n.	L2, L3, (L4)
大内転筋 Adductor magnus	閉鎖神経 / 坐骨神経 Obturator n./sciatic n.	L2, L3, (L4)
恥骨筋 Pectineus	大腿神経 / 閉鎖神経 Femoral n./obturator n.	L2, L3
大腿四頭筋 Quadriceps femoris	大腿神経 Femoral n.	L2－L4
縫工筋 Sartorius	大腿神経 Femoral n.	L2－L3
大腿筋膜張筋 Tensor fasciae latae	上殿神経 Superior gluteal n.	L4－S1
大殿筋 Gluteus maximus	下殿神経 Inferior gluteal n.	L5, S1, (S2)

骨格筋 **SKELETAL MUSCLE**	神経支配 **NERVE SUPPLY**	髄節/神経根 **SPINAL CORD SEGMENT/ NERVE ROOT**
中殿筋 / 小殿筋 Gluteus medius/minimus	上殿神経 Superior gluteal n.	**L4**－S1
大腿後面の筋（ハムストリングス） Posterior thigh muscles (hamstrings)	坐骨神経 Sciatic nerve	L5－S2
股関節の外旋筋群 Lateral hip rotators	仙骨神経叢 Sacral plexus	L5－S2
梨状筋 Piriformis	梨状筋への筋枝 Nerve to piriformis	L5－S2
内閉鎖筋 Obturator internus	内閉鎖筋への筋枝 Nerve to obturator internus	L5－S1
外閉鎖筋 Obturator externus	閉鎖神経（後枝） Obturator n. (posterior branch)	L3－L4
上 / 下双子筋 Gemelli superior/inferior	内閉鎖筋 / 大腿四頭筋への筋枝 N. to obturator internus/n. to quadratus femoris	L5－S1
大腿方形筋 Quadratus femoris	大腿方形筋への筋枝 N. to quadratus femoris	L5－S1
前脛骨筋 Tibialis anterior	深腓骨神経 Deep fibular n.	**L4**－L5
長母指伸筋 Extensor hallucis longus	深腓骨神経 Deep fibular n.	L5
長指伸筋 Extensor digitorum longus	深腓骨神経 Deep fibular n.	**L5**－S1
第三腓骨筋 Fibularis tertius	深腓骨神経 Deep fibular n.	L5－S1
長 / 短腓骨筋 Fibularis longus/brevis	浅腓骨神経 Superficial fibular n.	L5－S1
腓腹筋 / ヒラメ筋 Gastrocnemius/soleus	脛骨神経 Tibial n.	S1－S2
足底筋 Plantaris	脛骨神経 Tibial n.	S1－S2
後脛骨筋 Tibialis posterior	脛骨神経 Tibial n.	L4－L5
長母指屈筋 Flexor hallucis longus	脛骨神経 Tibial n.	L5, **S1**, **S2**
長指屈筋 Flexor digitorum longus	脛骨神経 Tibial n.	L5－S2
足の固有筋群 Foot intrinsic muscles	脛骨神経 / 足底神経 Tibial/plantar ns.	L5－S3

用 語 集

本書の解剖学用語は，国際解剖学用語委員会 the Federative Committee on Anatomical Terminology (FCAT) と国際解剖学会 the International Federation of Associations of Anatomists (IFAA) によって示され，改訂された解剖学用語 Terminologia Anatomica の第 2 版 (Thieme, New York, 2011) として出版された内容を取り入れている．なお詳しい質問には標準的な医学辞典を調べなさい．本書の用語は，Dorland's Illustrated Medical Dictionary（ドーランド・廣川図説医学大辞典）の第 30 版 (2003) に載せられてある解剖学用語に適合している．用語の発音記号は発音通りにしてある（発音する場合に，標準の辞典の発音記号によらない）．第 1 アクセント（強声）は大文字で示してある．例：Anatomy は ah-NAT-uh-mee で，これには語義も含まれている．複数形は定義された用語のあとの（　）の中にある．例：alveolus(i) あるいは alveoli Pl.= 複数形

A

a-, an-，なしで，欠けていることを意味する接頭語．

ab-，正中線から遠ざかることを意味する接頭語．

AB，抗体．

abdomen，横隔膜と骨盤の間にある領域．

abscess (AB-sess)，膿瘍，膿と感染物質が存在しているのが特徴的な，崩壊しつつある組織腔．

Achilles，アキレス．ギリシャ神話に登場する若き王 Peleus と不死身の海の女神 Thetis の息子の一人．息子が父と同じく死ぬべき運命であることを望まない Thetis はアキレスの踵の靭帯をつかんで Styx 川に浸し，踵の靭帯以外は傷つけられても不死身の身体を作った．後にアキレスはギリシャの偉大な勇士となった．ギリシャとトロイの間の多くの戦争で，アキレスは傷ついても不死身であった．遂に，神アポロによって援護されたトロイ人は傷つきやすい踵の靭帯を矢で射てアキレスを殺した．“アキレス腱”という言葉は人の傷つきやすさ，あるいは弱点に引用される．

acinar，胞状の，房状の．

achinus(i) (ASS-ee-nus)，（小）胞状の腺．

actin，アクチン．筋のタンパク質で，筋線維の収縮と弛緩に関係する．

ad-，正中の方向へ．

adeno- (ADD-eh-no)，腺を意味する接頭語．

-ae (-EE)，a の複数形あるいは属格．

afferent，中心に向かう，求心性の．

Ag，抗原．

AIDS，エイズ．後天性免疫不全症候群．

AKA(A-K-A)，“also known as”の省略形．

-algia，痛む状態を表す接尾語．

alimentary canal，消化管．口から肛門までの消化管．

alimentation，消化．食物や栄養素を摂取すること．

alveolus(i) (al-VEE-oh-lus)，ブドウの房状の腔．円形あるいは楕円形．外分泌腺・肺の肺胞・歯の骨性嚢の形態に引用される．

amino acid (ah-MEEN-oh)，アミノ酸．2 分子の炭素分子の側鎖に窒素 (NH_2 の形で) やカルボキシル基 (−COOH) を含む物質．

amorphous (ay-MORF-us)，無構造の．一定の観察条件下で明確な構造を持たない状態．1000 倍で無構造の物質であっても 50 万倍では構造がはっきりすることもある．

amphi-，二重・近傍・周囲・両側を意味する接頭語．

amphiarthosis(es) (AM-fee-ar-THRO-sis)，半関節．関節分類の項を参照．機能的なもの．

ampulla(e)，管状構造の拡大した部分．

anastomosis(es) (ah-NASS-toh-moh-sis)，吻合．2 つの管の連結．

anatomical snuff box，解剖学的嗅ぎタバコ入れ．手背の長母指外転筋と短母指伸筋・長母指伸筋の間にあるくぼみ（57 ページ参照）．この「嗅ぎタバコ入れ」の底面は，舟状骨である．嗅ぎタバコはタバコの一種であり，かつて，これを入れる場所として使われていた．

anatomy (ah-NAT-uh-mee)，解剖学．構造を研究する学問．ana：上へ，tome：切断する

anemia (ah-NEE-mee-ah)，貧血．赤血球の数が減少する状態．

angina (an-JYNE-ah)，疼痛．特に心臓痛．

angio-，血管の．

angle，角．2 つの線が交わる点．例：肩甲骨の下角．ここでは椎骨側（内側縁）と腋窩側（外側縁）が交わる．

angulus (i)，角．

ankle，足首．下腿遠位部と足の間で足関節を含

む領域.

annulus(i) (AN-new-lus), 輪. 環. 輪状または環状の構造.

ano-, 肛門を意味する接頭語.

anomaly (ah-NOM-ah-lee), 異常. 特に先天的, あるいは発育途上で正常と異なる変化.

A.N.S. or **ANS**, 自律神経系.

ansa, わな・ワナ・係蹄.

anserine, 鵞鳥様の. 鵞足.

ante- (AN-tee), 前を意味する接頭語.

antebrachium, 前腕.

antecubital, 肘の前.

anti-, 拮抗あるいは反射を意味する接頭語.

antibody, 抗体. タンパク複合体(免疫グロブリン);活性化Bリンパ球とプラズマ細胞(形質細胞)が産生する物質. 特殊な抗原の存在に対する免疫反応の一部として合成される.

antigen, 抗原. 免疫反応を刺激して, その反応産生物質(抗体)と反応する能力がある何らかの物質. その多くは溶液(毒素)あるいは固形物(微生物・細胞の破砕片など)である. 貪食されるが免疫反応を刺激しない粒状物質は抗原の構成要素とならない. 無性生殖的方法(モノクロナール抗体)による特異抗体の形成によって細胞膜上のある種の表面分子と反応できる. これらの表面分子が抗原となる.

antigenic determinant, 抗原決定基. 免疫反応の産物(抗体・補体)と反応する抗原の特異的部分.

aperture (AP-er-chur), 口. 開口.

apical, 先端の. 尖端の.

aponeurosis(es), 腱膜. 扁平な腱.

apophyseal (app-oh-FIZZ-ee-al), 骨端の.

apophysis(es) (ah-POFF-ee-sis), 骨端. 膨隆. 坐骨結節のような骨の隆起.

arborization (ar-bor-eye-ZAY-shun), 分枝. 終末部の樹状分枝.

areolar (ah-REE-oh-lar), 空間が広がり満ちている状態.

arm, 腕. 上肢の中で肩関節と肘関節の間の部分.

arrythmia(s) (a-RITH-mee-ah), 不整脈. 心拍の正常な律動からの変化. 律動の欠如.

arterio-, 動脈を意味する接頭語.

arthr- (AR-thr), 関節の.

arthritis (ides) (ar-THRI-tiss), 関節炎.

articular, 関節の.

articular process, 関節突起. 軟骨性の表面の骨性突起物で, もう一方の同様の表面と接合して関節をつくる.

articulation, 関節. 骨の連結. 可動性と不動性がある. 咬合.

aspera, 粗い.

aster, 星状体. 細胞のなかで中心体から放射状に突出する微小管のこと.

atherosclerosis, アテローム性動脈硬化症. 動脈硬化症あるいは動脈硬化のかたち. 特に中型動脈と大動脈の内膜内にコレステロールと脂質の黄色斑点ができる.

ATP, アデノシン三リン酸 adenosine triphosphate, リン酸基についた3つの高エネルギーリン酸結合を含むヌクレオチド化合物. エネルギーはATPがアデノシン二リン酸とリン酸基に加水分解したときに放出される.

athrophy (AT-troh-fee), 萎縮(症). 筋萎縮におけるように通常, 大きさの縮小と関係する.

avascular (ay-VASS-kew-lur), 無血管の. 血管の分布がない. または, 無血の状態.

avulsion, 摘出. 裂離. 全体から一部分を引き離す. 例えば, 腱を骨の付着部から引き離す.

axial, 軸. 身体が回転するときの主軸. 身体の長軸は, 頭から足先まで.

B

back, 背. 背部. 胸郭と腹部の後面にあたり, その大部分の壁となっている領域. 胸椎と腰椎で支えられている. 厳密に定義すれば, 頚部と仙骨/尾骨(骨盤)の部位を含む.

basal lamina(e), 基底層. 上皮細胞(ある種の非上皮細胞)と結合組織に接する膠原線維の織り交ざった薄い層. 電子顕微鏡でのみ認められる.

basement membrane, 基底膜. 基底層とこれに接する膠原線維性組織の層. 光学顕微鏡で観察できる. 細胞内外への拡散と輸送を制御する.

basal ganglia, 大脳(基底)核. 神経解剖学者/神経科学者が大脳半球の基底部にある神経核に対して用いる用語. 大脳皮質からの随意運動のための指令を調節する機能がある. 一般的に神経核という用語は, 末梢神経系で細胞体を意味する.

basilar, 基底の.

benign, 良性の, 悪性でない, しばしば, 軽い, あるいはあまり重要ではない, の意味に使われる.

bi-, 2の, 2倍を意味する接頭語.

bicipital, 2頭の.

bicuspid, 2尖の構造をもった．例：2つの尖端を持った歯とか弁．

bifurcate (BY-fur-cate)，2枝に分かれた．

bilateral, 両側の．左側と右側を意味する．

-blast, 芽細胞を意味する接尾語；未熟な形．

blephar-, 眼瞼を意味する接頭語．

bloodborne, 血液輸送の．血液によって運ばれたある構造．

blood-brain barrier, 血液-脳関門．脳に対する毒物あるいは有害物質が脳に進入するのを物理的に阻止する中枢神経系にある構造．脳の毛細血管の密着した上皮細胞結合，血管を取り巻く軟膜層，それに血管を取り囲んでいる神経膠細胞の血管への突起によって形成される．

bolus, 食物の丸塊．散乱物質塊．

bone, immature, 未熟な骨．bone, woven を参照．

bone, lamellar, 層板状の骨．機械的に形成された骨層板が特徴の成熟骨．

bone, mature, 成熟した骨．bone, lamellar を参照．

bone, primary, 一次骨．bone, woven を参照．

bone, secondary, 二次骨．bone, lamellar を参照．

bone, woven, 無層骨．膠原組織が不規則に配列し，より成熟した骨に見られる典型的な層板構造を持たない未熟骨．

brachi-, 腕を意味する接頭語．

bronch-, 気管を意味する接頭語．気道の気管支あるいは細気管支．

buccal, ほおの．頬部の領域．歯科では，歯の頬側を表す．

bursa(e), 滑液嚢．腱と骨，または筋肉間で隣接する構造物を刺激したり損傷したりする場合に存在する嚢．滑膜で裏打ちされ内部は滑液で満たされる．外部は線維性結合組織で被われる．

bursitis, 滑液嚢炎．滑液嚢の炎症．

C

cadaver (ka-DA-ver)，死体．

calvaria, 頭蓋冠．頭の骨の天井部分．前頭骨・側頭骨・頭頂骨および後頭骨からなる．実在を意味する．

canaliculus(i), 小管．細管．

cancellous (KAN-sell-us)，海綿質の．格子状の．スポンジ状の．内部に孔が認められる構造．

cancer, 癌．腫瘍．細胞が制御できない増殖によって侵襲と転移（リンパ管や血管系によって原発巣から他の部位に移動する）を行う状態．大きく2種類に分かれ，上皮性細胞癌を carcinoma（癌腫），結合組織性癌を sarcoma（肉腫）という．

capillary attraction, 毛細管引力．流出管の内面に沿って流れる水のように，表面に液体を誘引する力．

capitulum, 小頭．骨にある丸い突起．通常は関節軟骨で被われる．同義語：capitellum 上腕骨小頭．

caput medusae, メドゥサの頭．ネプチューンを虜にしたメドゥサの金髪を嫉妬深いミネルバがヘビに変えてしまったというギリシャ神話から「メドゥサの頭」とは，門脈循環障害で臍周辺の皮下静脈が怒張して蛇行する状態を表す時に用いられる．

cardio-, 心臓を意味する接頭語．

carpus, carpo-, 手根の．

caud-, 尾・しっぽ．

cauda equina, 馬尾．第1腰椎より下方の脊柱管内で垂直方向に配列している脊髄神経根．両側の第2腰神経から第2尾骨神経までの神経が含まれる．

cauda equina syndrome, 馬尾症候群．馬尾の刺激と圧迫によって，尿や便の失禁・下肢の筋肉の衰弱・会陰部から足の指までの感覚障害と反射の変化など，両側性の症状と兆候を起こす．

cauterization, 焼灼法．電気灼熱器などを用いて熱により組織破壊を行う方法．

cavity, potential, 潜在性の腔．腹膜腔（腹水）や心膜腔（心臓タンポン）などのような液体が貯留して拡張できる潜在的な空間．

CD4, CD, 白血球分類に用いられる細胞表面分子の総称．同じ構造的特徴（標識マーカー）がある細胞表面分子を持つ白血球集団であることを示す．この標識マーカーを識別するためには，単一の標識マーカーとだけ反応するモノクロナール抗体を用いる．同じ標識マーカーを持つ細胞群は，番号によって分類されている．例えばCD4というように．大部分のヘルパーT細胞にはCD3・CD4およびCD8がある．また，細胞傷害性T細胞にはCD3・CD4およびCD8がある．

cell body, 細胞体．ニューロンの主要で最大の塊．細胞質を含み，細胞小器官に取り囲まれた核がある．

-centesis, 穿刺を表す接尾語．

central, 中心の．中心に向かう．

ceph-, 頭を意味する接頭語.
cerebro-, 脳の. 特に大脳半球.
cerumen (sur-ROO-men), 耳垢. 外耳道のロウ様分泌物.
cerv-, 首を意味する接頭語.
cheil- (KY-el), 唇を意味する接頭語.
chest, 胸郭.
chir- (kir), 手を意味する接頭語.
choana(e) (KOH-ah-nah), 漏斗状の腔. 鼻道・後鼻孔.
chol- (koll), 胆汁を意味する接頭語.
chondro- (KOND-row), 軟骨の.
chromatin, クロマチン. 細胞の核の中で最も染色性に富む部分. 染色体の間期で濃縮されコイル状の構造を失った活動期の遺伝物質.
chromosome (KRO-moh-sohm), 染色体. 細胞の核内でDNAを含む構造. 細胞分裂の中期と後期に認められる.
circulare(s), 丸い円形の. 円形の環状構造を示す形状.
-clast (klast), 破砕を意味する接尾語.
clearing, 透徹. 顕微鏡観察のための組織標本を作成するために, 試料から水分を除去するための操作.
cleavage, 開裂, 2個以上に分裂すること.
clinical, 臨床的な. 障害を受けたり, 病気になったりした人の状態.
clot, 塊. 血液の塊. 線維素や血小板などの血液成分からできたもの.
cm, センチメートル.
CNS or **C.N.S.**, 中枢神経系. 脳と脊髄で構成.
co-, con-, 一緒にを意味する接頭語.
coagulation, 凝集. 凝固. 血液凝固.
coelom (SE-lom), 体腔. 胎生期の体腔.
collagen (KOLL-ah-jen), コラーゲン. 結合組織の構成成分であるタンパク質. 異なったタイプのものが存在する. 筋膜・腱・靭帯・軟骨・骨・血管・臓器・瘢痕器官・支持や結合が必要な器官に存在. 線維芽細胞・内皮細胞・筋線維・シュワン細胞から産生.
collateral circulation, 側副路. 側副循環路. バイパスルート. 代替の循環路. 2つ以上の部位を結ぶ血管のルートで主要なルートとは別の血管ルート. このような循環路は多数の血管どうしの吻合によって成立する.
colli-, 首を意味する接頭語.
colo-, 結腸を意味する接頭語.
complement, 補体. 血液中のタンパク質の一種. その活性化により, 分割や破砕が生じる. これによって生物学的作用が生まれる. 抗原抗体複合体と結合し, 抗原の破壊を強化するのもその1つである.
concentric contraction, 同心的収縮. 筋収縮の一種. 筋の内部の収縮力は筋に負荷される外部の力よりもずっと大きく, 筋は短縮する.
concha(ae) (kawng ; kongee), 甲介. 貝殻に似た構造.
concretion, 結石. 無機物や鉱物の結晶化した物質. 体腔や組織内に存在.
condylar, condyloid, 顆状の. 突起に似て, 関節の表面のように平滑な丸い突起.
condyle, 顆状突起. 関節突起. 骨の丸くなった突起. 関節軟骨に被われた関節表面.
contiguous (kon-TIG-yu-us), 近接の. 接触した. 基底膜は, 上皮細胞の表面に隣接する.
contra-, 反対を意味する接頭語.
contraction, 収縮. 短縮.
cornu(a) (KOR-new), 角. 角状の突起.
corona, 冠.
corona radiata, 放線冠. 大脳皮質の下層にある髄質に認められる構造であり, 特に投射線維に関わる構造.
coronoid (KOR-oh-noid), 冠状の. 烏口状の. 骨の突起に関わる表現.
corpus(ora), 身体. 死体.
corpuscle (KOR-pus-il), 小体. 細胞に限定されない. 赤血球も小体の一種であるが, 核がなく細胞とみなされない.
costa, 肋骨.
costochondritis, 肋軟骨炎. 肋骨の関節軟骨周囲の炎症. 滑液性および線維性関節包と関連する靭帯に及ぶ.
coxa(e), 殿部. 股関節. 大腿骨近位部の変形を示す用語 (coxa varus : 内反足, coxa valgus : 外反足) に含まれる. この言葉の前にos (骨) という用語を付けると寛骨を表す.
crani-, 頭蓋.
cranial nerves ; functional classification (83ページ参照) : 脳神経の分類は, 脳幹の発生に基づいている. それぞれの脳神経には, 機能的に異なった種類の神経線維が含まれる. 知覚性神経線維のものもあれば, 分泌腺や内臓の粘膜からの神経線維もあり, 特殊なもの (視覚や聴覚受容器など) がある. これらの機能の違いによって分類される. 運動神経の中には, 分泌腺に分布するもの, 胎生期の鰓弓筋に由来する筋の中で内臓筋に分布するものや骨格筋，咀嚼筋や表情筋に分布するものがある．これらは，脊髄神経と同じ性質ではない．脳神経は，ローマ数字（Ⅰ，Ⅱ，Ⅲ，など）で表記される．第13番目の脳神経については論争があり，一般的には，受け入れられていない．オンラインで検索してください．

Level 1：一般的な神経（**G**），特殊神経（**B**）

一般的な神経は，次（Level 2と3）に含まれる．

特殊神経は下記に示す．

(1) 特殊感覚性神経（**SSA**）：視覚（Ⅱ）と聴覚・平衡覚（Ⅷ）

(2) 特殊内臓性求心性神経（**SVA**）：嗅覚（Ⅰ）と味覚（Ⅶ，Ⅸ，Ⅹ）

(3) 特殊内臓性遠心性神経（**SVE**）：咀嚼筋，表情筋，口腔の筋，喉頭筋，および咽頭筋など，胎生期の鰓弓から派生した筋に分布：Ⅴ，Ⅶ，Ⅸ，ⅩおよびⅪ

Level 2：体性神経（**S**）と内臓性神経（**V**）

体性神経は，皮膚，骨格筋，および関節（体壁や体幹）など胎生期の体節に由来する構造に分布．

(1) 体性求心性神経（**GSA**）：顔面（Ⅴ），外耳（Ⅶ，Ⅸ，Ⅹ）

(2) 体性遠心性神経（**GSE**）：眼筋（Ⅲ，Ⅳ，Ⅵ），舌筋（Ⅻ）

内臓性神経は，鰓弓から派生した構造に分布する．例えば，顔面の表情筋，口腔や咽頭の筋など．また，頭部から会陰までの内臓（中空性器官の平滑筋や分泌腺）に分布する自律神経系となる．

(1) 一般内臓性求心性神経（**GVA**）：圧受容器（Ⅶ），圧受容器・化学受容器（Ⅸ，Ⅹ），胸腹部内臓の感覚受容器（Ⅹ）

(2) 一般内臓性遠心性神経（**GVE**）：唾液腺（Ⅶ，Ⅸ），胸腹部内臓の平滑筋や腺（Ⅹ）

Level 3：求心性（**A**）（知覚性）と遠心性（**E**）（運動性）

cranium，頭蓋骨．脳を収容する頭の骨．

cribriform，篩状の．穴のあいた濾過器のような．

cricoid，環状の．輪状軟骨のような形態．輪状軟骨は印鑑付指輪のような形状であり，リングの一方は平坦になり，圧迫痕として認められる．

-crine (krin)，分離を意味する接尾語．本来の上皮組織表面から分化した分泌腺に関する．

cruciate，十字形の．

crus(crura)，下腿．

crux，十字．

cu.，立方形．

cubital，肘の．肘の前面．

cusp，尖．尖頭．先端が細くなっていく三角形の構造．

cutan-, cutaneous (kew-TANE-ee-us)，皮膚．皮膚に関すること．

cystitis，膀胱炎．膀胱の炎症．

cysto-，膀胱と関わる造語形．

-cyte (site)，細胞との関係を表す造語形．

cytokine，サイトカイン．免疫反応を誘発あるいは促進させて抗原の破壊を容易にする細胞生成物質．

cytolysis，細胞溶解．細胞の分解と破壊．

cytotoxin，細胞毒．細胞産生物質であり，他の細胞を破壊する．毒性を持つ物質．

D

dachy-，涙に関する造語形．

dactyl，手や足の指．

decussation，交叉 (交差)．

defecation，排便．排泄物を直腸から肛門管 / 肛門を経て排泄すること．

deglutition，嚥下．飲み込み．

deltoid，デルタ状，あるいは三角形状の．例として，肩の三角筋．

demi-，半分．

dendritic cells，樹状細胞．骨髄で発生し，脈管系の中を通過し，免疫活性を持ち，種々の組織に定着する細胞．細胞体の周囲に木の枝のような突起が並んでいるためこの名が付けられている．樹状細胞が送り込まれるのは，真皮（ランゲルハンス細胞），リンパ濾胞（濾胞樹状細胞）および脾臓である．樹状細胞は，抗原提示細胞（APCs）であり，抗原を認識し破壊するためB細胞に提示する．

denervation (dee-nerv-AY-shun)，除神経．筋肉や身体の領域が神経支配を受けない状態．

denticulate，歯形の．

dentin (DEN-tin)，象牙質．歯の硬質部分．骨よりも硬くてエナメル質より柔らかい．

deoxyribonucleic acid，デオキシリボ核酸．この中に含まれている糖をデオキシリボースという．全ての生物体（ウイルスを含む）の遺伝物質である．通常，二重ラセン構造である．DNAは，複製することによって増殖する．DNAは，リボ核酸（RNA）合成の雛型を提供する.

depolarization, 脱分極. 極性の中性化. 生物の機能系において,興奮刺激を受けた組織（神経,特殊心筋線維）では, 電位が変化し, 基本的な電位（約－90 mV）から中性（0 mV）になる. このような電位変化によって電気信号（電気刺激）が興奮した組織間を移動する（神経など).

derm-, 皮膚に関わる用語.

-desis, 拘束や融合を表す接尾語.

desiccation (dess-ee-KAY-shun), 乾燥. 水分のない状態.

desmo-, 線維との関係を示す造語形.

dexterity, 器用さ.

di-, 2倍を示す接頭語.

diapedesis, 漏出. 血管やリンパ管にある細胞（赤血球や白血球）が脈管の内皮細胞の壁を通り抜けて細胞間質に移動すること.

diaphragm(ae) (DIE-ah-fram), 隔膜. 2つの体腔を分離する障壁. 人体には3つの隔膜がある. つまり, 横隔膜（胸腔と腹腔を分離), 骨盤隔膜（骨盤と会陰を分離), 尿生殖隔膜（坐骨直腸窩の前部と骨盤浅層を分離）である.

diarthrosis(es) (die-ar-THRO-sis), 可動関節. joint classification, functional を参照.

differentiation, 分化. 異なったものになること. 細胞の発生では, 個々の細胞内で構造的機能的な変化が起こり, 他の細胞と異なったものになる. つまり, 均質性と多様性が増加する.

diffusion, 拡散. 他の負荷を加えない分子の自由運動.

digit, 手や足の指.

diploic, 板間の. 板状の頭蓋骨で外層と内層の緻密質に挟まれた狭い領域に関わること.

dis-, 離れることを示す接頭語.

disc, 円板. 丸い円形の線維軟骨. 三日月形の場合には, 半月という. 滑膜性の関節で関節軟骨の表面の障壁をつくる. あるいは, 隣り合わせの椎体の骨端軟骨の間の障壁（椎間円板）となる.

discharge, 放電. 発射. 分泌.

dissect (dis-SECT), 解剖する. 切開する. 切り離す. 肉眼解剖では, 人体を一定の手順に従って各部位ごとに解剖する.

dys- (DISS), 異常・変異・困難を示す造語形.

dorsum, 背. 手や足の甲に関する.

E

ec-, 外を表す接頭語.

eccentric contraction, 偏心性収縮. 筋収縮の一種. この場合, 収縮した筋肉は, 拮抗筋によって重力方向へ運動する抗重力筋が収縮する場合のように伸ばされて長くなる. 筋肉に負荷がかかった場合でも, 筋肉は引き延ばされる.

-ectasis(es), 拡張を表す接尾語.

-ectomy, 切除を意味する接尾語.

efferent, 遠心性. 中心から離れる方向に向かう.

elbow, 肘. 上腕と前腕の間.

elecrochemical, 電気化学的な. 神経興奮のように電気的な作用と化学的な作用が一緒になったもの.

ellipsoid, 楕円形の. 完全な円形よりも卵円形に近い曲線を持つ. 楕円関節とは球関節の変形であり, 広い意味では顆状関節も含まれる.

em-, 内を表す接頭語.

embalm (em-BAHM), 死体防腐処理. 死体を防腐剤で処理し, 微生物による分解を防ぐこと.

-emia, 血液を意味する接尾語.

emissary vein, 導出静脈. 硬膜静脈洞からの静脈血を還流する静脈. 頭蓋骨の小孔の中を通過する.

emission, 射精. 精液の付随的な放出. 男性の性的興奮による精巣上体から前立腺への精子の移動も含む.

en-, 中を表す接頭語.

encapsulate, 被包性. 被膜で包むこと.

encephalo-, 脳を意味する造語形.

endo-, 中を表す接頭語.

endochondral (en-do-KON-dral), 軟骨内の. endo：中の, chondral：軟骨

endochondral ossification, 軟骨内骨化. ossification, endochondral を参照.

endocrine (EN-doh-krin), 内分泌. endo：中の, crine：分泌. 分泌物を組織液や血管系に放出する腺.

endocytosis, エンドサイトーシス. 細胞内に物質を取り込む作用. 細胞膜で物質を取り囲み, 細胞質内に取り込む.

endometrium, 子宮内膜. 血管と分泌腺が豊富な子宮の内層. 急速な増殖（増殖期）と活発な分泌活動（分泌期）があり, その後, 分泌腺を持つ組織の崩壊と出血（月経）が起こる.

endosteum(a), 骨内膜. 長骨の髄腔を裏打ちする膜. コラーゲン線維の薄膜と多数の骨芽細胞から構成される.

endothelium(a) (en-do-THEE-lee-um), 内皮. 血管やリンパ管, 心臓の上皮細胞層. 中胚葉性起

源であり，外胚葉性ではない．一般的な上皮細胞とは異なる特徴がある．

entero-, 腸管に関わる造語形．

enteroendocrine, 腸内分泌．胃腸管の上皮細胞や粘膜にある腺に関わること．ホルモンを分泌し，腸管や膵臓の消化液の分泌，あるいは平滑筋の収縮を促進したり，抑制したりする．

enzyme, 酵素．タンパク質分子．反応中，反応による影響（変化や破壊）を受けずに反応を促進する．酵素には，-ase という接尾語が付けられる．

epi-, 上を意味する接頭語．

epicondyle, 上顆．顆の上にある骨の隆起部．

epidid-, 精巣上体を表す．

epidural, 硬膜外の．硬膜の外側．硬膜と頭蓋骨の間．

epithelium(a) (ep-ee-THEE-lee-um), 上皮．epi : 上の，thelia : 乳首．

erg, エルグ．仕事の単位．

ergo-, 仕事を意味する連結形．

eversion, and **inversion**, 外反と内反．(1) 踵骨と距骨の間の靭帯（距踵関節，距骨下関節ともいう）と (2) 横足根関節で起こる．横足根関節は，距骨と舟状骨の間，踵骨と立法骨の間の関節が一緒になったものである．後者の関節面は，距骨下関節と90度の角度を持つ．外反とは，回内と外転運動が一緒になったものである．足の外側への回転によって踵は外側に向く．この運動を外反という．内反は，回外と内転運動が同時に起こったものである．踵が内側に回転すると，足底は内側に向く．この運動が内反である．内反の運動範囲は，外反よりも大きい．

ex-, exo-, 外を意味する接頭語．

excretion (ex-CREE-shun), 排出．排泄．老廃物のような物質の放出のこと．放出された物質が体内や体外で有用である場合（射精など），排泄ではなく分泌というが，必ずしも一致した見解ではない．

exocrine (EX-oh-krin), 外分泌．exo : 外へ，crine : 分泌．一般的な上皮細胞層から分化した腺の分泌様式．

exocytosis, エキソサイトーシス．細胞から物質の放出．

extracellular, 細胞外の．細胞の外側．細胞を支持する線維性組織や脈管の間隙など．

extrinsic, 外因性の．外部からの影響．特定の領域（親指・手・足など）では，その領域の外部に起始部がある外因性筋があり，その領域に進入し，機能させる．intrinsic を参照．

F

facet (FASS-et), 切子面．小関節面．小さい面，あるいは軽く凹んだ表面．関節の平らな軟骨表面．椎骨の関節突起面など．

facet joint, 関節窩．隣接する椎骨の関節突起間の関節．

facilitation, 促進．ある出来事を強調し，援助する．

falx, -falces, 鎌．鎌のような形．

falx inguinalis, 鼠径鎌．腹横筋と内腹斜筋からの線維で構成される腱．精索を弓系状に越えて恥骨の恥骨筋線に付着する．Plate 51 を参照．

fascia(e)(FASH-uh, pl. FASH-ee), 筋膜．1層あるいは数層の線維性結合組織の一般的名称．疎性・密性の不規則性結合組織からなる．皮膚の直下に存在する浅筋膜には脂肪組織が含まれる．深筋膜は骨格筋を包み，浅筋膜と深部構造の間の間隙，筋束の間やその中（筋線維を被う膜構造）となる．筋中隔から派生した深筋膜は，内臓を支持し（骨盤内筋膜など），繊維性の束となり，また，神経や脈管周囲の線維束となる．微細な顕微鏡的な線維組織（筋周膜，筋内膜，脈間膜など）は，深筋膜の延長線上にあるといえるかもしれないが，深筋膜ではない．これら線維性結合組織は腱・靭帯・骨と一緒になり，一体的な構造を形成する．そして，どんな衝撃にも耐える構造となる．

fascia, thoracolumbar, 胸腰筋膜．背部深層の筋，つまり固有背筋群を包む強力な筋膜．腸骨稜と仙骨から起こり肋骨と胸骨に終わる．背部の運動に重要な役割を果たす．

fascicle(s) (FASS-ih-kul), 束．

feedback, フィードバック．2つの構造が互いに影響し，関連すること．ある構造から分泌された物質が，別の物質の分泌を抑制したり促進したりすること．ネガティブフィードバックとは抑制的に働くフィードバックである．ポジティブフィードバックとは促進的に働くフィードバックである．

fenestration, 開窓．有窓．壁に穴が開いていること．糸球体の毛細血管を被う足細胞の足突起の間にある窓開き構造によって，毛細血管からボウマン嚢へのろ過が行われる．

fibers, 線維．長く延びた線維状の組織．筋線維（筋細胞とその一部），結合組織線維（細胞の産生物），神経線維（神経細胞体の延長部分）．

fibril (FY-brill), 原線維．線維よりも細い構造物．

fibrous (FY-brus), 線維性の．線維や線維に似たものに関すること．

fibrosus (fy-BROHS-us), 線維性の構造物．

filament, フィラメント．細い微細な線維．ある一定の長さがあり，原線維や線維よりも小さい．

filtration, ろ過．ある種の力（圧力・吸引・重力など）による液体の移動．

final common pathway, 最終伝導路．脊髄前角から起こり筋や分泌腺に至る下位運動ニューロン．

fissure, 裂．溝．狭い裂け目や深い溝．

fixation, 固定．顕微鏡による組織学的研究のために行われる組織処理過程の１つ．固定液で新鮮な組織を処理することによって，構造を保存するとともに自己融解や細菌による変性を防止する．

flaccid (FLA-sid, or FLAK-sid), 弛緩性の．緊張がない，神経支配がない，たるんだ，柔らかい状態．

foot, 足．下肢の最も遠位端の部分．足の骨格は，足根骨・中足骨および指節骨からなる．下腿とは足首で関節（距腿関節）を形成．

foramen(ina), 孔．穴の開口部位．

sciatic　坐骨孔

仙結節靭帯と仙棘靭帯によって大坐骨切痕の中につくられる最大の穴．梨状筋がこの穴の中央にあり，梨状筋の上方の穴を上殿動脈と上殿神経が通り，また，この筋の下方の穴を下殿動脈・神経，坐骨神経，陰部神経，内陰部動脈，後大腿皮神経，および内閉鎖筋や大腿方形筋への筋枝が通る．

より小さな穴は，仙結節靭帯と仙棘靭帯によって小坐骨切痕内につくられる．ここには，内陰部動静脈，陰部神経および内閉鎖筋の腱，内閉鎖筋への筋枝が通過する．内陰部動脈と陰部神経は，ここを通過した後，坐骨直腸窩の外側にある陰部神経管の中に入る．

forearm, 前腕．上肢で肘と手首の間の部分．

forefoot, 足の前面部．足で横足根関節（距腿舟関節・踵立方関節）より前の部分．

fossa(e), 窩．真ん中が窪んだ穴の部分．腔．

fusiform, 紡錘状の．両端が先細りになった丸い棍棒状の形状．

G

gait, 足取り，歩調．歩いたり，走ったりするときの状態．

gastro-, 胃を表す造語形．

gastrointestinal, 胃と腸．

genia-, 起源を表す造語形．

genital(s), 生殖の．性器の．ラテン語．出生に関わる用語．外生殖器を漠然と示す．

genu, 膝．身体の中で膝のように曲がった部位．例えば，genu of the corpus callosum（脳梁膝）など．

glabrous, 無毛の．無毛の滑らかな皮膚

glia, グリア．neuroglia を参照．

glomerulus, 糸球体．脈管や神経終末の団塊．腎臓の糸球体など．

glosso-, 舌を表す造語形．

glyco-　糖との関係を示す造語形．甘い糖あるいは炭水化物に関係する．グリコーゲン（デンプン），糖タンパク質（糖とタンパク質の複合体）．

glycoprotein, 糖タンパク質．炭水化物とタンパク質からなる有機化合物．

glycosaminoglycan, グリコサミノグリカン．窒素を含むアミン基を持つ二糖類の高分子物質．glyco : 糖，glycan : 多糖類．以前はムコ多糖類と呼んだ．タンパク質が結合したものはプロテオグリカンという．

gomphosis(es) (gom-FOH-sis), 釘植．joint classification, structural を参照．

gray matter, 灰白質．ほとんどが神経細胞体・グリアおよび無髄神経突起で占められる脳と脊髄の部分．灰白質の部位を神経核・中枢という．

groove, 溝．骨にある線状の陥没部位．

H

hallucis, hallux の属格．

hallux, 足の母指．

hand, 手．上肢の最も遠位部分．手の骨格は手根骨・中手骨および指節骨からなる．手根関節で前腕の骨と関節する．

haustra(e), 膨起．大腸の袋状構造．縦走する平滑筋（結腸ヒモ）の緊張度に見合って形成される．

Haversian system, ハバース系．骨細胞と骨小腔の円筒状構造．17 世紀の解剖学者 C. ハバースによって命名．中心部の管腔であるハバース管は脈管を含む．compact bone を参照．

head, 頭．頭蓋骨によって支えられる部分．第１頚椎よりも上部．

hem-, 血液を意味する造語形．

hematocrit (he-MAT-oh-krit), ヘマトクリット．遠心分離された血液中の赤血球の割合．遠心分離するための管をヘマトクリット管という．

hematoma (hee-mah-TOE-mah), 血腫．hemato：血液，oma：腫瘍．皮下・筋膜下あるいは他の細胞外膜における血液の貯留．

hematopoiesis (hee-mah-toh-po-EE-sus), 造血．血液細胞の形成．骨髄で行われる．幼児期では肝臓や脾臓でも行われる．血液細胞は赤血球と白血球からなる．

hemi-, 半分を意味する造語形．

hemopoiesis (hee-mo-po-EE-sus), hematopoiesis を参照．

hemorrhage (HEM-or-ij), 出血．血液が血管から流出し，周辺の組織や体表に洩れること．

hemorrhoid, 痔．上・下直腸静脈叢における静脈瘤の怒張．

hemosiderin (hee-mo-SID-er-in), ヘモジデリン．鉄の貯蔵形．

heparin, ヘパリン．糖タンパク質の一種．多くの組織に含まれ抗凝固作用がある．

hepat-, 肝臓を表す造語形．

herniation, ヘルニア形成．体壁などの構造を突き抜ける現象．

heterogeneous, 不均質の．異質の．均質でないものの混合．

Hg, 水銀．

hiatus, 裂孔．

hindfoot, 足の後部．後足部．横足根関節（距舟関節と踵立方関節）よりも後方の足の部分．

hip, 殿部．寛骨部分．股関節の領域．

histamine, ヒスタミン．窒素を含む分子．平滑筋の収縮や毛細血管の拡張などの作用がある．

HIV, ヒト後天性免疫不全ウイルス

homeostasis, 恒常性．ホメオスタシス．細胞・組織および器官による内部環境の安定性．これらの活動は，許容範囲が広い環境下で化学的な刺激を受け，長期間一定の環境を維持する．

homogeneous, 同質の．均質の．

hydroxyapatite, $(Ca_3(PO_4)_2)_3 \cdot Ca(OH)_2$, ヒドロキシアパタイト．骨や歯を構成する無機物質．この物質とよく似た物質は生物体以外にも存在する．

hyper, 過剰の．

hyperplasia, 増殖．正常細胞の増加．

hypertonia, 緊張亢進．筋の緊張増加．筋の伸展に対する抵抗の増加．

hypertrophy, 肥大（症）．筋線維が太くなることなど．

hypo, 下・欠損を表す接頭語．

hypoesthesia, 知覚減退．

hyster-, 子宮に関わる造語形．

I

-iasis, 状態・症状を表す接尾語．

ileo-, 空腸（小腸の中の）を表す造語形．

ilio-, 腸骨（寛骨の中の）を表す造語形．

immuno-, 免疫系を表す造語形．免疫系に関すること．免疫系の一部や活性に関すること．

immunosuppression, 免疫抑制．免疫系の活性抑制．immunodepression ともいう．

impinge, 突き当たる．衝突する．何かに影響を及ぼす．

infarction (in-FARK-shun), 梗塞形成．組織への血液供給がそこなわれるために起こった壊死領域．

infection, 感染．微生物による体細胞・組織あるいは組織液への侵襲．細胞や組織の損傷・炎症・免疫応答の結果である．

inflammation, 炎症．刺激に対する血管反応．発赤・発熱・腫脹および痛みが特徴．急性と亜急性（2 週間以上，慢性）．

infra-, 下方・下部を示す接頭語．

inhibition, 抑制．影響の阻止．

injury, 損傷．外力（鈍器による力・鋭利なものによる力・電気的な力・放射線・熱）に対して身体の構造の物理的な破壊．

innate, 先天性の．

innervation (in-nerv-AY-shun), 神経分布．1 本以上の神経が身体の各部に供給されること．

innominate, 無名の．ガレンが寛骨に命名し，ヴェサリウスが動脈に命名した．

integument, 皮膚．

inter-, 中間を表す接頭語．

intercalated, 間に入れる．

interface, 向かい合う面．

interstitium, **interstices**, **interstitial**, 間質の．組織の間隙．複数の構造の間にあるもの．解剖学では，この用語は，複数の構造の間の空間を意味する．通常は，より明瞭な液体を含んでいる空間（血管と尿細管の間にある血管を含んだ疎性の基質，間質組織）．細胞間質の意味にも使われる．

intima, 最内の．

intra-, 中を表す接頭語．

intramembranous ossification, ossification,

intramembranous を参照.

intravenous, 静脈内.

intrinsic, 内在性の. 内因性の. 限定された領域内（例えば, 親指・手・足）のことでそこ以外とは関わらないこと. 手の内部に起始と停止がある筋は手の内在性の筋である. extrinsic を参照.

inversion, eversion を参照.

investing, 取り囲む.

isometric contraction, 等尺性収縮. 骨の移動を伴わない筋収縮. 筋肉の長さに変化はない. 筋原線維の短縮は筋膜固有の弾性によって相殺される.

-itis, 炎症を表す接尾語. この言葉自体には炎症の原因を表していない. そのため, 炎症を意味するのではなく, 感染によって引き起こされた炎症に関わっていることを表している.

J

jejuno-, 小腸の空腸部分を表す造語形.

joint classification, functional, 関節の機能的分類. 関節を可動性能から分類すること. つまり, 不動性関節・制限された範囲内での可動性関節・可動性関節. 不動性関節は関節融合, 可動性域が限定された関節は半関節, 可動性関節は可動関節という. 不動性関節は線維性結合（縫合・融合）, あるいは軟骨性結合である. 可動域が限定された関節は線維性結合（靭帯結合）あるいは軟骨性結合である. 可動関節は滑膜性関節である. 滑膜性関節では, 関節の構造や靭帯によって動きが制限され, その範囲内で可動する. syn- を参照.

joint classification, structural, 関節の構造的な分類. 関節を構成する物質によって分類すること. つまり, 線維性・軟骨性・骨性・滑膜性など. 線維性関節はさらに縫合（頭蓋骨の間にある薄い線維性組織による結合）, 靭帯結合（前腕や下腿の骨の間にある膜状の靭帯による結合）および釘植（歯と歯が入り込む骨の溝にある線維性組織による結合）に分かれる. 軟骨性関節はさらに軟骨結合（成長中の骨の骨端と骨幹にある硝子軟骨による結合）と線維軟骨結合（2 つの骨の間に線維軟骨があり, これによって結合するもの. 椎骨間や恥骨間）に分けられる. 骨性関節は線維性あるいは軟骨性であり, 経時的に骨化する（骨癒合）. 滑膜性関節の分類に関しては 20 ページを参照.

jugular (JUG-yoo-lar), 頚部あるいは頚部に似た構造に関する造語形. 頚部の静脈に用いられる.

K

kary-, 核に関する造語形.

keratin, ケラチン. 不溶性で線維性の硬タンパク質. 皮膚の重層扁平上皮の外層（角質層, 19 ページ参照）・毛・エナメル質（138 ページ参照）などの主要成分.

kerato-, 角質組織との関係を示す造語形.

-kine, 運動に関わる造語形.

kinin (KY-nin), キニン. 抗原抗体複合体などの反応に影響を及ぼすポリペプチド（低分子のタンパク質）.

knee, 膝. 大腿と下腿の間の領域.

Kupffer cells, クッパー細胞. 星型の細胞で肝臓の洞様毛細血管の壁に存在する. 貪食機能があり, 洞様毛細血管から微生物や残滓（有害物質）を除去する. 洞様毛細血管の内皮細胞には接触しない. 赤血球の一部や鉄の断片（フェリチン）を細胞質内に含んでいるため, これが脾臓から流れてきた赤血球の断片を貪食した証拠とされる.

kyphosis (ky-PHO-sis), 脊柱後弯（症）. 解剖学的には脊柱が後方に弯曲していることを意味する. 整形外科学では胸椎の過度の弯曲をいう.

L

labium(i), 唇. その他の境界部分.

labyrinthine (labee-RINTH-een), 迷路. 相互に連絡しているラセン状の組み合わさった管.

lacerum (lahss-AYR-um), 裂孔. 不定形の穴の開口部.

lacrimal, 涙の.

lacuna(e), 陰窩. 裂孔. 空洞や窪み.

lamella(e), 層板. 薄い板状構造物. ハバース層板では同心円状.

lamina(e), 層.

laryngo-, 喉頭に関する造語形.

latency, 潜伏期. 不活動期. 活動期の間の時期.

latent, 潜在性の. 潜伏性の. latency を参照.

leg, 下腿. 脚. 膝関節と足関節の間の領域.

-lemma, 被鞘を意味する接尾語.

lepto-, 細長いことを表す造語形.

leptomeninges, 軟髄膜. 軟膜とクモ膜を一緒に表現する.

leuko-, 白を表す造語形.

levator, 挙筋．挙上すること．

lever, -s, レバー．重量を持ち上げる６種類の機械の１つ．物体を持ち上げる機械的な利点は，固定点（支点，関節）の上にある金属や木製の硬いバーを回転軸にし，バーの先端に置いた物体を持ち上げ，持ち上げた物体をバーの反対側に落とすことができることである．42ページ参照．物体を持ち上げるための力の総量，すなわち筋力は，持ち上げられるものの重量（抵抗力）と支点から筋力が加えられる部位までの距離に依存する．力点が支点から遠く離れていればいるほど，支点で仕事をするためにより大きな筋力となる．滑車は，荷重を持ち上げるための単純な機械の一種である．

lieno-, 脾臓の．

ligament, 靱帯．骨同士を結合する線維性結合組織．器官の間の腹膜性接着装置．

lip-, 脂質に関する造語形．脂質・トリグリセリド（グリセリンと３分子の脂肪酸）．

-listhesis, すべることを意味する接尾語．

lith-, 結石を意味する造語形．

lithotomy, 結石の除去術．

lordosis, 脊柱前弯症．解剖学的には頚部と腰部に見られる屈曲で，前方に向かって曲がる．整形外科的にはこれらの弯曲が過度になった状態．

lumen(ina) (LEWM-un), 内腔．器官内部の管状部分．

lunar, 月を意味する造語形．semi-lunar : 半月形．

luteal, 黄体に属する．

lutein, ルテイン．黄体や卵黄にある黄色い色素（リポクローム）．

lymphatic, リンパ系．組織液を回収する脈管系．

lymphoid, リンパ様の．リンパ球と細網線維で構成される組織や器官に関すること．

lymphokine (LIM-fo-kine), リンフォカイン．活性化されたリンパ球の産生物．溶液に溶け，抗原の破壊を促進し，免疫反応に影響を及ぼす．

-lysis(es) (LYE-sis), 破壊あるいは溶解を表す接尾語．

M

macro, 大きいこと．巨大分子 macromolecule.

magnum, 大きいこと．

major, 大きな．解剖学的には一般的に２つの構造物を区別する場合に用いられる．

-malacia, 軟化を意味する接尾語．骨の無機質が除去されたような骨の軟化．組織の基質が変化し，線維成分が失われること．

mamm-, 乳房に関する造語形．

manual, 手に関わる表現．

manus, 手．

mastication, 咀嚼．噛む行為．

mastoid, 乳頭状の．

mater, おふくろ，母親．81ページの dura mater（硬膜），arachnoid mater（クモ膜），および pia mater（軟膜）を参照．

matrix(ices) (MAY-tricks), 基質．液状あるいは粘液状の細胞間質．無構造で均一．無色．種々の有機質と無機質がこの中に拡散している．

meatus (mee-AYT-us), 道．開口あるいは通路．

media, 中の．

mediastinum(a) (mee-dee-ahs-TY-num), 縦隔．胸郭で左右の肺に囲まれた部位．

mediate, 介在の．

mediator, 介在物質．反応が起こる際など間接的であるが重要な影響を及ぼす物質．

medulla, 髄質．皮質の内部にある領域．

medusa, メドゥサ．門脈圧亢進/門脈閉塞の慢性患者で前腹壁の静脈網が怒張し，放射状に曲がりくねった状態をメドゥサの頭という．ギリシャ神話でメドゥサはゴルゴンの三姉妹の１人．頭の毛がヘビで翼を持った怪物．彼女たちを見た人間は石に変えられてしまった．メドゥサは不死身ではなかった．ペルセウスは自分の暴君に仕えるため，メドゥサの首を切り落とした（切り落とされた首には，まだ石に変える力を持っていた）．そして，ペルセウスは王とその従者にメドゥサの頭を貢いだ．彼らはメドゥサの頭を見てしまったため，石に変えられた．そうしてペルセウスは王になった．

mega-, 大きなことを表す接頭語．巨核球 megakaryocyte など．

-megaly, 巨大化を表す接尾語．

menin-, 髄膜に関わる造語形．

meninges, 髄膜．硬膜・クモ膜・軟膜．脊髄・脳および脊髄神経の根部を被う．

meniscus, 半月板．滑膜性関節にある三日月形の線維性軟骨．

ment-, オトガイに関する造語形．

mesenchyme(mesenchymal), 間葉．胎生期の結合組織．

mesothelium(a) (mee-zoh-THEE-lee-um), 中皮．体腔の表面を被う上皮．胸膜・腹膜および心膜など．中胚葉起源であり，外胚葉性ではない．また，通常の上皮とは性質が異なる．

meta-, 変化を表す造語形.
metr-, 子宮を表す造語形.
micro, 小さいこと. 微小管 microtubule.
microrganism, 微生物. 細菌やウイルス, カビ, 原生動物などの生命体.
micturition, 排尿. 尿を排出すること.
mineralization, 無機質化. 無機質を貯蔵(カルシウム複合体)すること. 骨形成とリモデリング, および歯牙の形成など.
mm, ミリメートル.
mmHg, ミリメートル水銀柱. 圧力を測定するためのシステム. 目盛りを付けた円筒の開口部を水銀溶液の入った容器中に設置し, 水銀に加えられる圧力によって水銀が押し上げられる. この時の高さを mmHg で計測し, 圧力を測定する.
minor, 小さな. major も参照.
mitigate, 軽減する. やわらげる. 衝撃の減弱. 全体の状況を改善して取り除く. 痛みや有害性を減少する.
modulate, 変化を引き起こす.
modulator, 変調因子. 調整するための因子.
mortise, みぞ穴. ある部分を受容するために刻まれた窪み. 脛骨と腓骨の窪みには踵骨のみぞ穴が対応する.
motor, 運動に関すること.
mucosa(e) (mew-KOS-ah), 粘膜. 外部に開く内腔壁を被う組織. 上皮性の腺細胞からは上皮細胞層の表面に粘液が分泌される. 粘膜には, 上皮細胞層・腺および結合組織や神経脈管が含まれる. 薄い筋層が含まれる場合もある.
mucous, 粘液性の.
mucus, 粘液. 腺細胞から分泌される分泌液の一種. 糖タンパク質を多量に含み, 粘性の高いゲル状. 漿液よりも濃い.
multi-, 多くを表す造語形.
muscular, 筋の. 筋に関する.
muscularis (muss-kew-LAHR-is), 筋層.
musculoligamentous, 筋と靭帯.
musculoskeltal, 筋と骨格. 筋肉・骨・靭帯・腱・筋膜および関節からなる.
musculotendinous, 筋と腱.
mutation, 変異. 突然変異. 形質や形態の変化. 染色体の変異によって身体の構造と機能が影響を受けた結果発生する.
myelin (MY-eh-lin), ミエリン. PNS ではシュワン細胞の細胞膜により, CNS ではオリゴデンドログリアにより軸索の周囲を円周状に取り囲む. コレステロール・脂肪酸・リン脂質・糖タンパク質および水で構成.
myelo-, 髄を表す造語形. 脊髄に関わる表現に使われる.
myelopathy, 脊髄障害. 脊髄の損傷によって生じる神経障害.
myo-, 筋に関する造語形.
myoepithelium(a), 筋上皮. 収縮機能がある上皮細胞. 腺細胞の基底部に位置し, それを取り囲む触手のような突起を持つ. 汗腺・乳腺・涙腺および唾液腺で顕著.
myofascial, 筋膜の. 筋肉を包む血管が豊富で知覚性の線維性結合組織.
myoglobin, ミオグロビン. 筋線維中の酸素と色素を含むタンパク質.
myosin, ミオシン. 筋線維の収縮と弛緩に関わる主要なタンパク質.
myriad, 多数の.
myx-, 粘液を表す接頭語.

N

naso-, 鼻に関する造語形.
neck, 首・頚部. 頭の下で第一胸椎よりも上の部分. 肩・背部および上胸部と合流する. 頚部領域.
necrosis (neh-KRO-sis), ネクローシス. 壊死. 細胞および組織の死.
nephro-, 腎臓に関わる造語形.
neuro- (NOO-roh), 神経に関わる造語形. 神経構造や神経系など.
neuroglia (noo-ROHG-lee-ah), 神経膠細胞. グリア細胞. 神経系で伝導に関わらない支持細胞. CNS ではアストロサイト・オリゴデンドロサイト・上衣およびミクログリアであり, PNS ではシュワン細胞と衛星細胞である.
neurologic(neurology), 神経学の・神経科学. 神経系の障害に関すること. 臨床上で神経の障害に関すること.
neuron (NOO-ron), 神経細胞.
neurovascular, 神経と脈管. 神経と脈管に関わること.
nociceptor (no-see-SEP-tur), 侵害受容器. 痛覚受容器.
nucha- (NOO-kaw), 項に関わる造語形. 首の後.

O

occult, 潜在的な. 隠れていること.
oculus(i), 眼.

-oid, 類似を表す接尾語.
-oma, 腫瘍を表す接尾語.
omni-, すべて, 全体を示す造語形. 全方位の omnidirectional.
ooph-, 卵巣を表す造語形.
ophth-, 眼を表す造語形.
optic, 眼に関わる表現.
or-, 口を表す造語形.
orb, 扁平で丸い構造.
orbicular, 丸い円形の.
orbit, 眼窩. 眼球を収容する骨の空間.
orchi-, 精巣に関わる造語形.
organelle(s) (or-gan-ELL), 細胞小器官. 細胞質内に存在する機能的構造.
os-, 骨に関わる造語形.
oscilloscope, オシロスコープ. 電気的容量における変化の基線量と波長を可視化する機器.
-osis, 状態あるいは経過を表す接尾語. 関節症 arthrosis とは関節のある状態を示す用語である.
osseous, 骨に関わる表現.
ossification, endochondral, 軟骨内骨化. 軟骨や石灰化した軟骨が骨に置き換わる骨形成.
ossofication, intramembranous, 膜内骨化. 胎生期の結合組織 (間葉) あるいは骨折部位に隣接する線維性組織から直接骨が形成される様式.
ossification, primary center of, 第一次骨化中心. 発生中の骨の中心部で最初に骨が形成される部分.
ossification, secondary center of, 第二次骨化中心. 骨端部に存在するような付随的な骨の形成部位.
osteo-, 骨に関わる造語形.
osteoblastic, 骨芽細胞の.
osteoclastic, 破骨細胞の.
osteoid (OSS-tee-oyd), 骨のような.
osteoprogenitor, 骨母細胞. 未分化な細胞で潜在的に骨芽細胞となる能力がある.
-ostomy, 人工的な開口部を設置する手術に対する用語.
ovale, 卵形の.
oxy-, 酸素に関わる造語形.

P

pachy-, 厚さを表す造語形.
pachymeninx, 硬膜.
palpable (PAL-pah-bul), 触知できる.
palpate, 触診する.
palsy, 麻痺. 虚弱.
papilla, -ae (pl.), 乳頭, 突出した構造を持つ組織.
para-, 側を表す造語形.
parenchyma (pah-REN-keh-ma), 実質. 器官の機能的物質.
paresis, 不全麻痺. 不完全な麻痺.
parietal (pah-RY-et-all), 壁の. 壁側の.
-pathy, 疾患を表す接尾語.
ped-, 足を表す接頭語.
pedal, 足.
pedicel, 足突起. 細胞から突出した微細な突起状構造. 小さな足のように見えるもの(例えば, 腎臓の腎小体にあるボウマン嚢の壁を包む足細胞の足突起など).
pedicle, 茎, 柄. 足のような突起. 細い茎状突起.
pedo-, 子供を表す接頭語.
peduncle, 茎, 脚. 細い突起. とくに CNS の白質の塊.
pelvic girdle, 下肢帯. 左右の寛骨.
pelvis(es), 骨盤. 左右の寛骨と仙骨・尾骨で構成される骨のリング状構造.
-penia, 欠乏・減少を表す接尾語.
penicillar, ブラシや筆に似た.
pennate, 羽状の.
peri-, 周囲を表す造語形.
perichondrium (par-ee-KOND-ree-um), 軟骨膜. 軟骨を被う線維性の被膜. 血管・線維芽細胞・軟骨芽細胞を含む.
perineal, 会陰. 骨盤の下部領域.
perineal body, 会陰腱中心. 肛門と腟との間で会陰の正中線上にある線維筋性の集塊. ここには, 浅会陰横筋と深会陰横筋ガ付着するため, 会陰の筋や組織の保持に役立つ. 会陰腱中心を通って左右の坐骨恥骨枝を結ぶ線によって, 尿生殖三角と肛門三角に分けられる.
periodontal, 歯の周囲.
periosteum (pair-ee-OS-tee-um), 骨膜. 骨を被う線維性の被膜. 骨母細胞・骨芽細胞・線維芽細胞および骨への栄養供給源として血管を含む.
peripheral, 末梢の. 中心から離れる.
peristalsis (pair-ee-STAHL-sis), 蠕動. 中空性器官の壁における協調的で律動的な収縮. ホルモンなどの因子, 自律神経系の神経によって誘発される.
peroneal, 腓骨の. 下腿の腓骨側.
perpendicular, 垂直の. 隣接面に直交する面.

pes, 足.

pes abserinus, 鵞足. 脛骨内側近位部に停止する縫工筋・薄筋・半腱様筋の共同腱のこと.

petrous (PEET-russ), 岩様の.

-pexy, 固定あるいは懸濁に関わる接尾語.

phagocyte, 食細胞. 細胞内取り込み作用によって細胞質内に細胞の破砕片や微小物質を取り入れる細胞. 分様核をもつ食細胞を多形核白血球（好中球）という. 単核の食細胞（単球-マクロファージ）は様々な名称で呼ばれる. 例えば, マクロファージ・血液中では単球・結合組織中では組織球・肝臓ではクッパー細胞・肺では塵埃細胞・中枢神経系では小膠細胞など. 多くの細胞はある条件下では食細胞のような機能があるが, このような細胞は食細胞といわない.

phagocytosis (fay-go-site-OH-sus), 食作用. 細胞の破砕物や微生物などを細胞内に取り込むこと.

phlebo-, 静脈に関わる造語形.

-physis(es), 成長に関わる接尾語.

-pial, 軟膜に関わる接尾語.

pinocytosis, 飲作用. 細胞の液体吸引作用.

pituitary, 粘液に関わること.

-plasia, 発生・成長に関わる接尾語.

plasm-, 形質を表す造語形. 例えば, cytoplasm（細胞質）.

-plasty, 形成・手術的造成の意味を表す接尾語.

plenipotentiary, 全権の. 多数の異なった細胞系に分化する能力を持つこと. 未分化の間葉細胞などはこの能力がある.

pneumo-, 空気を意味する接頭語.

PNS or **P.N.S**, 末梢神経系. 脳脊髄神経系と自律神経系で構成される.

pod-, 細胞体から突出する足のような突起物を意味する接頭語. foot- と同じ.

pole(polar), 極. 地球の南極と北極のような軸の両極. ニューロンの突起を表すときにも用いられる.

pollex, 母指.

poly-, 多いことを意味する接頭語.

polymodel, 多様式. 多様な受容器によって多彩な刺激を受容する.

portal circulation, 門脈循環. 毛細血管網から還流した静脈が再び毛細血管や洞様毛細血管となる循環系. 肝臓の門脈循環系と下垂体門脈循環系.

post-, 後を意味する接頭語.

pre-, 前を意味する接頭語.

precursor, 前駆体. 前駆物質. ある物が形成される元の物質.

pro-, 正面や前を意味する接頭語.

procerus (pro-SEH-russ), 細長い.

process, bony, 骨突起. 表面から突出しているもの.

process, neuronal, 神経突起. 細胞膜に包まれ, 細胞内小器官を含む. 神経突起（樹状突起・軸索）とは, 細胞の一部である.

procto-, 直腸を表す造語形. recto- を参照.

progenitor cell, 祖細胞. T 細胞のような同じ起源をもつ細胞の基になる幹細胞. 祖細胞は, 身体中でその子孫の細胞が必要なとき, これらの細胞の供給源となる.

prolapse, 脱出. 子宮が腟に脱出するような構造物の脱落や位置異常.

propria (PROH-pree-ah), 共通の.

protein, タンパク質. アミノ酸が結合した高分子.

proteoglycan, プロテオグリカン. 中心のタンパク質に結合した二糖類の鎖.

proteolytic, タンパク分解の.

protuberance, 隆起. 表面から突出した構造.

proviral, プロウイルスの. 宿主細胞の DNA に挿入されたウイルスの DNA.

pseodo (SOO-doh), 偽のまたは間違ったことを意味する造語形. ある構造や現象が出現しているように見えても実際には間違っている場合.

pteygoid (TAYR-ee-goyd), 翼状の.

-ptosis, 落下・下垂を表す接尾語.

pubescent, 思春期の. 性成熟に達すること.

pudendal, 外陰部の. ラテン語の pudere（恥じる）から派生. 通常, 女性の外生殖器を意味する.

pulp, スポンジ状組織. 血管を豊富に含む.

pyel-, 骨盤を意味する造語形.

pyo-, 膿を意味する造語形.

Q

quad-, 4 を意味する接頭語.

quadrant, 円の四分の一.

qadrate, 正方形の.

R

radi-, 光線・放射線を表す接頭語.

radiculitis, 神経根の炎症.

radiculopathy, 神経根病. 神経根の障害. 深部腱（伸長）反射の変化・感覚消失（他覚的な無感覚）・筋弱化といった症状が特徴.

radix, 根.

ramus (RAY-mus), 枝.

ratio, 割合. 2 種のものの関係. 1：4 は, 片方が 1 に対して他方がその 4 倍であること.

recto-, 直腸を意味する接頭語. procto- も参照.

reflux, 逆流.

renal, 腎臓の. nephro- も参照.

repolarization, 再分極. 中性極から離れる興奮性組織の電気的変化. 0 mV から −90 mV へ極性が増加.

residue (REZ-ih-dyoo), 残渣. 加工や抽出したあとの残り.

reticulum(a), 網様の. 細網の.

retro-, 背側・後を意味する接頭語. antero- の反対.

retroperitoneum, 後腹膜腔. 後腹壁の壁側腹膜の後方領域. 後腹壁の筋の前方にあたり, 腎臓・尿管・服大動脈とそこから分岐する動脈・下大静脈とそれに流入する静脈・膵臓・上行および下行結腸が含まれる.

retropharyngeal, 咽頭後方の. 椎体の前面と咽頭の後壁の間の空間. ここに血管が存在する.

retropharyngeal plexus of vein, 咽頭後静脈叢. 椎骨静脈叢の部位で硬膜静脈洞と骨盤の静脈を奇静脈と上・下大静脈系を経由してつなぐ. 前頚部の損傷で, 頚椎が過伸展すると, 咽頭後隙でこの静脈叢からわずかな出血が起こる. それに気づくのが遅れると, 大量に失血することになる.

rostal, 吻. 頭の先端の方向を意味する用語. 特に, 脳前端のクチバシ状の突起を意味する.

rotundum, 丸い.

S

salpingo-, 卵管に関わる造語形.

salpinx, 卵管.

sarco-, 肉を意味する接頭語.

scavenger cell, 食細胞. phagocyte を参照.

Schwann cell, シュワン細胞. 末梢神経系の細胞. 軸索を被う被膜であるミエリンを形成する. 軸索が損傷した場合, この細胞が一列に並んで管を形成し, 軸索の再生を促す.

sciatica, 坐骨神経痛. 殿部から大腿後面と側面, 下腿を経由して足に放散する痛み. 坐骨神経の分布域に沿った痛みであるため, 痛みによって坐骨神経の障害部位が推測できる.

scoliosis (sko-lee-OH-sis), 脊柱側弯症. 脊柱が側方に弯曲すること. ほとんどの椎骨で側弯が認められる. 利き手との関係が推測される.

-scopy, 視診・検査を意味する接尾語.

sebum, 皮脂. 皮膚の表面にある脂肪. 皮脂腺の分泌物 (Plate 19 参照).

secondary sex characteristics, 第二次性徴. 性ホルモン（男性のテストステロン, 女性のエストロゲン）の分泌が盛んになるために起こる形態的生理的変化. 思春期 (11 ～ 14 歳頃) に始まる. 男性では, 体毛が増え, 喉頭の構造的変化によって声変わりし, 骨格が成長し, 外生殖器が大きくなり, 精巣の機能も変化し, 心理的にも変化する. 女性では, 乳房が大きくなり, 骨格の成長と脂肪の蓄積に伴って体型が変化し, 生殖器が成熟する.

secretion, 分泌. 腺からの分泌物が導管・脈管あるいは体腔に放出されること. excretion を参照.

sellla, 鞍.

sella turcica, トルコ鞍. 蝶形骨の陥凹部分. ここに下垂体が収容され, その上に脳硬膜（鞍隔膜）が被う. トルコ鞍の両側には, 硬膜静脈洞の一部である海綿体洞がある.

sellar, 鞍の形の.

semi-, 半分の.

semi-lunar, 半月状の.

sensitive, 感覚の. 感受性がある. 刺激に対して応答があること. 接触・圧迫・温度や痛みに対しての応答があること.

sensory, 感覚. 感覚に関わること. 触覚・熱覚・視覚など.

septum(a), 中隔. 壁あるいは壁が延長したもの. ある構造を分割するもの.

septum pellucidum, 透明中隔. 側脳室の側壁を区切る垂直の 2 枚の隔膜. 脳梁膝の前端の正中線に 2 枚の膜が接続している. 2 枚の中隔によって側脳室が分割される. 中隔の両側で側脳室に隆起する部分は, 尾状核の頭部である. 透明中隔は, 後方で弯曲した脳弓に接着している. 中隔核との関係はない.

serosa (sir-OH-sa), 漿膜. 体腔の表面を被う膜. 扁平上皮あるいは立方上皮細胞層とその下の結合組織からなる.

serotonin, セロトニン. 窒素を含む分子. 神経分泌物質としての機能・胃液の分泌抑制および血管収縮作用など多くの機能がある.

serous, 漿液性の. 水性の液体. serum を参照.

serum, 漿液. 透明な液体. 凝固タンパク質がない血清も漿液である.

sesamoid，種子状の．手や足の小さな骨に関わる表現．最も大きな種子骨は膝蓋骨である．種子骨は緊張が大きい部位の腱や靭帯の中に形成される．

Sharpey's fibers，シャーピーの線維．靭帯や腱の線維束．骨に入る骨膜の線維束のこと．

shoulder，肩．上肢が体幹に関節する部位．肩関節とその周辺領域．肩甲骨の上外側部と鎖骨遠位部も含む（肩峰鎖骨領域）．

-sial，唾液を意味する接尾語．

sinus(es) (SY-nuss)，洞．腔．静脈洞とは通常の静脈よりも広くなったところであり，副鼻腔は空所である．

sinusoid，洞様毛細血管．腺組織にある多孔性で壁の薄い血管のこと．通常の毛細血管よりも大きい．またその構造は分布域によって異なる．

soft tissue，軟部組織．無機質を含まない組織．筋組織や膜構造の組織のことであり，骨組織や歯ではない．

solute，溶質．溶媒の中に溶けている物質．食塩と水との関係．水は，普遍的な溶質である．遅かれ早かれ，河の中の大きな岩も溶けてしまう．

soma，somata (pl.)，体．体壁．

somatic，体や体壁に関する表現．ニューロンの細胞体にも使われる．内臓と対比的な用語である．

spasm，痙攣．急速で激しい不随意的な筋収縮．通常，痙攣が起こった部位はねじられる．

spheno- (SFEE-no)，楔型を意味する接頭語．一側が薄い縁となる三角形．

sphincter，括約筋．狭い筒状空間を取り囲む筋束．

spindle，紡錘形．中央が円筒状で周辺に向かって細くなる構造．

spinosum，棘．

splanchnic，内臓の．内臓や臓器に関する．

spleno-，脾臓を意味する接頭語．lieno- も参照．

spondyl-，椎骨を意味する接頭語．

squamous，薄い板状の．扁平上皮に関する表現．

stenosis (sten-OH-sis)，狭窄．

stereocillia，不動毛．細胞表面から突出する運動性を持たない突起．内耳の有毛細胞や精巣上体の多列線毛上皮に認められる．

-stomy，孔あるいは開口部を意味する接尾語．

stratified，重層の．複数の層からなること．

stria，線状の．

stroma，基質．器官の基本的な支持あるいは結合組織．

styloid (STYL-oyd)，茎状の．尖ったスパイク状の形態．

sub-，下を意味する接頭語．

subchondral，軟骨下の．関節軟骨に隣接する骨に対する表現．

subcutaneous (sub-kew-TANE-ee-us)，皮下の．

subdural，硬膜下の．硬膜と脳や脊髄の間の部分．

subscript，下つき文字．基本となる用語の下に付属する小さな記号や文字．ARM_C のように使われ，関連する構造を示す場合に用いられる．

superscript，上つき文字．下つき文字の上方に付けられる小さな記号や文字．ARM_C^1 のように．基本となる用語に関連性があることを示す場合に使われる．C と名づけられた動脈の３本の枝を区別するため，C^1，C^2，C^3 のように上つき文字で示す．

supra-，上を意味する接頭語．

suprasegmental，脊髄の分節の上方にある構造物．つまり，脳を意味する．大脳を通過する神経回路は脊髄を越えた脳の回路として知られている．

suture (SOO-chur)，縫合．骨の線維性結合の一種．V字形に互いにかみ合った結合．頭蓋骨の結合に見られる．

swallowing，嚥下．

sym-，結合・共同を表す接頭語．syn- を参照．

symphysis(es) (SIM-fih-sis)，線維軟骨結合．joint classification, structural を参照．

syn- (SIN)，結合・共同を表す接頭語．

synarthrosis(es) (sin-arth-RO-sis)，関節癒合．joint classification, structural を参照．

synchondrosis (sin-kon-DRO-sis)，軟骨結合．joint classification, structural を参照．

syndesmosis(es) (syn-des-MO-sis)，靭帯結合．joint classification, structural を参照．

synostosis(es) (syn-os-TOH-sis)，骨結合．joint classification, structural を参照．

synovial (sih-NOH-vee-ul)，滑液の．生の卵白と同じ成分の粘性を持った物質．滑液と滑液を分泌する滑膜は，可動性関節（滑膜性関節），滑液嚢および腱鞘に存在する．

synthesis(es)，合成．小さな構造物を部品として大きな構造物を形成すること．

T

taenia(e) coil, 結腸ヒモ．大腸(直腸と肛門管を除く)の外縦走筋の筋束．

tarsal, tarso-, 踵．

tectum, 根．

tegmentum, 被蓋．中脳の中脳水道の両側にある灰白質の部分．

tendinitis, 腱炎．腱の炎症．

tendinous (TEN-dih-nuss), 腱に関わること．

tendon, 腱．骨格筋を骨に固定する線維性結合組織．ひも状あるいは板状構造．

thigh, 大腿．股関節と膝関節の間の部分．

thoracentesis, 胸腔穿刺．胸膜腔の中の液体を採取するため，胸壁から胸膜腔の中に凹んだ針を刺し，留置すること．

thorax, 胸郭．頸部と腹部の間の領域．

thrombosis(es), 血栓症．脈管内で血液が凝固する状態．

thrombus(i), 血栓．血管内の凝血．血流を阻害する．

-tome, 薄く切ることを意味する接尾語．ミクロトームのような切片作成機器を示す．

-tomy, 切開を意味する接尾語．

tone, 緊張．筋肉の正常な緊張．伸展への抵抗性．

torso, 胴体．体幹．四肢と頭部を除いた部分．

trabecula(e), 小柱．内部構造を支えるため，器官の内部に向かって骨が細く突き出したり，結合組織の厚い束になったりするもの．脾臓や発生中の骨に見られる．

tract, 神経回路．伝導路．中枢神経系で軸索の集合体．網様体脊髄路，赤核脊髄路，視蓋脊髄路，前庭脊髄路，皮質脊髄路，脊髄視床路，脊髄小脳路など．管状構造が連続している場合にも，尿路や消化管路のように用いる．

transcriptase, 転写酵素．DNA を転写するための酵素（ポリメラーゼ）．DNA を鋳型として RNA の単鎖の合成を促進するための酵素．

transcriptase, reverse, 逆転写酵素．RNA を DNA に転写するための酵素（ポリメラーゼ）．HIV に感染した細胞では，RNA 逆転写酵素によってウイルスの RNA が宿主細胞の DNA に転写される．つまり，宿主細胞の DNA に組み込まれる．この DNA をプロウイルス DNA と呼ぶ．

trauma, 外傷．身体的あるいは精神的な損傷．

trochanter, 転子．大きな突起．大腿骨近位部の2つの突起のこと．

trochlea (TROHK-lee-ah), 滑車．滑車状の構造．

-trophic, 栄養を意味する接尾語．

truss, ヘルニアバンド．支持体．構造体を支えるための構造物．

tubercle (TOOB-er-kul), 結節．骨の小さな隆起部．

tuberosity (toob-eh-ROSS-eh-tee), 粗面．骨の隆起部分．結節よりも大きく，突起よりも小さいもの．

tubulo-, 管状溝造を意味する．胞状構造と一緒になった場合，管状の導管を持つ管状胞状腺となる．

tunica, 膜．層．

turcica (TUR-sih-kah), トルコ様の．トルコ鞍．

U

undifferentiated, 未分化の．機能的にも比喩的な意味でも完全な部分して独立して分離できない構造．構造を特定できないもの．退形成とは，分化した状態を喪失する，つまり，分化した状態から逆戻りすること．

uni-, 1つを意味する接頭語．

unibody, 単体．

unit, 単位．複合物の基本的構造物．

urogenital, 泌尿生殖の．泌尿器と生殖器に関する構造物．

urogenital diaphragm, 尿生殖隔膜．尿道括約筋や深会陰横筋などで構成される会陰部分．深会陰隙ともいう．

V

vacuolation (vak-you-oh-LAY-shun), 空胞形成．小腔形成．骨発生における軟骨の変性過程に見られる．

vacuum, 真空．空気がなく，気圧がない間隙．同じような意味では，吸気中に部分的に真空状態になり，胸腔の圧力が減少すると，高い圧力で空気が排気される．

varicosity(ies), 静脈瘤様腫脹．怒張して屈曲した静脈．下肢や陰嚢の静脈に認められる．

varix(ces), 静脈瘤．怒張して屈曲した静脈．

vas(a), 脈管．

vasa vasorum, 脈管の脈管．大きな脈管を栄養する脈管．

vascular, 脈管の．血管やリンパ管，血液供給に関わること．

vasoconstriction, 血管収縮．通常は，血管壁の輪状に取り巻く平滑筋の収縮による．

vasodilation，血管拡張．通常は，血管壁の輪状に取り巻く平滑筋の弛緩による．

vasorum，脈管の．

ventricle，腔．

vessel，脈管．血管やリンパ管のこと．

vestibule，前庭．管や腔に至るまでの部位．

villus(i)，絨毛．組織の指状突起．腸管や胎盤に存在する．

viral，ウイルス性の．

virion，ビリオン．単一ウイルス．ウイルス粒子．遺伝物質(DNAやRNA)とタンパク質の被膜(カプシド）を持つ．

virus，ウイルス．微細な感染性因子グループの一種．遺伝物質とタンパク質性被膜で構成．代謝能力がないため，増殖のためには宿主が必要である．細胞膜の表面分子に接着し，細胞膜によって包まれ，細胞質内に入る．こうして細胞がウイルスに感染する．

viscous，粘着性の．液状物質に含まれる分子が分子運動する際，液体の中で摩擦が起こるような状態．

viscus(era)，内臓の．

vomer，鋤骨．鋤のかたちをした構造物．

W

white matter，白質．脳と脊髄を構成する物質．ミエリンで被われた軸索からなり，神経路や神経束を形成する．生体では白く見える．

wrist，手首．前腕と手の間の領域．

wrist drop，手根下垂．手根伸筋の機能が衰えた状態．手首が伸展できない．そのため，手を垂直にしたり水平にしたりすると手首が下垂する．橈骨神経麻痺の状態である．

X

xeno-，外来を意味する接頭語．

xero-，乾燥を意味する接頭語．

Z

zygapophysis(es) (zi-gah-POFF-ee-sis)，椎骨の関節突起．椎骨間の関節（椎骨関節突起関節）．滑膜性関節であり，窩関節である．facetも参照．

zygo- (ZY-go)，くびきあるいは結合を意味する造語形．

索　引

【カ】

【キ】

【ク】

【ケ】

【コ】

【サ】

【シ】

【ス】

【セ】

【ソ】

【タ】

【チ】

【ツ】

【テ】

【ト】

【ナ】

【ニ】

【ネ】

【ノ】

【ハ】

【ヒ】

【フ】

【ヘ】

【ホ】